Rethinking Rehabilitation

재활을 다시 생각하다

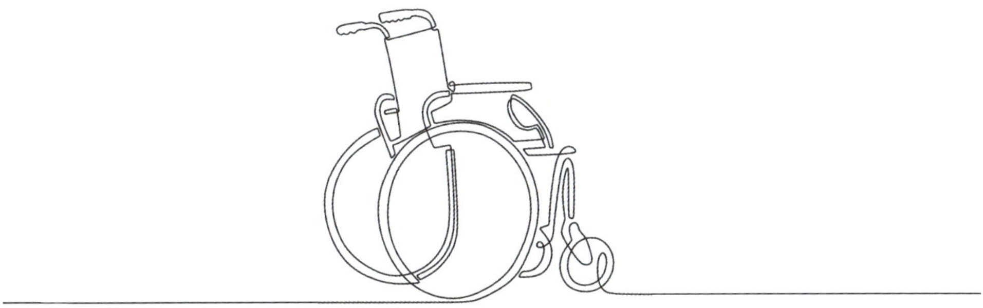

캐서린 맥퍼슨, 바바라 깁슨, 알랭 르플레지 지음

정한영, 김창환 옮김

재활을 다시 생각하다

첫째판 1쇄 인쇄 | 2024년 8월 1일
첫째판 1쇄 발행 | 2024년 8월 7일

지 은 이 캐서린 맥퍼슨, 바바라 깁슨, 알랭 르플레지
옮 긴 이 정한영, 김창환
발 행 인 장주연
출판기획 이성재
책임편집 문승엽
편집디자인 조원배
표지디자인 김재욱
발 행 처 군자출판사(주)
등록 제4-139호(1991. 6. 24)
본사 (10881) **파주출판단지** 경기도 파주시 회동길 338(서패동 474-1)
전화 (031) 943-1888 팩스 (031) 955-9545
홈페이지 | www.koonja.co.kr

ISBN 979-11-7068-157-1 (93510)

정가 25,000원

재활을 다시 생각하다

이론과 실제

Rethinking Rehabilitation

Theory and Practice

캐서린 맥퍼슨(Kathryn McPherson)
오클랜드 공과대학교, 오클랜드, 뉴질랜드

바바라 깁슨(Barbara E. Gibson)
토론토 대학교, 토론토, 캐나다

알랭 르플레지(Alain Leplege)
파리 디드로 대학교, 프랑스

목차

제 3 부 재활 전달, 연구, 교육, 그리고 정책

서문

재활을 다시 생각하다

이 책은 재활 분야에 종사하는 모든 전문가들이 읽어야 하는 흔치 않은 책입니다. 의사들, 연구자들, 그리고 관리자들. 이 책의 각 장은 재활 현장을 변화시켜야 하는 질문들로 구성되어 있습니다. 또한 환자들, 다른 보건관리 전문가들, 그리고 재활 분야에 종사하거나 이 분야에 관심이 있는 누구라도 읽을 만한 좋은 책입니다. 제시된 주제들은 치료보다는 재활에 관한 것이며, 이것은 임상 분야에 대한 흥미롭고 지적인 도전이기도 합니다.

이 책은 특히 자신의 진료 및/또는 서비스를 개발하고 개선하고 싶지만 어떻게 해야 할지 모르는 재활 전문가 그룹에게 도움이 될 것입니다. 팀원들에게 이 책의 내용을 읽고 토론하는 데 시간을 할애하면 상당히 짧은 시간에 극적인 변화와 개선을 이끌어낼 수 있습니다. 타인의 업무를 폄하하거나 자신의 업무를 평가절하하는 것처럼 보이지 않으면서도 모든 사람이 현재의 작업에 대해 생각하고 의문을 제기하도록 장려함으로써 이를 달성할 수 있습니다.

재활 - 전인적인 작업?

재활은 환자에 대해 전인적인 태도를 취합니다. 대부분의 전문가들은 이 말에 동의할 것입니다. 그러나 실제로는 거의 그렇지 않습니다.

우선, 당사자의 완전한 참여가 필연적으로 요구되는 과정속에서 환자라는 단어를 왜 사용해야 할까요? 이 단어는 원래 "고통받는 사람, 참을성 있게 아파하는 사람"을 의미했으며 이후에 "치료를 받고 있는 사람"으로 발전했습니다(옥스퍼드 영어 사전 2012). 모든 의미는 수동적이고 고통스러운 상태를 의미합니다.

피험자? 참여자? 고객 등 좋은 단어가 없을 수도 있다는 데 동의하지만, 많은 전문가와 팀원들은 여전히 환자를 치료, 정보 등을 제공해야 하는 대상으로 간주합니다. 이 책의 여러 장에서 강조하듯이 이는 부적절합니다.

대부분의 재활 전문가는 일반적으로 생물심리사회적 질병 모델(biopsychosocial model of illness)을 알고 있으며, 이를 사용합니다. 그럼에도 불구하고 실제로는 전인적 모델을 제한된 측면으로만 사용하는 경우가 많습니다.

예를 들어, 재활 분야는 '육체적 장애인(physically disabled)', '물리 의학(physical medicine)'과 같이 오랜 세월 동안 *육체적(physical)*이라는 단어로 인해 많은 사람들(환자, 관리자, 자금 지원 담당자 등)로부터 여전히 기술적인 처치에 초점을 맞추고 있습니다. 기술이 큰 도움을 주는 것은 의심할 여지가 없지만, 기술은 더 중요한 목적을 달성하기 위한 수단으로만 보아야 합니다.

건강에 대한 이러한 이원론적 접근 방식은 재활에 대한 우리의 접근 방식을 심각하게 제한합니다. 이 문제는 여러 장에서 직간접적으로 언급됩니다. 이 책은 두 가지 측면에서 보다 전인적 접근을 권장합니다. 이 책의 내용은 재활에 관한 대부분의 다른 책보다 훨씬 더 광범위한 기존 지식을 활용합니다. 예를 들어, 이 책에는 철학과 사회학을 비롯한 여러 연구 분야가 포함되어 있습니다.

둘째, 이 책은 아픈 상태이건 그렇지 않건 상관없이 모든 사람에게 사회적 지위와 사회적 역할의 중요성을 부끄러워하지 않고 강조합니다. 가장 중요한 메시지는 여러분이나 여러분의 팀과 건강 문제에 대해 상담하는 사람은 무엇보다도 모두 사람이라는 것입니다. 한 개인은 장애인이나 환자, 문제를 겪고 있는 사람, 불행한 사람 또는 재활 서비스를 찾는 사람을 분류하고 설명하는 데 사용하는 수많은 명사와 형용사 중 어느 하나도 아닙니다. 그 개인은 여러분과 같은 또 다른 인간입니다.

또 추가적인 메시지로는 재활은 사람들의 동기와 행동에 관한 광범위한 지식을 고려하고 또 고려해야 한다는 것입니다. 이 책에는 종종 이론적 근거와 증거가 부족한 모델 및 임상현장에 의존하는 전문성과 그 의존성에 대해 암묵적으로 도전합니다. (구체적인 예는 제시하지 않겠지만 독자들마다 쉽게 떠올릴 수 있는 예가 많을 것입니다.)

재활의 발전을 위한 이론

전반적인 조직 수준(예: 전문가 서비스가 더 효과적이다)에서부터 구체적인 세부 사항(예: 운동량은 경직을 증가시키지 않는다)에 이르기까지 다양한 수준에서 재활에 효과적인 것과 효과적이지 않은 것에 대한 상당한 양의 증거가 이미 존재합니다. 그러나 많은 사례와 연구는 전적으로 실용주의적이고 불충분하며 이론적 토대가 부족합니다.

이 책은 사람들을 돕는 더 나은 방법을 제안하고 보다 목표에 맞는 연구를 촉진하기 위해 재활이 다른 의료 분야와 함께 재활과 관련된 이론을 보유하거나 개발해야 한다고 제안합니다.

참여자들은 여러 가지 방법으로 이론 개발연구를 시작합니다. 일부는 사람들이 왜 특정한 행동을 하는지에 대한 기존 이론을 논의하고, 다른 일부는 행동을 변화시키려는 시도의 기반이 되는 이론을 탐구합니다. 그리고 참여자마다 다른 관점에서 이러한 질문에 접근합니다.

저자들은 여전히 재활 연구 및/또는 치료에 관여하고 있거나 일반적으로 이루어지는 암묵적인 가정들에 대해 잘 알고 있습니다. 따라서 대부분의 독자들이 관련성이 있다고 인식할 수 있는 질문들과 과제들을 금방 제기할 수 있습니다. 실제로 독자들은 이미 몇 가지 질문에 대해 스스로 생각해 보았을 가능성이 높습니다.

"재활의 이론적 근거는 무엇이어야 하는가?"라는 질문에 대한 답을 기대한 독자는 실망할 것입니다. 뉴턴의 중력 이론이 상대성 이론을 포함하는 중력의 다른 측면을 설명할 수는 없지만, 로켓을 태양계 외곽으로 안내하는 데는 충분한 것처럼 재활에는 '모든 것의 이론' 또는 '대통합 이론(Grand Unified Theory)'이 존재하지 않습니다. 단 하나의 "재활 이론(theory of rehabilitation)"은 결코 존재하지 않을 것입니다.

대신 독자들은 매우 흥미롭고 도전적인 여러 장(chapter)들을 기대해도 좋습니다. 각 장에서 어떤 사람에게는 새롭고, 또 다른 사람에게는 잘 알려진 증거와 아이디어가 혼합되어 있습니다. 그러나 모든 장의 내용은 재활 치료의 측면에서 도전의 소재가 될 수 있습니다.

이 책을 언제, 어떻게 활용할까요?

따라서 이 책은 개인적으로, 그리고 더 중요하게는 팀의 일원으로서 자신의 서비스와 임상현장을 변화, 개발 및 개선하고자 하는 재활 전문가들에게 매우 유용할 것입니다. 임상의들, 관리자들, 연구자들이 해결책을 찾는 방식으로 문제들을 재구성하는 데 도움이 될 것입니다.

제가 조언을 드리자면 재활 전문가 그룹이 한 장을 읽기로 동의한 다음, 한 시간 정도 모여서 내용에 대해 토론하는 것이 좋습니다. 이 그룹은 추가 전문 교육을 받고 있는 대학원생들, 개발을 원하지만 무엇을 해야 할지 모르는 연구팀들, 재활 연구에 대한 새로운 접근법을 찾고 있는 연구자 등이 될 수 있습니다.

독자는 이 장이 어떤 질문에 대한 구체적인 정답을 제시하지 않으며, 제시할 수도 없다는 점을 인식해야 합니다. 대부분의 문제에서 단 하나의 정답은 결코 존재하지 않습니다. 이 장에서는 일반적으로 독자가 다른 관점에서 문제를 고려할 수 있도록 해줍니다. 전체적으로 강조하는 것은 환자의 관점입니다. 그런 의미에서 이 책은 전인적 접근뿐만 아니라 임상 진료에 대한 개인화된 인본주의적 접근을 강조하고 있습니다.

두 가지 추가 도전들

마지막으로, 책에서 직접적으로 제시하지는 않았지만 내용에서 비롯된 두 가지 과제를 추가하고 싶습니다. 저도 정답은 없습니다.

첫 번째는 환자에게 사용되는 단어 또는 용어에 관한 것입니다. 환자라는 단어는 널리 사용되고 이해되기 때문에 여전히 제가 선호하는 단어이지만 단점이 있습니다. 가장 분명한 것은 질병에 대한 생물 의학적 접근 방식을 지속시킨다는 점인데, 이는 많은 주요 약점을 가지고 있으며, 특히 아픈 사람을 치료할 수 있는 처치라는 용어에는 수동적인 대상자라는 잘못된 의미와 가정을 담고 있다는 점입니다. 다른 많은 단점도 있습니다.

이와 밀접하게 관련된 것이 건강과 질병의 문제입니다. 조직 손상으로 인한 이차적 손실이 있는 사람이 반드시 병에 걸린 것은 아니라는 주장이 여기저기서 제기되고 있습니다. 그러나 재활은 일반적으로 서비스 수급자를 당연히 아픈 사람으로 간주하며, 이들에게는 보건 기관에 의해 서비스가 제공되고 연구자금이 지원됩니다.

재활의 원칙은 교육, 특히 고등 교육의 원칙과 매우 유사합니다. 처음에는 학생이라는 단어가 좋을 것 같다고 제안했습니다. 하지만 이 역시 환자가 학생이라고 가정하면 불평등한 권력 관계를 의미한다는 지적이 있었습니다. 어쩌면 환자가 선생님이 되고, 전문가가 학생이 되어야 할지도 모릅니다!

물론 정답은 없지만, 용어에 대한 논의는 사람들이 재활에 대해 어쩌면 다르게 생각하도록 자극할 수 있을 것입니다!

두 번째는 의료 및 재활에 예산을 지원하는 기관의 태도와 접근 방식에 관한 것입니다. 이 책을 읽는 사람이라면 그 누구라도 재활의 주요 목표를 일상 생활이나 숙소에서 독립적으로 생활할 수 있는 개인 활동의 자립으로만 생각하는 것은 완전히 잘못되었다는 것을 이해할 것입니다.

교육, 특히 대학도 비슷한 딜레마에 직면해 있습니다. 당시 대학은 어떤 식으로든 사회에 기여할 수 있는 교육을 잘 받은 인재를 배출하는 것이 주요 목표라고 생각했지만, 학생 개개인이 궁극적으로 어떻게 기여할 수 있는지 또는 무엇을 기여할 수 있는지에 대해서는 정확히 고려하지 않았습니다. 이제 대학은 학생들의 졸업 후 취업과 소득을 기준으로 자신들을 평가합니다.

아무튼 우리는 사람들이 사회적으로 의미 있고 만족스러운 삶을 살 수 있도록 돕고 장기적인 혜택으로 볼 때 재활 서비스가 비용대비 가치가 있다는 점을 고려하여 예산 지원 기관을 설득해야 할 것입니다.

이 책은 재활에 대한 접근 방식을 바꿔줄 것입니다. 이 책을 읽고, 아이디어에 동의하지 않거나, 동료들과 질문에 대해 토론하거나, 아이디어를 반박하는 글을 쓰거나, 다른 방식으로 이 책이 제시하는 아이디어와 도전에 응답해 보세요. 그리고 즐기세요.

데릭 웨이드 Derick Wade
신경재활 교수, 옥스퍼드 재활센터
윈드밀, 옥스포드, 영국

각 장에 대한 설명

제1부: 과거를 다시 생각하고 미래를 재조망하다

재활의 시작과 현재 상황 - 우리가 알고 있는 것과 모르는 것, 그리고 재활이 나아갈 방향에 대해 알아보고자 합니다.

제1장. 재활을 다시 생각하다: 이론, 현장, 역사, 그리고 미래

캐스린 맥퍼슨, 바바라 깁슨, 그리고 알랭 르플레지

목적: 이론에만 또는 임상현장에만 집중하거나 둘 중 하나에 치우친 연구를 하는 것과는 달리 과거, 이론, 철학, 임상현장 사이의 연결고리를 '다시 생각'하는 것이 실제로 왜 정당하고 가치 있는 일인지를 독자들이 생각하도록 자극하기 위해서 입니다. 이는 임상 임상현장이 '현실'과 동떨어져 있다고 생각하는 독자들에게 역사와 이론을 살펴보는 것을 넘어 보다 상세한 부분에 대한 관심을 불러일으키기 위한 것입니다.

주요 연락처: katmcphe@aut.ac.nz

제2장. 재활을 위한 장애의 개념화: 역사적 및 인식론적 관점

알랭 르플레지, 캐더린 바랄, 그리고 캐스린 맥퍼슨

목적: 재활의 과거와 현재를 연결하고 재활이 현재의 위치에 어떻게 기여해 왔으며 앞으로 어떻게 나아갈 수 있는지에 대한 질문을 던지는 심도 있는 탐구를 제공합니다. 재활의 주요 역사적 발전과 현재 제공되는 서비스를 뒷받침하는 주요 모델[국제 기능수행, 장애 및 건강분류 체계(ICF), 장애 생성 프로세스(DCP), 국제장애분류(손상, 장애, 핸디캡)(ICIDH) 및 기타 모델 포함]을 살펴봅니다.

주요 연락처: alain.leplege@univ-paris-diderot.fr

제3장. 재활의 가정에 대해 다시 생각하다: 평범한 생각"에 대한 도전과 미래를 위한 재조망

카렌 월리 햄멜

목적: 재활은 비판적으로 검토된 적이 거의 없고 연구 증거에 의해 반박되는 가정을 바탕으로 이루어집니다. 여기에는 '정상성'에 대한 이상, '독립성'에 대한 이념, 신체 기능과 삶의 질에 대한 인식 사이의 관계에 대한 믿음이 포함됩니다. 실제로 재활의 가정, 주류 이론 및 실천 모델은 특정 중산층, 도시, 서구, 능력주의적 관점을 반영합니다. 이 장에서는 기회가 없으면 능력도 소용이 없다는 믿음과 재활치료를 받은 고객의 경험에서 얻은 통찰력을 바탕으로 재활치료를 뒷받침하는 임상현장에 결함이 있다는 가정을 강조하고, 전문가의 원칙(dogma)과 주류 이론에 도전하며, 고객의 우선순위와 연구 증거에 근거한 미래의 임상현장 및 연구 방향을 제시합니다.

주요 연락처: ik.hammell@sasktel.net

제4장. 소아 재활의 '정상 발달'에 대해 다시 생각하다

바바라 깁슨, 게일 티치먼, 그리고 야니 햄다니

목적: 어린이 재활의 주요 구성 개념인 정상 발달에 초점을 맞추는 것에 대해 의문을 제기합니다. 정상 발달은 성인이 되었을 때 아동의 신체적, 정신적 능력을 극대화하기 위해 고안된 다양한 건강 및 교육 개입의 이론적 기본 근거를 제공합니다. 재활 치료와 발달 사이의 연관성은 거의 보편적이고 논란의 여지가 없는 것으로 받아들여지고 있습니다. 그러나 아동 발달이 성인이 될 때까지 선형적이고 예측 가능한 단계적 방식으로 진행된다는 개념은 아동기를 이해하는 여러 가지 방법 중 하나에 불과합니다. 이 장에서는 아동과 발달에 대한 현재의 주류 이론을 역사적 기원에 비추어 살펴보고, 이러한 이해가 장애 아동에게 얼마나 도움이 되는지 묻고, 그렇지 않다면 어떻게 달라질 수 있는지 생각해 봅니다.

주요 연락처: Barbara.Gibson@utoronto.ca

제2부: 행동하는 철학

재활을 재구상하기 위한 주요 개념적, 이론적 이슈와 새로운 방향성을 제시합니다. 예를 들어, 재활과 그 관심 대상을 개념화하는 포스트모더니즘적, 비판적 또는 현상학적 접근 방식이 있습니다.

제5장. 개구리도 입술이 있을까? – 재활에서 '마음'의 영역에 대한 탐구

리처드 시거트, 그리고 매튜 매독스

목적: 이 장에서는 마음/뇌/신체 문제가 재활에서 생각해야 할 중요한 이론적 문제임을 주장합니다. 먼저 고대 및 현대 철학자들이 마음과 몸의 문제에 대해 취했던 중요한 입장을 간략하게 설명합니다. 둘째, 인간의 기능과 능력을 순전히 신경학적 설명이 아닌 인지적(정신적) 수준의 설명에 의존하는 최근 심리학 및 재활 분야의 주요 발전 사례를 살펴봅니다. 셋째, 재활에서 마음을 적극적으로 고려하는 방법을 설명하기 위해 데니 보르스붐과 동료들의 최근 연구를 소개합니다. 따라서 이 장에서는 재활 분야 외부에서 주로 탐구된 이론 중 재활과 관련성이 있는 이론에 초점을 맞춥니다. 또한 심리측정학의 발전으로 행동과 생물학 사이의 복잡한 관계를 수학적 모형으로 모델링할 수 있는 방법을 강조합니다.

주요 연락처: rsieger@aut.ac.nz

제6장. 운동을 다시 생각하다: 주류 재활 이론에 대한 포스트모더니즘적 성찰

데이비드 니콜라스, 바바라 깁슨, 그리고 조안나 페이딜

목적: 포스트모더니즘 이론을 사용하여 재활의 핵심 개념을 재이론화함으로써 신체 너머의 움직임에 대한 이해를 확장하고 현재의 임상현장을 뒷받침하는 협소한 개념화의 한계를 문제 삼습니다.

주요 연락처: david.nicholls@aut.ac.nz

제7장. 치료 환경: 고객 중심의 뇌손상 재활에서 '장소'에 대해 다시 생각하다

피아 콘토스, 카렌-리 밀러, 셰릴 코트, 그리고 안젤라 콜란토니오

목적: 치료 환경 이론을 새로운 기본 체계로 사용하여 신경 재활의 치료적 처치를 결정할 때 물리적 공간과 사회적 공간 사이의 접점과 그 상호 작용적 역할을 탐구합니다.

주요 연락처: pia.kontos@uhn.ca

제8장. 재활을 사회 관계적 관점에서 다시 생각하다: 외상성 뇌손상 사례연구

자킨타 더글러스, 메마니 드러먼드, 루시 녹스, 그리고 마가렛 밀링스

목적: 이 책은 저자들이 수행한 다양한 연구와 이론적 관점을 반영하여 재활 과정에서 개인 삶의 사회관계적 측면에 관심을 기울이는 것의 잠재적 역할과 중요성을 탐구하고 설명합니다.

주요 연락처: J.Douglas@latrobe.edu.au

제9장. 재활과 자아 정체성 회복

에밀리 토마스, 윌리엄 레백, 그리고 윌리엄 테일러

목적: 후천적 장애 이후에 자아 정체성을 회복하는 과정에서 재활의 가능한 역할을 탐구합니다. 자아 정체성에 대한 철학적, 심리적, 문화적 개념이 후천적 장애 이후에 재활 및 회복과 관련하여 설명합니다. 저자들은 자아 정체성, 인격, 성격 변화, 주체성, 자아 개념과 같은 개념들의 차이에 대해 논의합니다. 마지막으로, 이 장에서는 후천적 장애가 자아 정체성 재건에 영향을 주고자 고안된 새로운 접근법을 살펴봅니다.

주요 연락처: William.levack@otago.ac.nz and em@doctors.org.uk

제3부: 재활 전달, 연구, 교육, 그리고 정책

재활 치료, 전달, 연구 및 정책을 혁신하기 위한 창의적인 아이디어를 제공합니다.

제10장. "이 불운한 젊은 소녀….": 장애 연구와 재활의 필연적 관계에 대해 다시 생각하다

수잔 구에터-마히폴

목적: 흔히 파트너로 여겨지는 용어임에도 불구하고 장애와 재활 운동은 여러 가지 이유로 파트너십이 부족한 모습을 보여 왔습니다. 이 장에서는 생산적인 관계를 맺는 방법과 이를 방해하는 몇 가지 장벽에 대해 개인적인(실험적) 관점과 학문적인(증거 기반) 관점을 모두 살펴볼 것입니다.

주요 연락처: guenth@mcmaster.ca

제11장. 재활에서의 측정에 대해 다시 생각하다

폴라 커스텐, 아사 룬드그렌-닐손, 그리고 찰스 세비요 바초

목적: 이 장에서는 임상현장에서 결과 측정의 사용과 오용에 대해 설명합니다. 임상 사례를 통해 핵심 사항을 설명하고, 잘못된 측정의 결과에 대해 논의한 다음, 결과 측정의 새로운 미래를 제안합니다.

주요 연락처: pkersten@aut.ac.nz

제12장. 테 와카 오랑가: 원주민 지식을 발전시키다

히네모아 장로

목적: 개인주의적 형태의 재활은 많은 전체 원주민의 필요를 충족시키지 못합니다. 이 장에서는 그 이유와 원주민의 관점에서 주류 재활을 다시 생각함으로써 어떻게 진전을 이룰 수 있는지 살펴봅니다.

주요 연락처: hinemoa@xtra.co.nz

제13장. 누구의 행동이 중요할까요? 의료진 행동과 그것이 재활 성과에 미치는 영향에 대해 다시 생각하다

니콜라 케이즈, 수지 머지, 펠리시티 브라이트, 그리고 캐서린 맥퍼슨

목적: 재활치료가 기대한 결과를 얻지 못했을 때, 일반적인 반응은 실패의 원인을 환자에게 돌리는 것입니다. 이러한 경우 환자를 '의욕이 없다', '힘들어한다', '잘 따르지 않는다', '준비가 되지 않았다'라고 표현하며, 의료진이 할 수 있는 모든 것을 다 했다는 식으로 설명하는 경우가 많습니다. 이 장의 목적은 재활 의료진의 생각, 감정 및 행동이 결과에 직간접적으로 어떤 영향을 미칠 수 있는지 비판적으로 논의하는 것입니다. 우리는 기존의 증거를 바탕으로 재활 의료진의 역할을 결과와 관련하여 긍정적이거나 부정적인 요인으로 작용하는지 살펴보고, 임상현장에 대한 시사점을 비판적으로 논의할 것입니다.

주요연락처: nkayes@aut.ac.nz

제14장. 실존적, 사회적 학습 과정으로의 재활: 사고 실험

데이비드 스톤, 그리고 크리스티나 파파디미트리우

목적: 이 장에서는 하이데거의 이론을 바탕으로 특정 재활 관점에서 고객 중심 치료의 현상학적 의미를 탐구하는 사례를 소개합니다. 이 장에는 재활이란 무엇인가에 대한 사고에 도전하는 내용을 담고 있으며, 재활 전문가와 연구자들에게 추가적인 사고에 도움이 될 수 있는 사고하는 "방법"을 제안합니다.

주요 연락처: dastone@niu.edu 및 cpapadimitriou@niu.edu

편집자들

캐스린 맥퍼슨 뉴질랜드 오클랜드에 위치한 오클랜드 공과대학교 재활 및 직업학부 보건재활연구소(Health and Rehabilitation Research Institute, HRRI)의 로라 퍼거슨 재활 석좌교수이자 사람 중심 재활 센터의 책임자입니다. 맥퍼슨 교수는 호주에서 간호사 교육을 받은 후 스코틀랜드 에든버러에서 조산사 및 건강 방문 교육을 이수했습니다. 영국 오픈 대학교에서 심리학 명예 학위를 취득한 후 에든버러 대학교에서 박사 학위를 취득하여 1998년에 졸업했습니다. 2004년 말 뉴질랜드 오클랜드에 있는 오클랜드 공과대학교에 합류하여 동료들과 함께 재활 분야에서 성공적인 교육 및 연구 프로그램을 개발했습니다. 그녀의 연구는 고객과 그 가족에게 가장 중요한 것이 무엇인지 더 잘 이해하고 이에 대응하는 방법을 개발하는 데 중점을 두고 있습니다. 최근 프로젝트에는 목표 설정에 대한 새로운 접근 방식에 대한 임상 시험, 만성 질환과 함께 잘 살기, 무엇이 중요한지 측정하기, 치료의 질, 심리적 접근을 통한 재활 정보 제공, 재활 참여, 재활 이론에 대한 이해 증진 등이 포함됩니다. 맥퍼슨 교수는 최근 환자 참여형 디자인을 적용하여 현장형 과학이론을 중심으로 정성적, 정량적 접근법을 사용하고 있습니다.

바바라 깁슨 토론토 대학교 물리치료학과 부교수이자 캐나다 토론토에 위치한 홀랜드 블로어뷰 소아 재활병원의 블로어뷰 연구소의 선임 과학자입니다. 그녀는 아동 장애 연구 분야에서 블로어뷰 소아 병원재단 위원장을 맡고 있습니다. 깁슨 교수는 물리치료사이자 생명윤리학자로서 소아기 장애와 재활의 사회정치적 영역을 연구하고 있습니다. 그녀의 다학제적 연구로는 독립성, 삶의 질, 포용과 같은 건강 및 사회적 임상현장에 대한 지배적인 담론이 어떻게 장애를 유발할 수도 있고, 가능하게 할 수도 있는지를 조사합니다. 특히 신체, 기술, 장소의 다양한 '집합'과 그 효과를 조사하기 위한 포스트모더니즘적 접근 방식에 중점을 두고 있습니다. 바바라는 오클랜드 공과대학교의 사람 중심 연구 센터에서 겸임 교수를 맡고 있습니다. 뉴질랜드 오클랜드 공과대학교의 사람 중심 연구 센터와 캐나다 맥마스터 대학교의 소아 장애 연구 센터인 캔차일드 센터에서 근무하고 있습니다. 그녀는 중요한 질적 건강 연구 센터의 학술 연구원이자 토론토 대학교의 생명윤리 공동 센터의 위원이기도 합니다.

알랭 르플레지 프랑스 파리에 위치한 파리 디드로 대학교 생명과학과 역사 및 과학철학과 교수입니다. 성과 측정, 방법론, 인식론을 전문으로 하는 보건 서비스 연구자인 르플레지 박사는 정신과 전문의이며, 존스홉킨스 대학에서 보건 서비스 연구 박사 후 과정을 거쳐 철학 박사 학위(파리 1대학 소르본)를 취득했습니다. 현재 빌 정신건강 및 장애 연구 센터의 책임자입니다. 또한 뉴질랜드 오클랜드 공과대학교 건강 및 재활 연구소 사람 중심 연구 센터, 재활 및 직업 연구 부서의 겸임교수로 활동하고 있습니다. 2012년부터는 호주 퀸즐랜드주 시피 다운스 소재 선샤인 코스트 대학교 과학, 보건, 교육 및 공학부 겸임교수로도 재직하고 있습니다.

집필진들

캐서린 배럴
EHESP 리옹
소르본 파리 시티
파리, 프랑스

찰스 세비야 바초
재활학과
의과 대학 라발 퀘벡 의과 대학 퀘벡,
퀘벡, 캐나다

펠리시티 A. S. 브라이트
사람 중심 연구 센터
오클랜드 공과대학교
오클랜드, 뉴질랜드

안젤라 콜란토니오
직업 과학 및 작업 치료
토론토 대학교
토론토, 온타리오, 캐나다

셰릴 코트
물리 치료학과
토론토 대학교
토론토, 온타리오, 캐나다

자킨타 더글라스
휴먼 커뮤니케이션학과
라 트로브 대학교
멜버른, 호주

멜라니 드러먼드
휴먼 커뮤니케이션학과
라 트로브 대학교
멜버른, 호주

히네모아 장로
테 와레 마타이 아로누이
테 와레 와낭가 오 아와누이아랑기
오클랜드, 뉴질랜드

조안나 K. 파딜
사람 중심 연구 센터
건강 및 재활 연구소
오클랜드 공과대학교
오클랜드, 뉴질랜드

수잔 권터-마히폴
재활 과학 학교
맥마스터 대학교
해밀턴, 온타리오, 캐나다

야니 함다니
달라 라나 공중 보건 학교
토론토 대학교
토론토, 온타리오, 캐나다

카렌 월리 해멜
작업 과학 및 작업 치료
브리티시 컬럼비아 대학교
밴쿠버, 브리티시 컬럼비아, 캐나다

니콜라 M. 케이즈
사람 중심 연구 센터
재활 및 작업 치료 학교
오클랜드 공과 대학
오클랜드, 뉴질랜드

폴라 커스텐
사람 중심 연구 센터
건강 및 재활 연구소
오클랜드 공과대학교
오클랜드, 뉴질랜드

루시 녹스
휴먼 커뮤니케이션학과
라 트로브 대학교
멜버른, 호주

아사 룬드그렌-닐손
임상 신경과학 및 재활
솔그렌스카 아카데미
고텐부르크 대학교
고텐부르크, 스웨덴

매튜 매독스
완화의료, 정책 및 재활학과
의과 대학
킹스 칼리지 런던, 런던, 영국

마가렛 밀링스
휴먼 커뮤니케이션학과
라 트로브 대학교, 멜버른, 호주

카렌-리 밀러
토론토 재활 연구소-대학 보건 네트워크
토론토,
온타리오, 캐나다

수지 머지
사람 중심 연구 건강 및 재활 연구 센터
오클랜드 공과 대학교
노스 캠퍼스
오클랜드, 뉴질랜드

피아 콘토스
토론토 재활 연구소-대학 보건 네트워크
토론토, 온타리오, 캐나다

윌리엄 M. M. 레백
재활 교육 및 연구분과
오타고 대학교
웰링턴, 뉴질랜드

데이비드 A. 니콜스
재활 및 작업치료 연구
오클랜드 공과 대학
오클랜드, 뉴질랜드

크리스티나 파파디미트리우
보건 및 사회복지 대학
노던 일리노이 대학교
디캘브, 일리노이 주

리처드 J. 시거트
사람 중심 연구 센터
공중보건 및 심리사회학부 연구
오클랜드 공과 대학
오클랜드, 뉴질랜드

데이비드 A. 스톤
보건 및 사회복지 대학
노던 일리노이 대학교
디캘브, 일리노이 주

윌리엄 J. 테일러
재활 교육 및 연구분과
오타고 대학교
웰링턴, 뉴질랜드

게일 티치먼
재활과학과 대학원
토론토 대학교
토론토, 온타리오, 캐나다

에밀리 J. 토마스
재활 교육 및 연구분과
오타고 대학교
뉴질랜드 웰링턴
및 재활의학 전문 인증기관
웨섹스 디너리, 영국

역자 프로필

정한영

고려대학교 의과대학을 졸업한 후 동 대학에서 재활의학을 전공, 박사학위를 취득하였다. 미국 NIH에서 뇌신경재활분야를 연구한 후 인하대학교 재활의학과 교수로 근무하고 있다. 그동안 <뇌성마비아 가정치료>, <신경질환 아틀라스> <의료인이 꼭 알아야 할 질병과 운전> 등 다수의 번역서를 출간하였다. 대한뇌신경재활학회장, 대한소아발달재활의학회장, 인천권역심뇌혈관질환센터장, 인천지역장애인보건의료센터장 등을 역임하는 등 학술활동과 공공의료 영역에서 활동을 하고 있다.

김창환

고려대학교 의대를 졸업하고 고대병원에서 수련을 마친 후 인하대학교 재활의학과 교수로 재직하고 있다. 미국 Mayo Clinic, MN에서 신경과 연구원으로 말초신경, 자율신경병을 연구하였다. 임상통증학회 이사장, 신경근육질환 연구회장, 수술중 신경계감시학회장 등을 역임하고, "노인재활의학회지"의 편집위원장을 맡았으며, 현재 대한노인재활의학 회장으로 학회활동을 하고 있다.

역자 서문

이 책은 "재활을 다시 생각하다(rethinking rehabilitation)"의 번역서입니다. "재활 의학이란 무엇인가"라는 질문은 저자가 재활의학을 처음 공부하던 전공의 시절부터 지금까지 약 30년 이상 재활의학 임상의사, 재활의학 연구자로서, 그리고 재활의학을 가르치는 교육자로서 근무하면서 나 스스로에게 끊임없이 질문을 하던 내용이기도 합니다. 재활이란 무엇이며, 재활의학과 의사는 무슨 역할을 해야 하느냐고 지도교수님께 질문하던 당돌한 젊은 시절도 있었지요.

쉽게 생각하면 재활이란 질병이나 상해로 인한 신체적, 정신적 손상을 극복하여 최적의 기능상태로 회복시키는 과정이라고 말할 수 있습니다. 이 과정에는 재활의학의사, 물리치료사, 작업치료사, 언어치료사, 임상심리사, 그리고 재활간호사 등이 함께 협력을 하게 됩니다. 그런데 지금 생각해보니 환자는 재활의 중요한 구성원이라기 보다는 돌보아야 하는 대상, 평가의 대상으로만 생각했던 것 같습니다. 지금은 환자가 아니라 고객이라고 이야기하며 그들이 재활의 중심이 되어야 한다고 이야기하곤 합니다.

이 책에서 "재활"에 대한 정의는 아직도 불분명하다고 말하고 있습니다. 원저자들은 우리 모두에게 재활이란 무엇인지, 재활이 할 수 있는 것은 무엇인지, 그리고 재활은 무엇을 해야만 하는지, 재활의 주체는 누구인지에 대해 고민하고, 기존의 정의와 해석에 대해서도 여러 가지 질문을 던지고 생각해 보도록 권고하고 있습니다. 현재 대부분의 주류 재활의학적 치료나 훈련은 급성기 병원에서 시작하여 아급성기(회복기) 집중재활훈련, 그리고 가정과 지역사회에서의 유지기 재활이란 경로로 이루어지도록 권장되고 있으나, 이를 제대로 수행하는 것만으로도 현실적으로 쉽지 않습니다. 하지만 자신들의 문화경제적 여건을 무시한 채 서구 선진국형 재활체계가 잘 갖추어지지 않아서 재활이 잘 안된다고 하는 기존의 사고의 틀에 대한 집착, 주류 재활 이론에 대한 무비판적 수용, 복잡하게 얽혀 있는 이익집단속에서 다른 목소리를 내는 것은 쉽지 않습니다. 이 책에서는 근거중심적 사고와 철학적인 개념을 활용하여 사고의 전환을 권고하고 있습니다. 즉, 정상 발달이란 무엇인가? 운동이란 무엇인가? 재활의 주체는 누구인가? 재활 평가는 누구를 위한 것인가? 전문가 중심이 아닌 환자중심 재활이란 무엇인가를 묻고 있습니다.

최근 낮은 출산율, 급격한 노령인구의 증가, 비전염성 만성병의 증가, 전 지구적인 전염병 유행, 디지털 과학 혁명, 사회 인프라 및 빈부 격차의 심화 등은 의료, 재활, 그리고 재활의학의 변화를 요구하고 있습니다. 최근 국내에서는 의사인력 수급계획에 대한 혼돈, 필수의료 체계의 부재, 그리고 노인, 어린이, 장애인 등 의료접근성이 떨어진 소외계층의 미충족의료에 대한 정책 부재 등 수많은 중요 의제에 대해 비 생산적인 논란만이 난무한 상황입니다. 그러나 누가 무어라 해도 질병과 외상의 치료의 목적은 질병의 제거를 넘어 질병/외상이전의 기능상태로 회복하는 것입니다. 이제 우리는 병원을 넘어서 병원 후 단계인 지역사회에서의 건강(well-being)과 기능수행(functioning)을 어떻게 개선, 유지시킬 것인가에 대한 관심과 논의가 필요한 사회가 되었습니다.

2000년대 이후 세계적인 사회경제적 성장과 더불어 노인인구의 증가, 그리고 비전염성 만성병에 의한 삶의 질 저하가 사회적 이슈가 되면서 WHO는 건강과 장애에 대한 개념을 재정비하게 되었습니다. 이에 따라 재활의 역할도 재검토하는 계기가 되었다고 생각합니다. 즉, 의학적인 개념으로의 기능회복(functional recovery)를 사회적 개념인 기능수행의 최적화(optimization of functioning)라는 개념으로의 변화입니다.

이 책의 내용중 일부는 비 의학적인 시각에서 재활을 바라보는 부분이 없이 않으나, 원저자들이 말하는 대로 포스트모더니즘적 사고, 즉 현재의 주류 이론이나 주류 정치, 경제, 문화에 예속되기 보다는 우리의 정치, 경제, 문화속에서 더 나은 재활체계를 구축하고자 하는 사고의 틀을 넓히는데 이 책이 도움이 될 수 있을 것으로 생각합니다. 역자들에게 재활의학에 입문하도록 이끌어 주시고 “재활이란 무엇인가”에 대해 고민하던 그 옛날 재활의학과 전공의였던 저에게 “재활을 다시 한번 더 생각해보라(rethinking rehabilitation)”고 하셨던 은사이신 오정

희 교수님의 깊으신 뜻을 이제 조금이나마 어렴풋이 느끼며 다시 한번 깊은 존경과 감사의 인사를 드립니다.

끝으로 이 책이 출간되기까지 많은 도움을 주신 토론토대학교 바바라 깁슨 교수님, 고려대학교 철학과 홍은영 교수님, 바쁘신데도 불구하고 번역작업에 흔쾌히 동참해 주신 김창환 교수님, 인하대병원 재활의학과 전공의 선생님들, 그리고 군자출판사 관계자 여러분들의 노고에 감사드립니다.

정한영, 김창환

제 1 부

과거를 다시 생각하고 미래를 재조망하다

1

재활을 다시 생각하다: 이론, 현장, 역사, 그리고 미래

캐서린 맥퍼슨/ 바바라 깁슨 / 알랭 르플레지

어떤 바보라도 알 수 있습니다. 요점은 이해하는 것입니다.

알버트 아인슈타인Albert Einstein(시몬스Simmons 2003)

생각과 이론, 그리고 세상에 대한 새로운 이해를 설명하는 책을 집필하고자 할 때 아인슈타인Einstein을 본받는 것보다 더 좋은 방법은 없을 것입니다. 그는 자신의 분야에서 진정한 지식의 발전은 경험적 연구 이전, 이후, 때로는 경험적 연구 대신에 이론을 개발하고 사용함으로써 강화된다는 것을 훌륭하게 보여주었습니다. 경험적 연구 대신 이론으로 '대신'한다는 것은 많은 사람들에게 너무 먼 단계이며, 경험이나 자료와 단절된 이론의 가치는 실제 생활과 임상현장에서 논란의 여지가 있지만, 우리는 모든 수준에서 재활에서 이론의 위치를 다시 생각해 보는 것이 재활 분야에서 중요한 지식의 발전을 위한 매우 실질적인 힘을 가지고 있다는 생각을 하고 있습니다. 아인슈타인Einstein에게서 영감을 받아 이 책에 대한 우리의 의도와 우리가 받아들여야 하는 도전을 대표하는 문구는 "어떤 바보라도 받아들일 수 있다"입니다. 관점은 질문하는 것입니다.

일부에서는 이를 질문 자체를 옹호하는 것으로 해석할 수도 있지만, 이는 저희의 의도가 아닙니다. 그러나 '무비판적 수용'은 바쁜 업무 환경이나 특정한 사고방식이 지배적인 상황에서 유혹적으로 채택하고 싶은 상황일 수 있지만, 위험한 접근 방식입니다.

우리는 가정에 의문을 제기하고, 기존의 임상현장에 이의를 제기하며, 일을 하는 방법과 그 이유에 대해 새로운 사고방식을 제안하는 것이 우리가 봉사하는 지역사회에 대한 재활의 잠재적인 기여를 최대한 활용하기 위한 기본적인 요소라고 제안합니다.

재원 조달 방법이 급변하고, 과거에 치명적이었던 질병, 부상을 입은 생존자의 증가와 인구 고령화 등 재활 인구가 새롭게 확대됨에 따라, 우리가 하는 일과 그 이유에 대해 안주하지 않아야 할 필요성이 그 어느 때보다 절실해졌습니다.

재활이란 무엇인가?

재활에 대한 공식적인 정의는 여러 가지가 있지만, 재활에 대한 대부분의 현대적 접근 방식은 질병과 병리를 핵심으로 치료하는 것에서 벗어나 질병이나 부상으로 인한 이차적 손상을 줄여 장애를 최소화하고 독립성을 극대화하는 방향으로 초점을 전환하고 있습니다(세계보건기구 2014). 국제 기능수행 및 장애분류(ICF, 세계보건기구 2001)가 재활 임상현장의 기본체계로 도입되면서 재활의 역할에 참여 증진이 명시적으로 포함되었습니다. 그러나 재활에 대한 해석(및 실현)은 여전히 매우 다양합니다. 일부에서는 재활이 여전히 병리 또는 손상에 초점을 맞추고 있거나, 물리치료와 같은 특정 분야와 연관되어 있다고 주장합니다. 다른 주장(예: 장애는 사회적으로 결정된다는 주장)은 전형적인 의료 모델이 사회적 결정 요인과 상황적 요인을 충분히 고려하지 않고 개인과 그 결함에 초점을 맞추기 때문에 재활의 관련성에 대한 의문을 제기하기도 했습니다. 이 책의 각 장에서는 재활이 무엇인지, 재활이 아닌 것은 무엇인지, 재활이 할 수 있는 것은 무엇인지, 그리고 어쩌면 재활이 해야만 하는 것이 무엇인지 등에 대한 기존의 정의와 해석에 대해 여러 가지 방법으로 질문을 던집니다. 잠시 멈춰서 자신의 정의를 생각해 보고 몇 장을 읽은 후 어떤 결론에 도달했는지 살펴보는 것도 흥미로운 연습이 될 수 있습니다.

재활 분야를 괴롭히는 또 다른 문제는 지난 수십 년 동안 연구의 양과 질이 성장했지만, 이 분야는 여전히 탄탄한 이론적 기반이 부족하고, 방법론적으로도 문제가 있으며, 실망스러울 정도로 낮은 임상현장(practice)에서의 실천율, 재활은 사람 중심이라는 주장이 문제가 되고 논란이 있다는 점 등을 들 수 있습니다. 이러한 요인들은 특히 재활의 미래에 가장 큰 영향을 미칠 잠재력을 가진 새로운 세대의 의료진과 연구자들 사이에서 재활에 대해 다시 생각하도록 우리 스스로 질문하고 노력하도록 촉구합니다. 다음과 같이 너무 자주 당연하게 여겨지는 문제에 대해 질문하는 것이 중요합니다:

- 현재와 미래에 재활의 목적은 무엇이어야 하는가?
- 재활은 왜 그렇게 보이는가?
- 재활이 어떻게 달라지고, 어떻게하면 더 좋고, 더 효과적일 수 있을까?
- 진짜로 중요하고 우리가 해결할 수 있고, 해결해야 하는 핵심 성과는 무엇이어야 할까요?
- 현재 임상현장에서 누가 혜택을 받고 누가 소외되고 있나요?
- 재활 임상현장의 숨겨진 또는 의도하지 않은 결과는 무엇인가요?

이러한 여러 질문은 다음 장에서 논의되지만, 간략하게 설명하기 전에 이 책을 뒷받침하고 각 장을 관통하는 세 가지 연결 요소를 생각해 봅니다:

① 역사는 과거와 현재 우리가 하는 일에 대해 우리에게 무엇을 말해 주는가?
 a. 재활의 기원에 대해 다시 생각하기
② 이론이 재활 지식의 발전과 더 나은 실천에 어떤 방식으로 기여하고 있는가, 또는 기여할 수 있는가?
 a. 재활에 대한 이론의 잠재적 기여에 대해 다시 생각하기
③ 재활의 고질적인 문제와 고착화된 문제들은 무엇이며, 어떻게 창의적으로 재구상하고, 수정하고, 상상력 있는 해결책을 다시 생각할 수 있는가?
 a. 정말 중요한 것이 무엇인지, 어떻게 변화를 가져올 수 있는지 다시 생각하기

재활의 기원에 대해 다시 생각하다

재활은 비교적 최근에 정식 학문으로 자리 잡았으며, 이전 시대였다면 부상이

나 그 후유증으로 사망했을 수많은 사람의 생존에 대한 응답으로 20세기 후반에 통합되었습니다(현재 재활 모델에 대한 역사적 영향에 대한 자세한 내용은 2장 참조). 제2차 세계대전 중, 그리고 그 이후에 응급 치료와 항생제의 발달로 많은 부상병이 생존하여 집으로 돌아갔지만, 심각한 장애를 안고 돌아왔습니다. 그 결과 보건 및 사회 서비스에 대한 긴급하고 엄청난 과제가 발생했으며, 재활이 대응의 주요 부분이 되었습니다. 전용 재활 서비스의 도입은 필연적이며 신속하게 이루어져야 했습니다.

비록 전쟁이 사회에 처음으로 손상과 장애 경험하게 한 것은 아니지만, 오랫동안 상대적인 소극적으로 대응하고 장애인을 위한 지원과 서비스 제공에 대한 숙제를 이번에는 특별히 제공하게 되었습니다. 제1차 세계대전 이후 미국에서 재향 군인청과 같은 조직이 도입되었음에도 불구하고 서비스는 '재활이 아닌 보호관찰'로 표현하였습니다. 2차 세계대전 당시 사회는 이 문제의 규모와 공개 여파를 고려할 때 해당 내용을 공개하거나 허용하는 것으로 볼 수 있는 상황이 아니었습니다. 이전에 건강한 노동 연령대의 많은 남성이 '갑자기' 장애인이 되었기 때문에 전후 대부분의 국가에서는 경제 회복과 생산성에 미칠 잠재적 결과에 대해 크게 우려했습니다. 또한 이러한 젊은이들이 국가를 위해 봉사하다가 장애인이 되었다는 점에서 행동해야 했던 도덕적 의무감도 있었습니다.

'전쟁 장애'를 해결하기 위한 국제적인 노력은 44개국으로 구성된 유엔 재활 협력국에서 부상당한 퇴역군인의 치료 계획을 수정하기 시작했으며, 많은 국가에서 직업 및 사회 재활에 관한 법안을 도입했습니다. (유엔 구호 및 재활 관리국 1943). 재활 서비스가 표면적으로는 상호 양립할 수 있는 것처럼 보이는 두 가지 목표는;

1) 의존성 감소, 기능 향상, 장애 군인의 삶과 지역사회로의 재통합을 돕는 핵심적인 방법으로 널리 인식되었고,
2) 많은 '의존적'이고 장애가 있는 젊은이들의 귀환으로 인한 사회의 부담을 줄이는 것으로 인식되는 것이었습니다.

그러나 이 두 가지 목표가 서로 양립할 수 있을까요? 한 가지를 위해 일한다는 것은 또 다른 한 가지를 위해 일한다는 것도 의미할까요? 이러한 가정은 각 행동에 대한 지침에 할당된 가중치가 균형을 이루고, 그 균형이 정책과 법규에 명시적으로 규정되어 있다면 사실일 것입니다. 전자는 개인의 기능적 가치를 우선시하고, 의미 있는 삶과 지역사회에 잘 통합되는 결과를 위해 노력을 집중해야 한다고 제안합니다. 후자의 목표는 주요 이해관계자(사회)와 주요 결과('부담 감소', 주로

경제적)가 다릅니다. 이러한 측면에서 보면, 수많은 긴장과 갈등이 발생할 수 있고 실제로도 발생했습니다. 예를 들어, 귀환 군인들이 독립과 재통합을 위해 노력하는 데 드는 비용이 너무 많이 든다고 인식되면 사회적 부담을 줄이는 것이 비장의 카드였습니다. 겉으로 보기에는 단순하고 간단해 보이는 일이 복잡하고 갈등이 있는 것으로 드러납니다. 시간이 지나면서 이 두 목표 사이의 긴장이 사라졌다고 생각할 수도 있지만, 이 책의 여러 장에서는 이 갈등은 지속되는 문제라고 지적합니다. 장애인 지원과 관련하여 우리 사회가 취하는 행동(및 제공되는 서비스)에는 여전히 매우 현실적인 한계가 있으며, 이러한 한계를 뒷받침하는 것은 우리의 역사와 관련이 있습니다. 전쟁과 분쟁은 현대 재활에 여전히 중요한 역할을 하고 있습니다.

예를 들어, 이라크 전쟁 이후 외상성 뇌 손상과 다발성 절단 등 심각한 부상과 그에 따른 장애에 대한 새로운 해결책을 찾기 위한 대대적인 노력으로 재활 연구에 대한 미국의 투자는 기하급수적으로 증가했습니다. 군진의학 연구가 유사한 부상을 입은 민간인에게 큰 영향을 미칠 잠재력이 있다는 것은 의심의 여지가 없습니다. 의수 및 휠체어 디자인, 가상 재활 환경, 스마트 주택 등의 기술 발전이 그 예입니다. 그러나 민간 사회는 여러 가지 면에서 혜택을 볼 수 있지만 관련 연구기관은 연구, 실행, 그리고 정책에서는 의도하지 않은 결과를 초래할 수도 있습니다. 전쟁을 재활의 역사적 토대(그리고 실제로 지속적인 지식 개발을 위한 자극제)로 생각하는 것은 그림의 일부일 뿐이며, 학문의 역사에 대해 생각하면 관련성에 대해 상당히 도전적인 질문을 던지게 됩니다. 이러한 질문 중 상당수는 다음 장에서 더 자세히 다룹니다:

- 현재 지배적인 재활의 정의와 모델이 사람과 사회가 원하는 것을 다루고 있는가?
- 재활 제공에 있어 일부 인구를 다른 인구보다 우대하거나 중시하는 임상 현장이 남아 있나요(예: 선천적 장애가 있는 아동이나 노인보다 이전에 건강했던 성인 부상자 우대 등)?
- 지식 개발에 대한 것보다 체계적인 접근 방식이 더 많은 변화를 불러올 수 있는데도 재활은 여전히 사후 대응적인 방식으로 주로 임시방편적으로 대응하고 있나요?
- 재활은 사회가 원하고 필요로 하는 일을 하고 있는가?
- 재활은 장애와 장애인에 대한 사회의 부정적인 태도에 어떻게 도전하거나 기여하는가?

- 현실은 불충분하다는 연구에도 불구하고 재활에 대한 현재의 주류 이론과 행동을 유지하는 이유는 무엇인가요?

우리는 일상적으로 재활의 기원에 대해 생각할 시간을 거의 갖지 않지만, 재활의 기원이 현재 우리가 하는 일과 장애, 자립, 사회적 부담 경감 및 책임 한계가 주요 정책 및 자금 지원의 필수 요소로서 명백하고 지속적으로 어떻게 큰 영향을 미치는지 생각해 보는 것은 흥미롭습니다. 대부분 인간의 삶은 상호의존적 특성을 가지고 있지만, 개인의 치료에 초점을 맞춘 우리 대부분의 개인주의적 재활 모델은 여전히 중요한 다른 성과보다 개인의 독립성을 우선시하는 것처럼 보입니다. 기능적 독립성 척도(기능적 독립성 척도, FIM)와 같은 척도의 인기와 의존도가 이 점을 잘 보여줍니다. 국제 기능수행 및 장애분류(ICF, 세계보건기구, 2001)에 따른 표현 방식의 변화에도 불구하고 독립성에 대한 강조는 지속되고 있습니다(3장, 9장, 12장, 14장에서 자세히 논의).

이는 자립이 중요하지 않거나 가치가 없다는 뜻이 아니라, 가치 있는 결과들 사이에서 자립이 차지하는 지배적인 위치에 의문을 제기하거나 '비판 없이 이를 수용'해야 하는 것이 문제라는 뜻입니다. 자율성, 삶의 질, 참여, 개인 중심성, 가족 중심성 등 다른 성과들도 재활의 어휘와 수사에 포함될 수 있습니다. 일부는 독립성과 같은 이유로 문제가 되고 있으며(지위나 우위를 전제로 함), 대부분은 국제 기능수행, 장애 및 건강 분류(ICF)와 재활의 다른 모델에서 임상현장의 기반이 되는 개념이 아니거나 중요도 순위에서 훨씬 낮습니다. 흥미롭게도 인권과 장애 규범(UN 1948, 2006)의 핵심인 건강과 복지는 대부분의 재활 정의와 모델에서 빠져 있습니다. 재활에 대한 정치적, 경제적 동인이 인문학적 동인을 압도한 것은 아닐까요? 전후에 너무나 당연했던 경제적 요구(장애와 의존에 따른 비용 절감)에 대한 우리의 대응이 이제는 서비스 제공과 사고에 너무 깊이 들어와 있어서 재활 치료의 가장 '인간적인' 측면(예: 장애를 가진 개인이 '존재'하고 '의미 있는 삶을 사는' 방법을 발견하거나 배우도록 지원하는 것[9장에서 논의])이 소외되고 제대로 다뤄지지 않는 것은 아닐까요?

(좋든 나쁘든) 재활 현장의 역사적 역할을 고려할 때, 보다 체계적인 접근 방식이 지식과 임상현장을 다르게 발전시킬 수 있는지, 즉, 이론을 입력할 수 있는지 의문을 제기하는 것은 합리적인 것 같습니다. 이론과 이론적 사고가 너무 추상적이고 실제 생활과 너무 동떨어져 있다는 일부 주장에도 불구하고, 우리는 "좋은 이론보다 더 실용적인 것은 없다"고 말한 루윈Lewin의 의견에 동의합니다.

재활이론의 기여 가능성에 대해 다시 생각하다

컬링거Kerlinger와 리Lee는 이론을 "현상을 설명하고 예측할 목적으로 변수 간의 관계를 명시함으로써 현상에 대한 체계적인 관점을 제시하는 상호 관련된 구성(개념), 정의 및 명제의 집합"이라고 정의했습니다.

'이론 개발과 재활 과학'이라는 제목의 논문에서 싱거트Siegert 등은 재활 이론에 더 집중하는 것이 재활 분야의 발전에 도움이 될 수 있다고 주장했습니다. 우리가 하는 많은 일에서 '현상에 대한 체계적인 관점'이 부족할 수 있으며 '변수 간의 관계'에 대한 우리의 구체화 노력은 제한적이고 문제가 있다는 제안이었습니다. 같은 잡지의 같은 호에서 편집자는 일련의 논평을 요청했고, 일부는 재활이 이론적으로 부족하다는 논문의 입장을 환영했지만, 다른 일부는 이론에 집중하면 재활의 '핵심 사업'에서 에너지가 분산될 수 있다고 우려했습니다. 그러나 이 논문의 핵심 요지는 재활의 중심사업은 무엇이고, 무엇을 할 수 있는지 대한 질문이었고, 이에 대한 이론을 요구했으며, 나아가 논문은 결론을 내렸습니다:

과학 연구의 진전은 주로 이론 구축과 이론 평가라는 두 가지 과정을 통해 이루어집니다. 우리는 여기서 재활 분야가 전통적으로 이론 구축을 소홀히 해왔으며 이 분야에서 좋은 이론이 부족하다는 점에 주목함으로써 얻을 수 있는 것이 많다고 주장했습니다. 과학 이론의 장점을 평가하는 기준은 잘 확립되어 있으며 모든 재활 이론에 적용될 수 있습니다. 따라서 우리는 '엉터리 이론'의 확산을 두려워할 필요가 없습니다. 가장 엄격한 이론 평가 프로그램으로도 기껏해야 부적절한 이론을 반박할 수 있을 뿐입니다. 그런 다음에는 이를 대체할 더 나은 이론을 개발해야 하는 과제가 남습니다. 그러나 재활에서 이론 구축에 조금 더 많은 시간을 할애하면 경험적 이론 검증의 결실을 크게 향상시킬 수 있습니다.

재활 분야의 지식과 임상현장을 발전시키기 위해 이론을 활용하면 이점이 있다고 생각하는 사람은 우리뿐만이 아닙니다. 특히 존 화이트John Whyte(2008)는 다음과 같이 제안했습니다:

- 경험적 연구만으로는 재활 과학을 발전시킬 수 없다는 사실을 인정할 필요가 있다.
- 치료 임상시험은 복잡하고 까다로우며 비용이 많이 들기 때문에 이러한 임상시험에 자원을 투자하여 특정 치료의 효과에 대한 예, 아니오 이상의 답을 도출하는 것이 중요하다.
- 우리는 증거 수집을 지원하는 것 이상으로 우리 분야의 이론적 발전을 적

극적으로 지원해야 한다.
- 과학적 토대를 발전시키기 위해 이론가와 경험주의자 간의 지속적인 대화를 장려해야 한다.

화이트Whyte는 재활 중재(intervention)에 대한 포괄적인 분류법을 개발하려는 시도에 대해 재검토하고 있던 미국 재활의학회지 특별 호(2014)에 재활 이론에 대한 자신의 견해를 새롭게 밝혔습니다. 그는 재활과 관련된 두 가지 광범위한 이론 군을 제안했습니다. 치료이론(treatment theory)은 임상 목표의 변화에 영향을 미치는 방법에 관한 것이고, 참여이론(engagement theory)은 근원적인 임상 목표의 변화가 궁극적인 임상 목적에 어떻게 영향을 미치는지에 관한 것입니다.

이러한 개념들이 이론과 행동에 있어 합리적이고 중요한 영역이라는 데는 동의하지만, 이것으로 충분할까요? 이러한 개념들이 재활의 목표가 무엇인지, 그리고 현대와 미래에 충분한지에 대한 핵심 문제를 다루고 있을까요? 재활이 오로지 '임상적' 목표(근원적 또는 말초적)에 영향을 미치는 것에서 출발한다면, 이것으로 충분할 수 있습니다. 그러나 재활은 인간의 기능수행(functioning)과 연관된 신체적, 심리적 측면과 아울러 사회적, 실존적 측면에 이르기까지 인간 존재의 모든 측면과 연결된 다면적인 역할을 해야 합니다. 재활은 치료 과정에 영향을 미치는 다양한 요인에 의해 개념화되며, 그중 대다수는 치료의 대상이 되는 사람의 차원을 '넘어서' 있습니다. 재활이 무엇인지, 그리고 재활이 무엇인지 이해하기 위해서는 다원주의적 접근 방식과 다양한 이론이 필요하고 이를 통해 이익을 얻을 수 있다는 것은 합리적인 것으로 보입니다.

재활에 대한 하나의 거대한 통합 이론을 도출하려는 시도는 가장 큰 야심이나 최악의 경우 무용지물로 보일 수 있습니다. 그러나 우리가 제안하는 것은 '더 나은', '더 설명력 있는', '더 상호 연결된' 이론을 개발하고 검증함으로써 많은 것을 얻을 수 있다는 것입니다. 장애가 있는 사람들과 그 가족은 물론 전문가와 사회가 고민하는 핵심 문제들을 정의하고 이에 대한 집중적인 조사를 가능하게 하는 이론은 재활이 가치 있는 일임을 보장하는 데 근본적인 역할을 할 것으로 보입니다. 물리학에는 (아인슈타인Einstein을 다시 언급하기 위해) 단일 이론이 아니라 상대성 이론(relativity), 통일장 이론(unified field theory), 양자 가능성 이론(quantum possibility theory), 끈 이론(string theory) 등 여러 이론이 있으며, 이론은 단순히 개념과 그사이의 관계에 대한 집합일 뿐입니다. 이 중 가장 간단한 것은 맥스웰이 '바벨 이론(barbell theory)'이라고 부르는 것으로, 두 가지 개념(무게)이 제안된 관계(막대)로 결합된 것입니다. 개념과 관계가 많을수록, 그리고 여기에 더 많은 추상화가 내장되어 있을수록 이론은 더 복잡해집니다. 이론은 현상을 더 잘 이해하기 위해 이미 존재하고 적용될 수도 있고, 관찰과 비판적 사고를 통해 관계를 이론화시킬 수도 있습니다.

재활의 여러 측면과 관련된 모든 이론을 다루려고 하기보다는 복잡하고 난해해 보일 수 있는 문제에 맞설 방법을 제시하기 위해 다양한 종류의 이론(그리고 실제로 이론이 서로 교차하거나 서로에게 영향을 미칠 방법)을 쉽게 생각할 수 있는 기본적인 체계를 제안합니다. 이를 위해 이 기본적인 체계에 대한 이론은 거시, 중간, 미시라는 세 가지 그룹 또는 수준으로 나눕니다. 이런 구분은 서로 분명하게 구분되는 것은 아니며, 상당 부분 겹치는 부분이 있을 수 있지만, 예를 들어 철학적 '거시적 이론'과 매우 구체화된 치료이론 사이의 차이점을 논의하기 위한 추론 장치가 되기를 바랍니다. 그림에 표시된 사례는 나열할 수 있는 많은 사례 중 일부에 불과합니다(목록 끝에 '등'이라는 표기가 있는 것처럼). 이 기본적인 체계의 목적은 부분적으로는 이론이라는 용어가 여러 가지 다른 의미로 혼동되어 사용되는 것을 해결하기 위한 것입니다. 더 중요한 것은 재활 의료진들이 이론과 이론화에 참여하여 우리가 하는 일에 대한 체계적인 성찰을 돕고, 가능한 한 자유롭게 개념화, 문제화, 이론화하여 재활에 대한 새로운 사고가 점진적이고 집단적으로 나타나도록 장려하고자 하는 것입니다.

질적 연구 전문가들은 인식론(지식에 대한 자신의 견해), 명시적인 철학적 및 이론적 접근, 방법론에 초점을 맞추기보다는 자신의 방법론과 사용 방법을 선택하는 것 사이의 연속성에 대한 것을 오랫동안 옹호해 왔습니다. 이와 유사한 사고방식은 양적 접근 방식과 관련이 있지만 최근까지의 논의에서 거의 다루지 않았으며 출판물에서 암묵적이거나 단순하게 다루어졌습니다. 위의 기본적 체계(**그림 1.1에서 확장됨**)는 선호하는 연구 패러다임과 관계없이 다양한 수준에서 이론을 탐구하고 설명하는 방법을 제시합니다. 우리는 이러한 설명이 타당하며, 명확성, 진전, 새로운 중요 질문의 형성에 도움이 될 것이라고 생각합니다. 이론은 경험적 연구의 틀을 짜는 것 이상의 역할을 할 수 있으며, 우리가 하는 일과 그 이유, 그리고 그렇지 않다면 어떻게 될 수 있는지에 대해 질문하고 더 잘 이해할 수 있도록 도와줍니다. 예를 들어, 장애는 개인에게 내재된 것이 아니라 적어도 부분적으로는 환경적 장벽에 의해 발생한다는 생각은 전 세계적으로 주요한 사회적 변화를 가져온 중요한 이론적 전환이었습니다. 여기에는 장애인을 위한 접근과 치료를 보장하는 획기적인 입법 변화와 세계보건기구(WHO)의 국제 기능수행 및 장애분류 (ICF) 개발이 포함됩니다(2장 참조).

미시적 수준의 이론

미시적 수준에서 보면, 마크 립시Mark Lipsey보다 더 설득력 있는 사람은 없을 것으로 보이며, 그는 '결론적으로, 치료 효과 연구에 대한 모든 보고서에 '치료이론'이라는 단락(section)을 포함하는 연구 집단을 상상해 보십시오.'라고 말하고 있습니다.

립시Lipsey의 발언 이후 몇 년이 지났지만, 재활 논문(또는 다른 보건 분야의 출판물)에 치료이론에 대한 명확한 단락이 포함된 경우는 거의 없기 때문에 여전히 환상으로 남아 있는 것 같습니다. 이러한 세부 사항은 새로운 중재가 어떻게 효과가 있었는지에 대한 명확한 가설적 행동 양식을 제시할 수 있으며, 이를 통해 단순히 유의미한 효과를 얻었다는 것뿐만 아니라 그 이유를 논의할 수도 있습니다. 마찬가지로 치료이론을 활용하면 기존 치료 이론과의 관련성에 점차적으로 도움을 줄 수 있으며 또한 개선으로 이어져 질환에 대해 더 나은 설명과 어떤 치료법이 다른 치료법보다 우월한 근거를 제시할 수도 있습니다. 치료이론은 경험적 설계와만 관련이 있어 보일 수 있지만, '원인과 결과' 또는 보다 간접적인 경험 및 관계 요인의 매개 변수를 고려하면 적용 범위가 더 넓어 보입니다. 현재 우세해 보이는 연구의 느린 변화 속도와 단일 사례 연구 및 참여적 접근 방식과 같은 대안적 접근 방식의 떠오르는 '힘'(개념적 의미)을 고려할 때, '연구' 이론의 미시적 수준을 구체적으로 생각해 보아야 할 많은 이유가 있습니다. 앞으로는 정말 중요한 질문에 답하기 위해 새로운 방법론이 이미 필요합니다. 마지막으로, 측정 자료의 해석을 제시하는 논문이나 측정의 개발 또는 평가를 제시하는 논문에서 '측정 이론/과학'에 대한 단락이 거의 없습니다. 이래도 상관없나요? 수학에 결함이 있다면 해석에도 결함이 있을 것입니다(이 점에 대한 자세한 내용은 11장 참조).

중간 수준의 이론

중간 수준에서 저자들이 제안하는 접근 방식은 사람이 누구인지, 그리고 사람이 어떻게 기능하는지를 탐구하는 맥락 이론(contextual theories)을 생각해 보자는 것입니다. 예를 들어, 사회 및 행동 이론은 때때로 심리학이나 사회사업과 같은 특정 분야와 가장 쉽게 연결됩니다. 그러나 재활 치료의 중심에는 사람(환자/고객, 가족, 그리고 그들과 함께 일하는 전문가)이 있기 때문에 이러한 이론은 재활 분야에서 우리가 하는 모든 일과 절대적인 관련성을 가지고 있습니다. 비교적 개별적이거나 비학문적인 재활 중재조차도 사람의 상호 작용, 연결, 행동과 관련되며, 어쩌면 이에 의존할 수도 있습니다(8장 및 13장). 급성기 의료 서비스에서 임상의의 전문성은 사람을 치료하는 데 있어 회복의 성공과 실패, 생존과 사망의 차이를 만들 수 있습니다. 우리 대부분은 가족이나 자신이 부상이나 질병에서 살아남을 수 있게 해준 외과적 전문성, 의료 또는 간호 기술에 대한 감사의 마음을 갖고 있습니다. 재활 분야에서는 혼자만으로 좋은 성과(outcome)를 얻을 수 있는 경우는 거의 없습니다. 모든 분야에 걸쳐 우리의 핵심적인 기여는 우리가 혼자서 하는 것이 아니라 환자/고객들과 '함께'하는 것입니다.

눈에 잘 띄지는 않지만 재활 개입의 필수적인 구성 요소나 당시 상황에 이론적 시고를 적용히는 것은 중요히며 다행히도 그런 중례가 늘어나고 있습니다. 예를 들어, 저희를 비롯한 다른 연구자들은 목표 설정에 대한 이론적 이해와 접근 방식, 환자와 가족의 재활 참여, 팀워크와 협력적 실천에 대해 연구하고 있습니다.

그림 1.1의 중간 수준의 이론에서 제시된 신경과학과 같은 일부 이론적 사고 영역의 발전은 근골격계 재활이나 직업 재활 분야에서 일하는 경우, 자신의 관심사와는 크게 관련이 없어 보일 수 있습니다. 마찬가지로 학습 이론도 물리치료 업무와 동떨어져 있다고 느낄 수 있습니다. 그러나 이러한 영역의 설명 이론은 사람의 능력, 기능수행 및 존재, 즉 재활 업무와 통합적으로 연결되어 있습니다. 따라서 이러한 이론들은 연구 및 임상현장을 포함하는 광범위한 영역에서 매우 중요한 요소로 강조될 수 있을 것입니다.

거시적 수준의 이론

거시적 이론의 마지막 단계에서는 이론에 더 중점을 두어야 한다는 2005년 명제에 대한 답변으로 돌아갑니다. 사람마다 의심할 여지 없이 어떤 사고방식과 이론적, 철학적 접근 방식이 다른 사람보다 자신의 생각에 '적합'합니다. 예를 들어, 어떤 사람은 실증주의적 관점에서, 어떤 사람은 포스트모더니즘적(탈근대적) 관점에서 일하는 것이 가장 편할 것입니다. 따라서 우리는 관점의 병합이나 '한쪽으로 치우친 이론'을 요구하는 것이 아닙니다. 이론가와 경험주의자 간의 지속적인 대화가 중요하며, 서로 다른 관점을 가진 사람들이 협력적인 토론에 참여할 때 잠재적으로 가장 큰 이득을 얻을 수 있습니다. 서로 다른 관점 사이의 불편한 접점과 접점에서 지식 발전의 기회가 가장 크다고 생각합니다. 그러나 다른 견해를 가진 사람들과 (특히 거시적 수준에서) 소통하는 것은 어려운 일이며, 실제로 여러 차례 이런 경험을 했습니다. 재활 연구는 그 복잡성과 내재된 학제적 특성으로 인해

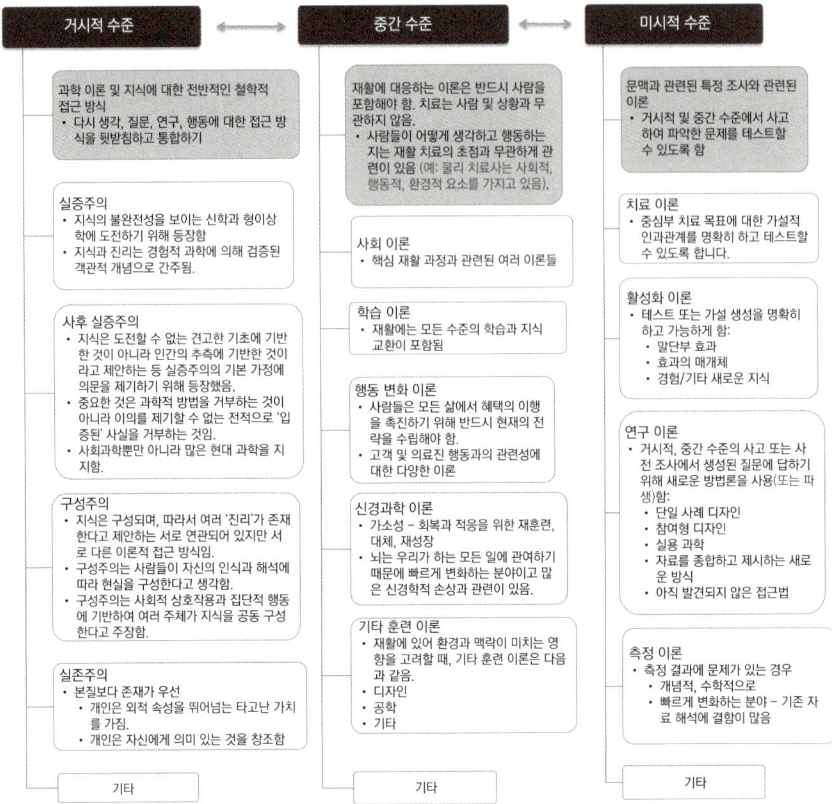

그림 1.1 재활 이론에 대한 재고찰을 촉진하기 위한 기본체계. 그림에 명명된 다양한 수준의 이론에 대한 입문서입니다. 거시적 수준- 실증주의(positivism), 포스트 실증주의(post-positivism), 구성주의(constructionism), 구조주의(constructivism), 실존주의(existentialism), 비판 이론(critical theory). 중급-사회 이론(midlevel-social theory), 학습 이론(learning theory), 행동 변화(behavioral change), 신경과학 이론(neuroscience theory), 장애 이론(disability theory). 미시적 치료 이론(microlevel treatment theory), 지원 이론(enablement theory), 연구 이론(research theory), 단일 사례 설계(single case designs), 참여 설계(participatory designs), 실행 과학(implementation science), 측정 이론(measurement theory)(11장에서 논의될 것입니다).

다른 분야보다도 아이디어의 교차 수정을 통해 얻을 수 있는 잠재력이 매우 크며, 탈근대주의자(포스트모더니스트)와 소통하기 어려운 실증주의자이건 그 반대의 경우이건 주제에 대해 다른 견해를 가진 사람들과 기꺼이 소통할 수 있다는 것이 저희의 생각입니다. 화이트Whyte와 다른 연구자들은 재활 연구가 어떤 것이 효과가 있는지 초점을 맞추고, 그것이 어떻게 작동하는지에 대해 생각하고 검증하는 데까지 확장하기보다는 그것이 정말 중요한지 아닌지 초점을 맞추고 있다고 비판했습니다. 고객을 위해 작동하는 지속 가능한 의료 시스템을 가능하게 하는 질문에 답하기 위해, 우리는 하나 또는 다른 패러다임이나 사고방식을 단순하고 강력하게 옹호하거나 거부하는 것에서 벗어나야 할 때가 왔다고 생각합니다.

이 책의 여러 장에서는 탈근대주의(포스트모더니즘), 비판 이론, 문화 이론 등 장애 이론 및 장애 연구와 관련하여 더 일반적으로 연구되는 거시적 수준의 이론이 떠오릅니다. 따라서 이 책을 읽으면서 어떤 주장이 마음에 들지 않는다면 왜 그런지 생각해 보시기 바랍니다. 여러분, 자신의 소중한 가정이 도전 받고 있을 수도 있고, 이 작업을 통해 대화가 촉진되면서 저자들 역시 도전을 받을 수도 있습니다. 미래의 재활을 만드는 방법에 대한 지식과 이해를 발전시키는 데 초점을 맞추는 한, 우리는 그것이 좋은 일이며 "재활 이론 구축에 조금 더 많은 시간을 할애하면 경험적 이론 검증의 결실을 크게 향상시킬 수 있다"라고 생각합니다.

무엇이 정말 중요한지, 어떻게 변화를 가져올 수 있는지 다시 생각하다

이 책의 의도는 재활에 대해 다시 생각할 수 있는 공간과 토대를 만드는 것입니다. 이를 통해 여러분과 저희 모두가 재활과 재활의 기여를 제한하는 가장 성가신 문제와 고착화된 문제에 대한 창의적인 해결책을 구상하고 상상하는 데 도움이 되기를 바랍니다. 이 소개에서 우리는 몇 가지 중요한 질문을 제안하고 재활에 대한 생각과 임상현장 중 일부를 다루었습니다. 우리의 핵심 목적은 단순히 질문을 제시하는 것이 아닙니다. 질문하는 사람 숫자만큼이나 많은 질문이 있을 수 있습니다(또는 그 이상!). 그보다는 가장 중요한 질문. 즉, 답을 찾을 수 있다면 환자/고객에게 가장 큰 변화를 가져올 수 있고, 앞으로 재활이 어떤 모습이어야 하는지를 안내할 수 있는 질문을 찾아내는 것이 우선이라고 생각합니다. 과거를 현재에 일어나는 일의 근본적인 원인으로 생각하고 강력한 이론적 근거가 우리의 개입 및/또는 작업 방식을 뒷받침하는(또는 뒷받침해야 하는) 정도를 생각한다면 이러한 핵심 문제가 드러날 가능성이 더 높다는 것이 우리의 주장입니다. 이 책을 통해 재활에 대해 다시 생각해 보는 것이 가치 있는 일이라는 확신을 갖게 되길 바라며, 역사적으로 인식하고 이론적 지식을 갖춘 관점을 통해 재활을 실천할 수 있는 능력이 향상되길 바랍니다. 다음 챕터에서는 이러한 방식으로 다양한 문제를 다루며 새로운 문제와 새로운 기회를 드러내는 다양한 범위의 챕터가 이어집니다.

요약

이 프로젝트는 캐나다 보건 연구소 네트워킹 보조금의 지원을 받아 진행된 회의의 결과로 탄생했으며, 이 회의에서 이름을 올린 저자 대부분이 이 책에 대한 아이디어, 연구, 교육, 임상현장에 대해 함께 논의했습니다. 이 책은 세 개의 단락으로 나뉘며, 첫 번째 단락 1장에서 제안한 아이디어를 바탕으로 과거에 대해 다시 생각하기와 미래에 대한 재구상을 자극합니다. 두 번째 단락(5장~9장)은 재활을 위한 새로운 방향에 주요 개념 또는 이론적 사고를 적용하여 '행동하는 철학'을 탐구하는 노력으로 간주할 수 있습니다. 논의하고자 하는 개념으로는 마음 이론, 움직임에 대한 탈근대주의적(포스트모더니즘적) 성찰, 자아와 재활에 대한 공간적, 관계적, 실존적 이론들이 포함됩니다. 세 번째 단락(10~14장)에서는 재활 치료, 전달체계, 연구, 교육, 정책에 영향을 미칠 수 있는(그리고 영향을 미쳐야 하는) 몇 가지 주요 주제를 살펴봅니다. 장애와 재활 경험에 대한 개인적인 성찰로 시작하여 미래에 이러한 경험이 어떻게 될지에 대한 '사고 실험(thought experiment)'으로 마무리하고자 합니다.

단락 1: 과거에 대해 다시 생각하고 미래를 재조망하다

1장에서 편집자들은 이 책의 목적을 개괄적으로 설명하고 이후 장에 대한 맥락을 제공했습니다. 또한 여러 수준과 다양한 관점에서 이론을 생각할 수 있도록 지원하는 기본적인 틀을 제안하고 재활의 과거, 현재, 미래를 이해하기 위한 중요한 질문을 제기했습니다.

2장, '재활을 알리기 위한 장애 개념화: 역사적, 인식론적 관점'에서는 장애와 재활이 개념화되는 방식에 영향을 미친 사회적, 정치적 요인과 시간이 지남에 따라 장애인이 어떻게 '범주화'되어 왔는지를 살펴봅니다. 그런 다음에 르플레지 Leplege와 그의 동료들은 재활에 사용되었거나 현재 사용되고 있는 여러 모델의 기원, 강점, 약점을 제시했습니다. 모든 모델을 철저하게 검토하는 것이 목적이 아니라, 이러한 모델이 현재와 미래에 우리의 사고와 실천을 어떻게 향상시킬 수 있는지(또는 제한할 수 있는지) 성찰하는 것이 목적입니다.

3장, "재활의 가정에 대해 다시 생각하다: '평범한 생각'에 대한 도전과 미래를 재조망하다"에서 카렌 월리 하멜Karen Whalley Hammell에 말에 따르면 재활은 비판적으로 검토되지 않고 연구 증거에 의해 이의를 제기하는 경우가 거의 없는 여러 가설에 의해 뒷받침되고 있다고 합니다. 예를 들어, 과거의 재활 고객들은 단순히 신체적 능력을 향상시키는 것만으로 삶의 질을 향상시킬 수 있다는 전제에 이의를 제기합니다. 이 장에서는 재활과 이후의 삶과의 관련성에 대한 고객의 관점에 관한 자료를 제시하고, 또 *기회* 없이는 *능력*이 아무 소용이 없다는 개념을 주장으로 합니다. 월리 하멜Whalley Hammell 은 다양한 이론적 관점을 바탕으로 재활을 뒷받침하는 문화적으로 특정한 이념에 대해 고찰합니다. 그녀는 고객의 우선순위와 증거에 근거한 미래의 임상현장 및 연구 방향을 제시합니다.

4장, "소아 재활에서 '정상 발달'에 대해 다시 생각하다"에서 깁슨Gibson 등은 소아 재활의 주요 구성 개념으로서 정상 발달의 우선순위에 대해 의문을 제기합니다. 정상 발달은 성인이 될 소아의 신체적, 정신적 능력을 극대화하기 위해 고안된 다양한 건강 및 교육 개입(intervention)에 대한 기본적인 근거를 제공합니다. 재활 치료와 발달 사이의 연관성은 거의 보편적으로 논란의 여지가 없는 것으로 받아들여지고 있습니다. 그러나 소아 발달이 성인이 될 때까지 선형적이고 예측 가능한 단계적 방식으로 진행된다는 개념은 소아기를 이해하는 한 가지 방법일 뿐입니다. 저자는 소아 발달에 대한 현재의 주류 이론에 대해 그 역사적 기원을 따져보고, 이러한 이해가 장애 아동에게 얼마나 도움이 되는지 묻고, 소아 재활에 대한 시사점을 다시 고려해 보자 합니다.

단락 2: 행동하는 철학

5장, '개구리도 입술이 있을까?'-재활에서 '마음'이란 영역에 대한 탐구에서 시거트와 매독스Siegert and Maddocks는 마음/뇌/신체 문제가 재활에서 고려해야 할 중요한 이론적 문제라고 주장합니다. 저자들은 철학자들이 심신 연결에 대해 취해온 다양한 입장을 고려하고, 인간의 기능과 능력을 순전히 신경학적 설명이 아닌 인지적(정신적) 수준의 이해에 의존하는 최근 심리학 및 재활 분야의 진보를 연구했습니다. 마지막으로 시거트와 매독스는 데니 보르스붐Denny Borsboom과 그의 동료들이 연구를 소개하며 재활에서 마음을 '적극적으로' 적용할 수 있는 방법을 설명합니다.

6장, '운동 (movement)에 대해 다시 생각하다. 주류 재활 이론에 대한 포스트모더니즘적 성찰'에서는 포스트모던 이론을 바탕으로 재활의 핵심 초점인 움직임에 대해 다시 생각해 봅니다. 대부분의 사람이 움직임과 포스트모더니즘이라는 단어를 같은 문장에서 들어본 적이 거의 없다고 해도 과언이 아닐 정도로, 이 장은 인간 기능의 이러한 측면에 대한 전통적인 사고에 도전합니다. 이 장에서는 움직임을 신체 너머로 이해의 폭을 넓히고, 현대 재활 치료의 근간이 되는 당연한 개념들에 대해 다시 생각해 보는 것을 목표로 합니다.

7장, '치료 환경: 고객 중심의 뇌 손상 재활에서 '장소'에 대해 다시 생각하다'에서 콘토스Kontos등은 중요한 건강 지역학(health geography)에서 얻은 통찰력이 고객 중심 재활을 제공하는 우리의 능력을 어떻게 향상시킬 수 있는지 살펴봅니다. 이 장에서는 국제 기능수행 및 장애분류(ICF)가 환경을 중요한 관점으로 포함하고 있지만, 이 장에서는 환경이 불충분하게 다루어지고 있고, 우리가 이것을 유리하게 사용할 수 있는 '핵심' 요소라기보다는 영향력이 없는 '외곽'에 있는 것처럼 보일 수 있으며, 고객(및 전문가)에게 불리하게 작용할 수도 있다고 제안합니다. 이 장에서는 치료적 환경 이론에 대한 개요를 제공하고 이러한 아이디어를 재활과 관련된 문헌을 검토합니다. 저자는 두 곳의 입원 재활 병원에서 얻은 질적 연구 결과를 바탕으로 사회 공간 디자인이 치료 전달에 미치는 잠재적으로 강력한 영향을 제시합니다.

8장, '재활에 대한 사회 관계적 관점 다시 생각하다'에서 더글라스Douglas 등의 외상성 뇌손상이란 사례연구발표에서 재활이란 사회 관계적 업무(social-relational affair)로 정의합니다. 저자는 인간을 관계적 존재로 보고, 우리가 자신을 경험하는 방식 중 적어도 일부는 다른 사람과의 관계에 있으며, 따라서 재활 중재 및 성과와 관련이 있다고 제안하는 다양한 이론을 제시합니다. 저자들은 여러 자체 연구에서 얻은 경험적 자료를 바탕으로 외상성 뇌손상 사례에서 손상(impairment)이 관계적 자아에 어떤 영향을 미치는지, 그리고 인지 과정(예: 의사결정)이 사회적으로 어떻게 매개되는지 조사했습니다. 이 저자들은 관계적 사고가 재활 치료 방식을 어떻게 변화시킬 수 있는지에 대해 여러 가지 제안을 하고 있습니다.

9장, '재활과 자아 정체성(self-identity) 회복'에서 토마스Thomas 등은 자아감(sense of self) 또는 자아 정체성(self-identify)이 중요하며, 건강이나 능력의 변화로 인해 자신을 보는 방식이 도전받거나 바뀔 수 있다는 생각을 강조합니다. 따라서 저자는 이러한 자아감 또는 자기 인식은 재활의 정당한 목표이자 재활에서 잠재적으로 중요한 성과이어야 한다고 주장합니다. 다시 한번 저자는 자신의 연구와 다른 사람들의 연구를 바탕으로 사례를 구축하고 정체성에 대한 이론적 사고를 바탕으로 임상적 결과를 제안하고 있습니다.

단락 3: 재활 전달, 연구, 교육 및 정책을 다시 생각하다

수잔 겐더-마히폴Suzanne Guenther-Mahipaul은 10장의 제목을 "'불운한 어린 소녀...': 장애 연구와 재활의 필연적 관계에 대해 다시 생각하다."라는 제목을 붙였습니다. 재활과 장애는 때때로 여러 가지 방법에서, 여러 가지 이유로, 또 여러 가지 결과들로 불편한 동반자 관계입니다. 이 장은 장애 연구가 재활에 어떤 영향을 미칠 수 있는지를 탐구하는 유일한 장은 아니지만, 개인적인 관점에서 이 두 학문 간의 접점에 대해 고민합니다. 겐더-마히폴Guenther-Mahipaul은 자신의 경험을 바탕으로 재활 분야의 주류 모델과 환자 또는 고객으로서, 그리고 작업치료사 동료로서 함께 일했던 재활 전문가들에 대해 이야기합니다. 그녀는 장애와 재활을 개인적이면서도 정치적인 것으로, 그리고 이러한 연결에 실패함으로써 '의도치 않게 장애인의 소외에 기여'한 사람들에 대해 이야기합니다.

11장, '재활에서 측정에 대해 다시 생각하다'에서 콜스텐Kersten과 동료들은 임상 임상현장과 연구에서 평가 도구와 성과 측정을 사용하는 방식에서 흔히 당연하게 여겨지는 문제를 다룹니다. 문헌을 읽다 보면 많은 사람들이 측정 도구의 원점수(raw scores)가 다르면 신뢰성 면에서 어느 정도 다른 것을 의미한다고 가정하고, 숫자이기 때문에 합산하거나 더하는 것이 합리적이라고 생각하는 것이 기본 입장이라고 생각할 수 있습니다. 현대 측정 과학(실제로는 50년 동안 존재해 왔기 때문에 그리 현대적이지 않습니다)은 이러한 가정과 우리가 의존해 왔던 일부 연구 결론에 반론을 제기합니다. 측정값을 사용하는 경우, 여기에 제시된 이론적 사고와 주장은 숫자를 다루거나 해석하는 방법에 대해 다시 한번 생각하게 만들 수 있습니다.

히네모아 장로Hinemoa Elder에 의해 저술된 12장 제목은 '테 와카 오랑가: 원주민지식을 발전시키다'입니다. 장로는 인간은 상호 의존적이라는 분명한 이론적, 철학적 지표에도 불구하고 재활이 개인에 초점을 맞추는 데서 발생하는 문제들을 다룹니다. 현재 재활이 원주민들의 관점에 어떻게 부합하는지를 생각하는 것은 어렵지만, 건강과 장애 성과의 격차가 만연한 상황에서 이는 매우 중요합니다. 이 장에서는 과거와 현재의 공동체를 명시적으로 포함하는 재활에 대한 새로운 접근 방식을 살펴봅니다. 이 장은 특히 뉴질랜드 아오테아로아(Aotearoa)의 원주민인 마오리족(Maori)에 초점을 맞추고 있지만, 전 세계 많은 사람과 사회가 직면한 문제를 지적하고 있습니다.

13장, '누구의 행동이 중요할까요? 의료진의 행동과 그것이 재활 성과에 미치는 영향에 대해 다시 생각하다'에서는 8장에서 더글러스Douglas 등이 제기한 '관계로서의 재활'이라는 개념과 관련된 이론들을 살펴봅니다. 저자들은 의료진이 재활의 '핵심 요소'라는 오랜 믿음이나 가정에도 불구하고 치료사 또는 의사들의 행동을 조사하는 연구가 부족하다는 것은 매우 현실적인 결과를 초래한다고 기술하고 있습니다. 일련의 이론적 기본 체계와 경험적 자료를 바탕으로, 저자는 환자나 고객에만 초점을 맞추지 말고 치료적 연결을 강화하는 임상의의 자질, 기술 및 행동을 파악하고 운영하는 방향으로 중재의 초점을 전환할 것을 제안하고 있습니다.

마지막 장인 14장의 제목은 '실존적, 사회적 학습 과정으로의 재활: 사고 실험.' 스톤Stone과 파파디미트리우Papadimitriou는 상상력을 발휘하여 우리가 선택한 재활 접근 방식에 의문을 제기하고, 변화는 점진적이어야 한다는 관념에 의문을 제기하도록 초대합니다. 저자들은 사고 실험을 통해 고객 중심 치료의 의미에 대해 질문하고, 미래에 어떤 모습이나 형태가 될 수 있는지 다시 생각해 보는 방법을 제시합니다. 이들은 하나의 해결책을 제시하는 것이 아니라 재활의 본질에 의문을 제기하는 방법, 즉 다시 생각하는 방법을 제안하고 있습니다.

결론

언어와 관습에 대한 실망스러운 점 중 하나는 그것들이 실제로 의도한 바를 믿게 한다는 점입니다. *결론*이라는 단어로 이 장을 마무리하는 이유는 한 장의 끝을 나타내는 방식이기 때문입니다. 하지만 이 장이나 이 책 전체가 재활에 대해 다시 생각하기의 끝을 제시하는 것은 결코 아닙니다. 그러나 우리는 재활의 과거, 현재, 미래를 다시 생각해야 하는 이유에 대한 사례를 제시하고, 우리가 가장 자연스럽게 동의하는 이론을 넘어서는 이론적 아이디어가 어떻게 결실을 맺을 수 있는지 설명하려고 시도했습니다. 립시Lipsey의 꿈(모든 과학 논문에는 치료 이론에 관한 단락이 포함되는 것)이 실현될 뿐만 아니라 실증주의 과학자들과 후기 실증주의 사상가들 및 포스트모더니즘 사상가들이 더 자주 모여 정말로 중요한 새로운 질문을 파악하고, 다양한 사고방식을 사용하여 지식을 발전시키고, 그들이 봉사하는 사람들의 요구를 더 잘 지원하는 미래의 재활 접근법을 뒷받침하는 새로운 방법을 개발하기를 희망합니다. 이 책의 각 장에서 다르게 서술된 것이 얼마나 가치 있는 일인지 흥미로운 방식으로 보여줄 수 있기를 바랍니다.

이 책의 각 장은 이러한 노력과 관련된 중요한 문제를 다루고 있으며, 현재의 생각에 도전하려는 저자들의 열정이 분명합니다. 저자들의 글이 때때로 도전적일 수도 있고(현재 생각이나 행동과 맞지 않을 수도 있기 때문에), 때로는 저자들의 주장과 생각에 안심이 될 수도 있습니다(여러분도 같은 또는 유사한 문제와 씨름해 왔기 때문에). 여러분의 반응이 어떠하든, 이러한 성찰을 통해 재활에 대한 자신의 생각을 더 잘 갖추게 되기를 바랍니다. 이 책을 통해 여러분이 일하고 생활하는 곳이 왜 지금과 같은지, 어떻게 달라질 수 있는지, 지식의 발전과 임상 현장의 변화를 위해 가장 중요한 이슈는 무엇이라고 생각하는지 다시 생각해 볼 수 있기를 바랍니다. 이 책을 읽으면서 많은 것을 생각하고, 당연하게 여겼던 것을 다시 생각하게 되고, 도전을 받을 수 있기를 바랍니다.

2

재활을 위한 장애의 개념화: 역사적 및 인식론적 관점

알랭 르플레지 / 캐더린 바랄 / 캐서린 맥퍼슨

서론

재활에 대해 다시 생각하기 위해서는 현재의 재활이 어떤 모습이고 왜 필요한지에 대해 생각해보는 것이 중요합니다. 개발과 실천을 안내하기 위해 등장한 지배적인 모델, 보상 정책, 서비스 자금 지원, 그리고 실제로 연구를 뒷받침하는 기본체계는 모두 역사적, 정치적 뿌리를 가지고 있습니다. 이러한 모델과 그 기반 또는 토대, 강점과 약점을 더 잘 이해한다면 앞으로의 발전에 어떻게 기여할 수 있을지 더 잘 이해할 수 있을 것입니다. 따라서 이 장에서는 장애에 대한 과거, 현재, 미래의 이해와 관련 개념 모델이 재활 전략을 수립하는 데 어떻게 도움이 될 수 있는지에 관한 문제를 논의하고자 합니다. 이 장은 크게 두 부분으로 구성됩니다. 첫 번째 부분에서는 '장애의 개념'의 역사를 되짚어봅니다. 현대 서구 역사에서 장애인이 어떻게 사회 내에서 특정 집단으로 묘사되고 점진적으로 식별되어 왔는지 광범위하게 되짚어봅니다. 특히 20세기 들어 장애가 사회적 이슈로 떠오르면서 빈곤과 부조에 대한 사회적, 정치적 관점이 변화하는 과정을 중점적으로 살펴봅니다. 이는 서구 공공 정책에서 의료 권력이 강화되면서 장애인을 의학적인 측면에서 행정적으로 분류하는 결과를 낳았습니다. 20세기 장애인 사회운동의 영향을 받으며 진행된 장애에 대한 사회적, 정치적 접근은 기존의 주류 의학계의 학문적 흐름에 도전하여 장애의 개념적 모델에 대해 지속적인 논쟁을 불러일으켰습니다. 두 번째 부분에서는 가정과 '일반적인' 지식에 이의를 제기함으로써 현대의 주요 장애 및 비장애 모델의 장점을 고려합니다. 특히 1960년대부터 오늘날에 이르는 장애 모델의 현대적 진화에 초점을 맞추고 있는데, 이는 여러 가지 면에서 이전의 접근 방식을 반영하거나 또는 이에 반박하며 '현대 재활'로 간주되는 많은 부분을 뒷받침하기 때문입니다. 이러한 접근 방식과 그 진화를 이해하면 미래의 재활 계획, 서비스 또는 평가를 더 잘 구성하고 계획하는 데 도움이 될 수 있습니다. 이 장은 향후 몇 가지 성찰의 방향을 논의하고 제안하는 것으로 마무리합니다.

서양역사에서 장애 개념의 진화

일할 수 있는 능력: 빈곤 인구를 구별하는 역사적 작동자

스톤Stone, 카스텔Castel, 스티커Stiker에 따르면 서구 기독교 문명에서 중세 내내 자선단체의 지원에 의존하는 빈곤층은 두 가지 방식으로 분류되었으며, 근로능력은 이 두 가지를 구분하는 경계이기도 하고, 또한 사회로부터의 바라보는 태도의 차이를 만드는 원인이 되었다고 합니다. 한편으로는 장애, 질병 또는 노령이 있거나 삶의 상황('정신병자 또는 무능력자', 고아, 가족을 책임지고 있는 과부 등)으로 인해 자신이나 가족 구성원의 힘으로 일하거나 생활을 유지할 수 없는 "허약자(the infirm)"[1] 가 있었습니다. 이 범주의 가난한 사람들은 자선 지원을 받을 자격이 있거나 가치가 있는 것으로 간주하였습니다. 실제로 그들은 자연 질서의 일부이며 부유한 사회 구성원의 자선 및 의무의 수혜자로서 사회적, 영적 역할

1) 장애, 장애인 또는 손상과 같이 현재 우리가 사용하는 용어는 20세기 이전에는 이 장에서 다루는 인구를 설명하기 위해 존재하지 않았습니다. 현대적 상황에서 명확성을 높이기 위해 사용합니다. 그러나 역사적으로 널리 사용되었기 때문에 지금은 사용되지 않고 경멸적인 용어도 언급합니다(이 장에서는 이탤릭체로 표시되어 있습니다). 마찬가지로, 현재 우리가 사용하는 언어 중 일부는 아직 경멸적인 표현으로 간주되지 않더라도 향후에는 더 이상 사용되지 않을 것으로 예상됩니다.

을 수행하는 것으로 간주하였습니다. 기독교인이면서 부유층은 개인으로서 또는 자선단체를 지원함으로써 가난한 사람들을 부양해야 했습니다. 다른 한편으로, 고용 규정 및 저임금 규정들로 인해 자발적인 게으름으로 의심되었고 실제로 나중에는 범죄화되고 '피해자 책임 전가'라는 용어로 낙인찍힌 비장애인 빈곤층이 있었습니다.

역사가들에 따르면, 장애인과 비장애인의 구분은 일할 수 있는 능력에 따라 이루어졌으며, 흑사병 이후 14세기 중반에 더욱 명확하게 확립되었다고 합니다. 당시 군주들은 극심한 빈곤으로 인한 부랑과 구걸을 금지하기 위해 영국의 노동법(1349)과 프랑스, 포르투갈, 스페인의 유사한 칙령들이 모두 장애인들에게 익압적인 조치를 취했습니다. 신체적 능력이 있는 가난한 사람들은 강제로 일을 해야 했으며, 장애가 있는 사람들의 구걸과 부랑은 용인되었고 실제로 허용되었습니다.

16세기, 특히 17세기에는 빈곤, 구걸, 부랑에 대한 태도의 변화로 장애인을 포함한 모든 "가난한 사람들은 의심스러운 사람으로 간주되었다"는 것을 의미했습니다. 서유럽과 미국 전역에서 빈곤을 규제하고 공공질서를 유지하려는 시도는 모든 실업자, 거지, 그리고 남녀노소를 불문하고 '병자, 정신병자, 간질 환자, 장애인, 방탕한 부랑자' 등 일탈자(deviant)로 여겨지는 사람들을 억압하고 관리하는 정책을 개발하는 결과를 낳았습니다. 초기에 교회가 수행한 원조 행정과 사회 질서에 위협이 되는 일탈자로 간주되는 사람들을 억압하는 데 국가가 개입하면서 작업장, 보육원, 정신병원, 병원 등의 연결 체계가 만들어지고 강제 노동이 일반화되었습니다. 푸코Foucault가 '위대한 감금(the great confinement)'이라고 불렀던 원조 자체가 억압의 한 형태였던 이 세기 동안 장애인을 포함하여 사회적 규범에서 벗어난 것으로 간주되는 인구의 배제, 고립, 소외가 제도화되었습니다.

장애인의 초기 구분과 재활의 초창기 뿌리

18세기에 계몽주의 철학의 지적 혁명은 우주에 대한 종교적 이해, 기존의 사회 질서, 빈곤과 장애를 주어진 것 또는 '자연스러운 것'으로 여기는 관념에 도전했습니다. 과학 및 의학의 발전은 "불변의 자연 질서로 인식되던 것에 인간이 개입할 수 있다"는 믿음 속에서 적절한 기술과 교수법을 사용하면 장애인도 "교육을 받을 수 있고" 이전에는 금지되었던 지적 및 직업 생활에 접근할 수 있다는 생각이 뿌리를 내리게 되었습니다. '청각 장애인'을 위한 의사소통 및 교육 방법은 16세기 스페인, 17세기 영국과 스위스, 18세기 프랑스에서 연구 및 개발되었습니다. 유럽 전역에서 이러한 접근 방식에 대한 광범위한 관심으로 감각 장애가 있는 사람들을 위한 특수 기관의 설립을 포함했는데, 이는 사람들을 일하게 하는 것이 아니라 교육하기 위한 것이었습니다. 이러한 기관은 20세기에 일반화된 모든 형태의 장애를 위한 전문 기관의 선구자였습니다. 이러한 기관들은 장애인을 위한 모임과 자극의 장소일 뿐만 아니라 장애를 개선하기 위한 새로운 기술(예: 시각 장애인을 위한 최초의 각인된 점자 코드)의 발명을 촉진했습니다.

18세기 말에는 다음 두 세기를 지배할 중요하고 야심 찬 세력, 즉 의료계가 등장했고, 장애에 대한 생물학적 설명이 시작되었습니다. 장애, 특히 신체적 장애는 점점 더 생물학적으로 뿌리를 두고 있지만 그런데도 질병과는 구별되는 것으로 생각했습니다. 이전 시대보다 진전된 것으로 볼 수 있음에도 불구하고 일반적으로 가난한 장애인은 여전히 행정적 빈곤층 범주에 속하는 것으로 간주되었으며, 빈곤 문제에 대한 억압적인 제도적 답변은 '장애인에게 직접적인 영향을 미쳤습니다.... 교도소, 작업장, 보호시설, 정신병원은 18세기 말기에 더욱 보편화되었습니다.'

19세기의 교육 및 제도적 발전

19세기에 장애에 대한 교육적, 의학적 접근 방식이 발전하면서, 장애인의 원인인 각각의 손상의 특징에 따른 제도화에 탄력을 받게 되었습니다. 브래독Braddock과 패리쉬Parish는 다음과 같은 발전을 기술하였습니다: 유럽과 미국에서 청각장애 청소년을 위한 기숙학교의 확대, 말로 이야기하기(oralism)와 수화((sign language) 사이의 논쟁, 1829년 루이 브라유Louis Braille의 양각 점자 코드 출판, 프랑스에서 '야생아'(출생 후 야생에서의 생활로 인해 돌발성과 지적 장애가 발생한 아이)를 교육하기 위한 이타드J. Itard의 교육 실험, 세갱E. Seguin의 '감각 운동 훈련, 지적 훈련, 도덕적 훈련 또는 사회화를 강조하는 생리적 방법', 유럽에서 지적 장애인을 위한 특수 학교의 발전, 언어 장애인의 교육 변화, 신체장애 아동 및 성인을 위한 정형외과 기관 및 직업 교육 설립. 다양한 분야와 맥락(의료, 교육 및/또는 사회)에서 이러한 발전은 장애인을 대상으로 하는 기관의 전문화를 지속해서 촉진되었습니다.

자선에서 교육으로 (지원에서 직업 재활로)

20세기 초에 이르러 모든 선진국은 자선 기부를 넘어 교육으로 확대했습니다. 제1차 세계대전 중 부상병에 대한 연금 제도는 전쟁 중 국가를 위해 복무하다 부상을 입은 사람들에 대한 집단적 책임과 '국가 부채'의 개념을 확대했습니다(1

장 참조). 전시 노동력 부족을 상쇄하기 위한 필요성 또한 각국이 근로자를 위한 사회보험을 설립하게 된 중요한 이유였습니다. 업무상 부상에 대한 보상 급여를 받을 권리가 도입되면서 이러한 초기 복지 프로그램은 자선 단체에서 모든 가용 인력을 생산의 수레바퀴에 재통합하려는 움직임을 대표했습니다. 보상은 단순히 국가를 위해 복무한 퇴역군인에게 연금을 지급하는 데 그치지 않고, 의료 및 직업 재활을 통해 장애를 입은 군인이 직장에 복귀할 수 있도록 하는 적극적인 시도와 결합하였습니다.

해부 병리 의학을 보완하는 전후 의료 재활은 신체 기능에 초점을 맞춘 새로운 임상 접근 방식을 발전시켰습니다. 다양한 의료 전문기와 보조 의학(paramedical) 전문가들의 협업은 물론이고, 기능적 재활의학은 골절환자 재활 및 절단자를 위한 의수족 센터라는 새로운 의료분야의 발전을 자극하였습니다. 직업재활의 원칙과 관련 제도적 기술개발은 사회와 장애인 구성원 간의 새로운 형태의 관계를 만들었습니다. 장애인은 가난한 사람으로서 도움을 받기보다는 재활을 받아야 한다는 개념이 확고해졌고, 제2차 세계대전 이후 주요 발전과 함께 모든 선진국 들에서 장애인 정책들이 점차 자리를 잡아가게 되었습니다.

현대 장애 역사에서 국내 및 국제법에 명시된 산재 및 전쟁 부상자의 권리 인정은 서구 사회가 장애에 접근하는 데 있어 획기적인 사건이자 장애인이 완전한 사회 구성원으로 인정받기 위한 투쟁을 진전시키는 결정적인 계기가 되었다고 볼 수 있습니다. 비록 특정 범주이기는 하지만 장애인에게 부여된 이러한 권리는 20세기의 또 다른 주요 현상인 민간 장애인(disabled civilians)의 적극적인 참여를 촉진했습니다.

재활의 시대

제2차 세계대전 직후, 민간 장애인들도 직장이나 전쟁에서 부상을 입은 사람들과 동일한 보상 혜택과 직업 재활 평가를 받을 권리를 주장하기 시작했습니다. 그러나 1950년대까지 민간 장애인을 위한 직업 훈련 센터의 설립은 종종 기능 재활 센터에 부속되어 있었으며, 거의 보편적으로 자선 단체 및 장애인 단체와 같은 민간 단체가 주도하는 자금을 지원받았습니다.

1930년대와 1940년대에 사회 보장 제도가 확립되면서 민간 장애인을 부양해야 하는 주정부의 책임이 확고해졌습니다. 또한 재활을 기반으로 한 장애 정책의 발전이 이루어졌으며, 이는 단순히 직업적(교육적, 심리적 등)을 넘어 다른 영역으로 확대되었습니다. 재활은 성인뿐만 아니라 장애 아동을 위한 시스템으로도 발전했습니다.

재활이 주로 의학적인 내용으로 표준화되어 가는 동안에, 장애는 기능적, 사회적 규범 또는 표준으로부터의 일탈이라는 측면으로 개념화되었습니다. 처음에 재활은 장애가 있는 사람들의 기능적 능력을 개발하고 유지함으로써 이러한 일탈을 줄이거나 해결하여 그들이 주류사회로 돌아갈 수 있도록 하는 것이 목표였습니다. 그러나 재활 정책은 여전히 장애인의 사회적, 직업적, 교육적 재통합보다는 시설에 수용(institution)하는 것을 선호했습니다. 이에 따라 1960년대부터 영국과 북미를 중심으로 장애인이 시민으로의 권리를 주장하기 위한 움직임이 시작되었습니다.

장애 인권 운동

1960년대 말과 1970년대 초부터 장애에 대한 비의학적 분야에 대한 학문적 관심이 생겨났습니다. 주요 연구로는 '전체 수용(total institution)'과 낙인화 과정이라는 측면에서 수용 제도(institutional system)에 대한 어빙 고프만Erving Goffman의 사회학적 분석이 있습니다. 또한 사회 심리학 분야에서 울펜스버거Wolfensberger와 같은 저자들은 '정상화 과정(normalization process)'과 '사회적 역할의 가치화(social roles valorization)'라는 개념을 개발하여 수용 중심에서 지역사회 중심 재활로의 전환을 주장했습니다. 이러한 저자들은 당시 시스템의 부적절함과 장애를 일탈이라는 측면으로 바라보는 비윤리적인 개념화에 대한 각성을 촉구했습니다.

1970년대 말, 그리고 1980년대 초, 미국과 영국의 장애인 운동가와 학자들에 의해 장애가 급진적인 정치적 용어로 더 널리 개념화되기 시작했습니다. 이들은 장애는 사회적 구성물이며 장애인은 구조적, 환경적 장벽때문에 사회 참여에서 차별받고 배제된 억압받는 비주류가 되었으며, 이러한 것들이 재활 정책의 핵심이라고 주장했습니다. 장애 연구는 이러한 장애 개념화를 장애의 '개인 모델'(종종 '의료 모델'이라고도 함)에 반대되는 '사회적 모델'로 더욱 발전시켰습니다.(10장 참조).

1970년대 이후 미국의 자립생활 운동은 수용화(institutionalization)의 대안으로 '자립생활 자원 센터(independent living resource center)'를 설립하고 장애인이 자신의 삶을 주도적으로 관리할 수 있도록 지원하는 활동을 해왔습니다. 드종DeJong이 주장한 '자립생활 패러다임'은 미국, 캐나다 및 많은 유럽 국가로 확산되었습니다. 전 세계 곳곳에 장애인 단체가 설립되었고, 1981년 국제장애인연맹

(Disabled people's international)이 주도하는 국제 장애인 권리 운동이 시작되었습니다. 1980년대에는 장애인의 권리(1981년 국제 장애인의 해, 1982년 유엔 장애인 10년, 세계 장애인 행동 프로그램)를 촉구하고, 지역사회 기반 재활(community based rehabilitation, CBR)을 더욱 지원하기 위해 유엔(미국)이 참여했습니다. 1993년, *유엔 장애인 기회균등에 관한 표준 규칙*은 장애 정책에 대한 권리 기반 접근 방식을 구현하기 위해 장애의 사회적 모델에 기반한 지침 문서를 제공했습니다. 미국과 장애인 권리 운동 단체의 지속적인 협력을 통해 서명국이 장애인 인권 증진 및 집행에 대한 책임을 지게 하는 법적 구속력이 있는 국제 조약이 개발되었습니다. 유엔 총회는 2006년에 장애인 권리에 관한 협약을 채택하여 2008년 5월에 발효했습니다. 그러나 유엔 장애인 권리협약은 장애인 차별을 종식시키기에는 충분하지 않다는 지적이 있습니다(2009). 오늘날까지도 사회가 이러한 개념과 법률을 효과적으로 이행하는 방법에 대한 과제는 여전히 남아 있습니다.

현대적 장애모델의 개발과 국제 분류

이 장의 앞부분에서 설명한 장애의 표현 및 개념화의 사회적 진화와 동시에 1960년대는 장애에 대한 학문적 관심이 크게 증가한 시기였습니다. 사회과학, 공중보건 및 임상의학 분야의 논문들이 등장하여 아이디어가 공식화되었으며 보건 및 사회 과학 저널 전반에 걸쳐 '장애모델'로 알려진 논문들이 발표되었습니다.

일반적으로, 모델이란 일련의 과정과 기본개념에 대한 설명입니다. 강력한 모델은 구성 요소와 상호 관계를 명시하고 개념 및 설명 수준에서 현장 수준으로 전환할 수 있어야 합니다. 즉, 개념적 구조의 운영이 가능해야 합니다(1장 참조). 일부 모델에는 분류 체계와 관련 측정 도구가 포함되어 있지만 그렇지 않은 모델도 있습니다. 지금까지의 장애 모델들은 그것들 사이에 편차와 접근 방식이 다양하지만, 대체로 장애를 보다 완전하게 이해하기 위해 고려해야 할 다양한 요소를 명확하게 표현하는 것을 목표로 합니다. 이러한 모델의 구성 요소들에는 건강 상태와 신체적 기능수행(functioning)이 포함될 수 있지만, 이를 넘어 환경과 다양한 관계 및 상호 작용과 같은 사회적 및 상황 요인을 포함해야 합니다.

장애 모델에는 공공 정책의 기본 구성요소인 보상 프로그램, 연구, 임상 성과 그리고, 재활 서비스 등을 사용하는 사람들을 위한 다양한 내용을 가지고 있습니다. 이 단락에서는 장애 모델 개발의 연대기적 개요를 기술한 후 이어서 최근의 두 가지 모델에 초점을 맞춰 논의합니다: 세계보건기구의 국제 기능수행, 장애 및 건강분류 모델과 장애 발생 프로세스 모델.

나기의 장애 모델

이집트의 사회학자 사드 나기Saad Nagi는 1960년대부터 장애에 대한 고찰을 시작했지만, 그의 연구는 1980년까지 알려지지 않았습니다. 1970년대에는 질병에 의한 신체적 결과보다는 기능의 변화를 표현하며 보다 역동적인 과정으로 초점을 옮겼습니다. 그는 장애를 '사회적 상황에서 신체적 또는 정신적 제한의 표현, 개인의 능력과 물리적 및 사회적 환경에 의해 생성된 요구 사이의 격차'로 정의하고, 이들을 네 가지 개념 즉, 활동적 병리(active pathology), 손상(impairment), 기능적 제한(functional limitation), 장애(disability)로 설명했습니다.

나기Nagi 모델은 장애를 개념화하고 재활 개입(rehabilitation intervention)을 도입하는 데 목적이 있었습니다. 이 모델에는 분류 체계가 포함되어 있지 않았습니다(국제 손상, 장애 및 핸디캡 분류에 대한 논의 참조). 이 모델은 환경을 개인과 분리하여 연구할 수 있다는 점을 시사한다는 점에서 흥미롭습니다. 나기Nagi는 장애, 기능적 제한, 사회적 역할 사이의 상호관계가 좋지 않다는 것을 발견했고, 이를 계기로 장애에 영향을 미치는 환경적 요인에 대한 연구가 시작되었고, 이는 다음으로 생물심리사회적 모델(biopsychosocial model)로의 길을 열게 하였습니다.

엥겔의 생물심리사회적 모델

조지 엥겔George L. Engel은 1977년 그의 획기적인 논문을 통해 새로운 의료 모델이 필요하다는 사실을 확인했습니다. 그의 이론은 과학적 의학에 대한 환원주의(reductionism)의 비판에 대응하는 전체론적 모델(holistic model)을 제공하는 것이었습니다. 그는 자신의 모델을 임상 의학과 정신의학 교육에 대한 새로운 틀이라고 생각했습니다. 모델 내에서 생물학적, 심리학적, 사회학적 세 가지 측면이 아픈 사람이나 장애인의 기능에 중요한 역할을 하는 것으로 제안되었으며, 각 측면을 다루는 치료 또는 관리의 필요성이 대두되었습니다. 또한 엥겔Engel은 자신의 임상 관찰 및 의학 교육 모델을 운영하기 위한 방법론을 개발했습니다. 그러나 엥겔Engel의 제안을 받아들였음에도 불구하고(또는 받아들였기 때문에) 일부에서는 이 제안이 너무 일반적이라고 비판했습니다. 실제로 어떤 사람들은 심지어 그것을 신화(myth)라고 불렀습니다. 맥라렌McLaren은 엥겔Engel이 실제로 그러한 모델을 개발하지 않았으며 병리와 손상보다는 더 넓은 범위의 인간 기능수행(human functioning)에 초점을 맞춘 '더 사려 깊은 유형의 의학'을 만들고자 노력하였습니다. 이런 비판에도 불구하고 건강을 설명하는 생물학적, 정신적, 사회적 구성요소라는 언어는 이제 대부분의 건강 규범에서 핵심으로 자리 잡았습니다; 이 모델을 발전시키고자 하는 전문 저널(잡지)도 있습니다(예, www.bpsmedicine.com).

국제장애분류체계(손상,장애,핸디캡)

나기Nagi의 장애 모델이나 엥겔Engel의 생물심리사회적 모델, 모두 분류 시스템을 포함하지 않았습니다. 분류를 개발하는 것은 모델의 운영, 특히 측정을 뒷받침하기 위해 중요한 인식론적 단계로 간주됩니다(11장 참조). 보건 분야에서 1970년대 후반에 유일하게 확립된 분류 체계는 *질병 및 그와 관련된 건강 문제에 대한 국제 질병 통계 분류*(*the International Statistical Classification of Diseases and Related Health Problems*, ICD)였습니다. 세계보건기구는 1946년[2] 에 질병의 국제적인 분류의 기초로서 질병 및 관련 건강 문제에 대한 국제 통계 분류 시스템(ICD)을 개발하였으며, 이것은 기존의 사망원인의 분류에 기초를 두고 있었습니다. (사망원인의 분류는 1855년 파Farr에 의해 개발되었고, 이후 1983년 베르티옹Bertillon에 의해 수정됨). 이 분류체계는 세계보건기구(WHO)에 의해 여전히 유지되고 있으며, 임상 의학의 많은 영역에서 사용하고 있습니다. 그러나 이런 분류체계는 치명적인 사망으로 이어지지는 않지만, 기능적 후유증을 남기는 질병이나 장애와 관련이 있을 수 질병의 결과를 분류하는데 적절하지 않습니다. 1972년 세계보건기구는 이를 인정하고 질병의 결과에 대한 분류인 *질병 및 그와 관련된 건강 문제에 대한 국제 질병 통계 분류*(ICD)를 보완하기로 결정했으며, 이 결정으로 국제장애분류체계(손상,장애,핸디캡)(International Classification of Impairments, Disabilities and Handicaps, ICIDH)가 발표되었습니다. 게일 화이트넥Gail Whiteneck의 말로 표현하면, "[ICIDH]는 질병 관련 순서로서 병인(etiology), 병리(pathology)로 연결되는 질병관련 순서를 병증(illness)과 관련된 순서로서 질병(disease), 손상(impairment), 장애(disability), 그리고 핸디캡(handicap)으로 확장한 것입니다".

한편, 건강관련 전문가들 사이에서, 국제장애분류체계(손상,장애,핸디캡)(ICIDH)는 질병을 세 가지 차원(손상, 장애, 핸디캡)(**그림 2.1**)으로 개념적으로 세분화하는 것은 장애에 대한 명확성과 조작적 정의에 따른 접근을 제공하는 것으

2) http://www.who.int/classifications/icd/en/HistoryOfICD.pdf.

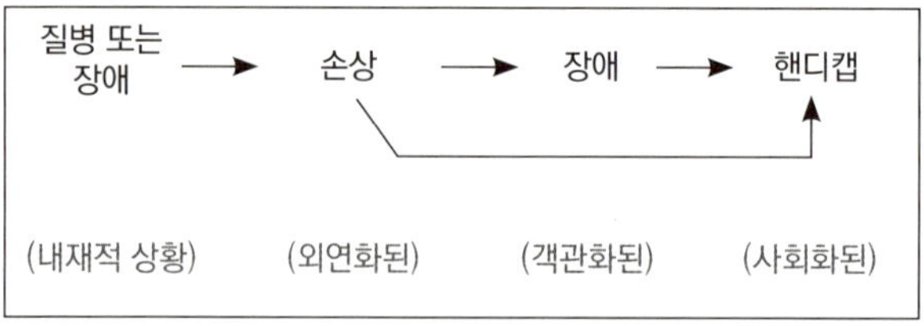

그림 2.1 국제 손상, 장애 분류. 그리고 장애 개념 모델. (세계보건기구, 국제 손상, 장애 및 핸디캡 분류에서 발췌: 질병의 결과와 관련된 분류 매뉴얼). 제네바: 세계보건기구, 1980)

로 간주되었습니다. 반면, 이 모델은 장애 활동가와 학계에 의해 신속하고 전면적인 비판을 받았으며, 국제적 운동으로 점점 확대하였으며, 이들은 장애에 대한 개념화를 사회학적, 정치적 측면에서 전개하였고, 장애의 원인을 개인의 특성에 초점을 맞추는 것이라며 이 모델을 반대하였습니다.

제1판 장애개념 생성과정

1987년, 페트릭 프게이롤라스Patrick Fougeyrollas는 (장애 운동의 관점에서 작업하고 분류 개발의 인식론적 중요성을 인정함) 장애에 대한 개별적 모델과 사회적 모델 사이의 대립을 극복함으로써 장애 운동가들의 우려를 해결하고자 하는 새로운 모델을 연구하기 시작하였습니다.

프게이롤라스Fougeyrollas에 의해 시작된 장애개념 생성과정(the disability creation process, DCP)은 '질병, 외상, 그 밖의 사람의 진실성과 발달에 미치는 영향에 관한 원인과 결과를 기록하고 설명'을 목적으로 시작되었습니다(http://www.indep.qe.ca/hdm-dep/hdm-dep). 의미 있는 활동과 역할로 정의할 수 있는 '생활 습관(life habit)'은 재활을 통해 능력을 증진시키고 장애에 적응하는데 영향을 받을 수 있지만, 예를 들어, 선입견, 도움이나 자원의 부족, 접근성의 부족, 그리고 다른 사회적 요인으로부터 비롯되는 환경적 장애를 제거해 줌으로서 영향을 받을 수도 있습니다. 그는 생활 습관을 사회적 참여의 질적 지표로 제안하고 있으며, 이는 최적의 신체 참여에서 완전히 무력한 상황에 이르기까지 다양한 지표로 측정될 수 있다고 하였습니다. (측정은 이러한 목적을 위해 개발되었음: 생활 습관의 평가/LIFE-H-http:/www.indep.qc.ac/assessment-tools/introduction).

장애개념 생성과정(DCP) 모델은 위험 요인(risk factor), 육체(organic system) 및 능력(capabilities)의 개념을 모두 고려합니다. 이 모델에서 위험 요인(개인들의 상황속에서 개인의 순수성에 영향을 미치는 요인)은 육체 손상의 원인과 관련이

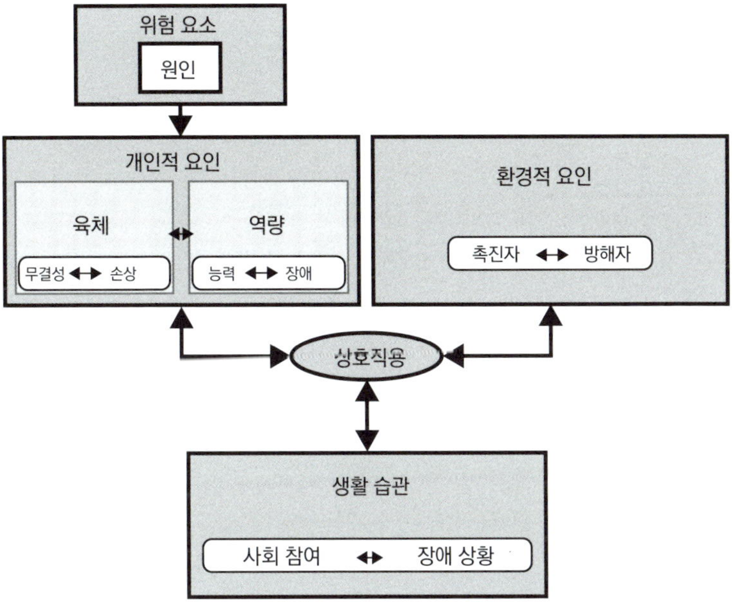

그림 2.2 제1판 장애개념 생성과정

있을 뿐만 아니라 장애 및 능력과도 관련이 있습니다. 이 모델은 개인의 사회 참여, 즉 생활 습관의 실현을 촉진하거나 방해하는 환경적 요인을 파악했습니다. 개인(또는 집단)의 생활 습관 성취 정도는 특정 시점에서 개인적 요인들과 환경적 요인들의 상호작용으로 인해 발생하는 것으로 알려져 있습니다. 사회적 참여 혹은 핸디캡 상황은 개인적 요인들과 환경적 요인들의 상호작용의 결과입니다. (그림 2.2) 이 모델은 특별히 흥미로운 두 가지 특징을 가지고 있습니다. 장애는 개인적인 손상이 그 원인이 되어 발생하는 것이 아니며, 또한 장애에 대해 서로 반대되는 사회적, 개인적 접근을 극복하고자 하는 최초의 모델입니다.

장애개념 개발과 관련된 기타 모델

푸지롤라스Fougeyrollas의 연구와 병행하여 1993년 미국 국립의료재활연구센터(National Center for Medical Rehabilitation Research, NCMRR)는 나기Nagi 모델의 전통에 따라 '사회적 제한(social limitation)'이라는 범주를 사용하는 모델을 발표했는데, 이는 '역할 수행을 제한하거나 완전한 사회 참여와 관련된 서비스 및 기회에 대한 접근을 거부하는 사회 정책이나 장벽(구조 또는 태도)으로 인한 제한'으로 정의되었습니다.

당시 일부 연구자들은 나이, 성별, 인종과 같은 개인적 요인과 습관이나 생활 방식이 장애생성 과정에 영향을 미칠 수 있으므로 장애 이론과 모델에 포함시켜야 한다고 주장했습니다. 베르브뤼게Verbrugge와 제트Jette는 이러한 개인적, 환경적 요인을 고려한 장애 개념 개발 모델을 발표했습니다. 이들은 장애를 '건강 또는 신체적 문제로 인해 삶의 모든 영역에서 활동을 수행하는 데 어려움을 겪는 것'으로 정의하고, 장애는 개인적 특성이 아니라 환경적 요구와 개인적 능력 사이의 격차라고 제안했습니다. 그들은 내재적 장애(사람이나 장비의 도움이 없는 경우)와 실제적 장애(그러한 도움이 있는 경우)를 구분했습니다. 그들은 연구와 공중 보건 개입(예: 보상 정책 또는 예방)에 대한 정보를 제공하기 위해 측정의 중요성을 강조했습니다.

동시에 미국의학협회(US Institute of Medicine, IOM, 1997)는 장애 과정을 '개인과 환경의 상호작용'으로 설명하는 여러 보고서를 발표했으며, "환경은 각 장애 단계의 발생 여부와 단계 간 전환을 결정하는 데 중요한 역할을 한다"고 명시했습니다. 또한 그들은 건강의 사회적 결정 요인들이 장애 위험 요소들과 동일 선상에 있다는 개념을 도입했습니다.

건강의 사회적 결정 요인에 대한 고려는 의학 문헌에서 적어도 19세기까지 거슬러 올라가는 오랜 역사를 가지고 있지만[예: 프랑스의 빌렘Villerme, 영국의 많은 연구들; 위생의 발달과 공중보건의 역사 참조], 장애 영역에서 사회적 요인의 영향력을 명시적으로 인정하는 데 오랜 시간이 걸렸지만(ICF 모델의 논의 참조), 세계보건기구 업무 프로그램에서 우선순위 영역으로 인식되었고, 이것은 2004-2009년(세계보건기구, 2021)의 중점 대상으로 지정되었습니다. 결과적으로 이러한 노력들은 개인적 장애 외의 장애 결정 요인에 대한 관심을 높이고 차세대 장애 모델로 나아가는 길을 열었다고 볼 수 있습니다.

국제 기능수행, 장애 및 건강분류 모델

지금까지 살펴본 바와 같이, 국제장애분류체계(손상,장애,핸디캡)(ICIDH)는 재활 전문가들의 기대에 부응하지 못하고 장애 운동의 기대에도 한참 못 미쳤습니다. 이러한 긴장은 1993년 제4차 국제장애분류체계(손상,장애,핸디캡)(ICIDH)의 서문에서 잘 드러납니다. "국제장애분류체계(손상,장애,핸디캡)(ICIDH)가 장애 발생 과정에서 사회적, 물리적 환경의 역할을 충분하고 명확하게 명시하지 못했으며 '장애의 의료화'를 조장하는 것으로 구성될 수 있다는 우려

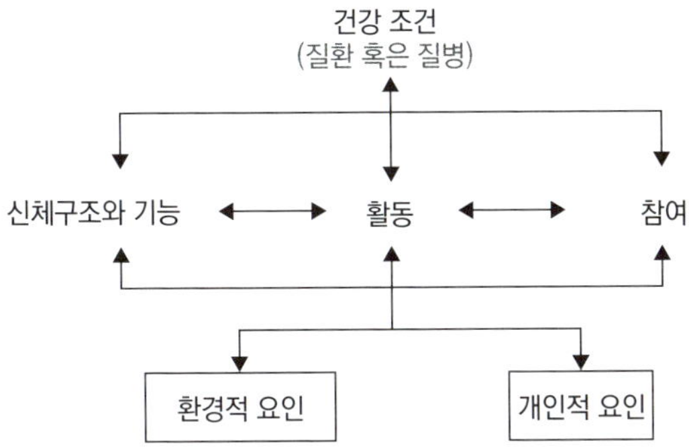

그림 2.3 국제 기능수행, 장애 및 건강분류: 국제 기능수행, 장애 및 건강분류 내용들 사이의 상호관계 (세계보건기구, 국제 기능수행, 장애 및 건강분류, 제네바: 세계보건기구, 18, 2001)

가 표명되었습니다(여기서 '장애'라는 용어는 손상, 장애, 핸디캡의 모든 범위를 포괄하는 의미로 사용됨)." 이후 세계보건기구는 1992년 국제장애분류체계(손상,장애,핸디캡)(ICIDH)의 개정을 시작했고, 그 결과 2001년 국제 기능수행, 장애 및 건강 분류(ICF)(그림 2.3)가 발표되었습니다.

세계보건기구의 말을 빌리자면, 국제기능수행, 장애 및 건강분류(ICF)는 '질병의 결과'에 초점을 맞춘 분류에서 벗어나 '건강의 구성 요소'에 초점을 맞춘 분류로 전환한 것입니다. '건강의 결과' 분류는 건강의 구성 요소를 식별하는 반면, '질병의 결과' 분류는 질병 또는 그 결과로 발생할 수 있는 기타 건강 상태의 영향에 중점을 둡니다. 또한 세계보건기구는 개별 건강 문제의 원인과 관련하여 중립적인 입장을 취했습니다. '손상(impairment)은 건강 상태의 일부, 혹은 그의 표현일 수 있지만 반드시 질병이 존재하거나 개인이 아픈 것으로 간주하여야 함을 나타내는 것은 아닙니다.' 마지막으로, 국제 기능수행, 장애 및 건강분류(ICF)는 생물-심리-사회 모델을 명시적으로 운영하고자 생물학적 관점(신체로서의 사람), 심리적 관점(개인으로서의 사람), 사회적 관점(사회적 존재로서의 사람)을 반영하는 분류를 개발했습니다.

국제 기능수행, 장애 및 건강분류의 문제점들

앞에서 설명한 주장에도 불구하고, 환경 요인을 개념 모델의 필수적인 부분으로 포함시켰기 때문에[의심할 여지없이 국제장애분류체계(손상,장애,핸디캡)(ICIDH)의 개정 과정에서 얻은 주요 이득], 국제 기능수행, 장애 및 건강분류(ICF)는 수많은 가혹한 비판을 받아왔습니다. 의심할 여지없이, 국제장애분류체계(손상,장애,핸디캡)(ICIDH)에서 국제 기능수행, 장애 및 건강분류(ICF)로 개정하면서 발생한 주요 변화 중 하나는 *핸디캡(handicap)* 및 *장애(disability)*와 같은 용어의 재구성 또는 구체화였는데, 이는 해당 용어가 오용되어 경멸적이라고 느낀 장애인단체의 압력 때문인 것으로 알려졌습니다. 카테고리는 결핍(deficits)이 아닌 능력(capability)으로 바꾸어 중립적인 설명으로 재구성하여 변경되었습니다. 마지막으로 모델 제목이 기능수행(functioning), 장애 및 건강 모델로 변경되었습니다. 국제 기능수행, 장애 및 건강분류(ICF)에서 중립적인 용어를 사용하는 것은 모든 사람이 건강이나 기능수행의 저하를 경험할 수 있고 따라서 장애를 경험할 수 있다는 점을 인정하여 이 도구의 보편성을 강조하기 위한 것입니다.

우리는 기능수행(functioning)이 장애 유무와 관계없이 모든 형태의 기능수행을 포괄한다는 점에서 장애라는 용어가 모델 이름으로나 개념화에서 중복되고 일관성이 없는지 여부에 대해 국제 기능수행, 장애 및 건강분류(ICF)를 개정하려는 사람들과 논의해 왔습니다. 일부에서는 장애나 손상이 아닌 기능적 다양성을 언급해야 한다고 제안하기도 했습니다. 보다 일반적으로 말하자면, 국제 기능수행, 장애 및 건강분류(ICF)는 국제장애분류체계(손상,장애,핸디캡)(ICIDH)에 의해 제시되었던 생물의학 또는 개인의 관점을 포기하고 단순히 언어적인 관점에서 기능수행, 참여 및 건강에 대한 정의로 은밀하게 돌아갔다는 이유로 비난을 받아왔습니다. 길Gzil 등은 국제 기능수행, 장애 및 건강분류(ICF)를 하나와 다른 하나의 관점을 통합하지 않고 대안적으로 하나 또는 다른 관점을 채택하여 생물학적, 심리학적, 사회적 차원 사이의 진정한 통합을 제공하는 데 실패했다고 보고하고 있으며, 이러한 보고들은 국제 기능수행, 장애 및 건강분류(ICF)가 진정한 생물-심리-사회 모델이 되고자 하는 주장을 난처하게 만들고 있습니다.

핵심 질문은 국제 기능수행, 장애 및 건강분류(ICF)에서 제안된 보편적 측면이 건강, 기능수행, 수행/장애 및 재활을 완전한 이해할 수 있도록 하기 위해 적절하게 개념화되고 운영되는지 여부입니다. (건강, 복지 및 장애의 '보편적' 속성에 대한 고려를 넘어) 조작적 정의(operationalization)에 문제가 될 수 있는 실례로는, 어떤 항목이 활동 영역(즉, 기능적 측면)에 속해야 하며, 어떤 항목은 참여 영역(즉, 사회적 측면)에 속해야 하는지에 대한 문제와 관련이 있습니다. 이것은 국제장애분류체계(손상,장애,핸디캡)(ICIDH)의 개정 과정 동안 많은 논의와 이견의 주제가 되어 왔습니다. 2000년에 논의를 종결하고 계획된 기간 내에 세계보건기구(WHO)에서 공식적으로 승인되도록 하기 위해 세계보건기구(WHO) 대표자들은 많은 국제 전문가를 놀라게 하면서 다음과 같게 결정했습니다.

1. 이 목록을 사용하기 위한 4가지 선택사항을 가지고 있는 활동 및 참여 조항들에 대한 단일 요소 목록.
   a. 개별 활동 조항(domain)들 및 개별 참여 조항들의 집합 (중복되지 않음)
   b. 활동 조항들과 참여 조항들 간에 부분적 중복
   c. 활동에 대한 세부 영역과 중복 여부에 관계없이 참여에 대한 광범위한 범주
   d. 조항들의 전체 중복으로 활동과 참여 모두에 동일한 조항들 사용
2. 이 두 가지 차원(능력과 수행)에 대한 두 가지 자격 요건.
3. 능력은 (도움 없이) 일정한 표준 환경에서 측정되어야 하며, 수행은 당사자의 환경에서 실재하는 방해물과 촉진 요소가 존재하는 현실 세계에서 측정되어야 합니다.

이러한 결정은 과학적인 것보다는 정치적인 것으로 보이며 경험적인 정당성이 부족하다고 비판했습니다. (활동과 참여를 구별하기 위해 경험적인 자료가 수집되고 개념적인 연구가 수행될 것으로 예상됨). 예를 들어, 국제 기능수행, 장애 및 건강분류(ICF)의 개발 과정을 재검토할 때, 여러 국가에서 온 참가자들은 세계보건기구(WHO)가 각 국가에서 진행된 현장 시험의 자료를 명확하게 고려하거나 통합하지 않고 연속적인 판본(version)의 국제 기능수행, 장애 및 건강분류(ICF) 초안을 작성하여 협력 센터에 제출함으로써 진행 과정을 가속화했음을 인정하고 있습니다.[3] 2000년 세계보건기수(WHO) 국제협력센터 네트워크의 마드리드 회의 기록에서도 국제 기능수행, 장애 및 건강분류(ICF) 최종본의 유효성에 부족함을 있다고 인정하고 있습니다. 많은 사람들이 개정 과정에서 "활동과 참여 사이에 명확한 구분이 없는 것은 한 걸음 뒤로 간 것"이라고 이야기하고 있습니다. 이를 넘어 서로 다른 개념을 하나로 결합하는 것은 측정에 있어서 특히 문제가 있습니다(11장 참조).

마지막으로, 국제 기능수행, 장애 및 건강분류(ICF)가 미리 알고 있는 바와 같이 활용의 다중성과 모두에게 적합한 하나의 분류체계를 개발하려는 시도는 또

3) WHO 협력센터 마드리드 국제회의(2000년 11월 15~18일)에서 프랑스 정부 대표 M. 리아지드의 공식 성명서
- WHO 협력 센터장들과 ICIDH 개정을 담당하는 WHO 본부 간의 서신(2000년 11월~2001년 2월, 프랑스 협력 센터 기록 보관소).
- 문서 OMS WP/2000/EIP(2000.12.12.)에 대한 프랑스 관계자의 공식 답변 프랑스 WHO 협력센터 기록 보관소

다른 어려움의 원천이 되고 있습니다. 국제 기능수행, 장애 및 건강분류(ICF)의 초기에는 다음을 포함하여 광범위하고 다양하게 사용될 것으로 예상하였습니다

1. 인구연구와 정보관리를 위한 통계적 도구
2. 결과측정 및 삶의 질을 위한 연구 도구
3. 측정 계획, 평가를 위한 임상적 도구
4. 교육과정 설계 및 인식개선을 위한 교육 도구
5. 보건 및 장애정책 설계구현 및 모니터링 등 모든 측면을 위한 사회정책 도구

그 이후 국제 기능수행, 장애 및 건강분류(ICF)는 실제로 이 모든 영역과 그 외에도 더 많은 영역에서 사용되어 온 것으로 보입니다. 그러나 남은 문제는 이러한 목적들이 서로 양립할 수 있는지, 단일 분류가 이러한 다른 목적에 적절하게 부합할 수 있는지, 또는 이러한 다목적 분류가 일부 혼동과 개념적 단점을 초래하지는 않을지 등에 관한 것입니다.

이러한 문제들 때문에, 세계보건총회에 의해 공식적으로 채택된 지 10년 이상이 지난 지금도 현재 형태의 국제 기능수행, 장애 및 건강분류(ICF)는 아직도 개념적으로 완전히 최적화되지 않은 것으로 보이며, 재활 연구를 뒷받침할 분류로도 사용되지 않는 것으로 보입니다. 특히 손상, 장애 및 핸디캡 국제 분류(ICIDH)에서 제기된 여러 개념적 문제를 수용해야 할 필요성 때문에 용어가 다소 애매해진 것으로 보입니다. 이는 국제 기능수행, 장애 및 건강분류(ICF) 모델이 복잡한 현실을 명확하게 표현하고자 할 때 문제점을 드러냅니다. 이런 이유 때문에, 새로운 국제 기능수행, 장애 및 건강분류(ICF)의 구조와 개념은 연구 도구로서의 역량을 약화시키며, 측정할 변수가 불분명하거나 느슨하게 정의된 경우에는 '측정'하는 것에 큰 의미가 없습니다. 국제 기능수행, 장애 및 건강분류(ICF)가 광범위하게 채택되고 있음에도 불구하고 재활 전략을 수립하는 데 최적의 도구로 간주되기 위해서는, 지적된 이러한 이론적 토대와 이론에 대한 경험적 검증을 통해서 보다 명확한 체계를 만들기 위한 노력이 필요합니다. 측정에 포함되어야 하는 복잡한 환경 요인들, 즉 건강과 장애의 주요 사회적 결정 요인에 대한 증거 기반 지식에 초점을 맞추고, 개인적 요인의 분류 체계를 만들고, 위험 요인에 대한 더 많은 주의를 포함하여 국제 기능수행, 장애 및 건강분류(ICF)의 재작업하기 위해 더 많은 노력이 필요합니다. 최종적인 모델의 명확한 유효성을 확인하는 것은 필수적이며, 그 유효성은 근본적으로 기본 개념 체계의 유효성에 대한 확신에 달려 있기 때문에 '핵심 집합(core set)'의 개발에 의해서만 부분적으로 충족될 수 있습니다.

제2판 장애개념 생성과정

이러한 논쟁과 비판에 관여하기 위해 레바세르Levassuer 등은 제1판 장애개념 생성과정(DCP)의 개념적 토대를 국제 기능수행, 장애 및 건강분류(ICF)의 개념들과 비교하였습니다. 연구팀은 장애개념 생성과정 제1판(DCP) 모델과 국제 기능수행, 장애 및 건강분류(ICF) 모델 간의 유사점보다 차이점이 더 많다는 것을 발견했습니다. 유사점으로는 접근 방식(체계적이고 보편적), 목표(인간 기능의 복잡하고 역동적인 과정을 가장 잘 설명), 모델 구성 요소(특히 참여 요소), 장애의 핵심 사회적 요소로서 참여에 대한 공통된 초점 등이 있습니다. 그러나 실질적인 차이점으로는 기본적인 이론적 가정과 원칙의 투명성 부족, 특히 참여의 개념화 방법과 측정 도구의 제작 방법 등에 관한 것입니다. 이 연구 결과를 기본으로 살펴보면, 레바세르Levassuer 와 그의 동료들은 작업치료사들(주 저자가 작업치료사들로 이 논문을 보는 주요 독자에게 제안하는 것으로 제한할 수도 있음)이 연구와 임상현장 모두에서 장애개념 생성과정 제1판(DCP) 모델의 사용을 고려해야 한다고 제안했습니다.

2000년에 푸지롤라스Fougeyrollas는 제2판 인간 모델-장애개념 생성개발과정[Human Model-Disability Creation Development Process II(HDM-DCP2)]으로 알려진 제1판 장애개념 생성과정(DCP)의 개정판을 발표했습니다. 위험 요인에 대한 주요 변경 사항들은 개인적 요인, 환경적 요인, 생활 습관의 세 가지 개념 영역들이 통합된 것입니다(생활 습관은 참여의 정의에 가장 근접함). 또한 환경적 요인은 사회 환경(거시적 수준), 지역사회 환경(중간적 수준), 개인 환경(미시적 수준)으로 세분화되었습니다. 생활 습관은 일상 활동과 사회적 역할로 나뉩니다. 마지막으로 식별 요인을 확장하여 개인적 요인에 포함시켰습니다. 이러한 모든 요인은 생물학적 또는 유기체적, 그리고 사람들의 역량과 상호작용하는 것으로 생각합니다. 또한 이 모델의 흥미로운 특징은 시간성을 명시적으로 고려하고 장애에 대한 통시적 이해(diachronic understanding)를 제공한다고 주장한다는 점입니다. 이 비교적 최근의 모델은 저희가 알기로는 아직 철저한 검토를 거치지 않았으며, 국제 기능수행, 장애 및 건강분류(ICF)와 마찬가지로 경험적으로 검증될 필요가 있습니다.

주관적 관점과 삶의 질을 장애 모델에 통합하기

장애의 사회적 모델과 개인적 모델에 대한 논쟁은 1990년대 이후 보건 과학 분야에서 중요한 발전을 거듭해 온 관점, 즉 삶의 질에 관한 성과(outcome)의 중요성을 다소 간과하고 있습니다.

장애 과정의 개념화와 측정 가능한 성과로서 삶의 질을 어떻게 연관시킬 것인지에 대한 질문은 현재까지 포괄적으로 탐구되거나 명확히 밝혀지지 않았습니다. 대부분의 저자들은 장애의 원인과 과정에 초점을 맞추는 접근 방식과 장애의 객관적이고 주관적인 결과에 초점을 맞추는 두 가지 접근 방식을 취하고 있습니다. 게일 화이트넥Gail Whiteneck은 주관적 삶의 질이 국제 기능수행, 장애 및 건강분류(ICF) 모델에서 누락된 핵심적인 구성 요소라는 것을 명확히 규명한 최초의 연구자 중 한 명입니다. 그는 삶의 질을 활동 및 참여와 같은 수준으로 위치시키기 위해 국제 기능수행, 장애 및 건강분류(ICF) 모델의 구조를 수정할 것을 제안하며 "새로운 삶의 질 영역을 실제로 추가하는 것만이 장애인의 주관적 인식의 타당성을 인정하고 이러한 인식 영역이 장애 과정의 성과를 구분한다는 것을 인정한다"라고 말했습니다". 번틴스Buntinx와 샬록Schalock은 지적 장애 영역에서도 같은 맥락에서 연구하고 있습니다. 이들은 장애를 개인(주관적 관점 포함)과 환경적 상호작용의 맥락에서 생각하면 장애 과정에 대한 이해가 향상되고, 진단, 분류, 평가, 그리고 개별 지원 프로그램 계획에 대한 접근 방식에도 정보를 제공할 수 있다고 주장합니다. 이러한 관점에서 삶의 질 구성은 사회적 권리를 반영하는 일반적인 가치와 개인의 인간적 삶을 연결하는 연결고리가 될 수 있다고 제안하고 있습니다. 삶의 질 개념은 개인의 삶의 본질적인 차원을 알아내고(또는 적어도 알아내는 것을 목표로 하고), 이러한 차원의 노력을 통해서 이를 성과로 활용하는 것을 고려할 수 있도록 하기 때문입니다. 다양한 장애 및 삶의 질 모델을 검토한 결과, 저자들은 삶의 질(QOL) 모델이 장애 모델과 최소 5가지 측면에서 다르다는 사실을 발견했습니다:

1. 내용(기능 중심이 덜한 경향이 있는 삶의 질 모델)
2. 평가의 초점(개인의 상태에 대한 삶의 질 측정)
3. 평가 지표(더 주관적인 차원에서 삶의 질 측정)
4. 개인의 관점에 초점
5. 의도된 제안(삶의 질 측정을 위한 성과 평가)

번틴스Buntinx와 샬록Schalock은 장애, 삶의 질, 개별화된 지원 모델을 통합하는 것을 목표로 하는 흥미로운 기본체계를 제공했습니다. 이러한 관점은 더 많은 연구와 논의가 필요하며, '삶의 질'이라는 용어의 사용과 오용(misuse)의 한계에 대한 논의도 고려해야 합니다.

토론

나기Nagi의 초기 연구에서부터 재활과 관련된 장애 모델에 대한 논쟁은 전통적인 의학적 변수(예: 신체 병리, 건강 상태, 신체적 및/또는 심리적 기능수행) 외에 어떤 요소를 고려해야 하는지, 그리고 이러한 요소들이 서로 어떻게 관련되어 있는지에 관한 일련의 질문이 초점입니다. 이와 관련하여, 시간이 지남에 따라 모델들은 어떤 식으로든 상황적인 요인을 포함해야 할 필요성을 점점 더 인정하고 있는 것 같습니다. 그러나 개인적 요인의 성격과 역할, 그리고 어떤 요인을 고려해야 하는지는 훨씬 덜 명확하고 합의가 부족합니다. 예를 들어, 국제 기능수행, 장애 및 건강분류(ICF)는 개인적 요인에 대한 분류를 제공하지 않지만, 이 범주는 명시적으로 모델의 일부입니다. 삶의 질을 포함할지 여부와 방법에 대한 질문도 여전히 명확히 할 필요가 있습니다.

사회적 요인을 고려한 모델 간의 차이점 중 하나는 인과관계의 방향에 관한 것으로, 세 가지 유형의 모델이 있는 것으로 보입니다:

1. *개인적 모델(Individual models)*: 변수들 간의 인과관계를 상징하는 화살표가 개인의 특성으로부터 장애라는 사회적 현상으로의 인과적 연결이 나타내는 개인 모델(예: 국제장애분류체계(손상,장애,핸디캡)(ICIDH) 모델
2. *사회적 모델(Social models)*: 사회 환경의 특성에서 장애 현상으로 인과 관계가 이어지는 사회적 모델(예: 배제, 배척 및 기회의 사회적 불평등 포함)
3. *대화형 모델(Interactive Models)*: 잠재적 인과관계가 양방향인 대화형 모델(예: DCP (퀘백 분류) 및 - 일부에서는 주장하지만 – 국제 기능수행, 장애 및 건강분류(ICF) 모델)이 있습니다.

전반적으로 장애와 재활 분야에서 일하는 사람들 사이에 많은 목표와 이상이 공유되고 있음에도 불구하고 재활과 장애 사이에 정치적인(그리고 정치화된) 사고와 발전의 동인이 만연해 있는 미해결의 불편한 공통의 문제점들을 여전히 가지고 있다는 것을 보여줍니다. 이러한 상황은 서론에서 제시한 장애의 역사적 배경과 실제로 장애인에게 불이익을 줄 수 있는 시스템(보건 시스템 포함)의 지속성을 고려할 때 이해할 수 있습니다(3장, 4장, 10장). 의학적 접근과 사회적 접근은 각각의 역사, 장점, 단점을 가지고 있으며 어느 쪽도 완전히 만족스럽지 않음

에도 불구하고 사회적 모델은 종종 의학적 모델과 반대되는 위치에 놓입니다. 장애에 관한 많은 논문에서 의료 모델은 전형적인 의료 행위에서 장애가 경멸적인 수준으로 언급되는 것처럼 다소 수사학적으로 언급되기도 합니다.

다른 많은 저자들이 장애 문헌에서 장애에 대한 의학적 모델을 언급하지만, 본 책의 저자들은 장애에 대한 의학적 모델을 제시하지 않은 것이 눈에 띄는 부분일 것입니다. 이러한 조치를 취한 이유는 의학적 모델이 여러 가지 면에서 비평가들에 의해 임상 재활 임상현장 및 연구의 근거로 제시되는 '사람 모양의 허수아비(straw man)'(실제로 단일 의학적 모델이 존재하지 않는데도 비평가들이 이를 근거로 삼는 것)라는 점을 고려했기 때문입니다. 의학 문헌과 의학의 역사에서 장애 모델에 반대하거나 장애 모델의 지수에 대해 반대할 수 있는 어떤 의료 모델이나 합의도 없었습니다. 흥미롭게도 부어스Boorse의 연구는 현대 의과학과 양립할 수 있는 건강 모델을 제안하려는 진지한 시도 중 하나가 있지만 이것은 의학 철학자 외에는 거의 알려지지 않았습니다.

사회적 장애 모델 지지자들이 의료적 모델에 대해 이야기할 때 염두에 두는 것은 개인주의 모델(예: 국제장애분류체계(손상,장애,핸디캡)(ICIDH)의 개인 특성과 장애 사이의 명백하거나 암묵적인 인과 관계)이라고 하는 것이 더 정확할 것 같습니다. 이러한 접근 방식을 의학적 모델이라고 부르는 것은 히포크라테스부터 현대 역학 발달에 이르기까지 질병과 손상의 상황적(환경적. 사회적 등) 원인과 결과에 많은 관심을 기울여 온 의학의 역사를 무시할 위험이 있습니다. 패트릭 푸지롤라스Patrick Fougeyrollas(개인적 의견)에 따르면 사회적 모델과 의학적 모델 사이의 긴장 이유는 사회적 모델이 실제로 정치적 모델이기 때문에 반대되는 방식으로 자신을 정의하기 위해 의료 모델이 필요하기 때문이라고 주장합니다. 한 유형의 모델이 다른 유형을 실제로 어떻게 극복할 수 있는지 또는 그렇게 할 때의 장점을 보기는 어렵습니다. 개인을 손상, 장애, 건강 또는 웰빙(welling)에 대한 경험에서 분리(disentangle)하는 것은 불가능합니다. 우리의 관점에서 볼 때, 의료적 모델과 사회적 모델 중 하나를 채택함으로써 의료적 모델과 사회적 모델 사이의 갈등을 해결하려는 것이 아닙니다. 오히려 통합적이고 적응력이 뛰어나며 시간적 상황을 고려한 모델을 사용(그리고 필요한 경우 제작)함으로써 오랜 반대를 극복하는 것이 더 발전 가능성이 높다고 생각합니다. 모델 측면에서 볼 때, 사회적 모델과 소위 의료적 모델 사이의 대립은 과거의 일부일 수도 있고 아닐 수도 있습니다. 통합적 모델의 필요성은 분명하며, 이는 유엔 협약 이행에 사용될 수 있는 유일한 접근 방식 및/또는 수단이라고 제안합니다. 여기서 설명한 두 가지 통합적 접근 방식 중 장애개념 생성과정(DCP)은 25년, 국제 기능수행,

장애 및 건강분류(ICF)는 13년 된 모델입니다. 지금까지 수행된 작업이 재활과 장애의 개념에 대한 비판을 충분히 발전시켰다고 생각한다면, 모델이나 기본체계의 기초 수준에서 개념적 문제가 있다면, 이는 점진적 개발로는 명백히 위험성이 있지만, 처음부터 다시 시작하기보다는 이러한 모델들을 개선할 수 있을 것입니다. 패트릭 푸지 롤라스Patrick Fougeyrollas는 재2판 장애개념 생성과정(DCP II)에서 '새로운 생산'이 아닌 '개선'을 추구했으며, 이러한 접근 방식은 세계보건기구(WHO)와 협력 센터가 국제 기능수행, 장애 및 건강분류(ICF) 개정을 시작함으로써 지향하는 바이며, 이는 또 긴 시간이 걸릴 수 있습니다. 우리는 장애 및 재활 연구자- 의료인, 장애인 및 기타 이해관계자와 함께 보다 더 긴밀하게 협력한다면 과거에 우리가 했던 행태와는 다르게 이러한 모델, 그리고 이들과 관련된 평가 또는 측정 도구들은 더 개선될 것입니다.

결론

20세기 후반에 장애의 개념화와 장애 모델의 출현에 대해 진전하는 역사를 살펴봤습니다. 이러한 진화는 아직 끝나지 않았으며 많은 이슈가 여전히 남아있는 중입니다. 재활은 20세기에 의학의 틀 안에서 시대적 상황에 따라 등장한 의료시스템입니다. 장애에 대한 사고와 연구는 오랫동안 장애와 재활에 대한 개인주의적인 의학적 관점에 도전해 왔습니다. 실제로 이러한 도전의 성공으로 인해 현재 보건 및 재활 분야의 많은 학자들도 연구, 서비스 개발, 정책 및 교육 분야에서 이러한 개인주의적 관점에 도전하고 있습니다(예: 이 책의 여러 장 참조). 재활에 대해 다시 생각하기는 유엔 협약의 지역 공동 서명국들이 장애 정책(보건 및 재활 포함)을 구성(또는 개혁)하는 데 있어 정치적 의지의 문제인 것으로 보입니다. 이와 관련된 사고와 학문적 작업의 변화는 장애인의 경험을 지식과 경험의 정당한 저장소이자 원천으로 인정하는 인식론의 진화, 각각의 전문가 역할이 있는 상호작용을 하며 적응하는 관점, 그리고 장애 상황을 평가하고 해결하는 데 있어 보완할 수 있는 큰 가능성을 드러냅니다. 재활이 협약을 이행하고 장애인의 참여를 증진하기 위한 것이라면, 그리고 장애인의 주체성과 자율성을 촉진하는 것이 목표라면, 재활의 정의에 당사자의 지식, 의지, 행동에 기반한 역량 개념을 포함해야 합니다. 장애인이 개입의 대상이 아니라 행동의 원천으로 간주되는 변화의 맥락(context)에서 순전히 사회적 모델이나 순전히 개별적인 재활 모델은 가까운 미래에 쓸모없는 것으로 간주될 수 있습니다.

이 장에서는 우리가 이야기하고 의료 현장과 연구에서 어느 정도 의사 결정을 뒷받침하는 여러 가지 기본체계들에 대해 강조했습니다. 이러한 모델들의 강점과 약점을 살펴보고, 특히 이러한 강점과 약점이 발생하는 이유에 대해 더 자세히 살펴보았습니다. 물론 이것이 종착점이 아니라 현재 우리가 어디에 있으며 무엇이 우리를 여기까지 오게 했는지에 대한 비평입니다. 앞으로 나아가기 위한 방법, 재활에 대한 재고, 새로운 사고와 행동 방식을 제시하는 데 도움이 되기를 바랍니다.

감사의 글

이 책을 위해 아낌없이 시간을 할애해 주신 제롬 비켄바흐Jerome Bickenbach, 패트릭 푸지롤라스Patrick Fougeyrollas, 렉스 빌링턴Rex Billington, 로스 리차드 매든Ros Rechard Madden, 엘리자바스 배들리Elisabath Badley에게 감사의 말씀을 전합니다. 그러나 이 장은 그들과의 대화나 각각의 주제들에 대한 그들의 견해를 기술한 것이 아닙니다. 저자들은 우리의 해석과 반론을 반영하였으며 집필한 내용과 실수에 대한 책임은 온전히 저자들에게 있음을 밝힙니다.

3

재활의 가정에 대해 다시 생각하다: "평범한 생각"에 대한 도전과 미래를 재조망하다

카렌 / 윌리 햄멜

이 장에서는 재활에 대한 가정과 임상현장(practices)에 대해 다시 생각해야 하는 것이 왜 필요한지에 대한 몇 가지 이유를 제시하고, 재활 임상 현황과 연구를 더 유용하고 의미가 있게 만들 수 있는 몇 가지 아이디어를 개괄적으로 설명하고자 합니다.

도전적인 가정들

*가정*이란 우리가 '옳다' 또는 '상식적'이라고 생각하는 것으로, 종종 우리의 의식적 경계 밖에 존재하기 때문에 당연한 것으로 받아들여지는 것들입니다. 재활에 관한 문헌들은 전문적인 치료 특징(예: 도움이 되고, 필요에 기반하며, 환자 중심) 및 목표의 특성(예: 정상화를 위한 노력, 삶의 질 향상을 위한 신체 기능 및 신체적 독립성 향상)과 같은 몇 가지 일반적인 가정들로 구성되어 있습니다. 이러한 목표가 정당하고 유익하다는 가정은 재활 전문가에게 자명해 보이며, 이러한 가정이 비판 없이 수용되고 재생산되는 것은 재활의 상식적인 특성 때문입니다.

그러나 훌륭한 전문가에게는 자신의 분야에 내재된 가정에 도전하고, 의문을 제기하고, 원칙(dogma, 도그마)에 맞서고, 관습적이고 받아들여 왔던 아이디어의 가면을 벗기고, 아무것도 당연하게 여기지 않고, "반쪽짜리 진실이나 받아들여져 온 아이디어가 우리를 이끌도록 내버려두지 않는" 자세를 요구합니다. 또한 그들의 본질은 우리의 가정과 그 가정에 근거한 임상 현장이 어떤 방식으로든 적절하고 관련성이 있으며 증거에 기반하고 있는지 비판적으로 질문하는 것입니다. 사실, '과학적' 성향은 '건강한 회의주의 문화(a culture of healthy scepticism): 즉 어떤 이론이나 개입의 '옳음'에 대한 주장과 가정을 의심할 준비가 되어 있는 문화'를 보장하는 것이기 때문에, 재활의 가정과 임상 현장에 대한 비판적 평가를 위해 지속적이고 전문적인 노력이 필요합니다.

도전적인 가정들: 재활 목표

연구의 핵심은 비장애인들의 장애인들에 대한 가정이 장애인의 실제 삶과는 거의 관련이 없다는 것을 보여줍니다.[1)] 다음 세 가지 예가 이를 잘 보여줍니다.

도전적인 가정, '정상화'라는 목표

재활 전문가는 종종 장애인을 "정상"으로 회복시켜야 할 의무가 있다고 가정하고, 이것이 실패하면 장애인을 가능한 최대한 정상에 가깝게 회복시켜야 한다

1) 비판적 장애 이론에서는 장애인(disabled people)이란 용어는 손상(impairments)에 대한 사회적, 정치적 대응에서 불이익을 받는 사람들을 지칭하는 데 사용되며, 이러한 관점에서 '장애인(people with disability)'이라는 완곡한 표현은 완전히 무의미해집니다.

고 가정합니다. 그들은 고객(Client)들이 추구하고 권장하는 규범(규칙)들이 과학적이거나 객관적인 현실이 아니라 오히려 문화적 가치와 판단으로 이루어져 왔다는 것을 인정하지 않으려고 합니다; 그리고 이것이 의학 통계학자들이 "정상화라는 가정으로부터의 일탈(*deviation from the assumption of normality*)"를 조심스럽게 언급하는 이유입니다. 19세기 통계학의 발전은 가정된 규범(norm), 정상적인 종 곡선, 결과적으로 가정된 규범으로부터의 일탈 개념을 만들었습니다. "정상화"에 대한 기준은 과학의 산물이 아니라 문화적 힘과 사회적 힘의 산물이기 때문에, 의학 역사학자들은 정상성과 일탈의 구성이 시간을 통해 어떻게 변화해 왔는지를 증명할 수 있습니다. 그러므로 규범은 가치가 아니고, 편견이 없는 과학적 진리가 아니라 이념과 가치판단의 산물, 예를 들어 문화적으로 선호되는 외모, 행동, 능력의 형태에 따라 결정됩니다.

그런 구조적 성격에도 불구하고 정상화에 대한 이론은 국제 기능수행, 장애 및 건강 분류(ICF, WHO 2001)의 중심 개념이며, 이는 재활전문가들에 의해 무조건 '올바른' 것처럼 수용되어 왔습니다. 또한, "국제 기능수행, 장애 및 건강분류(ICF)의 목적은 인간의 욕구에 대한 평가를 가능하게 하는 것이 아니라, 인간의 삶의 모든 영역을 가정된 규범으로부터의 일탈로 분류하고 있다는 것은 거의 알려지지 않았습니다". 그런데도 이러한 목적은 국제 기능수행, 장애 및 건강분류(ICF)라는 명칭에 명확하게 표시되어 있습니다.

비판적 장애 이론가들은 재활의 목표에서 정상화라는 것은 기능을 향상하기보다는 사회적 순응을 유도하려는 노력을 반영하는 것이며, 신체적 정상화는 재활 전문가에 의해 과도하게 추구되기도 한다고 주장하고 있습니다. 정상(규범)에서 벗어남을 의미하는 손상은 인간 다양성의 정상적인 구성요소이며, 역사를 통해 그리고 모든 사회 내에 존재한다고 이야기하고 있습니다.

재활 전문가는 정상화(normality)가 손상을 가진 사람들에게 적절하거나 심지어 친절한 목표라는 가정에 크게 이의를 제기하지 않았으며, 이에 따라 치료사가 선호하는 신체의 기능수행 형태를 구성하는 정상 자세, 정상 보행, 정상적으로 말하기 및 정상으로 글쓰기와 같은 그들이 선호하는 규범(목표)을 만들었습니다. 이것은 아무 의미 없이 만든 것이 아닙니다. 자르만Jarman 등은 각 재활 전문직은 "그들의 생존력을 지속하고 새로운 경제적 틈새시장에 접근하기 위해 이러한 규범(예: '정상적' 보행, '정상적으로' 말하기)에 대한 사회의 지속적인 수용을 촉진해야 한다"라고 제안합니다. 따라서 정상화 이념은 환자들 최선의 이익에 부합하기 때문이 아니라 직업적 권력을 강화하는 데 이바지하기 때문에 공표될 수 있었다고 말합니다. (소아 재활에서 '정상 발달'이란 어떤 모습인지에 대한 논의는 제

4장을 참조하시기를 바랍니다).

신체적 기능과 삶의 질에 대한 가정에 도전하기

재활 전문가들은 흔히 재활의 주요 목표는 삶의 질을 증진하는 것이라고 주장합니다. 그러나 보통 치료사들에 의해 선택된 평가와 측정 성과들을 통해 살펴본 삶의 질이란 환자들의 육체적 능력을 향상시키기 위한 것이라는 것을 보여줄 뿐입니다. 실제로 신체 기능과 신체적 독립성이 향상되면 삶의 질이 향상된다는 가정은 재활에 널리 퍼져 있습니다. 이는 근거에 기반한 지지를 받은 가정은 아닙니다.

장애인의 삶의 질에 대한 인식은 신체적 장애 정도나 기능적 능력 수준과 상관관계가 없음을 보여주는 상당히 많은 연구 증거가 있습니다. 물론 재활 전문가로서 우리는 많은 환자들의 신체 기능을 향상시키는 것이 종종 헛된 목표인 경우가 있다는 것을 잘 알고 있습니다.

비슷한 경우로, 재활 전문가들은 종종 우울증과 불안이 신체적 장애의 수준 및 심각도와 상관관계가 있다고 가정하며, 따라서 완전 척수 사지마비 병변을 갖고 있는 사람들은 불완전 척수 하지마비 병변을 가진 사람들보다 더 괴로워할 것으로 예상합니다. 그러나 이러한 가정은 심리적 고통이 신체적 장애의 심각성이나 기능적 능력의 정도와 상관관계가 없음을 보여주는 상당히 많은 연구 증거에 의해 반론이 제기되기도 합니다(예: 83, 102).

레이놀즈**Reynolds**와 프라이어**Prior**는 다발성 경화증(multiple sclerosis)으로 인한 주요 어려움을 요약했으며, 이를 통해 심각한 부상이나 질병을 앓고 있는 사람이 직면하는 여러 문제를 엿볼 수 있습니다. 여기에는 이동 장애, 요실금, 피로, 통증 등 신체 기능에 초점을 맞추면 쉽게 해결될 수 있는 문제들이 포함되었습니다. 그러나 다발성 경화증은 "역할과 직업의 상실, 가족 및 친구와의 관계에서 원치 않는 변화, 사회적 차별과 낙인, 공공장소 접근에의 장벽 등 많은 사회적, 심리적 어려움을 수반하며, 따라서 쇼핑과 같은 일상생활의 "정상적인" 작업을 수행하는 데 문제가 있습니다.". 분명히 말하지만, 재활이 질병과 손상으로 인한 신체적 결과에만 집중한다면, 이는 매우 부적절합니다.

물론 신체 기능을 향상하려는 노력이 중요하지 않다고 주장하는 것은 아니지만, 많은, 아니 대부분의 재활 환자가 직면하는 문제들에 대응하는데 있어서는 불충분하다는 것은 분명합니다. 더욱이 연구 결과에 따르면 심각한 부상이나 질병 이후에는 신체적 능력의 회복보다 의미 있는 삶으로 돌아갈 수 있는 능력이 더 큰 관심사입니다. 이것은 놀라운 일이 아닐까요? 예를 들어, 제 삶에서 저는 걷고 양치질을 할 수 있다는 것에 감사하지만, 이것이 제 삶을 의미 있고, 보람 있게 만드는 것은 아니며, 이러한 능력이 저를 사랑하는 사람들에게 나를 가치 있게 만드는 자질은 아닙니다.

신체적 독립성과 삶의 질에 대한 가정들에 도전하기

재활의 목적은 가장 높은 수준의 신체적 독립을 가능하게 하는 자기 관리 기술을 가르치는 것이라는 가정이 자주 언급되는데, 마치 이것이 문화, 역할 또는 개인적 가치와 관계없이 모든 사람이 열망하거나 열망해야 하는 목표인 것처럼 말합니다. 세계의 주류 세력인 서구 문화는 개인주의를 옹호하고 독립성에 박수를 보내지만, 전 세계 대다수의 사람은 상호의존성, 서로 주고받기(reciprocity), 소속감을 중요하게 생각합니다. 실제로 일부 문화권에서는 독립을 위해 노력하는 것을 미성숙의 신호로 간주하기도 합니다. 재활 결과에 대한 연구에 따르면 장애인은 도움 없이 자기 관리 작업을 수행하는 것보다 개인적인 가치와 의미가 있는 활동에 시간과 에너지를 사용하는 것을 선호하여, 상호 의존적으로 생활하는 것을 선택하는 경우가 많습니다. 재활 전문가들은 독립을 보편적으로 가치 있는 목표로 묘사하지만, 이러한 가정은 근거에 기반한 지지가 부족하며 특정 능력주의자(specific ableist)[2)]중심의 서구 가치를 반영할 뿐이며, 의존적이거나 상호 의존을 중시하는 사람들을 비하하는 이데올로기로 보이기도 합니다. 다문화 연구에 따르면 상호의존성은 사람됨의 필수적인 차원이며, 서구 문화 내에서조차도 타인에게 기여할 수 있는 능력은 낮은 수준의 우울증, 높은 자존감, 더 적은 건강 문제를 갖게 되는 것과 관련이 있다는 연구 증거가 있습니다.

'평범한 생각'에 대한 비판

이러한 간략한 사례와 그 밖의 더 많은 사례를 보면 재활의 가정과 이론을 다시 생각하고 다시 검토하려는 노력은 때늦은 감이 없지 않습니다. 물론 정상화, 신체 기능, 신체적 독립성이 장애에 대한 적절한 대응이라는 가정과 재활에 대한 정당한 선입견에 회의적으로 접근하는 것은 전통적이며 독단적인 재활체제와 전

2) 능력주의(Ableism)은 모든 사람의 신체적 능력이 주류 문화의 가치 있는 '기준'으로서 합당하다는 가정에서 발생하는 차별적인 정책과 임상현장을 말합니다.

문가의 지배력 모두에 대한 도전입니다. 그리고 이러한 노력은 이미 늦었는지도 모릅니다!

재활 전문가들은 양심적인 전문가로서 다음과 같은 질문들에 비판적으로 응답하기를 요구받고 있습니다: 치료사들은 장애인들의 신체적 독립을 적극적으로 지지해야 하는가 아니면 장애인들이 다른 가치 있는 능력에 집중하도록 장려해야 하는가? 치료사들은 장애인들에게 지배적인 비장애인들의 규범을 준수하도록 권고해야 하는가 아니면 오히려 비장애인들을 위해 준비된 권리와 기회를 장애인들도 얻을 수 있도록 도와야 하는 것인가?

작업치료 분야의 이론가들은 최근 다음과 같이 명백하게 밝혔습니다. 작업치료의 가정, 지배적인 이론 및 임상 모델은 고학력, 백인, 중산층, 유대교-기독교인, 이성애자(heterosexual), 도시 가치 및 사고 방식을 특권으로 삼는 특정 서구사회의 관점을 반영하고 있습니다; 작업 치료 분야의 이론가들은 최근 다음과 같이 명백하게 밝혔습니다. 그리고 이러한 민족 중심적 관점이 문화적으로 특정되기보다는 보편적인 것처럼 장려되고 있습니다. 더욱이, 작업 치료를 뒷받침하는 가정은 계급에 얽매이고 능력 중심이며 뒷받침하는 증거가 부족하다는 것이 관찰되었습니다. 그리고 이러한 가정이 전반적인 기준(global context)으로 확산하는 것은 이론적 제국주의 또는 지적 식민주의를 구성한다는 것을 의미합니다. 작업치료는 나에게 가장 친숙한 재활 전문 분야이지만, 불행하게도 작업치료만의 문제는 아닙니다.

재활 전문가들이 매우 많은 잘못된 가정들을 만들어 왔다면 이제는 과거와 현재의 재활 이용자들이 재활하기 위해 무엇을 원하고 있는지 더 많은 관심을 기울여야 한다고 생각합니다. 우리는 측정해야 하는 모든 것을 평가하고 있는지(치료사들은 그들이 측정하고자 하는 것을 치료하려고 함), 재활치료는 올바른 목표를 겨냥하고 있는지, 또는 측정할 가치가 있는 관련 성과들은 무엇인지, 그리고 그들의 일상생활에서 과거와 현재의 가치와 요구사항들을 우리가 모른다면 우리는 어떻게 할 것인가?

재활이란 무엇인가?

나는 재활이란 신체 일부의 치료가 아니라 건강(well-being)을 향상하고 질병이나 손상이란 관점에서 의미 있는 삶을 얻거나 회복하는 과정으로 정의한다는 점을 분명히 하고자 합니다. 예를 들어, 십자인대가 찢어진 사람은 물리 치료에서 표준화된 운동 프로그램을 통해 막대한 이익을 얻을 수 있지만 나는 이것을 재활이 아닌 치료로 간주합니다. 재활은 손목 골절이나 아킬레스건 파열의 여파를 치료하는 데 관심이 있는 것이 아니라 뇌졸중, 다발성 경화증, 외상, 부상, 척수 손상, 심한 화상, 심한 관절염, 심각하고 지속적인 정신 질환과 같은 사후 프로그램을 통해 자신의 환경에서 잘 살 수 있는 방법을 배우는 것과 관련이 있다고 생각합니다. 따라서 나는 '재활이란 삶에 대한 참여(engagement)를 증진하는 과정'으로서 유용하다고 제안하고자 합니다. (관련 논의는 14장을 참조하세요.)

중요한 것은 무엇인가?

주로 신체 능력에 초점을 맞춘 재활 접근 방식의 중요성을 강조한 후, 저는 또한 많은 훌륭한 질적 연구를 통해서, 사람들은 삶에 적응할 때 문화 전반에 걸쳐 사람들에게 중요한 요소들, 즉 그들이 변화하였거나 변화하고 있는 신체와 능력을 통합하는 요소들을 확인했다고 말하고 싶습니다. 이러한 요소가 수천 년 동안 인간 복지의 구성 요소를 연구해 온 철학자들에 의해 이미 확인된 요소라는 것은 우연이 아닙니다. 이러한 요소는 다음과 같이 요약될 수 있습니다.

- 개인적으로 가치 있는 역할과 직업에 참여함으로써 의미와 목적을 경험하기
- 자신의 가치를 느낄 수 있는 능력을 배양하기
- 자신의 삶을 신댁하고 통제할 수 있는 능력과 기회를 얻는 것
- 상호 관계(예: 가족, 친구, 보조자, 지역 사회) 내에서 소속되고 기여할 수 있는 능력과 기회를 얻는 것.
- 부상이나 질병 이후 개인의 미래 생활이 이전 생활(예: 개인의 능력, 역할, 관심 및 정체성 포함)과 연속적으로 경험되도록 '단절된 이력' 내에서 연속성을 구상하기. 이것은 '희망'으로 요약될 수 있습니다. (9장 참조).

전통적으로 재활 전문가들은 사회과학과 인문학에는 거의 관심이 없었고, 아마도 전문적 가치와 지위를 주장하려는 노력의 일환으로 생물학, 특히 의학과 친해지기를 희망하였습니다. 이는 치료사들에게 신체의 해부학 및 생리학에 대한 지식을 갖추게 하였고, 이는 손상을 갖고 생활하는 장애인들에게 필요한 요구와 경험을 이해하기에는 부적절한 기초 지식입니다. 사회과학 및 인문학 분야의 이론가, 학자, 연구자들은 이미 장애와 관련된 많은 문제들과 함께해 왔습니다. 위에서 인용한 질적인 재활 연구와 철학의 흐름은 이미 일련의 방향성을 가리키고 있었습니다.

'건강'이란 재활 내에서 어떻게 정의될 수 있을까요?

또한 나는 건강의 개념을 어떻게 정의하는지 설명하고자 합니다. 암을 앓고 있는 사람들이 표현하는 건강에 대한 정의가 재활에서도 상당한 유용성을 갖는다고 생각합니다. 그들은 건강을 "그들의 신체적 상태에도 불구하고 사회적 영역 내에서 생산적이고 능력 있고 가치 있는 한 개인으로서 본질성(a sense of integrity)을 유지하는 능력에 기초하여 정의"하고 있습니다. 이는 치료사가 뇌졸중 회복을 기능적 능력의 향상 측면에서 보지만, 뇌졸중 이후의 사람들은 회복을 가치 있는 활동과 의미 있는 삶으로의 복귀로 본다는 관찰과 연결됩니다. 이는 손상, 심각한 부상, 만성 질환이 있음에도 불구하고 사람들이 종종 자신을 건강하다고 정의한다는 증거와 일치합니다. 따라서 장애와 건강은 서로 양립할 수 없는 것이 아니며, 장애와 병적 건강 상태는 반드시 일치하는 것도 아닙니다.

재활에 대한 경험

재활에 대해 다시 생각하기 위해서는 고객의 관점에서 재활에 대한 경험과 그 이후의 삶과의 관련성을 탐구한 연구를 살펴보는 것이 적절할 것으로 보입니다. 이러한 관점은 치료 방법과 서비스 제공 모델에 대한 정보를 제공해 주고, 우리에게 재활에서 평가하고 측정하는 데 중요한 것이 무엇인지 가르쳐 줄 수 있다고 생각합니다. 예를 들어, 저는 이미 치료사들에게 재활의 적절한 목표는 정상화라는 가정임을 암시한 바 있습니다. 하지만 고객은 어떻게 생각할까요? 자신의 재활 경험을 되돌아보면서 '케이트'는 다음과 같이 관찰했을 것입니다: "무엇보다도 제가 가장 우려하는 것은 저를 '정상'으로 만들려는 노력에 집중하는 것이라고. 모든 치료사에게서 그런 느낌을 받습니다... 저는 그들이 '손상이 있는 상황에서 완전한 삶을 영위하는 데 어떤 것들이 도움이 될까요?'라고 말해주고 싶습니다."

수년 전, 카펜터Carpenter는 사람들이 자신이 받는 재활치료를 어떻게 인식하는지에 대한 "선행연구가 부족"하며, 따라서 임상의사들은 "전통적인 재활 프로그램이 가장 효과적이고 최적의 서비스를 제공하는 방법이라고 스스로를 속일 수 있었다"라고 지적한 바 있습니다. 그녀가 예리한 관찰을 한 지 이미 20년이 지났고, 재활 전문가들은 재활을 환자-중심, 요구-주도 방식으로 운영해야 한다고 주장하고 있지만(미국 작업치료사협회2002, 캐나다 작업치료사협회1983, 등등), 환자의 재활 경험이나 재활의 관련성에 대한 인식을 조사한 연구는 의외로 적었습니다. (재활 경험에 대한 개인적인 성찰은 10장 참조). 적은 수의 연구에도 불구하고, 재활 과정은 억압적이고, 지루하며, 무의미하고, 환자들의 삶과 무관하며, 그들의 역할과 의존성이 부적합한 것으로 자주, 그리고 일관된 주제로 묘사되고 있는 것을 알 수 있습니다. 또한, 치료는 문제-중심이 아닌 환자-중심이며, 환자 개인보다는 표준 치료법의 실행에 초점을 맞추는 것으로 묘사되어 왔습니다.

연구 문헌들에서 전통적인 재활 프로그램의 세 가지 구체적인 문제점을 확인할 수 있습니다: 신체 기능 향상에만 집착하여 삶을 방해하는 부상이나 질병을 앓고 있는 다른 모든 측면을 소홀히 하였고, 개개인의 특성을 살피지 않았으며, 환자가 퇴원 후 실제 생활에 대비할 수 있도록 준비시키지 못한다는 것입니다.

물론 재활은 그 말의 정의처럼 질병이나 부상으로 인해 누군가의 삶이 중단된 행복하지 못한 시기에 다가오는 경우가 많으며, 그 시기는 매우 불확실하고 힘든 시기일 수 있다는 것을 잘 알고 있습니다. 그러나 시간이 지나도 재활 경험에 대한 부정적인 평가가 완화되지 않았으며, 재활 프로그램의 관련성, 유용성 또는 우수성으로 환자들을 설득하는 것 또는 도움이 되는 것으로 보이지는 않습니다. . 최근 몇 년 동안 경험한 재활 서비스가 지난 수십 년 동안 경험했던 재활 서비스보다 더 호의적으로 평가되는 것으로 보이지도 않습니다. 비록 그냥 수년 동안 지역사회에서 생활하고 있는 사람들보다 최근에 재활 입원 환자의 경우에 실제 생활에 대한 준비를 더 하고 있기는 하지만, 실제로 재활 입원 환자들의 보고와 수년 동안 지역사회에서 생활한 사람들의 보고 사이에는 별다른 차이가 없었습니다.

재활 전문가들이 일관되게 주장하는 가정인 재활은 손상 극복과 관련성이 있으며 유용하다는 말은 근거-기반 지원(evidence based support)이 부족한 것으로 보입니다. 척수 손상 후 재활치료 경험을 탐구하는 질적 연구의 메타 분석에 따르면, 재활 서비스는 종종 환자가 자신을 감옥에 갇힌 것처럼 묘사할 정도로 '정책과 절차에 얽매인' 획일화되고 유연성이 적으며, 규제되고 제한적인 환경으로 묘사되곤 합니다. 안타깝게도 환자들이 재활 전문가를 환자-중심적이고 친절하며 도움이 된다고 일관되게 인식하고 있다는 가정은 근거에 기반한 뒷받침이 부족합니다. 환자들은 치료사를 강압적이고, 포악하고, 환자를 조작의 대상으로 생각이며, 차갑고, 거리감이 있고, 인간적 권한을 박탈하고, 환자보다는 병원 입장을 지지하며, 환자에게 무관심하고, 환자가 필요로 하는 장비, 자원 및 서비스를 적극적으로 관리하는 역할을 자처하며, 비관적이고 위축된 마음을 갖도록 하는 존재들로 자주 묘사됩니다.

놀랍게도 과거 및 현재까지 환자가 재활에 긍정적으로 참여하도록 생각하게 하는 요인들을 조사한 연구는 매우 적습니다. 이런 연구는 미래에 삶의 가능성을 상상할 수 있게 하고 희망을 키워주는 환자-치료사 관계의 중요성을 강조합니다. 또한 이것은 환자가 현실 세계에서 필요한 것들을 배우고 미래의 삶을 과거의 관심사 및 가치 있는 역할과 연결할 수 있도록 지원하는 재활의 필요성을 확인시켜 줍니다. 특히 환자들은 재활의 물리적 환경, 즉 멋진 건물, 대형 체육관, 광범위한 스포츠 시설, 첨단 기기, 잘 갖춰진 치료 공간의 혜택 혹은 부족한 부분에 대해서 이야기하지 않는 것 같습니다. 그러나 모든 연구를 통해 개별 환자의 실제 요구, 관심사 및 우선순위에 맞게 프로그램을 조정하고 환자의 신체적 변화를 지속적으로 그들의 삶에 통합할 수 있도록 지원하는 것이 필요하다는 것을 재활 전문가들은 잘 알고 있습니다. 실제로 "의료 전문직은 학문적, 기술적 우수성과 사회적 적합성을 바탕으로 환자의 기능을 향상하고 또 손상을 보상하는 방법을 알려주지만, 환자가 치료사에게 가장 중요하게 여기는 것은 인간으로서 존중받는다는 느낌입니다.". 또한, 연구 결과에 따르면 환자들은 치료사의 기술적 능력보다 사람을 대하는 자질을 더 중요하게 생각하며, 환자의 상태보다는 환자의 필요에 맞추어 응대하는 재활치료를 더 중요하게 여깁니다.

따라서 저자는 환자가 원하는 우선순위에 따라 재원을 배분하여야 한다면, 멋진 건물이나 멋진 장비를 우선 배분할 것이 아니라, 배려심 있고 고객 지향적인 직원의 채용과 유지에 재원이 집중되어야 한다고 제안한 바 있습니다.

평가를 다시 생각하다.

재활치료가 환자의 우선순위와 필요에 따른 것이라면, 평가가 이러한 필요를 수용할 수 있어야 하며, 재활의 효과와 유용성은 이후 환자의 우선순위에 민감한 성과(outcome)에 의해 결정될 것입니다. 재활 전문가들은 무엇을 평가하고 재활치료의 영향을 어떻게 측정해야 하는지 스스로 결정해 온 역사가 있으므로 이러한 임상현장도 다시 생각해 볼 필요가 있습니다.

재활 분야에서 평가는 항해 지도와 비슷합니다. 평가는 '현재 위치'를 설명하며, 치료사는 측정한 것을 치료하기 때문에 '어디로 갈 것인가'(목표 및 목적)뿐만 아니라 '어떻게 거기에 도달할 것인가'(선택된 재활치료)에 대한 기초를 제공합니다. 평가 과정의 성격에 따라서 치료사는 환자의 우선순위와 자원, 특정 상황, 역할, 환경에 대한 필요를 파악할 수 있는지를 결정합니다. 평가와의 관련성(또는 관련성 없음)에 따라 '가고자 하는 곳'이 환자가 실제로 가고자 하는 곳인지 아닌지 결정됩니다. 따라서 환자의 우선순위, 능력, 자원이 결핍과 일탈만큼 일관되게 연관되어 있지 않는다면 이는 이치에 맞지 않는 일입니다. 평가 과정은 잠재적으로 환자와 치료사 모두에게 부상이나 질병으로 인한 삶의 중단의 의미와 상황에 초점을 맞출 수 있으며, 환자의 실제 요구와 연관된 재활치료에 토대를 제공할 수 있습니다. 하지만 저는 "한다"라는 단어보다는 "할 수 있다"라는 단어로 사용함을 강조하고자 했습니다.

비록 진단학적으로 고객의 범주를 정의하기 위해 일련의 평가 도구들을 사용했던 것은 환자-중심의 재활 임상현장 내에서 오랫동안 부적절한 것으로 인식되어 왔지만, 치료사-중심의 평가 접근법은 여전히 보편적이며 치료사에게 중요하고 또 간단하게 미리 정의된 결핍과 결함을 식별하도록 설계된 표준화된 감별진단 평가를 사용하는 것은 널리 알려져 있습니다. 따라서 재활 전문가는 종종 손상을 설명하는 상세한 평가와 다양한 일상생활 활동을 수행하는 데 필요한 도움의 정도를 작성합니다. 즉 삶의 질과 거의 또는 전혀 관련이 없는 차원의 것들[3] . 의학 및 재활 분야의 비평가들은 치료사의 우선순위에 집중해서 평가하는 것이 재활 전문가의 전문적 지배력을 강화하고, 재활 전문직에 도움이 되는 방식이라고 여겨왔습니다. 또한, 결함과 이러한 결함에 대한 적응에 초점을 맞추다 보면, 개인에게 정말로 중요한 것에는 덜 집중하게 됩니다.

수많은 재활 평가도구의 개발, 검사 및 홍보에 매우 많은 시간, 노력, 재정 자원 및 연구 저널들이 출간되었지만, 평가되는 요소가 환자들의 삶에 중요한지 또는 평가되는 요소들민 환지의 삶에 중요한지 아닌지를 알아보려는 시도는 거의 없습니다. 인기 있는 평가도구의 개발자들은 명성과 경제적 이득을 얻게 되며, 영향력 있는 전문가 집단은 연구 시간, 연구비, 평판이 좋은 특정 검사들의 사용을 독려할 수 있는 기득권을 가지게 됩니다.

최근 파킨슨병 환자와 함께 일하는 작업 치료사들을 대상으로 한 설문조사에서는 "목표를 파악하기 위해 더 많이 환자 중심의 참여가 필요하다"라는 점을 관찰했지만, 작업 치료사의 '단지' 약 30%만이 표준화된 평가도구를 사용하였다는 불평이 있었습니다. 작업 치료사들이 평균 6년 동안, 이 질환을 앓고 있는 환자들을 돌보고 있었다는 점을 생각할 때, 공식적인 표준 평가도구가 없다는 것을 아쉬워하는 이유를 생각해 보면 흥미롭습니다. 실제로 치료사들은 환자-중심의 참여를 유도하고 전문적인 노력의 관련성과 유용성을 보장하기 위해 환자에게 현재

3) 재활 임상현장에 대한 엄정하고 회의적 견해를 담은 문헌의 예가 거의 없기 때문에 제가 인용한 내용 중 일부는 오래된 것입니다. 저는 이러한 비판이 시대에 뒤떨어진 것이라고 생각하지 않습니다.

의 문제와 자체적으로 정의한 요구 사항을 설명하도록 요청했을 수 있습니다. 환자의 결함에 대한 공식적이고 표준화된 평가는 치료사가 환자의 요구를 이해하는 데 거의 기여하지 못했을 수 있습니다. 게다가 치료사가 치료할 수 없는 결핍과 기능 장애에 대한 표준화된 목록을 작성하는 데 귀중한 시간을 사용하는 것은 기껏해야 환자에게 불친절하고 무의미한 일로 보일 수도 있습니다.

성과 "측정"에 대해 다시 생각하다

재활의 주요 목표 중 하나가 환자의 삶의 질을 향상하는 것이라는 자주 인용되는 가정에도 불구하고, 재활 치료사들은 환자들이 지역사회에 얼마나 참여할 수 있는지, 의미 있고 생산적인 활동에 얼마나 참여할 수 있는지 또는 삶의 질 측면에서 성과 측정(outcome measure)을 한 적은 거의 없습니다. 비평가들은 운동범위, 운동 능력 또는 기능적 독립성과 같은 측정은 재활에서 실제로 평가해야 하는 것, 즉 재활치료가 환자의 삶에 미치는 영향에 대한 대리 측정이라고 주장합니다. 분명히 신체 기능에 대한 평가는 재활 서비스의 유용성이나 가치를 측정하는 데 불충분하며, 재활이 고객의 삶에 미치는 영향에 대해서는 거의 측정하지 못하고 있습니다. 성과 측정이 장애인과 가장 관련성이 높다기보다는 가장 쉽게 측정할 수 있는 재활치료에 초점을 맞추는 경향이 있다는 사실을 관찰하는 것은 어렵지 않습니다. 레이Ray와 마얀Mayan이 관찰한 것처럼 "임상적으로 유의미한" 성과는 임상가들에게만 중요할 수 있다는 것입니다.

이상하게도 치료사들은 종종 고객이 특정 활동을 수행할 수 있는지에 따라 재활치료의 '성공'을 평가하는데, 이는 고객이 원하는지, 고객의 실제 환경에서 수행할 수 있는지 또는 합리적이라고 생각하는 시간 내에 수행할 수 있는지에 관계없이 평가가 이루어집니다. 20여 년 전, 비평가들은 치료사가 우선시하는 그들의 기술을 측정하여 성과를 판단하는 목적이 단순히 관습적인 재활 임상현장을 정당화하기 위한 수단이 아닌지에 대한 의문을 제기했습니다. 이는 계속해서 진지하게 성찰해 볼 가치가 있는 질문입니다.

케이건Kagan과 듀찬Duchan은 고객(client)의 입장을 충분히 이해하지 않는다면, 평가 도구들은 손상을 가진 채로 오랫동안 성공적으로 잘 살아가는 고객들에게 필요하며 중요한 성과들을 놓칠 수 있다고 생각합니다. 또한 재활치료 현장에서 "환자-중심" 접근 방식이 지지되고 있음에도 불구하고, 재활전문가 관점에서 개발된 성과측정(outcome measure)이 환자들에게 어떤 재활 서비스를 제공하고 있는지를 알려주기 위해 지속적으로 사용되고 있다는 근거는 거의 없습니다.

재활치료 성과를 누가 평가해야 하는지에 대한 문제는 거의 논의되지 않지만, 서비스 제공자가 치료 서비스를 평가하고, 치료사가 측정하기로 선택한 측정 도구를 가지고 성과의 만족도와 성공이 정의된다면 이는 명백한 이해 상충이 발생한다고 생각할 수 있습니다. 분명히 재활치료의 영향과 성과는 서비스 제공자의 관점에서 도출될 수 없으며, 이는 서비스 제공자는 그 성과를 직접 경험하는 사람이 아니기 때문입니다.

전통적인 성과측정과 장애인의 요구도 사이의 격차를 줄이려면 연구자들에게 장애인이 가장 높게 가치를 부여하는 성과(outcome)에 대한 연구를 진행되도록 권고하고자 합니다. 이러한 것들이 우리에게 재활연구에 대해 다시 한번 더 생각하도록 요구하고 있습니다.

우리가 다른 관점에서 볼 수 있도록 재활 연구를 다시 생각하다

재활 전문가는 스스로를 고객-중심이라고 주장하지만, 연구를 수행할 때 윤리적 입장을 배제하고 연구 분야를 결정하거나 연구 과정의 모든 측면에서 연구자 중심이 되는 경향이 있습니다. 만약 우리의 이론과 연구 임상 현장들이 위의 내용과 관련된 증거들과 환자-중심 원칙에 따라 대부분의 환자에 의해 문제가 제기된다면, 우리의 연구 및 임상현장은 바뀌어야 합니다. 또한, 저는 연구자와 장애인이 전문 지식을 공유하면 더 나은 연구를 수행할 수 있다는 가정을 지지합니다.

재활이 근거 기반이어야 한다는 당위성은 연구에 대한 전문가들의 관여가 지속적으로 이어지게 하고 있지만, 비평가들은 재활 근거 기반의 대부분은 장애인에게 중요한 문제를 고려하지 않은 연구 의제에서 개발되었기 때문에 결함이 있다고 주장합니다. 수년 동안, 비판적 장애 이론가들은 많은 장애 연구의 품질과 연구 결과, 채택된 이론적 모델, 제기된 질문들, 분석의 방식, 출판사의 위치, 그리고 구체적인 결과의 부재에 대해 한탄해 왔습니다. 그들은 또한 많은 연구자가 장애를 자기 경력을 발전시키는 수단으로 자주 사용하였다고 서술하고 있습니다.

또한 재활 연구에 참여했던 사람들은 별 관련성이 없는 연구에 연구 대상으로서 시간과 에너지를 많이 투자했다고 불평하였으며, 그런 연구 결과물들을 실제 현장으로 실현해 보겠다는 연구자의 확신이 없어 그냥 그것들이 책상 서랍 안에 들어가는 것 같았다고 이야기하고 있습니다. 비판적 장애 이론가들과 환자 권리 옹호자들은 연구자들이 손상을 가진 사람들과 협력하여 작업함으로써 연구의 관련성과 유용성을 강화하고 적절한 연구 동기와 관련 연구 결과를 확인해야 한다고 요구했습니다. 이는 분명 재활 전문가들의 자칭 환자-중심의 실천 접근 방식과 부합할 것입니다. 게다가 장애인들에게 이익이 되는 변화에 대한 자극은 거의 예외 없이 연구자, 치료사 또는 정책 입안자보다 장애인 자신으로부터 도출되는 경향이 있기 때문에, 장애인들을 위한 정책과 실천에 영향을 미치기 위해 사용할 수 있는 정보에 접근할 때, 더 많이 연구물들이 생산될 가능성이 있습니다.

재활을 다시 생각하다

저는 재활 기관을 바라보는 몇 가지 다른 시각을 제안하고 싶습니다. 많은 만성 질환의 발생률, 유병률 및 수명이 증가하고 있다는 점을 고려할 때, 일부 재활 모델은 환자의 환경과 삶의 관점에서 만성 및 악화되는 상태를 관리하기보다는 급성 정형외과 및 스포츠 부상의 치료를 위해 설계되어 있으며 이는 시대에 뒤떨어진다고 생각합니다.

성인의 질병 또는 손상 발생을 단순히 신체의 기능적 단절이 아니라 일상적인 직업, 가치 있는 역할, 미래의 희망 등 삶의 중대한 단절로 보아야 한다고 생각합니다. 사회학자들은 이러한 갑작스러운 단절의 결과로써, 즉 가치 있는 활동과 역할에 미치는 영향과 그 중요성, 즉 능력과 자존감에 미치는 영향의 측면으로 바라봐야 한다고 제안했습니다. 저는 재활이 사람들이 손상(impairment)의 결과와 중요성 모두에 대한 의미를 스스로 바꾸도록 도울 수 있다고 제안했는데, 이는 사람들이 무능력에 초점을 맞추는 것을 능력으로 전환하도록 도와줌으로써 스스로를 유능하고, 능력 있고, 가치 있는 존재로 여길 수 있도록 도와주는 것입니다. 그러나 이를 위해서는 재활 전문가가 단순히 결함을 측정하고 무능력을 수정하는 것에서 벗어나 능력과 자원을 파악하고 육성하는 것으로 전환해야 합니다. 이는 선천적 장애를 가진 사람들에게도 유용한 전략이 될 수 있습니다.

또한 기존의 연구 증거에 따르면 재활 훈련은 사람들이 개인적으로 가치 있는 역할과 직업에 종사할 수 있도록 하여 자신이 가치 있고 유능하며 능숙하다는 인식을 향상시키는 두 가지 문제를 적절하게 해결할 수 있습니다. 그리고 체격이나 신체적 능력에 의존하지 않고 다른 능력과 역량에 의존하는 자아의식의 (재)구축을 장려하고자 합니다. 이것이 어떻게 이루어질 수 있을까요? 육체적 재활에 종사하는 사람들은 대개 정신건강 분야의 종사자들로부터 '회복'에 대한 새로운 정의를 배울 수 있다고 생각합니다.

'회복'에 대해 다시 생각하다

정신건강 분야에서 최근에는 질병 관리에서 회복으로 중점이 바뀌고 있습니다. 이러한 맥락에서 회복은 치료가 아니라 질병이나 손상에 의해 갖게 되는 한계를 인정하면서 자신의 태도, 가치, 목표, 그리고 희망차고 만족스럽고, 의미 있는 목표 지향적인 삶으로 변화시키는 과정으로 정의됩니다. 이러한 회복 모델은 무능력, 결핍, 혹은 손상된 기능이 아닌 능력 그리고 자원의 동원에 중심을 둡니다.

나는 예전부터 심한 외상이나 질병을 가진 이후에 육체적인 능력의 성취보다도 의미 있고 만족스러운 삶으로 복귀하는 것에 더 큰 의미를 두었습니다. 또한 나는 가치 있는 역할과 의미 있는 직업에의 참여, 긍정적 자의식(self-worth), 선택권을 행사할 수 있는 능력, 가치 있는 사회적 관계에 소속되고 기여할 수 있는 기회, 희망 등 삶의 가치 경험에 일관되게 긍정적으로 기여하는 것으로 밝혀진 요소에 주목해 왔습니다. 실제로 "인간의 건강(well-being)은 궁극적으로 삶에 대한 참여의 문제"라는 라이프Ryff와 싱어Singer의 관찰은 관련성 있고 의미 있는 실제 재활에 참여하고자 하는 사람들에게 유용한 조언이 될 수 있습니다.

척수 손상을 입은 사람들은 종종 자신이 할 수 없는 것에 집중하는 것을 멈추고 할 수 있는 것에 집중하기 시작했을 때 책임감을 느끼고, 혼란스러운 삶을 통제하고, 의미 있는 삶을 재건하기 시작했다고 말합니다. 평가와 재활치료가 환자의 결함에만 초점을 맞추지 않고 능력, 강점, 자원에 초점을 맞춘다면, 환자는 이 과정을 더 빨리 시작할 수 있을 것입니다. 예를 들면, 척수 손상 후 삶의 질에 대한 인식은 신체적 능력(신체 기능 또는 신체적 독립성 정도)보다 정신 건강 문제(불안, 우울증, 절망감, 재앙적인 통증)와 더 밀접한 관련이 있으므로, 희망, 목적 있는 활동 참여, 지역사회 통합을 다루는 '회복'에 중점을 두는 방향으로 나아가는 것이 가치가 있을 수 있습니다. (대안적 관점에서의 관련 논의는 14장 참조).

문헌은 이러한 변화를 뒷받침하는 증거를 제시하고 있는데, 즉 심각한 신경학적 손상으로 인해 자신이 인생에서 원하는 결과를 가져올 능력이 부족하다고 믿는 사람들, 즉 부정적으로 생각하고 희망이 부족한 사람들은 통증에 걸릴 위험이 더 높고 삶에 대한 만족도가 낮다는 증거가 있습니다. 이러한 접근에 대한 또 다른 증거로는 삶에 대한 긍정적인 지각은 질적인 대인관계, 사회참여, 오락, 취업, 그리고 사회활동과도 연관이 있다는 것입니다; 이런 참여는 부수적인 의학적 문제들, 심지어는 사망의 위험률을 낮추기도 합니다.

더불어 연구에서는 척수손상후에 삶에 대한 불만족은 아마도 척수손상에 의한 육체적인 변화에서 오는 것이 아니라 사회적 불이익에서 발생할 수 있다고 제시하고 있습니다. 재활은 환자 개인만을 변화시키려 하지 말고 환경도 변화시켜야 한다고 생각합니다.

사람을 변화시켜야 한다는 선입견을 다시 생각하다

재활 전문가들이 장애인의 통증, 경직, 욕창(장애인의 삶의 질 저하와 상관관계가 있는 요인)과 같은 문제를 줄이기 위해 노력한다면 당연히 요양원 입원, 취업 불가, 부적절한 의료 서비스 이용, 빈곤(장애인의 삶의 질 저하와 상관관계가 있는 요인)과 같은 문제도 줄이기 위해 노력해야 할 것입니다. 예를 들어 휠체어를 사용하는 사람들에게 휠체어 타는 기술만을 가르치고, 지역사회와 원하는 활동에 공평하게 참여하지 못하게 하는 정책적 장벽과 접근하기 어려운 교통 시스템을 해결하지 않는 것은 분명히 부적절합니다.

아문슨Amundson은 "아픈 사람과 달리 장애인은 환경이 장애인들의 사회생활을 어렵게 만드는 경우를 제외하고는 (일반적으로) 전 세계적으로 무능력하지 않다"라는 것을 관찰했습니다. 재활 전문가들은 사회적, 신체적, 경제적, 법적, 정치적 환경이 장애인이 직면한 문제를 만들거나 악화시키고 삶의 질을 떨어뜨린다는 사실을 인정한다면(그리고 이는 중요한 증거 기반에 의해 입증됩니다.), 재활 중재는 개인(더 많은 인구의 요구를 충족하도록 설계되고 조직된 세상에서 살도록 가르치는 것)뿐만 아니라 공공 정책과 지역사회 계획에 영향을 미치는 것을 목표로 삼아야 합니다.

전 세계 장애인은 선진국에서도 불균형한 수준의 빈곤, 차별적인 의료 서비스, 주택, 교육, 고용 기회에 대한 불평등한 접근성, 접근하기 어려운 교통수단 및 건물 등을 경험하는 2등 시민으로 취급받고 있습니다. 이러한 불평등을 해소하는 것은 참여 문제에 대한 국제 기능수행, 장애 및 건강분류(ICF)의 관심과 일치하는 것처럼 보입니다. 이는 장비, 정책, 지역사회 접근성 및 참여와 장애인과의 연관성을 파악하는 연구에 대해 우선순위를 주는 것도 부합하며, 또한 기회 없이는 능력이 거의 소용이 없다는 주장과도 일치합니다.

재활에 대한 정치를 다시 생각하다

재활 전문가들이 차별에 대응하고 기회를 균등하게 하기 위해 신체적, 문화적, 사회적, 법적, 경제적 여건을 변화시키기 위해 노력하는 것은 분명한 정치적 행위입니다: "재활 전문가들이 분리된 환경에 더 잘 적응할 수 있도록 개인이 처한 환경을 바꾸기 위해 노력하는 것 역시 정치적 행위라는 것을 이해하는 것이 중요합니다. 현상 유지의 불평등을 묵인하는 것은 정치적으로 보수적일 수 있지만, 정치적인 행위인 것입니다.".

재활 전문직들이 이미 정치적 활동을 하고 있지 않은 것처럼 행동하는 것은 정직하지 못한 것입니다. 그들은 일반적으로 전문 협회와 노동조합 등을 통해 모두 명백한 정치적 활동을 하며 자신들을 지속적으로 옹호하고 있습니다. 실제로 정치인, 정책 입안자, 언론들은 재활 전문가들의 고용, 소득, 지위가 위협받는 것처럼 보일 때는 재활 전문가들의 목소리를 자주 듣지만, 환자들의 자원과 서비스가 위태로워지는 경우는 그렇지 않습니다. 작업 치료사들은 장애인에게 도움이 될 수 있는 정책을 위한 투쟁에 소극적이며, 자신의 직업적 이기심과 관련된 문제에 대해서는 정치 및 제도적 영역에서 옹호 및 행동을 유보한다는 지적을 받아왔습니다. 유감스럽게도 다른 재활 전문직들이 더 잘하고 있는 것처럼 보이지도 않습니다. 데이비스Davis는 장애 전문가들이 장애인의 기회 균등화를 위한 투쟁이 아니라 자신의 직업적 기회와 권력을 강화하는 데 몰두하고 있음을 관찰했습니다. 실제로 비평가들의 오랜 주장, 즉 재활 전문가가 옹호하는 환자 중심주의에 대한 헌신은 수사적 장치에 지나지 않는다는 주장에 대응하기는 어려울 듯합니다.

결론

10여 년 전, "재활 이론과 실제에 대한 철저한 평가와 함께 개인적 특성이 사회적 규범을 벗어난 사람들에게 불이익을 주는 사회적 조건에 초점을 맞춘 변혁적 재활 현장(transformative rehabilitation practice)의 가능성이 무르익을 때가 되었다"는 지적이 있었습니다. 이 장에서는 재활의 가정과 임상현장이 평가되고 다시 생각되어야 한다는 전제를 뒷받침했습니다. 저는 재활을 생활에 대한 참여를 향상시키는 과정, 즉 사람들이 자신의 환경에서 손상을 가지고 잘 살 수 있도록 돕는 과정으로 볼 수 있다고 제안했으며, 재활 전문가들은 기회 없이는 능력이 거의 소용이 없다는 생각을 진지하게 받아들여야 한다고도 제안했습니다. 저는 평가와 성과 측정이 문화적으로 가치 있는 규범에서 벗어난 환자의 일탈을 나열하는 것이 아니라 환자와의 관련성과 중요성에 초점을 맞춰야 한다고 제안했으며, 우리가 임상의 근거가 되는 증거를 생성하려면 이 증거가 환자의 우선순위와의 관점에 근거해야 한다고 제안한 바 있습니다.

하지만 변화가 일어날 가능성이 있을까요? 재활 전문직들의 가정과 확고한 임상현장에 도전하는 것은 재활 전문직 내에서 가장 큰 영향력을 행사하는 사람들, 즉 재활의 기존 임상현장에 많은 투자를 해왔고, 자신의 권력과 현상 유지를 위해 상당한 기득권을 가진 사람들의 지속적인 이데올로기에 도전하는 것입니다. 또한 재활 기관들 특정 기관의 정책, 과정, 검사, 임상현장 및 우선순위를 포함하는 중요한 구조적 힘에 의해 그물망 안에 있다는 점을 인식하는 것이 중요합니다. 타운센드Townsend는 많은 서비스 제공 모델과 방식, 그리고 이를 규제하는 정책이 서비스 사용자(환자)보다는 사업체(첫째)와 전문가(둘째)의 이익을 위해 설계된 것으로 보인다는 점을 예리하게 관찰했습니다.

그러나 고객들은 치료사를 억압적인 제도적 구조의 불운한 희생자가 아니라 고객을 무력화시키고 권한을 박탈하는 제도적 정책을 기꺼이 시행하는 협력자로 인식합니다. 따라서 "우리가 해결할 수 있고 해결해야 하는 것은 장애인 정책, 의사 결정 과정, 기관의 임상현장, 재정적 특권 및 정부 지원 서비스를 개선하고자 함께 가는 것입니다".

수년 전, "작업치료에 기본적이고 필수적인 것으로 간주되는 핵심 가정들이 일부에 의해 위협을 받고 있을 때, 이를 전문적 규칙으로 반드시 사용하게 하는 데에는 상당한 노력이 필요하다"라는 관찰연구가 있었습니다. 이러한 관찰은 최근 몇 년 동안이 특정 직업의 현상 유지에 도전하고자 했던 우리들의 경험과도 같습니다. 하지만 이러한 권력의 메커니즘은 작업치료에만 국한된 것 같지는 않습니다.

변화는 가능합니다. 그것은 필요하며, 이미 늦었습니다. 그러나 변화는 전문가들의 지배력, 기득권, 이러한 현상 유지가 조장하는 근거 없는 가정과 임상현장에 도전할 용기가 있고, 기존의 전문적 언행에 부합하고 도움을 요청하는 사람들의 요구를 충족시킬 가능성을 높으며, 환자-중심의 실제 재활을 주장할 때만 진행할 수 있습니다.

감사의 글

이 장의 초고를 격려해 주고 도움이 되는 통찰력 있는 비평을 해 준 니콜 톰슨Nicole Thomson에게 감사의 마음을 전합니다.

4

소아 재활의 '정상 발달'에 대해 다시 생각하다

바바라 깁슨 / 게일 티치먼 / 야니 햄다니

이 장에서는 소아 재활의 기본 구성 개념인 '정상 발달'에 대해 질문하고 다시 생각해보려고 합니다. 정상 발달이란 소아기를 신체적, 지적, 정서적, 사회적 등 인격의 모든 측면을 포함하는 일련의 발달 단계로 특징지어지는 영아기부터 성인기까지의 예측 가능한 궤적으로 이해합니다. 이러한 '연령 및 단계'라는 기본체계는 소아와 청소년이 성인으로 '성장'하는 과정에서 신체적, 정신적 역량을 극대화하기 위해 고안된 다양한 건강 및 교육 현장에 근본적인 근거를 제공합니다. 전통적인 재활 규범(context)에서의 치료목표와 임상재활은 소아 장애에서 발달 이정표와 대략적인 발달 규범 및 궤적에 도달하도록 돕기 위해 고안되었습니다. 재활 치료와 발달 사이의 이러한 연관성은 거의 보편적으로 논란의 여지가 없는 것으로 받아들여지고 있으며, 수십 개의 표준화된 척도를 뒷받침하고 운동, 언어 및 사회 발달을 평가하고 재활 치료를 안내하는 데 사용됩니다. 소아 재활에 관한 교과서를 보면 그 안에는 발달 단계에 대한 표, 차트, 설명과 함께 장애를 개선하기 위한 치료 설계를 만들기 위해서 이러한 발달 진행에 대한 이해가 얼마나 필수적인지에 대해 설명하는 내용들을 쉽게 볼 수 있습니다. 예를 들어, *소아 치료*에서 "'정상적인' 성장과 발달에 대한 지식은 치료 과정에 필수적이라고 제안합니다. 질병 및 장애에 대한 지식과 결합하여 치료사는 장애가 개별 아동과 아동의 능력 및 기능 저하에 미치는 영향을 이해할 수 있습니다. 분명히 이것은 성공적인 치료의 기초가 됩니다"라고 기술하고 있습니다.

그러나, 아무리 "당연한" 것처럼 보일지라도 발달은 소아기를 이해하고 소아를 위한 재활에 접근하는 것 중 하나일 뿐입니다. 앞으로 우리는 소아와 발달에 대해 현재 주류 이론들의 역사적 기원에 비추어 살펴보고, 소아 장애를 얼마나 잘 이해하고 있는지 묻고, 그렇지 않다면 어떻게 달라질 수 있는지 생각해 볼 것입니다. '정상' 발달에 대한 '당연시'와 그로 인한 영향을 조사하는 우리의 프로젝트는 재활 연구 및 임상현장에 깊이 뿌리내린 몇 가지 개념을 비판적으로 검토하는 이 책의 다른 장과 일부 겹칠 수 있습니다(3장, 6장 및 14장 참조). 이 모든 작업에서 우리는 진실에 대한 주장들, 그것이 어떻게 등장했는지, 재활을 어떻게 형성하는지, 치료 대상자를 어떻게 나누고 분류하고 판단하는지, 우리가 의도하지 않았지만, 피해를 입히는 것에 어떻게 관여하고 있는지 등을 검토하는 "비판적" 학문에 참여하고자 합니다. 우리의 목표는 발달과 같은 확고한 개념을 반드시 버리라는 것이 아니며, 여러 분야에 무수히 영향을 미치는 개념이기 때문에 이를 당연히 받아들이기 보다는 공개적으로 수정할 수도 있는 우연한 인간의 발명품이라는 점을 인식하고 경계를 늦추지 말자는 것입니다.

발달주의

소아 발달은 19세기 말과 20세기 초에 등장한 비교적 최근의 개념입니다. 이 기간 동안 어린 아이들에 대한 관찰은 진화론에 정보를 제공하고 인간과 동물을 구분하는 특징의 출현을 이해하는 것에 도움이 될 것으로 믿었습니다. 인간 배아의 발달은 인간의 신체적 진화와 원시에서 문명으로의 문화적 진화와 병행하여 진행되었습니다. 소아의 신체적, 사회적 발달을 측정하고 기록하며 영향을 미치는 방법이 등장하기 시작했습니다. 피아제**Piaget**와 게젤**Gesell**과 같은 발달주의의 주요 지지자들은 소아의 표준화된 발달 단계와 정상 발달 곡선을 만들었으며, 이는 오늘날에도 소아와 청소년을 위한 의료 및 교육 정책과 임상치료를 안내하는 데 널리 사용되고 있습니다.

진화로서의 발달에 대한 새로운 관심과 소아의 신체와 능력에 대한 체계적인 측정은 정상 소아를 확립하는 과학으로의 자리를 확고히 했습니다. 발달 이정표

(developmental milestones)와 연령에 따른 소아의 수행 표준을 파악하고 도표화함으로써 이를 도표화하여 보건 및 교육 전문가와 부모를 포함한 광범위한 사회가 소아에 대한 새로운 사고방식을 갖게 되었습니다. 소아의 성장과 발달을 표준화된 경로로 표현하고자 하는 아이디어는 공식적, 비공식적으로 소아의 삶을 규제하는 다양한 교육, 사회 및 보건 정책과 임상을 뒷받침하는 데 사용되었습니다. 19세기 말에서 20세기 초에 걸쳐 소아에 대한 연구는 점점 더 소아의 성장 과정을 추적하여 성인이 되어가는 모습을 볼 수 있게 되었습니다. 키와 몸무게와 같은 지표의 광범위한 측정은 모든 소아를 평가할 수 있는 모집단 규범(population norms)을 개발하는 데 사용되었으며, 이러한 규범에서 벗어나는 것은 병적인(pathological) 것으로 간주되어 치료가 필요한 것으로 여겨졌습니다. 일련의 검사표(checklists), 척도, 규범, 백분위수를 통해 주 교육(state education) 및 의료 기관의 대리인인 전문가들은 소아가 특정 연령까지 무엇을 해야 하는지를 평가하고, 누가 정상인지 비정상인지, 발달이 빠르거나 느린지, 장애가 있거나 비장애인지 판단할 수 있게 되었으며, "위험한" 아동을 식별하고 조치를 취할 수 있게 되었습니다. 20세기 초에 이르러 아동기와 청소년기는 소아의 성공적인 성장과 발달이라는 성과(outcome)를 보장하는 소아기의 완성, 더 구체적으로는 신자유주의 전통(neoliberal tradition)속에서 소아가 제 *역할을 할 수 있는* 시민으로 성장하는 생산적인 성인기와 불가분의 관계에 있는 *전환*의 시기로 부상했습니다. 이러한 이이디어는 줄어들지 않고 현대 생활에 만연해 있는 평생 동안 개인의 자기계발, 개인적 성장, 변화, 그리고 신체적 최적화에 대한 도덕적 의무와 맞물려 더욱 큰 주목을 받고 있습니다.

발달 측정은 단순히 소아를 평가하거나 분류하는 보조 도구가 아니라 그 자체로 "의식의 혁명"이라고 로즈Rose가 지적한 바와 같이 "발달 측정" 그 자체로서 중요성을 갖게 되었습니다. 요컨대, 소아에 대한 다른 사고방식은 상상하기 어려울 정도로 발달 측정은 오늘날 깊이 뿌리내리고 당연시되는 방식으로 소아와 소아에서 벗어난 것을 구분하는 방식으로 우리의 생각을 지배하고 있습니다. 제임스James 등은 소아의 성장 모니터링에 대해 다음과 같이 언급했습니다.

키와 몸무게 차트는 소아의 독특하고 개별적인 발달을 묘사한다고 주장하지만, 이러한 독특성은 한동안 모집단에서 역학적으로 도출한 "일반화"된 소아의 관점(context)에서만 존재합니다. 이에 반해 각 개별 소아의 "정상" 또는 "비정상"이 측정되며, 여기서 "나이", 즉 시간이 지남에 따라 "성공적인" 또는 "병적인" 신장/체중 궤적이 차트에 표시되는 상황(context)을 제공하기 때문

에 "나이"가 중요합니다. 따라서 소아의 신체 건강은 "정상"과 "병적"이라는 절대적인 범주가 아니라 정상 모집단의 특성"에 의해 묘사되며, "정상"이란 통계적으로 표준화된 규범과 겹치며 공통된 특성을 갖고 있습니다.

발달주의에 대한 비판은 발달 심리학, 소아기 사회학, 장애학에서 제기되었습니다. 비평가들은 발달이 소아기를 이해하는 데 꼭 필요한 방법은 아니라고 지적합니다. 발달의 명백한 사실성을 드러내는 비평적 연구를 통해, 이들은 과학적으로 입증된 "진실"로 문제없이 제시할 수 있다고 말하고 있습니다. 이러한 비평에서 정상 발달은 "자연스러운" 것이 아니라 문화적으로 생산된 것이며, 발달이라는 용어의 역사적 뿌리에서 파생되고, 과학적 사실로 잘못 인식되는 이질적인 가정에 근거하고 있습니다. 그 결과, 발달은 중립적인 과학적, 임상적 설명으로 위장하여 소아와 청소년에게 무엇이 최선인지에 대한 가치판단을 가능하게 하는 강력한 범주화 도구로 발전했습니다

장애 연구 분야에서 굿리Goodley와 런스윅-콜Runswick-Cole은 놀이가 정상 발달의 매개체 역할을 하도록 채택하자고 제안합니다. 이들은 "놀이(play)"는 소아에게 "일(work)"이라는 생각이 만연해 있으며, 놀이는 목적 중심적이고 항상 소아의 신체적, 사회적, 인지적 발달과 성장을 위해서 사용되어야 한다는 것을 당연하게 여긴다고 말합니다. 이러한 놀이에 대한 관점은 놀이를 위한 놀이, 또는 재미로만 여기는 청소년의 여가 추구에 대한 개념을 모호하게 만듭니다. 굿리Goodley와 런스윅-콜Runswick-Cole은 장애 아동의 경우, 놀이에 대한 이러한 여러 가지의 이해가 신체적, 인지적 차이가 있는 소아와 청소년을 전문적인 재활치료가 필요한 '놀지 않는 아이'로 규정한다고 말합니다. 이러한 분위기에서는, 놀이는 장애 아동을 위한 치료의 행위이며, 놀이의 즐거움은 장애 아동과 청소년이 치료 중심 활동에 참여하도록 유도하는 데 사용되는 부수적 또는 목적을 위한 수단이라고 말합니다. 따라서 장애 아동의 삶은 신체와 능력을 정상화하기 위한 비공식적 놀이 활동을 통해 강화된 공식적인 치료로 가득 차 있습니다. 치료 목표와는 정반대로, 아이들은 자신의 신체와 자아를 고쳐야 할 문제로 인식하여 또래 친구들과 차별화되고 그들과 더욱 배제되는 악순환에 노출될 위험을 갖게 될 수 있습니다.

소아 재활을 다시 생각하다

소아 재활을 다시 생각하면 장애 아동과 그 가족에게 발달 이론이 미치는 다양한 영향을 생각할 수 있습니다. 재활과 건강 관리는 장애, 정상화, 훌륭한 삶의

질을 구성하는 요소에 대한 현대의 주류 이론(dominant story)에 뿌리를 두고 있습니다. 이러한 신념은 근본적인 수준에서 프로그램, 정책 및 임상을 구성하며 대부분 의심의 여지가 없습니다. 오히려 이러한 신념은 어떤 프로그램에 자금을 지원하는 가에서부터 가족과 목표를 논의하는 방법, 제공되는 재활치료의 유형과 범위에 이르기까지 광범위한 정책과 임상을 결정하는 암묵적 배경으로 작용합니다. 발달은 소아재활의 구조, 조직 및 전달 방식, 기관의 사명, 전문 팀 구성, 의뢰/퇴원 기준 등에 내재되어 있습니다. 이는 목표가 어떻게 구성되고 추구되는지, 무엇이 성공('긍정적 결과')이나 실패로 간주되는지, 무엇을 어떻게 측정하는지를 검증합니다.

아동의 건강과 발달에 대한 측정은 소아를 생산적이고 자립적인 성인 시민으로 성장할 수 있는 잠재력을 지닌 전환기에 있는 특정 유형의 사람으로 관찰하는 방식을 매우 실제적인 방안으로 생각합니다. 삶의 질과 건강 상태에 대한 측정은 일반적으로 아동의 발달 단계가 높을수록 더 나은 상태, 그리고 삶의 질이 향상됨을 시사합니다(예: 네 발 기기보다 걷는 것이 점수가 높음). 정상적인 발달 도표의 계층적 구조를 모방한 이러한 측정은 아동과 청소년을 발전, 퇴보 또는 정체로 보는 방식으로 구성됩니다. 그러나 이러한 점수는 청소년의 자기 평가와는 거의 또는 전혀 관계가 없을 수도 있으며, 또한 심각한 신체적 또는 인지적 장애가 있는 대규모 장애 아동 집단에는 적용되지 않을 수도 있습니다. 보건 및 교육 분야에서 급성장하고 있는 '전환' 분야의 조치는 성인이 되기 전 단계인 아동 및 청소년이란 개념에 의존합니다. 전환기 "검사목록(checklist)"에서는 고등 교육, 직업, 독립 생활 목표 등 성인이 될 준비가 되었음을 알리는 주요 사회 발달 이정표를 제시합니다(전환기 발달 검사목록). 윈Wyn과 우드먼Woodman은 발달과 청소년 전환의 개념은 모두 "하나의 식별 가능한 상태에서 다른 상태로 나아가는 순차적 진행"을 가정하며, 청소년을 유능한(일하는) 성인으로 변화시키는 단계를 축소하여 보여준다고 말했습니다. 전환 작업은 성인 사회로의 통합에 부합하는 것으로 가정되는 일련의 행동과 능력에 대한 보편적 규범에 기반을 두고 있으며, 이는 훌륭한 "삶의 질"과 더욱 밀접하게 연관되어 있습니다. 전환의 측정에 담긴 가설은 성인이 된다는 것은 주거 및 재정적 독립을 달성하고 정서적 자립, 인지적 자급자족, 행동적 자제력을 달성하는 것으로 특징지어진다는 신자유주의적 관념과 일치합니다. 잠재력과 개인적 발전을 극대화해야 한다는 생각이 사회적으로 뿌리 깊게 자리 잡고 있기 때문에 아동/청소년이 성공할 수 있도록 돕는다는 것은 거의 상상할 수 없는 일입니다.

소아재활은 사회적 무관심 속에서 발생하는 것이 아니라 장애를 특정한 방식으로 이해하는 주류 사회 및 의료 체계에 자리 잡고 있습니다. 정상 신체의 한계를 벗어나 수술, 치료 및/또는 약물로 고칠 수 없는 신체는 병적이라는 낙인이 찍힐 위험이 있습니다. 이러한 생각을 어린 나이에 스스로 알게 된다면 아동은 긍정적인 자아 및 신체 이미지를 개발하는 데 어려움을 겪을 수 있으며, 발달 이정표를 달성하거나 유지할 수 없을 때 실패감을 경험할 수 있습니다. 아이들은 자신의 신체를 고쳐야 할 대상으로 간주함으로써 정상적인 신체와 낙인찍힌 신체를 구별하는 법을 배우고 이러한 부정적인 가치관을 더욱 스스로 알게 하도록 하는 것입니다. 여러 의료적, 교육적, 사회적 상황에서 발생하는 다양한 경험이 결국 사회적 차이에 대한 무언의 이해, 즉 받아들여지는 규범 바깥에 아이들이 놓이게 되는 것을 반복하고 공고히 합니다.

현재 재활 분야에서 발달주의에 의존하는 방식이 반드시 또는 일률적으로 나쁘다고 주장하는 것은 아닙니다. 하지만 재활 치료에서 발달적 사고를 잘못 적용했을 때 발생할 수 있는 잠재적 해악에 대해 살펴보고자 합니다. 모든 개념적 규정(약속)들은 긍정적이든 부정적이든, 의도적이든 의도하지 않았든 영향을 미치며, 윤리적인 직업인으로서 우리는 이러한 영향을 상당히 미묘한 부분까지 이해할 책임이 있습니다. 발달 규범(developmental norms)은 장애 아동을 항상 그리고 이미 실패한 아동으로, 가능한 한 정상에 가깝게 접근하기 위해 도움이 필요한 아동으로 설정합니다. 재활 전문가들에게 의뢰되는 다양한 손상을 가진 아동은 치료를 필요로 하는 것으로 인식되며, 대부분의 아동은 발달 규범에 근접하는 데 제한적인 성공을 거두기 때문에 여러 가지 방식으로 피해를 입을 수 있습니다. 다음에서는 아동들이 이러한 메시지를 자신이 알게 되며, 스스로를 부족한 존재로 평가한다는 연구 결과에 대해 논의하고, 아동의 삶과 정체성을 정상화하기 위해 부모와 아동이 기울이는 특별한 노력에 대해 알아보고자 합니다. 이러한 노력에는 죄책감, 불안감, 절망감이 동반될 수 있습니다. 평생 장애 아동과 그 가족을 지원할 수 있는 다른 방법, 장애 아동이 손상을 가진 상태에서 잘 살아갈 수 있도록 돕는 방법, 또는 아동을 부족한 존재로 만들지 않는 다른 장애 관점은 없는지도 의문이 생길 수밖에 없습니다.

장애 아동에 대한 연구는 장애에 대한 정형화된 생각으로 인해 아동들이 여러 가지로 영향을 받는 모습을 보여주고 있습니다. 걷기는 재활에서 당연시되는 재활 목표의 모범적인 예입니다. 강도 높은 보행 훈련은 장애 아동을 위한 주요 재활 치료법이며, 치료에 대한 개별적인 의사 결정이 거의 이루어지지 않도록 구조화되어 있습니다. 강도 높은 치료 노력에도 불구하고 많은 아동들은 기능적 보행 수준에 이르지 못하고, 이동을 위해 대부분의 경우에 휠체어를 사용하게 됩니다.

그러나 이러한 접근 방식은 재활 치료 내에서도 의문이 제기되었습니다. 예를 들어, 물데리Mulderij는 아동들은 장애와 관계없이 자신들의 세계를 직접 둘러볼 수 있는 '권리'가 있으며, 따라서 자신들만의 대체 이동 수단(기어가기, 구르기, 업히기, 이동 장치)을 사용하도록 권장되어야 한다고 주장한 바 있습니다.

뇌성마비 아동을 대상으로 한 연구에서 아동에서 보행 및 보행 치료의 가치에 대해 상충되고 상반된 개념을 가지고 있다는 사실을 발견했습니다. 이들은 이동수단(걷기, 기어가기, 휠체어)을 선택할 때 에너지 소비, 활동, 환경, 개인적 선호도와 관련된 복합적인 요소를 고려합니다. 또한 휠체어의 다양한 측면(속도, 색상, 기능)에 대한 자부심과 휠체어 사용자라는 정체성을 지접적으로 표현함으로써 부정적인 시각에 저항했습니다. 그럼에도 불구하고 11세 이상의 아동은 또래 사이에서 "걸을 수 있는 사람"으로 인식되는 것이 개인적으로 중요하다는 점을 분명히 드러냈습니다. 이러한 연구 결과는 아동이 세상을 걷는 사람과 걷지 못하는 사람으로 나누고 어느 그룹이 더 가치 있거나 낙인이 찍히는지를 스스로 알게 하도록 사회화되는 과정을 보여주고 있습니다. 이들은 수년간의 재활과 강화된 일방적 학습을 통해 걷지 않는 아이와 걷지 못하는 아이는 치료해야 할 대상이라는 인식을 갖게 됩니다. 다른 사람들이 언급했듯이, 이러한 생각을 어린 나이에 스스로 알게 함으로써 아동은 긍정적인 자아 및 신체 이미지를 개발하는데 어려움을 겪을 수 있으며, 기능적 보행을 달성하거나 유지할 수 없을 때 실패감을 경험할 수도 있습니다. 특히 어머니는 돌봄의 옹호자이자 자녀의 가치에 대한 대변자로서 상반된 책임을 갖게 되는데, 어머니는 자녀에게 "있는 그대로의 너를 사랑해"와 "널 바꾸기 위해 무엇이든 할 거야"라고 말하는 역설에 처하게 됩니다. 굿리Goodley와 런스윅-콜Runswick-Cole은 대중매체에서 육아 지침서와 상담 기사로 인기가 높아진다는 것은 부모가 자녀의 발달 단계에 대해 충분히 인지하고 있으며 이를 성실하게 이행하고자 한다는 것을 의미한다고 지적했습니다. 맥키버McKeever와 밀러Miller의 연구에 따르면 어머니는 성인이 된 자녀의 미래 가치와 생산성을 높이는 데 중추적인 역할을 할 것으로 스스로 기대하고 있으며, 이러한 활동에 대해 '좋은 어머니'로 사회적으로 보상을 받는 것으로 나타났습니다. 이러한 발달 이정표에 도달하는 자녀의 (무)능력은 자녀에 대한 어머니의 이미지와 어머니 자신에 대한 (성공하지 못한) 혹은 성공한 어머니의 이미지를 결정 짓는다고 이야기하고 있습니다. 뇌성마비 아동의 걷기에 대한 가치에 대해 묻는 부모님의 인터뷰 연구에서 부모들은 자녀의 능력을 향상시키기 위해 가능한 모든 것을 하려고 노력했지만, 동시에 그렇게 하는 것이 현명한지에 대한 의구심에 시달리고 있다고 말하고 있습니다. 그들은 치료를 포기, 중단 또는 강도를 낮추는 결정과 관련된 불안과 의심에 대한 이야기를 들려주었습니다. 모든 부모는 자녀가 "정상적인 활동을 경험"할 수 있도록 하는 데 필요한 노력에 대해 이야기했으며, 인터뷰하는 동안에 자녀를 정상으로 간주했습니다. (예: "저에게 우리 아이는 정상입니다. 남들과 다르게 걷고, 조금 다르게 생각할 수도 있지만 정상입니다.") 그들의 설명에는 신체 모양과 능력에 대한 자의적 규범(정상/비정상 구별)에 순응하는 것이 맞는 것인지에 대한 의문은 없었습니다. 오히려 그들은 자신만의 이해 정도에 따라 자녀의 능력에 맞추어 치료를 하고 이에 따라 그들 스스로가 만든 정상화를 주장했습니다. 그들은 자신의 자녀가 정상 또는 다른 소아와 같다고 주장함으로써 자녀를 위한 긍정적인 공간을 조성하고자 했습니다.

이 초기 연구는 정상적인 발달 단계를 추구하는 것이 어떻게 장애 아동과 부모에게 지속적인 상징적 폭력을 가할 수 있는지를 밝히기 시작합니다. 부르디외Bourdieu는 상징적 폭력을 "대개 피해자에게도 감지되지 않고 보이지 않는 부드러운 폭력으로, 대부분 의사소통과 인지(더 정확하게는 오인), 인식, 심지어 느낌이라는 순전히 상징적인 통로를 통해 행사된다"고 설명했습니다. 눈에 보이는 신체적 차이는 다른 사람들이 장애 아동을 인식하고 행동하는 방식에 영향을 미칠 뿐만 아니라, 소아와 부모가 그 의미를 스스로 알아가는 방식에도 영향을 미칩니다. 사람들은 자신의 신체에 부여된 의미가 수정될 수 없는 '진실'로 보일 수 있는 세상에서 자신의 위치를 '알게' 됩니다.

재활 현장에 적용하다

재활이 훌륭한 삶을 달성하는 데 어떻게 기여할 수 있는지에 대한 믿음은 재활에 대한 증거와 전문 지식에 국한된 것으로 이해되지만, 자기 계발, 최고가 되기, 잠재력 발휘 등 '성공'하고 훌륭한 삶, 행복한 삶, 생산적인 삶을 달성하기 위한 개인의 책임에 대한 광범위한 신자유주의적 신념(neoliberal beliefs)과도 맞닿아 있습니다. 우리는 이러한 목표가 재활에 적합한지, 또는 '세상의 방식'이므로 모든 사람에게 최선이어야 한다는 이유로 무비판적으로 강요하고 있는 것은 아닌지 끊임없이 질문해야 합니다. 재활의 임무는 사람들이 '적응'하도록 돕는 것일까요? 다양한 삶의 방식을 어떻게 이미지화할 수 있을까요? 정상적인 신체, 정상적인 행동, 정상적인 움직임 형태, 정상적인 역할 및 정상적인 활동을 달성하거나 그에 근접하는 데 소비되는 시간, 에너지, 비용의 양과 비교할 때 다양성과 차이를 받아들이도록 권장하는 것은 매우 소홀히 다뤄지고 있습니다. 소아/청소년 및 부모와 협력하여 미지의 세계에 대한 두려움과 가보지 않은 길에서 살아가는 데 따르는 어려움을 어떻게 인정할 수 있을까요? 전환 서비스(transition services)는 정상적인 아동기에 대한 생각과 행동들을 재현하기 위해 어떤 방식으로 작용하고 있나요? 아이들이 자신의 활동과 욕구에 가장 잘 맞는 길을 개척할 수 있도록 어떻게 더 잘 지원할 수 있을까요?

소아기를 이해하고 장애 아동을 지원할 수 있는 다른 방법을 생각할 때, 먼저 아동의 신체, 능력, 발달 속도에 큰 차이가 있다는 점을 고려하고 이러한 차이를 정상화하는 것이 올바른 목표인지 질문할 수 있습니다. 또한 일반적인 발달 경로에 근접하려는 시도는 일부 아동과 가족에게 즉각적으로 드러나지 않는 방식으로 해를 끼칠 수 있다는 점을 인식해야 합니다. 대부분의 장애 아동들은 시간이 지남에 따라 발달의 역할과 기대치를 잘 알게 되지만, 일부 아동들은 신체적, 사회적 발달이 최고점에 도달할 수 없을 것입니다. 이들은 불안, 고통, 우울증, 무가치감 또는 "아무것도 할 수 없다"라는 느낌 등 표준을 달성할 수 없을 때 심각한 영향을 받을 수 있습니다. 워커딘Walkerdine은 발달에 대한 주류 이론들은 다른 사례를 잠식하는 더 큰 유럽 가부장적 주장의 일부라고 주장했습니다. 그녀는 "보편적 발달주의에서 벗어나는 것은 이것에서 다른 것으로 생각을 바꾸는 것이 병리적이란 개념에서 벗어나야 한다는 것이어야 합니다. ...(중략) 이를 다루는 방법은 변화와 변형을 이야기하는 새로운 서사(narratives)를 만들어내는 것"이라고 제안합니다.

재활에서 정상적인 발달에 초점을 맞추면 청소년의 욕구와 능력에 더 잘 적응할 수 있는 가능성을 닫아버립니다. 이에 대한 대안은 어떤 모습일까요? 우선, 발달 목표와 일반적인 성인 이정표의 달성과 함께 "현재를 잘 살아가기"를 위한 방법을 모색하는 것이 좋습니다. 여기에는 관계의 달성 또는 유지, 개인적으로 의미 있는 프로젝트, "단순한 삶의 즐거움"에 대한 관심이 포함될 수 있습니다. 이러한 삶의 선택은 현재의 전환 프로그램(transition rhetoric)에는 포함되지 않으며, 전환 프로그램에서 일하는 많은 전문가가 이들을 지원하는 데 어려움을 겪을 수 있다고 생각합니다. 그럼에도 불구하고 표준적인 삶의 궤적들(normative life trajectories)에 근접하는 데만 초점을 맞춘다면, 경우에 따라서는 청소년의 욕구와 능력에 더 잘 맞을 수 있는 다른 가능성을 차단할 수 있다고 생각합니다. 레크리에이션 활동은 취미, 타인 돌보기 또는 자신의 돌봄 욕구 관리와 마찬가지로 더 큰 의미를 가질 수 있습니다. 이러한 활동은 미래의 발전이나 경제적 기여가 아닌 현재를 지향하기 때문에 쓸데없거나 사소하거나 낭비적인 것으로 판단될 수 있으며 지원이나 연구기금을 받을 가능성이 적습니다. 그러나, 정상적인 신체와 발달에 특권을 부여하는 모델에서 벗어나면 아이들이 자신의 신체에 대한 감각, 신체가 작동하는 방식, 하고 싶은 일을 하기 위해 사람, 환경 및 기술과 관계를 형성하는 방식을 활용할 수 있는 여지가 열릴 수 있다고 제안합니다

발달에 대한 재인식은 다름(differences)을 수용할 수 있는 대안적 삶의 방식을 위한 공간을 창출합니다. 소아에서 성인으로의 전환기의 핵심인 노동, 생산성, 독립성, 성인으로서의 사회적 지위를 성취하는 것과는 다른 삶의 방식을 추구하는 것에 대한 개방성도 함께 균형을 이루어야 합니다. 보다 넓게 수용하고자 하는 윤리의식의 일환으로 재활은 사회에서 개인의 비생산적, 비물질적 기여에 더 많은 관심을 기울일 수 있습니다. 소아발달과 성인으로의 전환을 다양성이 없는 단선적 경로(unlimited linear pathway)로 생각하는 것에서 벗어나면 청소년 및 그 가족과 함께 탐색할 수 있는 여러 다른 경로가 열립니다. 마찬가지로 아동들이 어떻게 움직이는지에 대해 재검토하면 다양한 선택지가 열립니다. 더 어린 나이에 외부 활동을 할 수 있도록 하는 조기 전동 이동 수단 도입은 수년 동안 지지되어 왔지만, 그 도입은 다소 더디게 진행되어 왔습니다. 서로 다르다는 것을 받아들이도록 장려한다는 것은 기어다니기, 보조 장치 사용하기, 죄책감 없이 독립적인 보행에 대한 욕구를 포기하고 대체 이동 수단의 활용에 대해 가족들이 편안함을 느끼도록 돕는 것을 의미하기도 합니다. 이러한 종류의 생각들은 다양성을 받아들이고 여러 가지 생활 방식을 도입하는데 도움이 됩니다.

부모와 자녀가 이러한 문제에 대해 이야기하고 서로의 경험, 두려움, 미래 상황들을 공유할 수 있는 공간을 만드는 것도 중요합니다. 자녀의 가치관과 신념이 형성되는 동시에 부모의 자녀에 대한 가치관과 목표도 변화할 수 있습니다. 장애와 다름에 대한 부정적인 견해가 부모와 장애 아동에게 강요될 수 있지만, 각자의 특수한 상황과 반대 의견에 대한 경험을 통해 이러한 생각들이 변화할 수도 있습니다. 재활의 가장 큰 과제는 달성 가능한 치료 목표를 추구하면서 아동이 긍정적인 장애 정체성을 유지하도록 돕는 최선의 방법을 결정하는 것입니다. 아동기를 '어떤 대가를 치르더라도' 치료를 받아야 하는 중요한 시기로 보는 시각에서 벗어나면 장애 아동이 일상생활을 더욱 온전히 즐기고 참여할 수 있도록 지원하는 접근 방식을 위한 공간이 만들어질 수도 있습니다.

결론

이 장에서는 소아재활의 기본 개념인 정상 발달에 대해 여러 방면에서 다시 생각해 볼 필요가 있다고 제안했습니다. 우리는 정상 발달을 포기하거나 다른 것으로 대체할 것을 제안하는 것이 아닙니다. 오히려 아동기에 대한 다양한 사고방

식을 통해 재활에 대한 종합적인 정보를 얻을 수 있는 가능성을 열어야 한다고 주장하고 있습니다. 정상 발달이 아동기에 대한 주류 이론이 된 것은 앞서 간략히 살펴본 특정한 역사적, 문화적 환경과 신념 때문이었습니다. 중요한 것은 발달이 사실인지 여부가 아니라 발달이 효과가 있느냐는 것입니다. 발달만이 소아의 삶을 이해하는 유일한 방법은 아니며, 장애 아동과 청소년에게 무엇이 최선인지, 좋은 것인지, 옳은 것인지 생각하는 유일한 방법도 아닙니다. 발달에 대한 의문을 갖기 시작하면 소아 및 가족과 함께 일할 수 있는 새로운 가능성이 열리고, 이를 통해 소아와 가족이 잘 살 수 있도록 도와줄 수 있는 욕구와 희망에 대해 함께 모색할 수 있습니다. 여기에는 때때로 장애를 개선하고, 힘, 언어 또는 보행 능력을 향상시키기 위해 노력하며, 때때로 능력, 대체("비정상적") 이동 또는 의사소통 방법을 받아들이고 정상화를 추구하는 것을 포기하는 것을 옹호하는 것이 포함될 수 있습니다. 이러한 아이디어가 비판적 사고를 통해 이 분야를 재구성하는 데 기여할 수 있기를 바랍니다. 이러한 차원에서의 지속적인 토론과 대화를 기대하며 이 장을 마칩니다.

제 2 부

행동하는 철학

5

개구리도 입술이 있을까? – 재활에서 '마음'이란 영역에 대한 탐구

리처드 시거트 / 매튜 매독스

사람들의 중추신경계에서 무슨 일이 일어나고 있는지 알 수 있다고 해도, 그들의 행동을 의식적인 생각과 감정으로 설명할 수 있는 방법을 찾는 것을 멈추어야 할 것 같지는 않습니다. 또한, 자신의 신체 상태로부터 도출된 추론이 자신의 경험에 대한 자신의 인식과 상충되는 경우에, 우리의 인식이 더 우수한 권위를 갖는다고 계속 생각해서는 안 될 것입니다.

알프레드 에어 경Sir Alfred Ayer (그레고리Gregory 1998)
전 옥스퍼드 대학교 논리학과 교수

이 장의 목적은 재활에 대한 한 가지 중요한 이론적 문제, 즉 재활에서 '마음'이 차지하는 영역을 고찰하는 것입니다. 마음과 신체 또는 마음과 뇌의 관계는 철학에서 오랫동안 논의되어 왔으며 "심신 문제"라는 고유한 이름까지 가지고 있습니다. 철학, 심리학 또는 신경과학을 전공하는 거의 모든 학부생은 르네 데카르트Rene Descartes와 심신 이원론(mind-body dualism)에 대해 들어본 적이 있을 것입니다. 하지만 일반적으로 재활 교과서나 학술잡지에는 마음 자체에 대한 내용이 거의 없습니다. 반면, 신경 영상 기술이 발전하고 신경 가소성에 대한 이해가 향상됨에 따라 뇌는 일반적으로 잘 표현되고 있습니다. 이 장에서는 마음-뇌-신체 문제가 재활에서 고려해야 할 중요한 이론적 문제라고 주장할 것입니다. 먼저, 일부 재활 독자에게는 생소할 수 있으므로 고대 및 현대 철학자들이 심신 문제에 대해 취한 몇 가지 중요한 입장을 간략하게 설명하고자 합니다. 둘째, 순수 신경학적 설명이 아닌 인지적(또는 정신적) 수준의 인간 기능 및 능력에 대한 이해에 의존하는 심리학 및 재활 분야의 최근 발전 사례를 제공합니다. 이러한 예는 다음과 같습니다: (i) 인간 인지의 이중 과정 또는 "두 경로" 모델에 대한 최신 아이디어, (ii) 우울증 및 기타 정서적, 신체적 장애를 치료하기 위한 마음챙김 명상 기법(mindfulness meditation)의 사용, (iii) 뇌졸중 재활에서의 시각적 상상(visual imagery), (iv) 만성 호흡기 질환 환자의 호흡 곤란 관리를 위한 인지 행동 치료(cognitive behavioral therapy, CBT)의 사용 등이 이에 해당합니다. 셋째, 데니 보르스붐Denny Borsboom과 동료들의 최근 연구를 소개하여 마음을 재활로 이끄는 한 가지 잠재적 방법을 설명합니다. 이 연구에서 그들은 최근 심리학 분야의 발전으로 행동과 생물학 사이의 복잡한 관계에 대한 수학적 모형화가 가능해졌다고 주장했습니다.

이 장에서 취한 인식론적 입장(epistemological stance)은 *과학적 사실주의(scientific realism)*로 가장 잘 설명됩니다. 이러한 입장은 과학적 접근 방식이 외부 세계 또는 우주를 이해하고 알기 위한 최선의 전략이라고 가정합니다. 사회 과학에서 이것은 실증주의(positivism)와 상대주의(relativism)의 두 극단 사이에 위치합니다. 현실주의적 입장은 인간의 모든 지식이 필연적으로 사회적으로 구성된다는 것을 인정하지만, 과학적 방법의 불가피한 오류를 인정하면서 세계에 대한 객관적인 지식을 얻기 위해 노력할 가치가 있다고 주장합니다. 즉, 현실주의자는 과학적 방법의 특수성을 주장하며 과학이 예술, 문학, 법학, 종교 등 다른 앎의 방식에 비해 엄청난 장점이 있다고 생각하지만, 기껏해야 과학이 현실에 대한 대략적인 근사치를 제공한다는 것만 인정하는 입장입니다.

몸과 마음의 문제, 그리고 그에 대한 몇 가지 입장

마음, 의식, 사고, 꿈, 환각, 데자뷔와 같은 현상은 역사적으로 심리학은 물론 *마음 철학(philosophy of mind)*으로 알려진 철학의 한 분야에서도 관심의 대상이 되어 왔습니다. 심리학은 이러한 현상을 스스로의 조작적 정의(operationalization)를 통해 경험적으로 연구하는 데 중점을 두었지만, 철학은 마음, 신체, 뇌에 대한 우리의 이해를 뒷받침하는 광범위한 개념적 문제와 가정을 파악하고 풀어내는 데 더 많은 관심을 기울여 왔습니다. 마음 철학자들의 지속적인 관심사는 소위 심신(몸과 마음)에 대한 문제였습니다. 이 논쟁은 가장 단순하게는 사람의 심신사이의 관계의 본질에 관한 것이지만, 최근에는 주로 마음과 뇌 사이의 관계에 초점을 맞추고 있습니다. 프랑스 철학자 르네 데카르트Rene Descartes가 정신과 육체가 분리되어 질적으로 다르며 서로 다른 법칙을 따른다는 *이원론(dualism)*을 처음 제안한 이래 이 두 현상이 어떻게 관련되어 있는지에 대한 논의가 활발하게 진행되어 왔습니다. 데카르트는 마음(또는 정신)은 뇌의 송과선과 어떻게든 연결되거나 소통하지만, 본질적으로 육체와 같은 물리적 존재는 아니라고 주장했습니다. 이원론은 오늘날 진정한 정신 철학자들에 의해 더 이상 지지받지 못하지만, 그럼에도 불구하고 다양한 관점이 공존합니다. 앞으로 심신 문제에 대한 주요 관점 중 몇 가지를 간략히 소개하고자 합니다. 이러한 관점에는 물질주의(유물론, physicalism), 행동주의(behaviorism), 기능주의 정체성 이론(functionalism identify theory), 종속이론(supervenience)이 포함됩니다. 이러한 시각들 및 기타 관점에 대한 자세한 설명은 다른 문헌을 참조하시기를 바랍니다.

물질주의

물질주의(유물론)는 모든 정신적 사건을 물리적 또는 생물학적 기반으로 환원할 수 있다는 믿음입니다. 즉, 우리가 지각 있는 존재로서 주관적으로 경험하고 '아는' 모든 정신적 사건(감각, 지각, 감정, 생각, 기억, 아이디어, 신념, 이미지 포함)은 우리 몸, 특히 신경계에서 일어나는 생화학적 및 전기적 반응의 직접적인 결과라고 보는 것입니다. 마음과 뇌 문제에 대한 이러한 접근 방식은 과학적 이해를 위한 *환원주의적 전략(reductionistic strategy)*으로, 복잡한 사건을 개별적으로 연구할 수 있는 구성 요소로 세분화하는 것이 특징입니다. 예를 들어, 후각 환각을 경험하는 사람들의 뇌에 있는 신경전달물질의 분자 성분을 분석하여 후각 환각과 같은 복잡한 사건을 이해하려고 할 수 있습니다. 강화된 형태의 유물론은 궁극적으로 모든 정신 현상을 생리적 수준에서 설명할 수 있어야 한다고 주장합니다.

행동주의

행동주의는 인간과 동물의 행동을 이해하는 접근법으로, 20세기 대부분의 기간 동안 심리학에 큰 영향을 미쳤습니다. 행동주의의 가장 유명하고 때로는 논란의 여지가 있는 대변인은 미국의 심리학자 스키너B.F. Skinner로, 그는 조작 심리학(operant psychology)의 선구자이자 주창자였습니다. 스키너는 자신을 "급진적 행동주의자"로 묘사하며 심리학의 적절한 주제는 관찰할 수 없는 정신 현상보다는 관찰 가능한 행동에 대한 연구라고 주장했습니다. 이를 위해 그는 환경을 정확하게 통제할 수 있고, 내적인 자기 보고에 영향을 받지 않는 쥐와 비둘기 등 다른 종(species)의 행동을 연구해야 한다고 주장했습니다. 스키너Skinner는 인간의 행동을 결정하는 데 있어 환경이 가장 중요하며, 보상과 처벌의 체계가 행동을 형성하거나 형성하는 데 있어 환경의 핵심적인 특징이라고 주장합니다. 사실, 행동주의에는 여러 가지 철학적 입장이 있지만, 공통점은 관찰할 수 없는 정신 현상으로 행동을 설명하는 것에 대한 거부감입니다. 그래서 일부 행동주의자들은 정신 현상의 존재 자체가 관찰이 불가능하기 때문에 행동에 대한 과학적 설명은 불가능하다고 주장합니다.

기능주의

기능주의는 윌리엄 제임스William James 이후 심리학에 영향을 미쳤으며 현대 인지 심리학에 널리 영향을 미친 인간 행동을 이해하는 접근 방식입니다. 기능주의자들의 접근법은 정신 능력의 생물학적 또는 진화론적 목적을 이해하고 정신 생활의 다양한 구성 요소가 개별 단위로 작동하는 방식을 조화로운 체계의 일부로 모형화하는 것이 중요하다는 점을 강조합니다. 기능주의에 대한 현대적 설명은 정보 혁명의 영향을 크게 받았으며, 컴퓨터 하드웨어(신경과학)와 컴퓨터 소프트웨어(인지심리학)를 비유하는 경우가 많습니다. 즉, 뇌와 컴퓨터의 비유를 받아들인다면 기능주의자는 컴퓨터를 작동하는 소프트웨어 프로그램을 이해하려고 하고 신경과학자는 전자 회로와 마이크로프로세서에 관심을 둔다고 할 수 있습니다. 토론은 일반적으로 이러한 수준 중 하나에서 인간의 정신 활동을 다른 수준에 대한 참조 없이 얼마나 잘 특성화할 수 있는지에 중점을 둡니다. 재활과 밀접한 관련이 있는 기능주의 전통의 대표적인 예는 인지-신경심리학(cognitive neuropsychology)으로, 국소적인 뇌 병변이 개별 환자에게 미치는 영향에 대한 면밀한 분석을 통해 뇌 기능을 이해하려는 시도입니다.

정체성 이론

정체성 이론을 지지하는 사람들은 우리가 정신적 사건과 그 생리적 토대를 연관시킬 수 있다고 주장합니다. 이 접근 방식은 정신적 사건의 존재에 대해 이의를 제기하지 않고 오히려 그 생물학적 또는 신경학적 토대를 강조합니다. 정체성 이론을 지지하는 사람들은 종종 신경계의 관점에서 설명하는 과학적 설명과 *민속 심리학(folk psychology)*적 설명(신념, 소망, 감정, 욕망의 관점)을 구분합니다. 예를 들어 다음과 같은 가상의 시나리오를 생각해 보세요. 임상 동료인 데니스Dennis가 직상 내 병동에서 지를 지나치는데 제가 평수 기분 좋게 인사해도 반응하지 않습니다. 저는 이것을 다음과 같이 해석할 수 있습니다. 데니스는 상담사로 승진하고 싶은 욕구가 큽니다. 그는 자신의 업무가 저보다 훨씬 뛰어나다고 믿고 있습니다. 저는 최근 승진에 성공했지만, 그는 그렇지 못했습니다. 데니스는 분노와 억울함을 느낍니다. 그는 제가 기분 좋게 인사한 것이 자신을 모욕하려는 저의 의도에서 비롯된 것이라고 생각할 수도 있습니다. 우리 자신과 다른 사람들의 행동을 이해하고 설명하는 일상적 또는 상식적 방식을 형성하는 것은 바로 이러한 *민속 심리학*입니다. 대부분의 정체성 이론가들은 행동을 설명하는 민속 심리적 틀의 존재를 기꺼이 받아들이지만 신경계 수준의 설명에 비해 비과학적인 것으로 간주합니다. 행동에 대한 과학적 설명은 정신 현상의 신경학적 상관관계를 규명하는 것과 관련이 있습니다.

종속이론

종속이론은 여러 계층적 수준의 설명이 필요한 자연 현상을 이해하기 위해 철학에서 널리 사용되는 개념입니다. 예를 들어, 우리는 기억을 여러 가지 수준으로 설명할 수 있습니다. 전기적 및 생화학적 사건이 발생하는 개별 뉴론(neuron)의 수준이 있습니다. 또한 수많은 뉴론의 발화(firing)를 조정하여 한 뇌 영역에서 다른 뇌 영역으로 정보를 전송하는 신경 회로 수준도 있습니다. 다른 수준의 설명으로는 전전두엽 피질 (prefrontal cortex), 기저핵 (basal ganglia), 해마 (hippocampus)와 같은 뇌의 넓은 영역에 대해 이야기할 수도 있습니다. 또 다른 수준에서는 단어 회상 과제에서 관찰 가능한 행동으로 사람의 기억을 설명할 수도 있습니다. 알츠하이머병과 같은 치매 질환을 앓고 있는 사람이라면 이러한 '낮은' 수준으로의 기억력 저하가 일상적인 행동과 가정 생활에 미치는 영향을 설명하기 위해 완전히 다른 차원의 설명이 필요할 수도 있습니다. 종속이론에 대한 철학적 입장은 다양하지만, 본질적인 아이디어는 낮은 수준의 현상이 다음(상위) 수준의 현상에 영향을 미치거나 조종할 수 있다는 것입니다. 실제로 상위 수준의 모든 변화는 다음 수준의 변화를 반영해야 합니다. 또한 특정 해당 수준에서만 가장 의미 있게 이해되는 중요한 현상이 나타날 수 있다는 개념도 중요합니다. 예를 들어, 개성(personality)은 종종 사람을 특징짓는 일련의 행동 특성을 설명하는 데 사용됩니다. 의심할 여지 없이 '외향적', '불안', '양심적'과 같은 성격 차원에 반영된 행동이나 특성은 다양한 수준의 유전적 요인과 신경학적 요인이 직접적으로 반영된 것입니다. 그러나 유전적 또는 신경학적 수준에서 설명할 수 없는 개성의 특정 측면(예: 높은 불안감을 유발하는 발달적 요인 또는 양심에 대한 가치와 보상에 대한 문화적 차이)은 여전히 과학적 탐구의 가치가 있는 분야입니다.

사람, 마음, 그리고 손상된 뇌에 대한 연구들

이 장의 핵심 관심사는 재활이 뇌의 구조와 기능을 이해하는 데 있어 현대의 진보를 받아들였으나 마음과 신체와의 관계에 대한 중요한 철학적 질문에는 거의 관심을 기울이지 않았다는 것입니다. (재활에서 정체성과 자아의 영역에 대한 성찰은 9장 참조). 예를 들어, 신념, 소망, 욕망과 같은 정신적 사건이 행동에 대한 과학적 설명을 제공할 수 있을까요? 어떤 사람들은 그러한 현상이 우리의 민간 심리학의 일부이지만 과학적 설명에 포함될 수 없다고 주장할 것입니다. 하지만 재활 전문가들은 뇌 손상이나 신경 질환으로 인한 인지 문제를 가진 사람들과 자주 일하기 때문에 이러한 문제는 중요합니다. 뇌 해부학 및 기능에 대한 올바른 이해는 신경 질환을 가진 사람들과 함께 일하는 전문가에게 필수적이지만, 마음이 어떻게 작동하는지에 대한 이해도 중요합니다. 이것은 마음과 뇌가 서로 어떻게 연결되어 있고 어떤 관련이 있는지 궁금하게 만듭니다. 여기에서는 재활과 관련성이 있는 독특한 정신 현상에 대한 네 가지 연구 분야를 간략하게 소개합니다.

빠르고 느리게 생각하기

저명한 심리학자이자 노벨상 수상자인 다니엘 카너먼Daniel Kahnemann은 최근 '생각하기: 빠름과 느림'이라는 제목의 베스트셀러를 출간했으며, 인간의 인지 또는 사고에 대해 현재까지 알려진 많은 내용을 요약한 책입니다. 제목에서 알 수 있듯이 인간의 인지는 질적으로 다른 두 가지 유형 또는 사고 스타일로 특징지어지는 것 같습니다. 하나는 정보를 처리하는 시스템으로, 빠르고 자동으로 작동하며 대부분 의식적인 인식(conscious awareness) 밖에서 작동하는 것으로 보입니다. 예를 들어, 가족 모임에서 우리는 얼굴을 인식하고 얼굴의 감정 표현을 거의 즉각적으로 해석할 수 있습니다. 이 시스템은 거리 판단, 적대적인 댓글 경고, 간단한 계산, 도로 표지판 읽기, 스케이트보드 타기, 주변 환경의 물리적 위험 감지 등의 작업을 주로 담당합니다. 또한 두 번째 시스템 또는 사고방식은 더 느리고 더 많은 노력이 필요하며 우리의 의식적인 인식 내에서 작동합니다. 예를 들어, 슈퍼마켓에서 오늘 저녁 식사로 무엇을 요리할지, 어느 통로에서 다양한 식재료를 찾을지 고민합니다. 카너만Kahnemann의 '시스템 II'는 평소보다 빨리 걷기, 휴대폰 두 내의 가격 비교, 세금 신고서 작성, 등교 첫날 옆자리에 앉았던 사람의 이름 기억하기 등의 행동들도 대부분 통제합니다.

지금까지 인간 인지의 이중 또는 병렬 모델에 대한 수많은 증거가 있음에도 불구하고 재활 이론, 진료 또는 연구에 거의 또는 전혀 영향을 미치지 못했습니다. 다시 말해, 인간의 인지나 사고의 근간이 되는 근본적인 과정에 대한 최신 지식은 아직 인지 문제가 있는 사람들의 재활에 적용되지 못하고 있습니다. 이러한 지식을 재활 현장에 적용하면 치료에 직접적이고 실질적인 영향을 미칠 수 있습니다. 예를 들어, 인간 인지의 병렬 프로세스 모델은 환자를 보다 포괄적으로 평가하고, 가장 손상된 사고 유형을 활용, 개발 또는 보상하기 위한 개선된 치료 처방할 수 있는 중요한 근거를 제공할 수 있습니다. 또한 특정 유형의 사고(thinking)가 장애에 더 심각하게 영향을 받거나 저항하는지를 살펴볼 수 있으며, 이는 어떤 치료 접근법이 가장 효과적일지에 시사점을 줄 수 있습니다.

마음챙김

자기 조절에 대한 마음챙김 기반 접근법(Mindfulness based approaches)은 정서적 고통을 줄이고 삶의 질을 증진하는 데 도움이 된다는 증거가 쌓이면서 다양한 질환에 적용되고 있습니다. 이러한 질환에는 만성 질환, 주요 우울증, 정신 장애, 요통, 유방암, 불안 장애, 섭식 장애 등이 포함됩니다. 본질적으로 마음챙김 훈련은 전통적인 불교의 가르침과 수행에서 파생된 명상의 한 형태를 사람들에게 교육하여 왔지만, 호흡 감각이나 환경의 소리 또는 자신의 의식적 인식의 순간순간(moment-by-moment) 흐름에 대한 세속적 또는 비 종교적 방식으로 가르치는 것을 포함합니다. 사실 집중에 대한 정확한 목적이 중요한 것이 아니라 현재의 순간을 판단하거나 평가하지 않고 관찰하면서 말할 수 있는 능력이 더 중요합니다. 개인이 집중하는 목표로부터 마음이 방황하는 것을 발견하면 이 사실을 주목하고 주의를 다른 곳으로 돌리되 자기 비판이나 판단을 하지 않도록 지도받습니다. 마음챙김 수련자들은 종종 편안한 인식 상태에 도달했다고 보고하지만, 마음챙김의 목표는 편안함 그 자체가 아닙니다. 예를 들어, 명상 중에 불안한 생각이나 감정이 떠오르는 경우, 마음챙김 수행자는 이러한 내적 사건을 평온하고 판단하지 않는 방식으로 관찰하는 것이 좋습니다. 마음챙김이 삶의 질을 증진하는 데 작용하는 실제 메커니즘은 아직 불확실하며 더 많은 연구가 필요합니다. 그러나 마음챙김은 간단하고 비침습적인 절차로 이미 뇌 손상, 다발성 경화증, 뇌졸중, 유방암 환자를 대상으로 한 임상시험에서 긍정적인 결과를 얻었습니다. 마음챙김 수행자는 생각이 끊임없이 생겨나 '지금 그리고 여기'에 대한 인식으로부터 주의가 분산하는 과정을 관찰하고, 생각을 절대적인 진리가 아닌 단지 생각으로 볼 수 있게 됩니다.

뇌졸중후 운동 재활에서 시각적 상상

정신적 상상(mental imagery)에 대해 이 장에서는 철학자들이 "사고 실험(thought experiment)"이라고 부르는 것으로부터 시작하겠습니다. 더 읽기 전에 몇 분간 시간을 내어 다음 질문에 답해 보세요. 교과서, 다른 사람, 인터넷 검색 엔진 또는 기타 정보 출처를 참조하지 마시고요. 자기 성찰은 허용됩니다. 질문은 다음과 같습니다. 개구리에게도 입술이 있나요? 여기서 우리가 관심 있는 것은 이 질문에 대한 정답이 아니라 답을 찾은 방법입니다.[1] 여러분이 이 질문에 어떻게 답했는지에 대한 한 가지 답은 다음과 같습니다. 여러분은 개구리에 대한 정신적 형상, 즉 마음속을 만들었으면서도, 이 개구리의 입술이 있는지 없는지 정신적으로 살펴보는 것입니다.[2] 흥미롭게도 마음 철학에서는 정신적 이미지의 존재 자체에 대해 이의를 제기하는 학파도 있으며, 정신적 이미지의 존재를 인정하는 경우에도 정신적 이미지가 인과적 속성(causal properties)을 가질 수 있는지 여부에 대해 격렬한 논쟁이 벌어지고 있습니다.

최근까지 재활 문헌에서는 아직 사례를 찾을 수 없지만, 뇌졸중 후 운동 회복을 개선하기 위해 시각적 상상에 대한 인간의 능력을 활용할 수 있다는 가능성에 대한 관심이 높아지고 있습니다. 이 주제에 대한 체계적인 검토에 따르면 대규모

1) 이 사고 실험의 샘플은 Tye(1991)에서 가져온 것입니다.
2) 위키피디아에 따르면 개구리는 우리와 같은 입술이 없지만 입 가장자리 주위에 입술 모양이 있습니다(http://wiki.answers.com/Q/Do_frog_have_lips #ixzzlzoALXoF4 참조).

연구와 엄격한 연구 설계가 필요함에도 불구하고 "현재의 증거는 운동 이미지 처리가 기존의 물리 치료 또는 작업 치료에 추가적인 효과를 제공한다는 것을 시사한다"라고 결론지었습니다. 스포츠 심리학에서 신체 능력을 향상시키기 위한 정신적 상상에 대한 연구는 이미 잘 확립되어 있으며, 스포츠 심리학 및 인지 신경과학과 재활을 위한 유망한 경험적 연결고리를 제공합니다. 임상 심리학 분야에서도 외상 후 스트레스 장애 및 공포증과 같은 질환의 치료에 정신 이미지 처리를 사용해 왔으며 시각적 상상 능력 평가를 위한 매우 정교한 접근법을 개발해 왔습니다. 더 넓은 관점에서 보면 재활 분야에서 사람의 이미지 처리 능력을 잠재적으로 활용하는 것에 대한 관심은 아주 이해가 됩니다. 따라서 재활의학 전문의들과 연구자들도 관련 철학적 문제에 대한 논의를 받아들이고 함께 참여하는 것이 중요해 보입니다.

만성 호흡기 질환으로 숨이 찬 환자를 위한 인지 행동 치료

정체성 이론에 따라 만성 폐쇄성 폐질환(COPD)의 호흡곤란에 대한 신경생리학적 이해가 높아지면서 양전자 방출 단층촬영(PET) 및 기능적 자기공명영상(fMRI)과 같은 뇌 영상 기술이 활용되고 있습니다. 이러한 기술은 혈류의 변화로부터 신경 활성화를 추론합니다. 실험을 통해 환자의 호흡곤란이 유발되는 동안 뇌 이미지를 얻은 후 근본적인 메커니즘과 증상이 어떻게 연관되는지 파악할 수 있습니다. 흥미롭게도 숨가쁨에 대한 자세한 생물학적 설명을 추구하는 이러한 연구들은 주로 증상의 정서적 요소를 강조했습니다. 숨가쁨을 일으키면 위협, 공포, 고통, 불안과 관련된 대뇌피질-변연계 구조가 일관되게 활성화되는 것으로 나타났습니다. 숨가쁨에 대한 신경생물학적 설명을 찾기 위해 정교한 방법을 사용한 연구들은 감각과 정서적 요소를 분리하고 환자가 증상을 경험하는 방식에서 마음의 역할을 강조했습니다.

이러한 이해를 통해 어느 정도 호흡 곤란으로 인한 정서적, 인지적, 실험적 과정을 목표로 하는 마음 기반 접근법을 더 널리 사용하게 되었습니다. 여기에는 만성 호흡기 질환을 앓고 있는 환자, 특히 의학적으로 최적의 상태로 관리되고는 있지만 여전히 고통을 겪고 있는 환자를 관리할 때 인지행동치료법(Cognitive Behavioral Therapy, CBT)을 사용하는 것이 포함됩니다. 인지행동치료법(CBT)은 정서적 경험과 후속 행동을 형성하는 데 있어 정서적 및 인지적 과정의 역할을 강조합니다. 예를 들어, 만성 폐쇄성 폐질환 환자(COPD)는 숨이 차는 것에 대한 두려움으로 인해 높은 수준의 불안을 경험할 수 있습니다. 숨이 차고 대처할 수 없다는 인식은 낮은 수준의 일상 기능수행, 재활 프로그램 참여, 최대 운동 능력 검사 수행 등에서 좋지 않은 건강 결과와 관련이 있습니다. 따라서 질병에 대해 부정적인 인식을 가진 환자는 만성 질환과 관련된 무기력(deconditioning)을 악화시킬 수 있고, 앉아서 생활하는 생활 방식을 채택할 가능성이 더 높습니다. 인지행동치료(CBT)는 높은 불안과 같은 부정적인 감정 상태와 그 유발 요인을 이해하고 해결함으로써 환자가 사건에 대해 생각하고 반응하는 방식을 변화시켜 감정이 환자 행동에 미치는 영향을 줄이는 것을 목표로 합니다. 만성 폐쇄성 폐질환 환자에서 인지행동치료 접근법의 효과에 대한 초기 증거는 고무적입니다. 그러나 아직 연구 규모가 작고 연구가 부족하며 추가 연구가 필요합니다.

격차 줄이기: 환원 문제에 대한 심리측정학적 접근법

키에빗Kievit과 동료들이 최근 발표한 논문에서는 신경학적 변수와 심리적 또는 행동적 변수 간의 관계를 조사하기 위한 유망한 새로운 연구 전략을 제안했습니다. 이 논문에서 저자들은 주로 "환원 문제(reduction problem)" 또는 행동 측정값(예: 다차원 성격 설문지 점수)과 생리적 측정값(예: fMRI 자료)을 조화시키는 방법에 관심을 두고 있습니다. 이들이 추천하고 시연한 접근 방식은 특히 키에빗Kievit 등에 의해 개발된 통계적 모델링을 사용합니다. 저자들은 "심리측정학(psychometrics)에서 주로 개발되어 알려진 통계적 속성을 가진 수학적으로 추적 가능한 모델은 마음 철학에서 개발된 뇌와 행동 측정 간의 관계에 대한 이론적 관점을 매우 상세하게 지도화(mapping)할 수 있다"라고 주장합니다.

심리측정 및 구조방정식(structural equation modeling, SEM)을 사용하면 잠재적 변수(예: 신경증과 같은 성격 특성)와 명시적 변수(예: 심박수, 뇌파 반응)를 모두 사용하여 모델에 잘 맞는지 실제 자료와 비교하여 검증할 수 있는 명확한 모델을 구축할 수 있습니다. 키에빗Kievit 등은 구조 방정식 모델에는 **그림 5.1**에 표시된 두 가지 도식 모델과 같이 *요약형 모델(summative model)*과 *형성형 모델(formative model)*이 모두 포함될 수 있다고 말합니다. 반사적 모델(reflective model)인 모델 1은 표준 심리측정 모델 또는 잠재 변수를 대표하며, 설문지 항목(변수 A, B, C)에 대한 측정된 결과를 합산하여 그림에서 큰 원으로 표시된 기본 구성 요소의 값을 추정합니다. 예를 들어, 불안감을 직접 측정할 수는 없지만 불안감 설문은 개별 항목에 대한 응답이 개인의 근본적인 불안 특성에 영향을 받는다는 가정하에 작동합니다. 세 항목에 걸쳐 있는 작은 원은 오차 분산 또는 잠재 변수로 설명되지 않는 분산을 나타냅니다. **그림 5.1**의 모델 2는 변수를 보다 직접적으로 측정할 수 있는 다른 상황인 합산 모델을 나타내며, 이러한 변수를 결합하여 이론적 구성을 나타낼 수 있습니다. 이는 일반적으로 독립 변수를 사용하여 종속 변수를 예측하거나 추정하는 회귀 모형의 형태를 취합니다. 키에빗Kievit 등은 이러한 변수의 대표적인 예로 사회경제적 지위(socioeconomic status, SES)를 제시합니다. 사회경제적 지위는 직접 측정할 수는 없지만, 일반적으로 소득과 교육 지수를 조합하여 추정합니다. 재활 연구에서 이러한 요약 모델(summative model)은 심리적 변수와 생리적 변수의 상호작용에 대한 점점 더 복잡한 이론적 모델을 테스트하기 위해 조형 모델(formative model)에서 심리적 변수와 함께 사용할 수 있는 생리적 측정치를 사용할 수 있습니다. 예를 들어, 마음챙김을 뒷받침하는 메커니즘을 이해하기 위해 뇌파, 심박수, 전기 피부 반응과 같은 신경생리학적 측정과 마음챙김 설문지에 대한 응답과 같은 인지적 측정을 결합하는 것이 가능할 수 있습니다.

키에빗Kievit 등은 심리학과 신경과학의 접점에서의 발전은 수학적 모델과 같은 공식 이론의 개발과 검증의 증가에 달려 있다고 언급하면서 이러한 모델에서 심리측정학과 신경학적 측정을 모두 통합하는 것을 주장합니다. 또한 행동 및 신

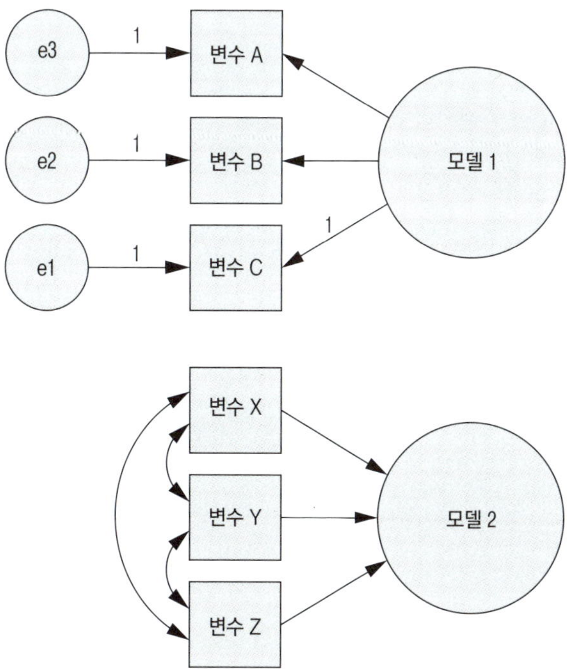

그림 5.1 반사 모델(모델 1) 과 조형 모델(모델 2)의 도식적 표현

경학적 측정을 통합하는 이러한 접근 방식은 정체성 이론(identity theory)과 종속 이론(supervenience)과 같은 마음-몸 문제에 대한 다양한 접근 방식에 대한 구체적인 검증을 허용할 수 있다고 주장합니다. 그들은 심리적 현상과 신경생리학적 현상을 조화시키는 것은 개념적 또는 철학적 문제일 뿐만 아니라 *측정(measurement)*의 문제이기도 하다고 주장합니다.

결론

수 세기 동안 이어져 온 심신(마음-몸) 문제는 현대 정신 철학의 중요한 관심사로 남아 있으며, 이에 대한 최선의 철학적 입장에 대한 활발한 논쟁이 계속되고 있습니다. 이 장에서는 이 문제에 대한 몇 가지 주요 철학적 접근 방식을 개괄하고 재활이 그 관련성을 진지하게 고려해야 할 때라고 주장했으며, 심신 문제에 대한 다양한 관점을 개괄하면서 한 가지 접근 방식을 선호하지 않고 재활에 중요한 문제라고 간단히 주장했습니다. 빠르고 느린 사고, 마음챙김, 뇌졸중 재활에서의 시각적 이미지 처리, 호흡곤란에 대한 인지행동치료에 대한 최근의 연구는 마음이 이미 재활에 중요한 역할을 하고 있다는 증거로 제시되었습니다. 이 분야 연구의 우선 순위 중 하나는 심신 문제에 대한 다양한 철학적 입장을 취하는 것이 임상 및 연구에 미치는 영향을 신중하게 탐색하는 것입니다. 예를 들어, 폰 루폴트 von Leupoldt는 최근 폐 재활에 대한 반응에서 긍정적이고 부정적인 정서 상태의 중요한 역할을 강조했으며, 프버트Pbert는 마음챙김 명상이 천식 환자에게 유용한 치료법이 될 수 있음을 입증한 바 있습니다. 이러한 주제에 대한 연구가 발전함에 따라 위에서 설명한 몇 가지 개념적, 철학적 문제를 고려하는 것이 점점 더 중요해질 것이라고 믿습니다. 또한, 저희는 심리측정 및 구조방정식 (SEM) 접근법이 심리적 및 신경생리학적 변수를 모두 포함하는 재활 분야의 정교한 이론적 모델을 정량적으로 검증하는 데 강력한 방법을 제공할 수 있음을 시사하는 키에빗Kievit과 동료들의 중요한 최근 논문을 소개했습니다. 과학은 모델을 구축하고, 모델을 검증하고, 모델을 개선하는 방식으로 진행되며, 이는 재활이 발전할 수 있는 좋은 지름길이기도 합니다.

6

운동에 대해 다시 생각하다: 주류 재활이론에 대한 포스트모더니즘적 성찰

데이비드 니콜라스 / 바바라 깁슨 / 조안나 페이딜

서론

운동(movement)이라는 단어는 다양한 개념을 나타낼 때 사용됩니다. 경제학자들은 상품과 서비스의 자유로운 이동(movement)을 언급하며, 음악가들은 음악적 움직임(movement)에 대해 말하고, 민족은 오랫동안 품어온 슬픔을 뒤로하며 '이동(move on)'하고, 이민과 이주를 통해 말 그대로 수백 명씩 이동하며, 노동운동(labor movements)과 민권 운동(civil rights movements), 시계의 움직임(clock movements), 확산과 삼투 같은 생물학적 움직임(biological movements)도 포함됩니다. 이러한 다양한 의미를 고려할 때, 물리 재활(physical rehabilitation) 분야에서 우리는 왜 운동에 대해 그렇게 협소한 관점을 취해왔는지 의문을 제기하는 것이 합리적일 것입니다.[1] 우리가 운동에 대해 생각할 수 있는 모든 가능한 방식을 인정한다면, 왜 우리는 그 현상을 단지 지렛대와 힘, 굴곡, 신장, 그리고 신체 형태 점 A와 점 B의 물리적인 위치 변화의 언어로만 제한해서 바라보았을까요? 운동의 다른 모든 의미는 어디로 갔을까요?

우리는 이미 이 질문에 대한 답을 어느 정도 알고 있습니다. 역사적 관점에서 볼 때 현대의 물리 재활(physical rehabilitation)은 의학 및 수술과 병행하여 등장했습니다. 원래 내과 또는 외과 의사의 업무의 일부였던 물리 재활은 제1차 세계대전에서 의학의 뚜렷한 하위 분야가 되었으며 그 이후로 정통 의료의 한 분야로 성장해 왔습니다. 최근 몇 년 동안 의학은 엘리엇 프리드슨Elliot Freidson, 데보라 럽튼Deborah Lupton, 브레인 터너Brain Turner, 사이먼 윌리엄스Simon Williams와 같은 저자들이 의생명학(biomedical)에 대한 강력한 비평을 제시하면서 광범위한 사회학적 검토의 대상이 되어 왔습니다. 1980년대 이후 의생명학에 대한 익숙한 주제들을 다룬 많은 양의 문헌이 등장했습니다: 의학은 헤게모니적이다, 의학은 사람이 아닌 신체 부위에만 관심을 갖는다, 의학은 건강과 질병에 대한 보다 총체적인 사고방식을 간과한다, 의학은 신체를 상품화한다 등입니다. 따라서 오늘날 물리 재활에서 운동에 대해 특별히 관심을 갖게 된 이유 중 일부는 의학의 영향과 신체를 기계로 바라보는 관점에서 비롯된 것입니다.

물리 재활에서 운동에 대한 또 다른 이해가 필요한 이유는 몇 가지가 있습니다. 첫째, 의료 서비스가 변화하고 있고 그 서비스를 제공, 사용, 그리고 소비하는 사람들의 욕구도 변화하고 있기 때문입니다. 둘째, 생의학적인 관점에 의해 축소된 운동의 일부 측면이 사람들의 건강과 웰빙 경험에 점점 더 중요해지고 있는 것처럼 보이기 때문입니다. 셋째, 현재 물리 재활이 운영되는 사회적, 정치적 맥락이 처음 존재했을 때와 더 이상 동일하지 않기 때문입니다. 보건 전문가들은 더 이상 주 정부로부터 그들의 직함이나 영역에 대한 보호, 공적 자금이 지원되는 훈련의 활용, 그리고 신체, 운동 및 재활에 대해 분야별로 전문 지식이라는 이름으로 거의 의심 없이 환자 집단에 제공할 수 있는 기회 등을 이제는 기대할 수 없습니다. 건

1) 이 장에서는 물리 재활(physical rehabilitation)이라는 용어에 초점을 맞추고 있다는 점에 유의해야 합니다. 이 포괄적인 용어는 물리적 형태와 기능 및 다양한 해부학적, 생체역학적, 운동학적, 병리적, 생리적 형상에 초점을 맞춘 재활모형을 의미합니다. 이러한 구분이 다소 자의적이고 이론적 근거가 부족하다는 것을 알고 있지만, 특히 중독 및 정신 건강 업무나 회복의 개념이 선호되는 직업 과학 분야에서-전문적인 경험이 거의 없는 재활의 형태와 구분- 발견되는 재활의 형태와 구별하기 위함입니다.

강 돌봄(health care) 분야에서 일하는 사람들 사이에 널리 퍼져 있는 인식은 '건강 돌봄 체계(health care system)'가 제공했던 안정성이 무너지고 있다는 것입니다. 그러나 현재의 의료 상황은 단순한 문제가 아닐 뿐만 아니라, 우리의 임상현장을 뒷받침하는 기본 가정에 의문을 제기하고, 다르게 생각하고 실천하도록 도전하면서 지금까지 예상하지 못한 기회를 제공할 수도 있습니다.

우리에게 열려 있는 한 가지 기회는 보건 전문가 및 서비스 제공자로서 우리가 습관적으로 배워온 사고방식과 관련이 있습니다. 서양 과학, 특히 생물의학에서 우리는 논리와 이성을 중시하는 법을 배웠습니다. 사실, 그렇지 않은 생각을 제안하는 것은 말 그대로 *불합리한* 일입니다. 하지만 논리와 이성의 관점에서만 생각하는 법을 배우는 것은 창의성과 자유로운 표현을 억압할 수 있습니다. 이는 현재 일부 대학원 학위과정에서 시각 예술, 시, 음악에서 흔히 볼 수 있는 비과학적 사고방식에도 중점을 두는 이유를 부분적으로 이해할 수 있습니다.

이러한 '대안적' 사고 모델이 물리 재활에 어떤 이점을 가져다줄까요? 이에 대한 간단한 대답은 우리가 실제로 알지 못한다는 사실을 인정하는 것입니다. 전기가 처음 사용 가능했을 때 무수히 많은 용도를 예측할 수 있었던 것처럼 지금의 언어, 새로운 교육학, 새로운 운동 철학을 가지고는 연구 결과를 예측할 수 없습니다. 하지만 그렇다고 해서 우리의 끈을 놓아서는 안 됩니다. 실제로 고객, 소비자 및 물리 재활 서비스 이용자들이 제기하는 복잡하고 다양한 질문에 대응하기 위해서는 다소 무리한 노력이 필요할 수도 있습니다.

다행히도 우리의 노력은 공허하게 끝나지 않았고, 최근 몇 년 동안 점점 더 많은 저술가와 이론가들이 전통적 치료의 경계에 있는 영역에 대해 탐구하기 시작했습니다. 이 장에서는 몇 가지 포스트모더니즘적 접근법을 활용하고 이를 현재의 물리 재활에 대한 생각 및 임상 방식에 적용하는 것을 목표로 합니다. 우리는 여기서 의문을 제기하는 운동에 대한 접근 방식이 실제로 물리 재활에서 주류를 이루는 것이며, 여기서 제안하는 것과 같은 대응이 부분적이라는 것을 인정합니다. 우리의 희망은 다른 사람들이 자신의 관심사에 대해 유쾌한 포스트모더니즘적 대응을 모색하고, 다르게 생각하고 실천할 수 있는 대안을 제시하는 것입니다.

폭넓은 언어학적 재평가를 시작으로, 운동에 대한 언어적 의미 중 일부를 최대한의 의미로 복원한다면 어떤 것이 가능할지 살펴보겠습니다. 예를 들어, 우리가 어떻게 관절(articulate), 편심성(eccentric), 유동성(mobilize)과 같은 단어를 사용하게 되었는지 재평가한다면 우리의 업무에서 무엇이 달라질 수 있을까요? 이 글에서는 물리 재활에 대한 철학적, 사회학적 접근의 가능성을 살펴본 후 다섯 명의 포스트모더니즘 작가들의 작품을 살펴보겠습니다: [폴 비릴로Paul Virilio, 에린 매닝Erin Manning, 질 들뢰즈Gilles Deleuze, 펠릭스 구아타리Felix Guattari, 미셸 푸코 Michel Foucault 의 작품]. 이 작가들의 작품을 통해 그들의 작품이 재활을 생각하고 임상에 어떻게 응용할 수 있는지 살펴보겠습니다.

이 장 전체에서 우리는 현재 제기되고 있는 물리 재활 문제에 대한 다양한 대응에 열려 있는 자세를 유지하기 위해 다수의 관점을 제공하려고 노력했습니다. 이는 포스트모더니즘의 기본 원칙에 따라 의도적으로 접근한 것으로, 운동의 재활화(rehabilitate movement)를 위한 흥미롭고 강력한 방법을 제시하는 접근 방식입니다. 이 장에서는 운동의 의미에 대해 비합리적인 접근 방식을 취하는 몇 가지 이유를 정확하게 설명하는 것으로 시작하겠습니다.

재활에 대한 최근 의생명학적 접근법의 한계

의생명학적(biomedical) 추론에 대한 비판, 특히 재활 분야에 대한 비판은 이제 광범위하며 다른 곳에서 훨씬 더 자세히 살펴볼 수 있습니다(이 책의 3, 4, 10, 14장을 포함한 다른 장 참조). 대체로 이러한 비판은 의생명학에서 질병과 부상에 대한 사람들의 경험을 이해하는 방식에 대한 몇 가지 한계를 다룬다는 점에서 인식론적(epistemological), 존재론적(ontological) 측면이 모두 포함됩니다. 비평가들은 생명의학이 만들어낸 '현실'과 재활에의 적용은 장애인의 평가, 판정, 객관화에 대한 과학적 관심과 가치 중립적인 객관성 추구에 의해 지배된다고 주장합니다. 생의학은 다음과 같이 주장합니다:

- 동종의학(allopathic), 해부학, 생체역학, 생리학 또는 병리학 원리를 통해 주로 기계적인 측면에서 사람/환자/타인을 파악합니다.
- 특정 상황에서 고유한 개인보다는 생물학적 신체에 초점을 맞추고 건강에 대한 추상적이고 분리된 이해를 지나치게 강조합니다.
- 건강과 질병에 대한 문화적, 경제적, 환경적, 실존적, 지리적, 정치적, 사회적 이해에 충분한 주의를 기울이지 않습니다.
- 그 결과 사회 내에서 신체 기능에 대한 전문 지식을 주장하는 특권 집단, 즉 의료 전문가 집단이 형성되었고, 이들은 건강 및 건강 서비스에 대한 개념을 해당 모델에 맞게 만들고 지속하고 있습니다.

지난 세기 동안 생명의학이 기여한 공헌에도 불구하고, 그리고 환자와 가족 중심의 치료, 삶의 질 강조, 기능(function)이 아닌 손상(impairment)중심의 치료에 더 큰 관심을 보인 의학 및 재활의 변화에도 불구하고, 여전히 생의학 중심 체계와 '증상 집합체로서의 환자'는 여전히 물리 재활을 지배하고 있습니다. 이 장에서는 생의학이 제시하는 재활 문제에 포스트모더니즘적 접근 방식을 적용하여 다른 사람들이 재활을 다른 방식으로 접근할 수 있는 가능성을 모색할 수 있도록 영감을 줄 수 있는지 살펴보았습니다.

우리의 접근 방식은 물리 재활에서 가장 중요하게 여기는 본질적인 환원적 특성(reductive quality) 중 하나인 운동에 대한 이해에 중점을 두었습니다. 중요한 것은 운동과 재활에 대한 생의학적 관점을 버리고 똑같이 문제가 있는 다른 접근법으로 대체하려는 것이 아니라는 점입니다. 오히려 우리는 물리 재활에 참여하는 사람들을 위한 다양한 선택지를 만들고, 다르게 생각할 수 있는 가능성을 탐구하고, 재활 경험을 풍부하게 하고, 수천, 수백만 명의 삶에 중요한 요소로서 재활의 잠재력 중 일부를 드러내고자 합니다. 이를 위해 물리 재활의 언어에 내재된 의미 중 일부를 가지고 본론의 주요 내용을 시작하고자 합니다.

변화하는 언어

생각이 언어를 타락시킨다면, 언어도 생각을 타락시킬 수 있습니다.

조지 오웰 George Orwell

운동(movement)의 의미에 대한 우리의 첫 번째 답변은 재활의 언어를 고려하면서도 그 어휘에 일반적으로 받아들여지는 의미를 뒤집는다면 어떤 것들이 가능할지 생각해 봅니다. 언어가 우리의 사고와 임상 방식을 정의하는 데 중요한 역할을 한다는 사실을 인정한다면, 새로운 언어나 기존 용어의 재해석을 통해 새로운 임상 방식이 등장할 수 있다고 주장하는 것도 무리가 아닐 것입니다.

먼저 현재의 치료 어휘가 어떻게 형성되었는지 살펴보면, 운동과 재활의 언어에는 고유한 어원(etymology)이 있다는 것을 알 수 있습니다. 예를 들어, 데이비드 암스트롱David Armstrong은 자세 및 움직임의 정치(politics of posture and movement)에 대한 관계에 대해 연구했습니다. 암스트롱Armstrong은 20세기 초 건강 개혁가들에게 자세와 움직임이 어떻게 정치적 관심사가 되었는지를 조사함으로써 사람들의 신체에 대한 통제가 산업, 군사, 사회 개혁의 필수적인 부분이 되었음을 보여줍니다. 중요한 것은 자세와 움직임의 언어(표현)가 신체의 형태와 기능을 심리학 및 사회학이라는 새로운 학문과 연결하는 데 중요한 역할을 했다는 점입니다. 운동장 훈련과 동일한 동작의 집단 운동은 특정한 도덕적, 사회적 가치를 심어줄 뿐만 아니라 자세나 움직임이 표준에서 벗어난 사람들을 드러내는 데에도 광범위하게 사용되었습니다. 매우 추상적인 '정상적인' 자세로 주의를 집중할 수 있는 아이의 능력은 부모님(혹은 선생님)에 대한 태도를 예측할 수 있게 해 줍니다. 주의력과 태도는 이후 심리학 분야에서 매우 중요한 용어가 되어 특정 신체적 형태와 기능을 예측할 뿐만 아니라 교정이 필요한 '문제' 아동을 가리키는 지표로도 사용되었습니다. 암스트롱Armstrong의 연구가 특히 관심을 끄는 이유는 그의 연구가 점차 성장하고 있는 학문의 한 증례이며, 매우 특정한 역사적, 사회적으로 가능한 조건을 가진 사고에 대한 우리의 타성에 도전한다는 점입니다. 운동(exercise), 휘트니스(fitness), 조율(manipulation), 치료(treatment)와 같은 개념의 역사적 출현에 내재된 문화적, 도덕적, 정치적, 사회적 '진실'을 더 자세히 살펴볼 가치가 있기 때문에 현재 물리 재활 분야에서 사용되는 언어의 대부분은 아니더라도 동일한 비판적 검토를 받을 필요가 있습니다.

암스트롱Armstrong의 연구와 마찬가지로, 우리는 재활 언어에 대한 언어학적 분석보다는 언어의 역사적, 사회적 의미, 즉 언어가 사고와 행동을 가능하게 하는 것에 더 관심을 두고 있습니다. 그러나 우리는 언어가 임상에서 의미 있는 것이 되려면 재활에 특화된 것이면서 동시에 일반적인 의미를 지니고 있어야 한다는 것을 인식하고 있어야 합니다. *균형(balance), 조율(manipulation), 작업(occupation), 안정(stability), 치료(treat)*와 같은 용어는 재활에서 흔히 볼 수 있는 용어들이지만, 이 용어들은 때때로 더 넓은 사회적 의미를 담고 있는 용어로 서로 모호하게 섞여 있으며, 이러한 모호함이 우리의 생각과 행위에 영향을 미칩니다. 예를 들어 *균형(balance)*이라는 단어는 중력의 중심 안에서 무게중심을 유지하는 사람의 능력을 의미하지만, 개인적 또는 심리적 안정과 똑바로 서 있고 안정된 상태를 유지하는 능력도 함께 내포하고 있습니다. 이러한 보다 일반적인 정의는 때때로 물리 재활에서 이 단어가 사용되는 의미에 미묘한 영향을 미칠 수 있습니다.

우리는 항상 재활 분야에서 해부학적 및 생리적 징후, 환자 증상, 질병 분류, 평가 및 치료 방식을 정의하는 용어에 대해 보다 명확한 정의를 찾고 있습니다. 이러한 탐색의 바탕에는 자연의 근본적인 법칙에 대한 탐구를 중시하는 4세기 이상의 계몽주의적 사고(Enlightenment thinking)[2] 에 기반한 생명의

2) 계몽주의적 사고(Enlightenment thinking): 중세의 전통적, 권위적 사상을 부정하는 혁신적 사상으로, 인간과 자연에 대한 합리적, 과학적 인식에 의한 이성의 계발로 인류의 보편적 진보를 추구하는 견해 (역자 주)

학의 환원주의적 경향(the reductive tendencies)[3] 이 있습니다. 포스트모더니즘(postmodernism)[4] 은 서구 과학의 뿌리 깊은 원칙을 뒷받침하는 가정에 도전하고자 합니다. 이를 달성하는 한 가지 방법은 언어를 단순화, 명료화, 확정하려는 경향을 뒤집고 대신 의미의 다양성, 포용성, 그리고 복합성을 장려하고 권장하는 것입니다.

이 장을 저술하는 동안 저희는 동료들과 함께 포스트모던적 체험에 수행했습니다. 재활에 흔히 쓰이는 단어를 주고 재활 치료에서 특정 단어를 어떻게 사용하는지 정의해 달라고 요청했습니다. 그런 다음 이러한 정의를 제쳐두고 그 단어에 대한 대체 가능한 의미를 생각해 보도록 요청했습니다. 우리는 그들에게 해석에 제약을 받지 않고 자유롭게 생각해 보라고 요청했습니다. 이 실험의 결과 중 일부는 표 6.1에 포함되어 있습니다.

이러한 연구를 통해 분명해진 것은 재활에 사용되는 단어는 일반적인 언어에서 유래되었으며 운동 과학에서 사용되는 것보다 더 광범위한 일반적 의미를 가지고 있다는 것입니다. 데이비드 암스트롱David Armstrong 과 동료들이 그랬던 것처럼 재활에 사용되는 단어가 어떻게 구분되었는지를 묻는 것 외에도, 단어가 가진 완전한 의미를 제거하고 전체 중 일부만 사용하기로 선택할 때 무엇을 얻고 무엇을 잃는지 물어야 한다고 믿습니다. 이러한 언어적 '정제(refinement)' 과정의 사회사를 재발견함으로써 우리는 단어와 문구가 어떻게 지배적(주류)이 되었는지, 그리고 이러한 지배(주류)가 어떤 영향을 미쳤는지 발견할 수 있습니다. 그리고 가장 중요한 것은 재활을 둘러싼 현재의 경제적, 정치적 상황을 고려할 때, 재활에서 사용하는 단어의 의미를 넓히고 이전에 거부했던 새로운 어휘를 도입함으로써 무엇을 얻을 수 있는지 생각해 보아야 한다는 것입니다.

이 과정에는 현재 있는 것에서 미래의 것을 창조하는 것이 유일한 목적인 디자인 엔지니어링의 세계보다 더 적합한 분야는 없을 정도로 많은 유사점이 있습니다. 이 과정의 중심에는 불안정성과 불확실성에 대한 개방성에 의존하는 창의적인 사고방식이 있습니다. 웰스H.G. Wells는 이렇게 썼습니다.

---

3) 환원주의(Reductionism): 철학에서 복잡하고 높은 단계의 사상이나 개념을 하위 단위의 요소로 세분화하여 정의할 수 있다고 주장하는 견해 (역자 주)

4) 포스트모더니즘(postmodernism): 탈근대주의): 근대주의로부터 벗어나고자 하는 서양의 사회, 문화, 예술의 총체적 운동으로 특히 근대주의의 핵심인 이성 중심주의에 대한 근본적인 회의를 포함하는 사상적 경향. (역자 주)

안락의자, 독서용 의자, 식당 의자, 키 큰 의자, 벤치로 변하는 의자, 경계를 만드는 긴 의자, 치과 의자, 왕좌, 오페라 가판대, 모든 종류의 좌석, 예술과 공예 전시회 바닥을 뒤덮는 엄청나게 퍼진 곰팡이를 생각하면 이 간단한 용어들이 얼마나 느슨한 묶음인지 알 수 있을 것입니다. 지능형 조율기기(intelligent joiner)를 활용하여, 나는 당신이 나에게 준 의자들 또는 의자에 대한 정의를 무력화할 것을 약속합니다.

웰스H.G. Wells의 말에 따르면, 우리는 재활 분야에서 많은 '의자', 즉 특별한 의미의 무게를 지닌 용어(의자)를 가지고 있다고 주장할 수 있으며, 수년 동안 이러한 의자의 기능을 특정 목적으로 제한하기 위해 노력해 왔습니다. 운동의 의미에 대한 첫 번째 대응으로 우리는 다른 접근 방식, 즉 재활 분야에서 등장해 온 '의자의 정의'를 무너뜨리는 접근 방식을 지지합니다. 이제 운동이 물리적 변위(physical displacement) 이상의 의미로 어떻게 생각될 수 있는지 살펴봅시다. 재활이라는 특정 언어에 대한 관심을 확장하여 운동의 사회정치적 가능성까지 고려한다면 운동에 대한 접근 방식은 어떻게 달라질까요?

표 6.1 기존 재활 단어의 사용과 몇 가지 가능한 확장된 의미 비교하기

단어	재활에서 확립된 사용법	가능한 확장된 의미
외전 (Abduct)	팔다리 또는 신체 부위를 정중선에서 멀어지게 하기	납치, 훔치다, 누군가/무엇과 함께 도망치다, 낚아채다, 무언가를 줄이거나 제거하다, 비틀거나 구부리다, 보조적인 것, 정중선 위치 또는 관습에서 멀어지다, 저항 및 일탈의 모드, 빼앗기거나 훔친 물건
관절 (Articulate)	관절 또는 관절이 있는 부분, 관절을 형성하거나 관절로 연결하기	자신의 입장을 명확하게 말하기, 화풀이하기, 설명하기, 재치 있게 말하기, 앵무새처럼 말하기, 모호하게 말하기, 움직이거나 방향을 크게 바꿀 수 있는 의사표현; 교차로, 교차점, 구부리거나, 늘리거나, 회전하거나, 방향을 바꿀 수 있는 장소, 종종 딱딱한 구조물의 중간 선에 있는 장소(재활 치료와 같은 경우?)
편심, 중심외 (Eccentric)	긴장 상태에서 늘어나는 근육	자신의 중심을 벗어난 것, 중심을 벗어난 것, 급진적인 것, 다른 것, 비정상적인 기발함, 움직이게 하는 힘이 저항하는 힘보다 클 때, 통제된 '놓아주기', 더 큰 힘에 순응, 부분적인 통제, 권위와 관할을 무시하는 제동력과 활기, 새로운 위치의 필요성을 받아들이는 것.
운동 (Exercise)	특히 건강과 체력을 유지하거나 향상시키기 위해 수행되는 육체적 노력이 필요한 활동	자신의 기술을 시험하는 것, 연습, 군사 훈련 또는 훈련을 위해 고안된 작업, 체력을 높이기 위해 특별히 고안된 활동, 최적의 상태를 달성하기 위해, 교수법 또는 권리 또는 과정을 사용하여 마음을 운동하는 것, 정신적 및 육체적 작업에 동일하게 적용되는 활동, 의도적인 움직임, 고의적인 이동, 최적의 건강 상태를 유지할 수 있지만 걱정하거나 당황할 수 있는 능력.

단어	재활에서 확립된 사용법	가능한 확장된 의미
피트 (Fit)	건강할 때, 특히 규칙적인 운동하기	단순히 "잘" 이상의 무언가; 날씬하고, 검게 그을리고, 섹시하다; 매력적이고, 매력적이며, 잘 생겼다; 정상보다 낫고, 운동 능력이 뛰어나고, 우수하지만 때로는 단순히 목적에 적합하고, 위치나 상황을 차지하기에 적합한 크기 또는 모양, 유능하고, 정확하고, 적합하며, 수용 가능한 표준; 작업에 적합하다; 무언가를 제자리에 고정하거나 신체 또는 구성 요소에 새로운 것을 부착하다; 두 가지를 결합하여 온전한 것을 만들고, 조화를 이루기 위해 짝을 이루고, 상관 관계를 가져온다.
조작하다 (manipulate)	손이나 도구, 기구 또는 기계를 사용하여 신체 부위의 정렬을 느끼고 수동적으로 조정하고 느끼는 것	누군가를 교묘하게, 불공정하게, 또는 부도덕하게 다루거나 통제하다; 교활한 수단을 통해 원하는 것을 얻다; 도구처럼 수동적인 대상을 통세하나, 자빌직 또는 지연적으로 달성된 것보다 더 바람직한 결과를 얻기 위해 무언가를 조정하다.
동원하다 (Mobilize)	신체 부위, 영역 또는 구조물을 이동	적극적인 서비스를 하기 위해 그룹을 조직하거나 특정 목적이나 목표를 달성하기 위해 공동의 방식으로 행동하다; 무언가를 움직이거나, 옮기거나, 원래 위치에서 가져와 방해하거나 교란하다; 무언가를 움직일 수 있거나 움직일 수 있게 만들거나, 속박에서 벗어나거나, 자신의 에너지를 부분적으로 또는 전체적으로 사용하여 무언가를 해방하거나, 무언가를 표류하게 만들거나, 액체로 운반하거나, 운반할 수 있게 만들거나, 운반할 수 있게 만들다.
동요하게 하다 (Perturb)	개체를 정상 상태 또는 경로에서 벗어나게 함.	불안하게 하다, 귀찮게 하다; 물리적 또는 다른 외부의 힘을 가하여 방향을 변경하도록 영향을 받다; 어떤 것을 불규칙하게 만들다, 벗어나게 하다, 다르게 만들다.
자세 (Posture)	신체 정렬에 대한 일반적인 규범을 준수하는 신체의 특정 정적 배열	시간에 고정된 정적 위치, 움직임의 전조, 조각상, 내면의 생각에 대한 태도 또는 가시적인 표현, 신체 구조의 정렬을 통해 표현되는 감정, 비언어적 의사 소통, 신호, 모델과 같이 매혹적이고 대담하며 수동적이고 위협적이도록 고안된 자세 등을 의미함. 신체에 부과된 규율 또는 사회적 이유(미학, 지위), 특정 문제에 대해 취하는 입장, 자신의 견해를 다른 사람에게 전달하는 지점, 속임수, 잘못된 인상을 전달하기 위해 고안된 행동(예: 도전에 직면했을 때 도전적인 태도 등)
스트레치 (Stretch)	팔다리나 몸을 늘리는 행위.	찢어지거나 부러지지 않고 늘어날 수 있는 탄력 있는 것(관계, 또는 물질의 일부분); 양보하다; 전체 길이를 달성하다, 추가적인 긴장을 견디다; 의지와 노력이 필요한 무언가를 향한 의도적인 움직임; 곧게 펴다; 퍼지다, 시간이 지남에 따라 영역에 걸쳐 크기와 범위가 증가하다; 영토(물 또는 땅)가 넓어지는 것; 극단적으로 긴 것('길게 뻗은 리무진') – 원래의 디자인에서 과장된 것, 원래의 형태에 과장된 것을 삽입한 것, 형태와 시간의 가소성, 살아있는 시간과 장소, 피부에 남은 자국, 성장과 팽창의 징후, 왜곡, 원래의 상태로 돌아가지 않는 것, 너무 멀리 나아가는 아이디어, 표면적이 넓지만 깊이가 적은 것 등
치료 (Treat)	증상 완화 또는 완치를 위해 고안된 숙련된 치료적 개입을 제공함.	자신의 비용으로 누군가에게 무언가를 선물하다, 누군가 또는 무언가에 대한 태도 또는 – 행동 방식, 조약 – 당사자가 대우받는 방식을 명시한 문서, 누군가에게 특정 상태 또는 지위를 상기시키는 역할을 하는 평범하지 않은, 놀랍거나 특별한 사건, 돌봄, 협력, 보상, 정당한 수단 또는 반칙으로 누군가에게 무언가를 행하다, X를 조작하여 Y를 얻다.

여러 가지 운동들

신체적 운동뿐만 아니라 사회적, 문화적, 정서적, 심지어 음악적 움직임까지 다양한 운동으로 그 의미를 열어두면 현재의 재활 접근 방식이 신체 또는 다양한 부위의 물리적 변위에 대한 생체역학적 해석에만 국한되어 있다는 것을 알 수 있습니다. 비판적 및 포스트모더니즘적 연구 접근 방식에 공통적으로 적용되는 질문을 통해 "왜 그럴까?"라는 질문을 던져보도록 권장합니다. 이렇게 제한된 용어로 운동에 대해 이야기하는 것이 역사적으로나, 사회적으로 어떻게 가능해졌을까요? 운동에 대한 이러한 생체역학적 해석을 다른 가능성보다 지속적으로 우선시하도록 권장하려면 어떤 "장치"(예: 구조, 시스템, 규약 등)가 마련되어야 할까요? 그리고 더 정치적으로는 이러한 편협한 언어 규약을 영속화하는 것이 누구의 이익에 부합할까요?

포스트모더니즘은 의미가 좁아지는 것을 비판하고 더 많은 다양성을 위한 공간을 열어두려고 합니다. 따라서 두 번째 연습에서는 앞선 단어 놀이에서 확장하여 운동에 대한 접근 방식을 다양화할 수 있는 다른 방법을 고려해 보았습니다. 예를 들어 예술, 문화 연구, 역사, 철학, 정치 또는 사회학에서 운동에 대한 또 다른 탐구를 통해 물리 재활에서 운동의 가치를 어떻게 재인식할 수 있을까요? 예를 들어 문화 정치학에서는 이주(migration)와 이민자(디아스포라, diaspora), 즉 원래 고향을 떠난 사람들의 분산이라는 개념에 많은 관심이 집중되어 왔습니다. 최근에는 이주가 사람들의 건강에 미치는 영향과 이주가 원주민 인구에 미치는 영향에 훨씬 더 큰 관심이 집중되고 있습니다. 그러나 아직까지 보건 과학 분야에서 이주가 어떻게 사람들의 이동(movement)에서 나타내는지, 즉 필요 또는 무엇에 의해 주도되는 집단적이고 목적이 있는 에너지 흐름이 어떻게 상실과 이주의 개념을 함께 지니고 있는지를 조사하는 연구는 거의 수행되지 않았습니다. 우리는 물리 재활에서 분리와 탈구와 같은 개념의 은유적 의미를 볼 수 있는 능력을 상실한 것 같고, 대신 이러한 개념을 뼈와 관절, 근육과 힘줄 수준으로 축소하여 사용해왔습니다. 이러한 개념이 구조적 완전성에 대해 전적으로 유효한 사고방식이라고 주장할 수 있지만, 이러한 단어가 개인과 지역사회에 문화적, 실존적, 철학적, 정치적, 사회적, 정신적 의미를 지니는 방식에 대해 생각함으로써 무언가를 얻을 수 있다고 인정한다면, 우리의 재활 치료는 완전히 새로운 차원을 열 수 있을 것입니다. 중요한 것은 다른 분야의 사람들이 이미 많은 탐구 작업을 수행했기 때문에 우리가 이러한 아이디어를 어떻게 사용하게 되었는지 다시 상상하는 데는 거의 작업이 필요하지 않다는 것입니다. 예를 들어, 이주에 대한 다른 개념의 경우, 여행, 발견, 새로운 만남에 대한 가능성 또는 불안이 끊임없이 반복되는 모티브인 허구의 글쓰기, 영화, 음악, 연극을 살펴볼 수도 있습니다. 왜 이러한 단어들이 물리 재활에서 일어나는 일상적인 업무와 생각을 거의 다루지 않는 것일까요? 운동에 대한 생체역학적 정의가 종종 이러한 보다 인문적이거나 예술적인 운동의 표현을 대체하고 무시하는 이유는 무엇일까요? 그렇다면 우리의 재활 행위를 예술적, 역사적, 사회적 운동의 개념으로 개방함으로써 얻을 수 있는 것은 무엇일까요?

포스트모더니즘적 은유로서의 운동

세 번째 연습에서는 운동에 대한 개념을 더욱 확장하여 운동을 은유로 어떻게 생각할 수 있는지 생각해 봅니다. 물리 재활에서 우리는 다른 방법으로는 담아낼 수 없는 복잡성을 표현하기 위해 은유를 자주 사용합니다. 여러 가지 면에서 은유는 물리 재활의 기법을 대표하는 것으로, 운동의 보다 실험적인 차원에 근접할 수 있습니다. 운동량, 목표 또는 진행 상황, 성장과 발달에 대해 말할 때 우리는 종종 개인의 신체적 적성이나 수행 능력이라는 물리적 객관적 사실을 말하지만, 이러한 현상의 보다 미묘한 측면을 주시하고 은유의 힘을 활용하여 특정 개념에 추가적인 의미 부여를 하기도 합니다. 예를 들어, 운동량은 공간에서 신체의 측정 가능하고 지속적인 변위일뿐만 아니라 앞으로의 진행, 개선 및 회복을 유추할 수 있기 때문에 우리에게 의미가 있습니다. 따라서 이 언어는 의료진을 과학적 객관성의 개념과 연결하는 동시에 더 광범위한 미래 성공의 가능성을 연결할 수 있게 해준다는 점에서 유용합니다. 은유가 지니는 묵직한 의미를 고려할 때 포스트모던 시대의 이론가들이 은유를 널리 사용하는 것은 당연한 일입니다. 그러나 은유는 원래의 의미를 보존하기보다는 덧붙이거나 뒤집어 새롭고 대안적인 다중 의미를 부여하는 것이 더 일반적입니다. 이러한 은유의 대안적 사용은 의도적으로 일반적인 의미와 이해를 뒤집고 혼란에 빠뜨리기 위해 고안되었으며, 종종 의심의 여지가 없는 우리 언어의 명백함에 도전하도록 만듭니다. 포스트모던 연구에서 단어는 의심의 여지가 있는 의미로 사용되며, 이는 우리가 다르게 사유할 수 있을 가능성을 생각하게 만듭니다. 미셸 푸코Michel Foucault 와 같은 저자들은 *행위(conduct)*와 *규율(discipline)*과 같은 단어를 이중적 의미로 광범위하게 사용했습니다. 푸코Foucault 는 그의 초기 저술 중 상당수가 '행위의 행위'(conduct of conduct)에 관한 것이었으며, 의학 분야에 적용된 '기술'로서의 학문에 관심이 있었습니다. 다른 곳에서 크리스티나 파파디미트리우Christina Papadimitriou 와 데

이비드 스톤David Stone 은 휠체어 사용자들(wheelchair users)의 생활과 "휠체어와 동질화된(enwheeled)" 그들의 경험에 대해 언급하고 있으며, 우리 역시 장애 분야에서 접촉(touch)에 대한 개념의 전환과 '연결성(connectivity)'의 새로운 가능성에 대해 글을 썼습니다.

이러한 다양한 은유가 가리키는 것은 현재의 고착화된 위치에서 운동을 해방시키고, 그 과정에서 운동을 분산시키고, 이동시키고, 불확실성을 만들어내는 것, 즉 운동 에너지 자체에 대한 관심입니다. 이 아이디어를 더 깊이 탐구하기 위해 운동의 은유를 사용한 포스트모던 철학자 5명의 작품을 간략하게 살펴보겠습니다. 이 작품들과 다른 작품들이 재활에 대한 새로운 사고에 중요한 위치를 차지하고 있다는 점을 간략히 설명합니다. 이 글은 이 철학자들의 방대한 저작물 중 일부분만을 발췌한 것이며, 그들의 작품에 대한 간략한 요약을 제공하려는 시도라는 점을 분명히 밝혀둡니다.

비릴리오와 지속적으로 증가하는 속도

재활 과학에서 속도는 매우 중요한 의미를 갖습니다. 근섬유의 경련 속도, 시간 내 앉은 자세에서 서고 걷기 검사(Timed Up and Go), 또는 6분 보행 검사(the six minute walk test)와 같은 평가 과제를 수행하는데 걸리는 속도까지, 속도는 사람의 기능적 능력을 평가하는 중요한 특성 중 하나입니다. 그러나 측정 가능하고 정량화할 수 있는 경험으로서의 속도에 대한 우리의 이해는 최근 몇 년 동안 과학이 추상적이고 제한된 시간의 흐름을 측정해 왔다는 현상학자들의 주장에 대해 도전을 받아왔는데, 이는 '실제' 세계에서 시간이 얼마나 탄력적으로 나타나는지 생각해 보면 시간 측정이란 적절하지 않은 것으로 보입니다. 세상과의 관계에 대한 우리의 인식은 시계나 초시계로 측정할 수 있는 속도와는 다른 속도로 진행되기 때문에 때때로 첫 번째와는 다르게 두 번째 레이스는 더디게 지나갈 수도 있습니다. 이러한 '생존 시간(lived time)'이라는 개념은 사람들의 질병 경험에 대한 연구에서 중요한 주제가 되어 왔습니다. 바바라 아담Barbara Adam과 같은 작가는 다른 사람에 대한 관심, 배려, 그리고 돌봄과 같은 활동을 통해 살았던 시간인 "그림자 시간(shadow times)"에 대해 글을 썼습니다. 바바라 아담Barbara Adam은 이러한 시간은 시계라는 상품화된 시간 밖에서 구성되며, 현재의 욕구와 생활 방식보다 측정 가능한 미래 지향적인 목표에 더 중점을 둔다고 주장합니다. 데이비스Davies 와 동료들은 "현재의 철학"이라는 용어를 사용하여 일부 사람들이 질병을 받아들일 때 단선적인 시간 개념에 저항하고 불확실성을 포용하는 현재에 대한 인식을 발전시키는 방법을 설명했습니다.

실존 현상학자(existential phenomenologist)인 폴 비릴리오Paul Virilio 는 기술이 우리 삶에 미치는 영향에 대해 성찰하면서 살아 있는 시간(lived time)이라는 개념을 구축했습니다. 비릴리오Virilio 의 운문학(dromology) 개념이나 우리 사회를 괴롭히는 끊임없는 말의 증가에 대한 비판적 질문은 초현대적인 시대에 속도가 얼마나 중요해졌는지에 대한 의문을 제기합니다. 비릴리오Virilio 는 '점점 더 빨라지는 속도의 기술 문화적 방향에 사로잡힌' 인간으로 산다는 것이 어떤 것인지 묻습니다. 더 효율적으로 일하고, 더 야심 차게 세상을 탐험하고, 더 공격적으로 목표를 추구하려는 인간의 욕망은 한 활동에서 다른 활동으로 돌진하고, 마우스 클릭 한 번으로 지구를 횡단하며, 목표 사이의 여정을 압축하는 결과를 낳았습니다. 이제 시작점과 끝점 사이의 여정은 가능한 한 최소한의 시간을 차지하며 압축되어 궁극적으로 현재와 다음 목적지 사이의 구분이 없어질 것입니다.

비릴리오Virilio 의 '끊임없는 속도 논리'는 재활 이론가들과 연구자들에게 많은 도전 과제를 제시합니다. 초현대적 세계에 대한 환상이 재활 중인 사람들에 대한 우리의 기대에 어떻게 반영되고 있는지 묻습니다. 예를 들어, 부상이나 손상으로 인해 필요한 속도로 움직일 수 있는 능력이 방해를 받았을 때 이런 사람들은 어떻게 세상에 의미 있게 참여할 수 있을까요?(여기서 운동은 공간에서 신체적 운동인 동시에 사회에 완전하고 의미 있게 참여하기 위한 은유적 운동이기도 합니다.) 동시에, 우리는 사람들이 필요한 속도로 움직이지 못하는 것으로 능력과 장애, 좋은 성과와 나쁜 성과를 어떻게 구분할 수 있을까요?

지그문트 바우만Zygmunt Bauman 은 이렇게 주장합니다: "오늘날 운동의 속도는 사회적 계층화와 지배 계층에서 가장 중요한, 아마도 가장 중요한 요소가 되었다" 목적과 진보에 대한 재활 주제, 심지어 재활이라는 개념 자체가 장애인을 비장애인 세계에서 끊임없이 배제하는 사회적 분리를 어떻게 허용하고 심지어 영속화할 수도 있을지 모릅니다. 한센Hansen 과 필로Philo 는 장애인의 '시간과 공간'에 대한 경험을 연구하면서 일상적인 장소와 공간에 내재된 '정상적'인 행동 방식에 신체가 부합하지 않을 때 개인이 어떻게 불이익을 받는지 보여주었습니다. 저자는 옷을 입는 것과 같이 매우 간단한 일에도 많은 시간이 걸리거나 서두르면 통증과 스트레스를 유발할 때 겪는 어려움에 대해 강조했습니다. 참가자들은 직장과 기타 환경에서 변화된 리듬과 시간에 대해 거의 관용을 베풀지 않았습니다. 마찬가지로 뇌성마비로 인한 이차적 의사소통 장애를 가진 케빈 패터슨Kevin Paterson 은 문화적으로 내재된 시간 및 운동규범이 특정 신체에 특권을 부여하고 다른 신체는 배제하는 방식을 설득력 있게 설명했습니다. 이러한 사례는 일반적인 일상 업무에 따르는 정상 시간 및 리듬에 대한 강요된 개념이 구부러진 길이나 계단 같은 접근성 장벽만큼이나 광범위하게 장애인을 소외시키고 배제하는 역할을 하고 있음을 보여줍니다. 현재의 재활 치료에서는 이러한 규범에 대한 도전이 거의 이루어지지 않고 있으며, 심지어 시간과 공간에 의존하는 결과를 바탕으로 성과의 정상화를 목표로 하는 치료를 통해 이러한 규범을 더욱 강화할 수도 있습니다. 비장애인의 요구를 반영하는 시간적, 공간적 제한을 도입하는 것은 다양성과 포용성을 수용하는 대신 신체적 차이에 대한 주류(기득권) 세계의 관념을 강화할 수 있습니다. (인간의 시간성과 재활에 대해 다시 생각하기에 대한 시사점에 대한 관련 논의는 14장 참조).

매닝과 사전 가속

숙련된 댄서 두 명이 함께 움직이면 마치 하나가 된 것처럼 보일 때가 있습니다. 운동의 흐름과 제스처가 서로를 반영하고 상대방이 무엇을 할 것인지 예상하고 그에 따라 대응할 수 있는 것처럼 보입니다. 무술이나 제조업에서도 같은 현상이 나타나지만, 치료사와 환자 간의 상호작용에서도 이러한 현상이 나타날 수 있습니다. 여기서는 특히 운동이나 이동이 일어나기 직전의 짧은 순간에 일어나는 일에 대해 이야기하고 있습니다. 눈 깜짝할 사이에 지나갈 수도 있는 이 순간에 양쪽 모두 수천, 어쩌면 수백만 개의 신체적, 생리적, 정서적, 의사소통적 신호를 조용히 처리하면서 놀랍고 복잡한 경험을 하게 됩니다. 여러 가지 면에서 실제로 운동이 만들어질 때, 우리는 이 복잡성을 하나의 행위로 해결했으며 '불확실성(undecidability)' 시기가 지났다고 말할 수 있습니다. 따라서 운동이 일어나기 직전의 순간이야말로 가장 창의성이 발휘되는 순간이며, 우리의 선택지가 사실상 무한한 순간입니다. 매닝**Manning**은 이 순간을 '사전 가속(pre-acceleration)'의 순간이라고 표현했습니다.

사전 가속은 '우리가 실제로 운동이기 전에 움직임이 형성되는 가상의 운동량'으로, 우리의 생각, 감정, 기억, 개념이 구체화되고 초기 움직임을 실제 변위로 전환하는 생물학적/물리적 과정으로 이동하는 것을 함께 융합합니다. 우리의 창의적 잠재력이 최고조에 달하는 무한한 가능성의 순간입니다. 발걸음을 내딛기 위해 움직일 때는 모든 것이 가능하지만, 발걸음이 실현되기 시작하면 더 이상 발산할 수 있는 잠재력이 많지 않고 발은 착지한 곳에 다다르게 됩니다. 따라서 사전 가속은 우리가 '자아'와 우리 주변의 존재 및 사물의 세계 사이에서 만드는 집합체(끊임없이 변화하는 연결)와 우리가 행동하기 직전에 존재하는 가능성에 대한 개방에 관한 것입니다. 사전 가속은 내 몸이라는 하나 이상의 것으로 구성되어 있는 아직 구체적이지 않은 움직임입니다". 물론 그 창조적 잠재력의 지점에서 정적으로 남아있는 것은 아무것도 없습니다. "아직은 아니다"라는 말이 현실이 되는 순간이 찾아옵니다. 하지만 매닝Manning 이 우리에게 일깨워주는 것은 우리가 너무 자주 기회를 놓친다는 것, 그러나 우리는 항상 실현의 순간에 이미 와 있다는 사실입니다. 재활치료에서 우리는 종종 매닝Manning 의 용어로 표현하자면, 치료 참여 과정에서 가장 산문적이고 말단적이며 가장 창의적이지 못한 단계에 불과한 치료 행위와 시술에 관심을 갖습니다. 재활에 있어 우리의 초점은 종종 기술이나 전략을 실행하는 데 숙련되는 데 있으며, 이러한 행동을 가능하게 한 과정보다는 그 결과를 평가하여 그러한 행동의 효과를 정량화하는 데 중점을 둡니다. 운동 범위, 직장 복귀, 퇴원 목표와 같이 정의된 다양한 성과를 달성하기 위한 방향성에서, 우리는 종종 어떤 일이 일어나기도 전에 일어날 일을 가정함으로써 가능성과 창의적인 해결책을 차단하고 있습니다.

특정 성과(outcome)에 대한 기대에서 벗어나 과정의 가능성을 재고하도록 도전하는 한 가지 방법은 우리가 하는 일을 평가하는 다양한 방법을 고려하는 것입니다. 한 가지 가능한 방향을 강조하기 위해 일부 임상가들과 연구자들은 재활이 어떤 기회를 열어주는지에 더 초점을 맞추고, 구체적이고 측정 가능한 성과를 목표로 하는 것보다는 사람들의 삶의 맥락에서 가능성을 실현하는 것에 더 중점을 두자고 제안합니다. 예를 들어, 깁슨Gibson 등은 장애를 경험하는 사람들에게 적합한 가정 환경을 구성하는 요소를 다른 방식으로 살펴보고, 의미 있는 관계, 공동체 생활, 자기표현 등의 접근 기회 측면에서 개인과 환경의 일치를 평가했습니다. 따라서 이러한 유형의 평가는 정의된 특정 '성과'를 달성하는 데 초점을 맞추기보다는 기회와 가능성이 중요한 목표라는 생각으로 방향을 바꿔줍니다. (평가를 재고하는 다른 방법에 대한 자세한 논의는 3장을 참조하세요.)

들뢰즈와 구아타리 그리고 집합체

에린 매닝Erin Manning 의 사전 가속 개념은 질 들뢰즈Gilles Deleuze 와 펠릭스 구아타리Felix Guattari 의 철학적 저술과 밀접한 관련이 있는데, 이들은 저술에서 운동에 대한 은유를 많이 사용했습니다. 저자들은 서양 과학에서 널리 퍼져 있는 움직이지 않는, 또는 테두리화된 사고의 구속을 거부할 때 가능한 '한곳에 머무르지 않는 유목민적인' 혹은 '한없이 뻗어 나기는 뿌리나 줄기 같은' 사고방식, '매끄럽고 획일화된' 공간, 유연한 비행선의 미덕에 대해 언급했습니다.

들뢰즈Deleuze와 구아타리Guattari는 민무늬근(smooth muscle)과 가로무늬근(striated muscle)이라는 개념을 사용하지만, 대신 민무늬 공간과 가로무늬 공간은 인간으로서 우리가 점유하고 있는 세계를 경험하고 관여하는 방식을 나타냅니다. 이들에게 가로무늬 공간은 위계적이고 규칙 집약적이며 엄격하게 경계가 정해져 있고 제한적인 반면, 민무늬 공간은 개방적이고 역동적이며 변형이 일어날 수 있는 공간입니다. 가로무늬 공간은 차이를 분류하고, 검사하고, 규격화하도록 설계된 시스템과 구조로 오늘날의 의료 서비스를 지배하고 있습니다. 반면에 민무늬 공간은 이러한 제한을 없애고 사람들이 여러 집합에 참여할 수 있도록 하여 수천 가지의 '실현되기(becoming)', 즉 우리가 끊임없이 들락날락하는 새롭고 다양한 존재 방식을 가능하게 합니다. 들뢰즈Deleuze와 구아타리Guattari에 따르면, "모든 실현되기(becoming)란 민무늬 공간에서 일어난다"고 합니다.

재활에서 우리가 만드는 집합에 대해 다시 생각함으로써 환자와 우리 자신에게 새로운 변화를 가져올 수 있습니다. 집합 이론(assemblage theory)에서 개체는 서로 연결되며, 매닝Manning이 이야기한 무용수들처럼 새로운 존재가 될 수 있는 가능성을 열어줍니다. 치료적 집합의 순간이 제공하기 이전에는 상상할 수 없었던 가능성에 열려 있는 치료적 탐험가라고 생각하면, 서양 과학이 지배하는 재활 분야에서 강력한 힘을 발휘하는 가로무늬 공간의 규칙에 얽매인 구조로 이러한 가능성을 제한하려는 충동에 저항하도록 격려하곤 합니다. 그렇게 함으로써 우리는 질병과 장애를 둘러싼 기존의 제한된 질서에 저항하는 새로운 문화적, 개인적, 정치적, 사회적 가능성을 허용하고 실제로 장려할 수 있습니다.

예를 들어, 의존성과 독립성에 대한 이론은 현재 물리 재활의 중추적인 역할을 합니다. 이러한 이론에서 사람들을 "장애인" 또는 "비장애인"으로 분류하는 데 사용되는 기능적 수행 정도는 일시적으로 안정적인 정의에 의존합니다. 그러나 인간이 내외부로 이동하는 다중 집합체(assemblages)라는 개념은 이러한 이론에 대한 대안을 제시합니다. 신체, 휠체어, 장소 사이에 형성된 집합체는 영구적인 상태가 아니라 특정 행동과 활동을 가능하게 하고 다른 행동을 제약하는 일시적인 연결입니다. 어떤 사람을 "휠체어 의존적"이라고 지칭하는 것은 신체-휠체어-장소 집합체의 무수한 가능성을 믿는 능력과 장애에 대한 고정 관념을 의미합니다. 휠체어는 특정 시간/장소에서는 이동을 더 쉽고 빠르게 하는 등 상당한 이점을 제공할 수 있지만, 계단으로 인해 이동이 제한되는 등 다른 장소에서는 단점을 제공할 수도 있습니다. 따라서 의존과 장애에 대한 이야기는 다양한 집합체를 통해 실현되는 운동 가능성으로 재구성됩니다. 집합체는 본질적으로 부정적이지도 긍정적이지도 않은 유동적인 상태이며, 오히려 효과적인 움직임이라 할 수 있습니다. 재활은 사람들이 세상과 만들어내는 여러 집합체를 통해 잘 살아갈 수 있도록 돕는 과정으로 바뀌어야 합니다.

푸코와 레지스탕스

저항(resistance)이라는 개념은 포스트모더니즘의 특징 중 하나로, 미셸 푸코Michel Foucault 는 사회에서 저항의 긍정적인 기능에 대해 가장 설득력 있는 설명을 제공하고 있습니다. 과거에 많은 사람들이 저항을 이해했던 방식과는 달리 푸코Foucault 는 저항을 권력(power)의 결과물로 보았는데, 여기서 권력은 사람들에 대한 부정적인 억압이나 통제가 아니라 일을 가능하게 하는 창조적인 힘입니다. 푸코Foucault 에 따르면 권력과 저항은 사람들에게 선택권이 있는 곳에 존재하며, 무력에 의존하지 않고 사람들이 한 가지 방법을 선택하도록 설득하는 능력이 바로 사람들이 대항하는 권력입니다. 많은 권력은 하나의 관점, 하나의 주장이나 행동이 다른 것보다 낫다고 설득하는 능력에서 비롯됩니다. 따라서 특정 이론이나 특정 형태의 지식에 대한 통제는 푸코Foucault 의 권력 개념의 핵심입니다. 따라서 권력은 선택이 이루어지는 곳에 존재하며, 사람들이 자유롭게 선택할 수 있는 곳에서만 존재할 수 있습니다. 권력은 저항의 가능성이 있는 곳에만 존재합니다.

이는 한 집단이 다른 집단을 희생시키면서 권력을 갖는다는 일반적인 생각과는 매우 다른 개념입니다. 예를 들어 마르크스주의자와 페미니즘 학자들은 오랫동안 사회에는 권력을 가진 사람과 그렇지 않은 사람이 있다고 주장해 왔습니다. 어떤 사람들은 다른 사람들에게 '권한을 부여'하고 '힘없는' 사람들에게 목소리를 내야 한다고 말합니다. 장애인 권리 운동의 일부에서는 의료 시스템이 비장애인과 장애인, 건강한 사람과 아픈 사람, 미친 사람과 제정신인 사람으로 이분법적인 상태를 만든다고 주장하기도 합니다. 의료 시스템은 이러한 사회 구조를 만들고 유지하는 사람들(의사 및 기타 정통 의료 전문가)에게 권력을 부여함으로써 사회 질서를 강화하고, 그들이 관리하는 사람들(환자, 의학 실험 대상자 등)에게는 무력감을 조성한다고 주장합니다. 푸코Foucault 는 권력에 대한 이러한 사고방식에 이의를 제기하고 대신 권력은 어디에나 존재하며 어느 한쪽이 다른 한쪽을 희생시키면서까지 소유할 수 없으며, 그 누구도 완전히 무력한 존재는 없다고 주장했습니다.

푸코주의 학자들은 사회에서 권력, 저항, 지식이 작동하여 우리가 '진실'로 간주하게 된 것, 즉 푸코Foucault 가 '진실 게임(truth games)'이라고 불렀던 것을 구성하는 방식을 찾습니다. 푸코Foucault 가 말하는 진리는 경험적 사실의 집합이 아니라 역사적, 사회적으로 구성된 어떤 것입니다. 진리는 경쟁하고 중첩되며 때로는 공생하는 수많은 이론들이 동화되어 어떤 것은 생각할 수 있게 하고 어떤 것은 부정하는 것이었습니다.

예를 들어, 일부 사람들은 푸코Foucault 의 연구를 바탕으로 '장애'라는 개념을 비판하고, 이 개념에 대한 저항의 여지를 열어주며, 이 개념이 다루는 문제에 접근하는 다른 방식을 자극하기도 했습니다. 셸리 트레메인Shelly Tremain 은 '장애 정부에 대하여'에서 푸코Foucault 의 연구를 활용하여 장애인의 동등한 사회 참여를 추구하는 방식이 장애인이 다른 사람들과 다르다는 생각을 강화하는 것으로 보일 수 있음을 보여주었습니다. 그녀는 장애가 무엇인지 정의하고 그 정체성에 기반한 조항을 마련하는 접근 방식이 오히려 '장애'를 더 뚜렷하고 가시적으로 만든다고 주장했습니다. 누군가가 장애인으로 분류되는지 여부에 따라 수당과 조항이 결정된다면, 사람들은 '장애란 무엇인가', '이 사람이 장애인인가'와 같은 질문을 끊임없이 던지게 되어 '장애'라는 개념을 사람들의 사고와 상호작용의 최전방에 놓게 됩니다. 재활은 이러한 개념을 잘 보여주는 예로, 재활을 받을 수 있는 자격은 종종 누군가를 장애를 갖고 있는지 여부에 따라 결정되기 때문입니다. 예를 들어 언어 장애 진단을 받은 사람에게는 언어 치료 및 의사소통 지원이 제공될 수 있습니다. 그러나 사람들이 이해하기 어려운 억양을 가진 사람은 언어적 의사소통에 비슷한 어려움을 겪을 수 있지만 동일한 서비스를 받을 자격이 없습니다. 여기서 알 수 있는 것은 장애가 있는 상황을 파악하고 이를 완화하기보다는 장애인으로 확인된 사람이 불이익을 받지 않도록 하는 데 중점을 두기 때문에 장애를 유발하는 상황보다는 장애인 개인에 초점을 맞춘 해결책이 제시되는 경우가 많다는 점입니다. 이는 장애인을 강조하고 분리하여 장애의 정의에 맞지 않는 불리한 상황을 간과하는 효과를 가져올 수 있습니다.

최근 몇 년 동안 장애에 초점을 맞추지 않고 인간의 다양한 기능수행(functioning)을 수용하고 허용하는 데 중점을 두어야 한다는 생각을 장려하려는 움직임이 있었습니다. 예를 들어 패스턴Patston 의 논문에서는 '건설적 기능적 다양성(constructive functional diversity)'이라는 기본체계를 소개하며 기능수행(functioning)에 '손상'이 있는 사람은 장애인이고, 손상이 없는 사람들은 비장애인이라는 개념을 대신할 수 있는 대안으로 제시했습니다. 건설적 기능적 다양성은 어떤 기능수행 방식은 다른 방식보다 더 일반적이며, 사회적으로 덜 일반적인 방식을 재구성하고 수용하여 사람들이 다양한 방식으로 기능하도록 허용하는 것이 중요하다는 생각을 강조합니다. 사람들이 자신의 기능수행 방식이 어려움이나 불이익을 초래하는 상황에 직면하면 '기능적 부조화'를 경험하게 됩니다. 푸코Foucault의 용어로, 이것은 장애라는 개념에 대한 경쟁적인 이론과 저항으로 볼 수 있습니다. 재활 전문가로서 우리도 잠시 멈춰서 장애에 대한 개념이 우리의 행위를 어떻게 구성하는지, 그리고 기능적 부조화나 접근성과 같은 장애에 저항하는 개념이 우리의 행위를 어떻게 다른 방향으로 움직일 수 있는지 생각해 볼 기회가 있습니다. 이러한 아이디어는 누가 재활 대상자로 간주되는지, 또는 재활이 무엇에 초점을 맞추어야 하는지에 대한 의문을 불러일으킬 수 있습니다.

토론

운동의 의미(meaning of movement)는 바로 의미에 대한 운동(movement of meaning)입니다.

에린 매닝Erin manning

신체, 건강 그리고 물리 재활에 대한 새로운 미래와 새로운 사고방식을 상상하는 것은 어려운 일입니다. 저희는 포스트모더니즘적 접근 방식을 통해 기존의 방식과 다르게 생각할 가능성을 모색하는 것이었습니다. 재활의 변화는 언어의 변화를 통해 촉진될 수 있습니다. 오래된 단어와 문구를 재구성하여 사고의 전환을 실현할 수 있습니다. 그래서 첫 번째 단락에서는 기존의 운동에 관한 어휘에서 새로운 가치를 발견하고 이를 통해 새로운 방식과 접근법을 상상해 보았습니다. 또한 재활을 더 넓은 맥락에서 바라보아야 할 것이라고 상상하며, 보다 철학적, 사회학적으로 접근하는 실천 방식을 상상해 보려고 노력했습니다. 이러한 노력은 다섯 명의 유명한 포스트모던 철학자들의 작품을 탐구하고 그들의 사상을 간략하게 접하면서 구체화되었습니다. 이 저자들은 두 가지를 제안합니다. 첫째, 우리의 창의성을 자극할 수 있는 세상에 대한 혁신적인 사고방식을 제시하고, 둘째, 앞으로 우리가 어떻게 실천할 수 있을지에 대한 구체적인 단서를 제시해 주었습니다.

여기에 인용한 모든 연구 결과와 마찬가지로 '다르게' 생각할 수 있는 기회가 이 장의 핵심을 관통합니다. 과거에 물리 재활에 종사하는 전문가들은 업무의 일관성과 신뢰성을 향상시켰지만 창의성을 일부 억압하는 매우 엄격하게 정의된 경로를 따르도록 권유받았습니다. 표준화된 커리큘럼과 제한된 진료 범위에서 처방된 환자 치료 경로와 근거 기반 진료에 이르기까지, 우리는 업무의 예측 가능성을 높이고 대중과 동료들을 안심시키는 데 도움이 되는 특정 논리를 개발해 왔지만, 동시에 혁신과 기관의 역량을 감소시켰습니다. 포스트모더니즘의 두 가지 초석은 때때로 사람들이 질서와 예측 가능성에 대한 반성 없는 집착을 뒷받침하는 고정관념에 대한 비판과 다양성과 포용성을 향한 개방성입니다. 따라서 이 장에 쓰여진 내용 중 많은 부분이 오늘날의 물리 재활에서 사물을 보는 기존의 방식에 상반되는 것은 불가피합니다. 그러나 우리는 지금 사람들이 정통 의료 전문가에 매료되지 않고 적극적으로 대안을 찾고 있으며, 복지 국가였던 사람들이 노년에도 젊고 활동적인 삶을 유지하기 위해 다양한 '신체 프로젝트'에 점점 더 많이 참여하는 등 건강 관리의 중요한 시점에 도달했으며, 일부 사람들은 과거와는 완전히 다른 재활의 미래에 대해 이야기하기 시작했습니다.

결론

이 장에서는 포스트모더니즘적 아이디어와 접근 방식을 사용하여 재활을 재구상할 수 있는 한 가지 방법이 있다고 주장했습니다. 우리는 운동이란 언어를 재정의할 수 있는 방법을 살펴보았습니다. 또한 운동의 역사적, 사회정치적 가능성을 어떻게 재검토할 수 있는지 살펴보았습니다. 또한, 주요 포스트모더니즘 철학자들의 연구를 통해 우리가 운동을 발전시킬 수 있는 방법을 모색했습니다.

이 장 전체에서 우리는 운동에 대해 다르게 생각할 수 있는 여지를 열어두려고 노력했습니다. 우리의 의도는 새로운 제한을 부과하거나 한 지식 체계를 다른 지식 체계로 대체하기 위해 현재의 사고방식을 무시하는 것이 아닙니다. 오히려 우리의 목표는 현재 우리가 운동에 대해 생각하는 방식을 비판하여 수천 개의 새로운 반응, 수천 개의 도약점을 만들 수 있는 가능성을 창출하는 것이었습니다.

감사의 글

이 단락을 작성하는 과정에서 깁슨Barbara E. Gibson 은 캐나다 아동 보건 임상의 과학자 프로그램 경력 개발상(Canadian Child Health Clinician Scientist Program Career Development Award)의 지원을 받았고, 파딜Joanna Fadyl 은 뉴질랜드 보건연구위원회 장애 배치 프로그램 박사 학위 상(Health Research Council of New Zealand Disability Placement Programme PhD Award)의 지원을 받았습니다. 저자들은 표 6.1의 제작에 기여한 다양한 동료와 학생들의 지원에 감사를 표합니다.

7

치료 환경: 고객 중심의 뇌손상 재활에서 '장소'에 대해 다시 생각하다

피아 콘토스 / 카렌-리 밀러 / 셰릴 코트 / 안젤라 콜란토니오

서론

재활 현장은 목표 설정에서 고객의 자율성과 선택권, 고객과 의료진의 동반자적 관계 최적화, 고객과 의료진 사이의 위계질서 해체를 기반으로 하는 '고객 중심 돌봄'(client centered care, CCC)이라고 지칭하는 가장 우수한 실질적인 돌봄 철학을 점점 더 옹호하고 있습니다. 고객 중심 돌봄(CCC)의 입증된 이점에도 불구하고, 이를 체계적으로 임상현장에 적용하는 데 있어 여전히 장벽이 존재합니다. 재활 환경에서 고객 중심 돌봄(CCC)을 촉진하거나 방해하는 요인을 이해하려는 노력은 대부분 고객들은 환자의 위치에 있다는 것을 강조하는 위계적 치료 모델, 치료사가 고객들과 의사 결정 권한을 공유하기를 꺼려하고 대신 치료사 중심의 치료 활동을 선호하는 등, 재활 치료 임상현장 과정과 영향에 초점을 맞추어 왔습니다. 입원 재활 병원에서의 물리적 공간, 사회적 역할, 그리고 재활 치료 현장 간의 연결성과 이들이 고객 중심 돌봄(CCC) 결정에 미치는 상호작용 및 역할은 대부분 다루어지지 않았습니다. 이를 위해 중요한 건강 지정학(critical health geography)이 시사하는 것, 특히 '치료 환경(therapeutic landscape)' 이론 개념은 재활 현장에서의 고객 중심 치료(CCC)를 탐구하는 데 많은 것을 제공합니다.

'치료 환경' 이론은 장소의 물리적, 사회적, 상징적 측면이 개인과 지역사회의 건강(well-being)에 어떻게 기여하는지 파악하기 위해 건강 지형학에서 처음 도입되었습니다. 치료(treatment)와 치유(healing)의 환경들에는 온천, 스파 타운, 휴양림과 같은 회복적 속성을 통한 치료(cure)의 개념과 가정, 지역사회, 광고, 여름 캠프와 같은 돌봄(care)의 개념들이 모두 포함됩니다. 통합 치료-돌봄 서비스 기관에는 의원 및 병원, 정신과 및 중독 치료 기관 등이 있습니다.

치료 환경 이론은 '치유 과정이 현장에서 어떻게 작동하는지'와 그렇지 않은 경우, 그리고 그 정도에 대한 이해를 도와줍니다. 최근 학자들은 환경의 치료 역할이 고객들에게 경험될 수 있는지 없는지 여부를 결정할 때 개인적 경험, 해석, 서비스 사용자와 제공자 간의 관계가 중요한 역할을 한다는 점을 생각하게 되었고, 나아가 환경의 치료 효과에 대한 불확실성과 우연성의 존재에도 주목하고 있습니다. 또한 어떤 장소가 본질적으로 또는 가공된 치유 속성을 가지고 있는 평판이 좋은 환경이 어떤 경우에는 이런 치유 속성을 감소시키거나 모순되게 할 수 있는 미묘한 '건강에 해로운 요소'가 존재할 수도 있습니다.

이 장의 목적은 치료 환경으로 새로운 기본 체계를 사용하여 외상성 뇌손상(TBI)의 재활 치료를 이해하는 것입니다. 전통적으로 재활 연구는 치료에 대한 환경의 영향과 관련하여 첫째, 병원/병동의 그림(소품) 또는 디자인의 영향과 같은 건축 환경, 둘째 '재활 문화'라는 관점에서의 사회 환경, 그리고 셋째 퇴원 후 병원에서 지역사회로의 전환을 위한 건강과 웰빙의 측면에서 환경이 미치는 영향에 중점을 두어 왔습니다. 그러나 이러한 물리적 공간과 사회적 공간 사이의 상호작용과 치료적 돌봄을 결정하는 상호 작용의 역할은 안타깝게도 아직까지 다루어지지 않고 있습니다. 따라서 치료 환경이라는 기본체계는 신경 재활 연구에서 아직까지 다루어지지 않았다기 보다는 그것의 의미를 더 깊이 이해해야 할 매우 중요한 과제라고 생각합니다. 다시 말하자면, 외상성 뇌손상은 중요한 경험들을 확장하여 이론으로 만드는 데 큰 역할을 할 치료 환경들을 선택하고 적용하기 위한 새로운 상황을 제공해 줄 것입니다. (외상성 뇌손상에서 재활 돌봄을 다시 생각하게 하는 또 다른 접근법은 8장, 9장, 12장, 14장에 설명되어 있습니다.)

이 장에서는 먼저 치료 환경 이론(therapeutic landscape theory)에 대한 개요를 제공합니다. 그런 다음 재활을 물리적 공간과 돌봄의 아이디어를 모두 포함하는 문헌을 검토할 것입니다. 이어서 외상성 뇌손상 및 치료 과정에서 예상되는 어려움들에 대해 설명합니다. 두 개의 입원 환자 재활 병원의 사회 공간 설계 및 돌봄 제공 특성에 초점을 맞춘 질적 연구 결과도 제시합니다. 마지막으로 치료 환경 이론에 대한 고객-치료사-장소 삼자 관계의 함의에 대해 논의하며 마무리하겠습니다.

치료 환경

치료 환경은 전통적으로 치료 또는 건강관리와 관련된 물리적, 사회적, 심리적 환경을 포괄하는 장소, 상황, 지역, 배경 및 군집으로 정의되어 왔습니다. 치료 환경은 일반적으로 그곳에 있는 사람들에게 장소에 대한 친근감이나 강한 유대감을 주며, '신체적, 정신적, 영적 치유를 달성하는 데 대한 지속적인 호감'을 줍니다.

치료 환경 이론이 발표된 이후 병원 요양 및 휴양지에서 재택 간호에 이르기까지 다양한 건강 증진 및/또는 의료 현장에 적용되어 왔으며, 전통 의학에서 전인치유에 이르는 서비스, 질병 치료에서 건강 증진에 이르는 접근법에도 활용되고 있습니다. 비평가들은 치유에 도움이 되지 않고 모순되거나 더 나쁜 영향을 미칠 수 있는 건강 증진 장소에 대한 점검을 강화할 것을 촉구했습니다. 초기 이론은 치료적(건강 증진)으로 이해되는 환경과 비치료적(건강 저해)으로 인식되는 환경을 명확하게 구분했습니다. 그러나 최근 웰빙(well-being) 또는 불건강(ill-health)에 미치는 장소의 단순한 효과에 대한 비판은 개인의 자기 환경 해석으로 인해 동일한 환경이 개인에 따라 다르게 경험할 수 있다는 미묘한 이해를 불러일으켰습니다. 따라서 장소가 미치는 영향은 보편적이거나 경관의 특성에 따른 것이 아니라 복잡한 개인의 성격과 사회적 관계에 의해 영향을 받는 것인지도 모릅니다. 또한 병원 대기실의 비공식 마사지와 같은 미시적 디자인 측면은 다른 건강 증진 공간에서 건강에 해로운 요인이 될 수도 있습니다.

치료 환경 이론은 물리적 장소의 자연적, 사회적 경계를 넘어 감정, 신체, 마음을 치유의 환경으로 바라보는 것으로 확장되었습니다. 이러한 노력은 이론의 범위를 넓혀 상투적이거나 실체 없는 공간은 줄였지만, 유감스럽게도 종종 이러한 노력은 그들이 묘사하는 신체, 감정 및 상상력을 대체하는 데 실패했습니다. 의도하지 않은 결과로는 일종의 실체가 없는 장소성이라는 것인데, 이는 자기 신체, 장소, 경험, 웰빙 사이의 급작스럽고 종종 관계가 미미한 상호작용을 설명하려다가 오히려 광범위한 이론적 불안정성을 만들었습니다. 이와 대조적으로 신경 재활은 병원 의료 공간과 함께 치료 환경의 전통적인 선입견과 사회 관계적 지정학적 관점, 병든 몸과 치유되어야 하는 몸의 신체적, 정서적 배치에 대한 최근의 초점을 동시에 살펴볼 수 있는 흥미로운 기회를 제공합니다.

재활 환경 만들기

치료 환경 이론은 병원을 '특별한' 장소로 생각합니다. 왜냐하면 첫째, 병원은 대부분의 사람이 일상적으로 생활하는 지역 밖에 존재하며, 둘째, 재앙적이거나 흔치 않은 사건과 연관되어 있으며, 셋째는 '건강과 치유에 대한 오랫동안 연결을 지원하기 위한 곳이 아니기 때문'입니다. 재활병원에서 앞의 두 가지 특성은 급성기 병원과 같지만, 세 번째 특성은 급성기 병원과 확연히 구분됩니다. 지역사회로의 재통합은 재활의 원동력이며, 병원 내 업무는 종종 지역사회에서의 지속적인 치료와 치유를 전제로 합니다.

대부분의 재활 시설은 규칙적인 기관내 일정으로 구성된 "의료적 병원 전통"과 비슷합니다. 아침 기상, 의사 회진, 병실 내 식판 식사, 면회 시간은 엄격하게 정해진 시간에 이루어집니다. 일반적으로 급성기 입원 치료 후 환자가 의학적으로 안정된 후 시작되는 뇌손상 환자의 재활 입원 기간은 보통 6주이며, 이 기간 동안 자가 관리 활동, 이동성 및 독립적인 생활 능력을 회복하는 것이 목표입니다. 퇴원은 '완치'를 의미하는 것이 아니며 종종 지속적인 외래 치료가 필요합니다.

재활 병원은 주로 재활을 위한 '체육관 모델'을 중심으로 설계되었습니다. 고객은 반복적으로 무거운 도구를 사용한 근육을 강화하는 운동, 게임 참여를 통해 기억력과 협응력을 향상시키는 활동 탁자, 균형 감각을 키우기 위한 플랫폼, 지지대, '아무 데도 연결되지 않는' 모형 계단 등으로 가득한 치료실로 이루어져 있습니다. 치료실은 일상생활 활동과 식사 시간, 수면/기상 시간, 배변과 관련된 여러 가지 순차적 활동에 대한 수행 능력을 향상시키기 위해 가상의 주방, 욕실, 침실로 구성되어 있습니다.

다인실 병실의 정신적, 사회적 자극을 줄이기 위해 뇌 손상 환자는 일반적으로 가구가 거의 없는 단독실 또는 준 단독실에 배치됩니다. 고객은 뇌 손상 이전의 기술, 취미, 사회적 및 가족과의 사회적 관계로 돌아갈 수 있도록 격려하는 기억 보조 역할을 하는 그림과 기타 개인 물품으로 방을 꾸미도록 권장받습니다.

이상적인 재활 환경

*재활*은 신체 기능을 회복하기 위한 치료 활동뿐만 아니라 이를 위해 사용되는

훈련과 기술을 뒷받침하는 이념을 의미합니다. 돌봄 이념(care ideologies)들은 의료 서비스 제공의 더 큰 사회적, 경제적 환경에 의해 형성되며, 직원과 고객의 미시적 행동을 체계화합니다. 돌봄 이념들은 요양 프로그램이 시설 및 구조화된 규정에 따라 진행되기 때문에 치료 환경학자들에게 특히 흥미롭습니다. 전통적인 재활 돌봄 이념에서 돌봄은 새로운 장애의 즉각적인 관리 및/또는 기능적 손실에 대한 적응에 중점을 둡니다. 그러나 여기에 '고객 중심 돌봄'(CCC)이라는 이념이 추가되었습니다. 고객 중심 돌봄은 환자의 참여와 소통, 지위 계층의 붕괴를 포함한다는 점에서 치료 환경학자들이 제시한 이상적인 치료 병원의 '사회적 환경'과 본질적으로 일치합니다. 그럼에도 불구하고 고객 중심 돌봄은 현실과 이상 사이에서 의견이 일치하지 않기 때문에 긴장으로 가득 차 있다고 알려져 있습니다(3장 및 14장 참조). 이는 현재 의료 환경의 한계와 더불어 일부 치료사들은 고객이 동의하지 않을 경우 전문직 고유의 재활 목표로 우회하도록 하는 등 고객의 의사결정권에 대한 고객 중심 돌봄의 이념적 전환에 불편함을 느끼는 데 그 원인이 있습니다.

외상성 뇌손상의 개인적 환경

신체는 부상당하거나 몸이 불편한 사람들의 '가장 작고 개인적인 환경'입니다. 외상성 뇌손상에서의 신체는 인지적 또는 신체적 기능이 완전히 회복되는 경우는 드물며, 종종 결함이 있는 환경(a landscape of loss)을 경험하게 됩니다. 외상성 뇌손상은 '외력에 의한 뇌 기능의 변화 또는 기타 뇌 병리'로 정의됩니다. 외상성 뇌손상은 먼저 경증, 중등도 또는 중증으로 지속되는 의식 변화(기억상실/혼수 상태)가 특징입니다. 신경심리학적 손상(예: 기억력 장애), 행동 문제(예: 공격성), 인지적 제한(예: 일상생활 활동과 같은 '실제 작업'의 어려움)은 종종 신체 기능, 감각 및 조정 능력의 손상과 같이 나타납니다. 추론, 관계 맺기, 걷기, 일하기 등은 모두 어느 정도 다시 배워서 할 수 있습니다. 고객 중심 돌봄은 인지 기반의 선택, 자율성, 협상을 원칙으로 하기 때문에 뇌손상 고객의 신경 심리 및 행동 문제로 인해 완전한 참여가 제한되거나 배제될 수 있다고 생각됩니다. 뇌손상 고객이 돌봄의 핵심 협업자가 될 수 있는 역량을 향상시키기 위한 정책 및 실천 방식으로는 대부분 치료사가 제안한 치료 목표에 대한 동의와 협력을 얻기 위해 고객의 인지적, 신체적 결함에 대한 자기 인식을 높이는 데 초점을 맞추고 있습니다. 외상성 뇌손상을 가진 고객의 자기 인식을 향상시키기 위한 일반적인 접근 방식에는 비대립적 대화 비디오 녹화 피드백(nonconfrontational dialogue videotaped feedback), 상담 및 결합에 대한 교육이 포함됩니다.

방법

이 연구는 고객 중심의 신경 재활 치료를 개선하기 위한 교육적 개입에 대한 3년(2008~2011년)에 걸친 질적 기반 평가 연구입니다. 평가 후, 우리는 신경 재활에서 긍정적인 치료 결과를 촉진하고 방해하는 사회 공간적 측면을 조사하기 위해 기준선 또는 중재 전 자료에 대한 이차 분석을 수행했습니다.

설정

자료는 캐나다 온타리오에 위치한 두 곳의 입원 재활 병원의 비슷한 규모의 신경 재활 병동(A 시설, 32병상; B 시설, 27병상)에서 수집되었습니다.

참여자들

참여 병원의 연구 윤리 위원회가 연구를 승인했으며, 38명(n=38)의 참가자가 참여했습니다. 연구 대상자는 문헌 검색을 통해 가장 일반적인 신경 재활 전문직으로서, 그리고 병원 조직과 고객의 생활 환경에 대한 고유한 통찰력을 제공하고 있는 것으로 확인된 관리직 및 목사직을 기준으로 삼아 의도적으로 중견 간호사와 신경 재활관련 치료사들을 선정하였습니다. 따라서 간호(RN, RPN, n=11), 작업치료(OT, n=5), 물리치료(PT, n=5), 언어병리(SLP, n=6), 사회사업(SW, n=3), 레크리에이션 치료(RT, n=1), 심리학(n=1) 분야에서 최소한 몇 년간의 경력을 가진 치료 의료진들과 간호 행정(RN 리더 n=5), 비종교 원목(n=1)을 포함시켰습니다. 참가자의 72.73%가 해당 시설에서 4년 이상 근무한 경험이 있으며, 조사 참여자의 72.73%가 조사 연구 및 자료 수집에 동의했습니다. 참가자의 연령은 27세에서 63세까지 다양했으며 평균은 39.91세, 표준편차는 9.85였습니다.

인터뷰

특히 기관 임상현장(institutional practice)의 사회적, 공간적, 조직적 특성, 즉 (1) 고객들 간의 관계, 일상, 삶의 질에 대해 뇌손상에 의해 인식된 충격, (2) 사회적 분위기(직원 구성, 전문가 간 관계, 환자-직원 관계)를 포함한 병원 환경 등을 살펴보기 위해 약 60분 동안 반 구조화된 오디오 녹음 형태의 기본 인터뷰 38건을 실시했습니다; 임상현장(치료 문화, 고객과 의료진 간의 의사소통, 치료 성과 측정), 재활 특성(병원 환경에 대한 설명, 치료 임상현장에 대한 뇌손상의 특수성, 치료 및 퇴원 결정 메커니즘), 신경 재활에서 고객 중심 돌봄(CCC)을 제약하거나 가능하게 하는 개인적, 구조적, 환경적, 문화적 요인을 살펴봅니다.

분석

저희는 의료진들과의 기본 인터뷰에 대한 2차 분석을 실시했습니다. 2차 분석의 목적은 치료 환경을 이용한 외상성 뇌손상에 대한 재활 치료를 연구하는 것이었습니다. 인터뷰 기록의 분석은 주제별 분석 기법으로 시작되었습니다. 녹음된 녹취록을 한 줄씩 분석한 결과, 외상성 뇌손상 재활 치료와 관련하여 주관적인 장소 개념 및 배치에 대한 중요한 고려 사항들이 확인되었습니다. 주관적 장소 개념에는 실제 위험과는 무관한 집이나 지역사회를 포함한 특정 장소에 대한 안전, 편안함 또는 위험의 속성과 같은 '장소가 가지고 있는 느낌의 가치'와 같은 장소 감각 또는 장소 식별이 포함됩니다. 배치(emplacement)란 환경을 통한 개인 정체성의 공간화를 말하며, 이는 예를 들어 햇볕에 그을린 골퍼 은퇴자의 정체성을 서로 구성하고 대표하는 비개방형 은퇴자 모임과 같이 구체화된 형태로 이루어지며, 공간의 미학(loft aesthetic)으로 표현되며, 환경을 통해 개인 정체성이 공간화되는 것을 뜻합니다.

의료진들의 설명은 치료 환경 이론과 강한 연관성을 보였으며, 이는 이차 분석에서 민감성 개념으로 나타났습니다. 이 접근법에는 귀납적 접근법과 연역적 접근법을 결합하여 자료에서 주제를 식별하되 이론의 맥락에서 분석하는 방식이 사용되었습니다. 테마는 상호 관계를 조사하고 분석이 진행됨에 따라 하위 테마에서 상위 테마로 이동하면서 개념적으로 다듬어졌습니다. 마지막으로, 치료 환경 이론과의 만남 및 충돌 지점을 결정하고 건강을 긍정하는 고려 사항과 건강을 해치는 고려 사항에 대한 주제를 평가하기 위해 이론적 범주를 조사했습니다.

결과들

연구 결과는 외상성 뇌손상으로 입원하여 재활훈련을 받는 과정에서 치료적 측면을 결정하는 데 있어 고객-전문가-치료기관 삼자 간의 상호 연결이 중요하다는 점을 강조합니다. 먼저 장소가 건강에 미치는 해로운 측면을 설명하고자 하는 데, 여기에는 고객과 치료사들의 인식과 신체에 영향을 미치는 가정 환경을 재현하려는 설계 시도의 실패, 정량적 성과 측정을 치료사들이 좋아하는 것, 빈약한 심리 서비스 등이 어떻게 고객에게 정서적 억압을 유발하고 유지하도록 하는 기관(병원)의 정서적 지형(구조)을 만들어냈는지 등이 있습니다. 다음으로는 정체성 확립과 일상적인 지형 정보를 기반으로 하는 치료가 동시에 제공된다면 이것들이 건강을 증진시키는 측면이 있다는 점을 기술했습니다.

인공적인 치유의 공간: 디자인, 손상 그리고 인식

집(home)은 강한 장소에 대한 애착을 불러일으키므로 치유의 중심이 됩니다. 현재 많은 의료 환경이 집을 모방하여 설계되었습니다. 최근의 장기 요양 시설은 일반적으로 의료 '기관'이 아닌 '거주지'를 연상시키는 목재와 장식이 달린 가구가 있는 고급 고층 아파트 건물과 비슷합니다. 마찬가지로 완화 돌봄 시설(palliative care units)도 가족이 식사를 준비할 수 있는 주방이 있습니다. 재활치료실 역시 퇴원 후의 생활 환경과 활동을 재현합니다.

두 곳 모두에서 치료 환경은 고객이 냉장고와 찬장에서 재료를 선택하고, 조리법에 따라 식사를 준비하는 방법을 다시 배울 수 있는 모의 주방을 제공하여 실제 상황을 모방할 수 있도록 하기 위해 노력했습니다. 그러나 각 주방에는 모든 기능을 갖춘 가스레인지와 오븐들이 갖추어져 있지만, 고객의 접근은 제한되었습니다. 목표는 습관적인 주방 생활의 친숙함과 '냄새나는 환경', 즉 후각을 통해 사람과 장소 사이의 관계를 재연하는 친숙한 집 밥의 향기를 통해 기억을 불러일으키는 것이 아니라, 작업 순서를 강화하여 고객이 음식 준비에 참여하게 하는 것이었습니다(유사한 비평은 51 참조). 결과적으로 참가자들은 치료실의 집과 같은 환경이 인위적이고 설득력이 없다고 설명했습니다.

여기는 더 무균 환경입니다.... 당신이 만들고자 하는 것은 집에는 있지만 여기엔 없습니다. [스탭 B, 레크레이션 강사 1]

[재활] 환경이 .... 어렵다고 생각해요, 집에 있는 것 같지 않아요 ..... 좀 인위적인 것 같아요. [스탭 B, 간호사 1]

이 환경은 그분들에게 굉장히 낯설어요.... 자기 [집] 환경이 아니고 ..... 그분들이 할 상황을 설정하는 게 어렵죠. [스탭 A, 언어치료사 1]

집 공간 재현의 현실감 부족은 외상성 뇌손상 고객의 평가뿐만 아니라 집안 적응 능력 저하의 정도와 원인에 대한 각 외상성 뇌손상 고객들의 이해에도 상당한 영향을 줬습니다.

> *평가 때에는 집에 없기 때문에 [디자인의] 관련성이 중요하게 작용합니다. 조금 인위적인 면이 있죠. [고객들은 "내가 가는 식료품점이 아니야", "내 것이 아니야"라고 반박합니다. [스탭 B, 언어치료사 2]*

> *우리는 그들을 낯선 재활 환경으로 데려갑니다. 우리는 그들에게 조금이라도 익숙한 재료로 테스트하지 않습니다. [스탭 B, 임상심리사 1]*

인지 결함에 대한 뇌손상 고객의 통찰력 부족은 일반적으로 신경 병리에 기인하지만, 공간성만 주의를 기울이는 치료사는 인지 결함을 보이는 고객을 이해하지 못했습니다. 대신, 그들은 고객이 인지 손상으로 상황을 인식하는 데 어려움을 겪는 것을 "집"이라는 열악한 가상 환경이 직접적인 원인이라고 생각했습니다. 이러한 자기 평가의 부정확성으로 인해 고객들은 목표 설정과 치료 결정에 비효율적으로 참여하게 되었습니다:

> *우리는 온갖 인공적인 도구들이 있는 인공적인 환경 안에 있기 때문에 사람들을 인공적인 실험실의 세계로 데려가 실험용 돼지처럼 느끼게 하고, 그들을 당신의 의도와 계획에 동의하고 지지하도록 하는 것은 큰 문제입니다. [스탭 B, 임상심리사 1]*

의료진들은 집과 유사하게 만들었지만 가상 환경의 인위성 때문에 고객이 낯선 환경에 대한 어려움과 외상성 뇌손상에 의한 손상의 결과가 중첩되어 더욱 어려움을 호소하는 것을 인정했습니다. 그러나 의료진들은 고객이 익숙한 환경에서 과제에 접근할 때 설명 없어도 이미 알고 있었던 지식을 활용할 수 없는 무능력 정도는 집 평가(home assessment)를 통해 외상성 뇌손상의 본질과 의미를 더 명확하게 파악할 수 있다고 주장했습니다:

> *작업 치료사는 주방 평가 6건 중 5건에서 고객이 "내 주방이었으면 잘했을 것 같다"고 말합니다. ... 다른 사람의 부엌에서 요리를 해본 적이 있나요?! .... 따라서 [집] 환경에 가서 일을 하는 것은 그들에게 정말 마음에 와닿습니다. 그것은 그들의 인식에 정말 도움이 됩니다.... [스탭 B, 레크레이션 강사 1, 원문 강조]*

재활 환경의 인위성은 병원과 고객의 집을 비교했을 때뿐만 아니라 병원 내 부서 간 비교에서도 분명하게 드러났습니다. 간호사들은 가상으로 만들어진 재활치료실 욕실과 침실이 고객이 대부분의 시간을 보내는 병동에 있는 것들과 배치 및 장비가 다르며, 열악한 기계 구조가 간호사 및 고객의 신체와 상호 작용하여 공포감을 조성한다고 지적했습니다:

[병동] 침대는 [치료실의] 매트와 완전히 다르기 때문에 [고객]이 매트를 밀어낼 수는 있지만, [침실의] 매트리스를 밀어내려고 하면 방법이 없습니다. 그래서 저희는 물리 치료사들에게 "고객들의 침대에서 이렇게 하는 방법과 저렇게 하는 방법을 보여주세요."라고 말했습니다. 그들은 [도착했을 때] 그렇게 할 수 없었습니다. [스탭 N, 간호사 2]

우리 화장실은 큰 문제입니다... 어느 각도에서나 접근할 수 있는 [작업 치료사가 사용하는 화장실과] 같은 화장실이 없습니다.... 그래서 우리는 이미 이것 때문에 [간호사]가 부상을 입었습니다 ... 몇 주 전에 [작업 치료사]에게 전화해서 "저를 도와주세요"라고 말해야 했습니다. 제가 시도해 봤는데.... 우리는 환자들을 과도하게 스트레칭을 하고 있고 환자들은 당황하고 있었습니다. 공간이 없어서 치료실에서 하는 것처럼 환자를 옮길 수 없기 때문에 서로 당황하고 있습니다." 그래서 ... 이제 [일상생활 활동] 평가를 위해 여기 화장실도 포함시키고 있습니다. [스탭 B, 간호사 3]

슬퍼할 곳이 없습니다: 감정의 억압

감정은 치료 환경을 포함한 장소 기반 연구에서 새롭게 떠오르는 핵심 주제입니다. '공간적으로 매개된' 감정의 표현, 따라서 사회 공간적 역학은 질병 및 장애와 관련된 골치 아픈 감정을 지원하거나 억제하는 역할을 할 수 있습니다.

조사 결과, 일반적인 외상성 뇌손상 문헌과 마찬가지로 외상성 뇌손상이 정서적으로 미치는 영향은 매우 컸습니다. 뇌 손상의 특성상 개인에게 상당한 상실을 초래하고, 불안, 우울증 외상 후 스트레스를 유발하는 경우가 종종 있습니다. 의료진들은 부상 후 적응의 어려움에 대해 잘 알고 있었습니다. B 시설의 군목은 다음과 같이 설명했습니다. "그들은 육체적으로는 목숨을 잃지는 않았을지 모르지만 확실히 그들이 알고 있던 많은 것을 잃었고 그것은 큰 슬픔의 문제입니다." 그러나 두 시설 모두 심리 및 상담 서비스는 빈약했습니다. 대부분 정부 지원금과 관련된 비용 문제로 인해 심리학자들은 인지 평가에만 국한되어 활용되고 있었습니다. 한 언어 치료사는 다음과 같이 지적했습니다.

우리의 심리 서비스는 매우 열악합니다.... 우리 모두는 [고객]이 겪는 정서적 혼란을 보고 실제로 출구가 없기 때문에 고개를 저어 버립니다 [스탭 A, 언어치료사 3].

치료사들은 또한 표준화된 검사에서 고객의 개선을 입증해야 한다는 거시적 차원의 압력에 대해서도 언급했는데, 이는 '그것이 가장 큰 비중을 차지하기 때문'이라고 이야기합니다 [스탭 A, 언어치료사1]. 예를 들어, 이전에 부적절한 심리 서비스를 아쉬워했던 한 언어치료사는 자신의 정서적 지원 제공이 "궤도를 벗어났다"라고 언급하며 치료 의사 결정을 지원하기 위한 정량적 성과 측정의 필요성에 대해 언급했습니다.

지금은 증거 기반이 중요하죠? 증거 기반 진료는 매우 중요합니다. 따라서 여러분이 하고 있는 일은 연구로 뒷받침되어야 합니다. [그래서 저는 궤도를 벗어나는 것을 적절하게 정당화할 수 없었던 것 같아요, 아시죠? .... [전문가 간 회의에서] 많은 결정이 [표준화 점수]를 중심으로 이루어집니다. [스탭 A, 언어치료사 3]

애도 및 상실 문제를 해결하는 데 거시적 차원의 장벽 외에도, 치료사들은 집중 재활 및 전문직 폐쇄성 등의 직업적으로나 개인적, 제도적 요인 때문에 정서적으로 지지해 주는 치료 환경을 조성하는 '감정 작업(emotion work)'을 수행하는 데 불리한 것으로 밝혀졌습니다. 예를 들어, 신체 기능수행(functioning)에 대한 신경 재활의 과도한 집중은 감정 표현에 손상을 입기도 합니다.

우리는 기능에 너무 집중한 나머지 때때로 그 사람에게 일어난 일을 [감정적으로] 처리할 시간이 필요할 때..... 슬픔은 당연히 일어날 수 있고 또 일어나야 합니다. 그리고 때때로 우리는 치료 목표를 달성하는 데 너무 집중하여 고객이 슬퍼할 수 없습니다. [스탭 B, 작업치료사 1, 원문 강조]

여러 재활 분야의 치료사들은 전문 교육과 자격이 부족하여 고객이 정서적 문제를 제기할 때 불안감과 부적절함을 느낀다고 답했습니다.

저는 [정서적 지원]을 제공할 수 있는 교육을 받지 못했기 때문에 제 능력 밖이라고 느낍니다. [스탭 A, 물리치료사 2]

저는 그들이 자신의 삶에 대해 슬퍼하고 있고, 자아에 대한 감각이 떨어지고 우울해하는 경우 대처할 능력이 없습니다. [스탭 A, 언어치료사 3]

저는 상담사 훈련을 받지 않았어요. [스탭 B, 언어치료사 4, 원문 강조]

마지막으로, 공감하지 않으려는 개인적 성향이 감정 표현을 더욱 억제했습니다:

때때로 환자들이 겪어야 할 일에 너무 압도되어 공감하기가 어렵기 때문에 환자와 약간의 벽을 쌓아야 한다고 느낍니다. [스탭 A, 언어치료사 1]

나는 [고객의] 삶을 정말로 알고 싶지 않습니다 .... 감정을 보호하려는 본능이라고 생각해요. 예를 들어, 아이가 있는데 양치질도 못 하는 엄마의 심정을 이해하게 되겠죠. [스탭 B, 간호사 1]

그게 우리의 가장 큰 두려움 아닌가요? ...... 우리 모두는 우리가 환자와 부딪힐 거라고 생각해요, 우리에게도 일어날 거라고요..... 정말 무서워요 [스탭 B, 레크레이션 강사 1]

기관(병원) 사례 및 의료진 사례에서 입증된 바와 같이 감정 표현에 대한 이러한 부족한 지원은 신경 재활 의료진들이 제공하는 다양한 치료와 고객들의 완전한 참여 기회에 큰 영향을 미쳤습니다:

많은 고객은 [언어] 치료를 받을 준비가 전혀 되어 있지 않습니다.... 특히 뇌 손상의 경우 감정과 슬픔이 너무 많아서 집중할 수 있도록 적절하게 지원되지 않는다고 생각합니다. 그래서 저는 많은 환자들이 자신의 생각과 새로운 자아에 대한 감정과 태도 때문에 정말 산만하다는 것을 알게 되었습니다. ..... [스탭 B, 언어치료사 4]

정체성 확립: 고객의 생활 환경 속에서 치료하기

치료 환경 이론에 따르면 돌봄 환경은 '환자의 성격, 선호도, 문화적, 종교적 관습을 얼마나 잘 존중하는지, 특히 질병의 특성으로 인해 부분적으로 수정된 것으로 보일 수 있는 경우'에 대해 평가되어야 한다고 제안하고 있습니다. 이는 성공적인 재활을 위해서는 고객의 고유한 의사소통, 인지, 신체, 심리, 행동 프로필, 회복 단계 및 목표에 맞게 치료법을 조정해야 한다는 고객 중심 돌봄(CCC)의 핵심 원칙에 부합하는 것입니다. (외상성 뇌손상과 관련된 정체성에 대한 자세한 논의는 9장을 참조하세요.)

많은 의료진은 고객의 자아 정체성에 따라 치료 방법을 맞추어야 할 필요성에 대해 잘 알고 있는 것으로 나타났습니다. 치료사들은 인종/문화, 개인 취미, 사회적 위치를 활용하여 개별적으로 맞춤 치료를 제공합니다:

한 남성은 골프를 좋아해서 60대인데도 골프를 치고 싶어서 퍼팅 세트 등을 이용해 물리치료를 받았습니다. 다른 한 분은 사진을 좋아해서 다른 사람의 카메라를 빌렸고, 젓가락질과 손으로 조작하는 것이 걱정되셔서 ....[물리 치료에 해당 물품을 활용했습니다]. [스탭 A, 물리치료사 3]

웹 디자이너였던 한 신사분(....)이 종이와 연필로 하는 일이라면 무엇이든 거부했습니다. [그]는 더 창의적이고 자신의 삶에 더 적합한 무언가가 필요했고, 우리가 한 일이 바로 그 일이었습니다.... 목표는 [우리 병원]을 위한 웹 페이지, 환자 중심의 웹 페이지를 개발하는 것이었습니다 ..... 동기 부여가 되었습니다! 그것이 실제로 그를 참여시킨 유일한 작업이었습니다. 다른 것은 아무것도 없었고, 우리는 모든 것을 시도했지만 아무것도 효과가 없었습니다. [스탭 A, 언어치료사 1]

때때로 의료진들은 치료 중에 재학습할 수 있는 개별 단계를 식별하기 위해 고객의 직업을 세분화하는 데 창의력을 발휘해야 했습니다. 예를 들어, 작업 치료사 관련.

[한 고객은] 자신이 배우였고 연기를 다시 하고 싶다고 말했습니다....... 언어 치료사에게 "좋아, 그럼, 음성 투사 연습을 해보자, 표정 연습을 해보자"라고 말할 수 있었기 때문에 영향을 미쳤습니다. [스탭 A, 작업치료사 3]

자아 정체성과 관련된 과제를 통해 고객이 얻은 동기 부여는 관찰 가능한 임상적 개선으로 이어졌습니다: "더 나은 결과를 얻을 수 있습니다." [스탭 A, 물리치료사 2]

의료진이 고객의 일상 영역에 맞게 치료를 조정하는 정도는 치료 성과/목표와 고객의 부상 전 상태 및 기능적 한계를 수용하는 것 사이의 균형을 맞추려는 노력으로 설명할 수 있었습니다. 이는 의료진이 치료 활동에서 고객 자신의 실질적인 능력을 인식하고 고객이 재활 후 복귀할 삶의 차이점을 인식하는 것에서 시작되었습니다. 이러한 의료진의 노력은 고객-의료진-장소 삼위일체에 대한 관심을 강조하며, 이는 의료진만의 재활적 특권이 아닌 고객들과 그들 삶의 세계와의 대응을 의미합니다.

> *저는 그들과 어떤 일을 하는지에 대해 이야기하고, 그들의 입장에서 세상을 바라보려고 노력합니다. 그래서 그들이 노숙자라면 저에게 목표가 될 수 없는 목표가 그들에게는 있다는 것을 알고 있습니다. 그들은 집이 없으니까요. 아마 일상이 있을 거예요. 그들은 일반적으로 특정 장소에 가서 식사를 하고, 특정 장소에 가서 잠을 자고....... 이탈리아 사람을 데려오면 그 문화에 대해 조금 알기 때문에 음식이 중요하고, 대가족이 많고, 주변에 사람이 많다는 것을 알기 때문에 모든 것을 고려합니다. ..... 저는 정말 그들의 입장에서 생각하려고 노력합니다. 저는 모든 것을 저에게 정상적인 것과 제 세계에서 흔히 볼 수 있는 것에 근거하지 않으려고 노력합니다. 모든 사람의 세계가 다르다는 것을 알기 때문입니다. [스탭 B, 레크레이션 강사 1, 원문 강조]*

> *많은 사람이 '아, 전에는 못 읽었는데', '어차피 전에는 못 읽었는데'라고 말합니다. 정말 대단한 일이죠. 독해력은 엄청나게 중요합니다. 그래서 우리는 이런 것들을 알아야 그들과 함께 목표를 준비할 때 공정한 방식으로 이루어지고 의미가 있습니다. 저는 누구에게 영어나 읽는 법을 가르치는 것이 아닙니다. [스탭 A, 언어치료사 3]*

토론

다른 형태의 심각한 외상 재활과 마찬가지로 외상성 뇌손상 돌봄은 장소, 사람, 임상현장의 복잡한 네트워크 안팎에서 이루어지는 특히 공간적인 노력의 산물입니다. 하지만 지금까지 입원 환자 재활은 치료 환경의 실제 사례로만 단순히 생각해 왔습니다. 우리의 연구 결과가 외상성 뇌손상 재활이 치료 환경 개념의 '지속적인 성숙'을 지원할 수 있다는 증거를 제공한다는 점에서 이러한 간과가 유감스럽습니다. 특히 치료 환경을 구성하는 데 있어 고객과 의료진, 치료 장소의 상호 연결성이 중요하다는 점을 강조합니다. 치료 환경 이론을 더욱 발전시키기 위해서는 다른 개념적 체계들을 건강한 지정학(healthy geography) 및 그 이상으로 통합하여 더욱 역동적인 상호 연결로 이론화하는 것이 좋습니다.

본 연구에서 의료진들은 구체화된 임상현장 배치에 대해 언급했는데, 이는 외상성 뇌손상의 기존 환경을 보다 긍정적으로 만들 수 있을 것으로 생각했습니다. 이들은 고객들이 이전에 알고 있던 지식을 재구현하고 재연하여 의료진들이 파악한 내용을 보다 정확하게 전달하기 위해 집(home)안 내 평가에 더 많은 비중을 두었습니다. 그들은 움직임과 일상에 대한 편안함, 안전, 자신감이 생기는 것이 신체적 연습의 반복이기 때문에 재활 단위에서 환경적 유사성의 중요성과 효과에 주목했습니다. 또한 재활 치료에서 고객의 고유한 정체성을 확립하는 것이 중요하다는 사실을 확인했습니다. 마지막으로 의료진들은 재활 기관의 정서적 지정학(emotional geography)에 대한 관심의 중요성을 강조했습니다. 정서적 지정학은 감정이 신체, 장소, 환경, 기관 등 다양한 규모의 공간과 어떻게 연관되어 있는지 살펴봅니다. 예를 들어, 두려움, 불안, 경외감 등의 감정은 사람이나 자연의 경이로움을 통해 공간적으로 매개되거나 유발될 수 있습니다. 이 연구에서 의료진들은 고객이 부상 후 새로운 인지적, 신체적, 정서적 자아를 확립하는 데 도움을 주기 위해 슬픔과 상실을 표현할 수 있는 정서적 장소 지정학의 중요성을 확인했습니다.

병원 디자인이나 치료 이념, 사회적 관계만으로는 재활 환경(landscape of rehabilitation)이 치료 환경(therapeutic environment)에 어떻게 영향을 미치는지 여부와 방법을 결정하기에 충분하지 않은 것으로 보입니다. 기존의 치료 환경 연구에서는 치료적 또는 비치료적 요소를 서로 분리하여 보는 경향이 있었으며, 예를 들어 물리적 디자인, 개인 경험 또는 돌봄 제공자의 구성 요소에 초점을 맞추었던 것과는 뚜렷한 대조를 이룹니다. 일부 저자들은 임상시험의 구성 요소들이 공존하는 것을 확인했지만, 이러한 구성 요소들이 어떻게 얽혀 있는지, 그리고 이들 간의 상호 관계에서 어떤 방식으로 치료 장소가 치료 효과에 기여하는지를 설명하는 데는 미치지 못했습니다. 이와 대조적으로, 이 연구는 고객, 의료진 및 물리적 환경의 다양한 공간적, 사회 공간적 측면이 어떻게 외상성 뇌손상 치료를 구성하고 치료 환경을 만드는지 보여주었습니다. 따라서 이 연구는 치료 환경의 복잡성과 우발성이 어떻게 작용하는지에 대한 시사점을 제공합니다.

이 연구에서 의료진들은 병원 설계에서 고객들의 성과와 사회적 행동들이 집의 모방이 부족한 것과 직접적으로 연결했습니다. 공간에 대한 의료진의 세심한 관심은 고객과 장소 사이의 중요한 상호 연관성을 강조했습니다. 이는 환경적 친숙성의 영향을 뒷받침하는 초기 연구와 일치하며, 개인이 가정 환경에서 더 나은 성과를 보인다는 연구와 재활 환경이 그들이 돌아갈 건축 및 사회적 환경에 적절히 준비되지 않았다는 고객들의 불만과도 일치합니다. 그러나 더 중요한 것은 우리의 연구가 고객이 자신의 결함(deficits)을 부정하는 원인에 대한 의료진의 의식 변화를 지적한 것입니다. 잘못된 장소 모방은 인지 능력과 관련하여 이해할 수 있는 혼란을 유발한다고 믿었습니다. 다른 연구에서는 재활에서 손상-평가 관계의 일관성의 중요성에도 불구하고 고객의 자기 평가 부조화의 원인으로 동일한 기관 내 설계 차이의 중요성에 대한 간과를 지적했습니다. 그럼에도 불구하고, 재활을 위한 가장 적절한 치료 환경을 결정하기 위해 실행과 환경의 상호 작용에 대한 추가 조사가 필요하다는 증거가 있기 때문에, 외상성 뇌손상 집단에서 집 평가와 기관(병원) 평가 결과가 동일한 의미로 해석되어서는 안 됩니다.

간호사가 고객과 장소(공간)에 대해 주의를 기울이는 것은 환경적 결함이 간호 과정에서 자신의 신체에도 동시에 부상이 발생했던 경험을 통해 알게 된 지식을 바탕으로 합니다. 간호사는 고객과 장소의 상호작용 과정에서 치료가 잘못 적용되는 순간의 재활 과정에 간호사는 육체적으로 관여하게 되고, 뿐만 아니라 전문직(간호사-고객)으로서 혹은 전문직들(간호사-작업치료사, 간호사-물리치료사) 간의 사회적 관계의 어려움을 포함한 사회적 협상도 관여하게 된다는 것은 새로운 연구 결과가 있습니다. 디자인이 건강 의료진 간의 사회적 상호작용을 저해하는 것으로 확인된 사례는 여러 곳에서 있었지만, 고객의 신체와 장소가 치료 참여에 미치는 상호 영향이 전문가에 의한, 그리고 전문가들 간의 재활 임상현장에 대한 논의에 필수적인 요소로 포함된 것은 이번이 처음입니다.

생체역학적 이론은 오랫동안 물리치료의 전문적 정체성으로 정의되어 왔으며, 정서적 문제 해결에 있어 기능적 독립성을 강조하는 재활의 관련 강조 사항은 다른 재활 연구와도 일치합니다. 그럼에도 불구하고 지금까지 재활 치료사가 정서적 문제에 대한 주의력이 부족한 것은 개인 수준의 행동이나 특정 훈련의 결과로만 여겨져 왔습니다. 물론 우리의 연구에서도 여러 직종의 치료사들이 고객을 정서적으로 참여시킬 수 있는 기술과 훈련이 부족하다고 답했으며, 다른 의료 환경에서는 비 심리 의료 전문가가 정서적 업무를 수행한다는 증거에도 불구하고 그러한 역할을 상담사(사회복지사)에게 돌리는 것으로 나타났습니다. 그러나 더 중요한 것은 감정 억제가 공간적, 제도적 결과물이라는 사실을 발견했다는 것입니다. 즉, 압도적인 필요성 인식, 신체 기능에 대한 재활 강조, 증거 기반 연구 및 정량적 성과 측정에 대한 강조에도 불구하고 외상성 뇌손상 고객의 정서적 표현에 대해서는 빈약한 심리 서비스를 제공해 왔습니다. 재활의 사회문화적 특징이 정서적 억압을 생산하고, 지속시키는 제도적 정서 지형을 만들어왔다는 우리의 발견은 새로운 것입니다. 이는 의료진들이 의식적으로 감정의 표현과 방출을 촉진시켰다는 잉글리쉬English 등이 조사한 치료 환경과는 극명한 대조를 이룹니다. 본 연구에 참여한 고객들은 슬픔을 표출할 출구가 필요하다고 반복적으로 표현하였으며, 치료사들이 고객의 감정 표현을 막았음에도 불구하고, 이러한 감정표현은 여러 치료에서 종종 방해가 되는 것으로 나타났습니다. 이는 외상성 뇌손상 재활 치료의 제도적, 정서적, 지형적 환경이 확실히 반치료적이라는 것을 시사합니다. 외상성 뇌손상 생존자의 불안, 우울증, 외상 후 스트레스 장애와 같은 정서 장애의 유병률을 고려할 때 특히 심각한 문제이므로 추가 조사가 필요합니다.

개성을 존중해야 한다는 고객의 주장과 직업, 취미(예: 웹 디자인, 연기)와 같은 일상적 환경을 치료에 통합하는 의료진의 대응이라는 측면에서, 치료 관계에서의 의사 결정권을 협상하는 것은 고객 중심 돌봄(CCC)의 원칙과 일치한다는 차원에서 치료 환경에도 영향을 미쳤습니다. 의료진들이 고객의 정체성을 반영하는 것으로서 젓가락, 골프채와 같은 일상적인 도구와 메커니즘을 사용하는 등의 물리적인 치료 공간의 변화뿐만 아니라 고객 중심 치료라는 관점에서 돌봄의 사회적 관계에도 영향을 미쳤습니다. 따라서 외상성 뇌손상 연구에서는 적절한 치료 환경을 사용하는 것은 고객 중심 돌봄(CCC)을 위해 실제 외부 환경과는 다른 재활병원 안의 모형 환경의 단점을 의료진들이 어떻게 이해하고 개선하는지를 파악하는 데 유용하다는 것이 입증되었습니다.

연구 결과에 따르면 장소, 의료진, 고객 사이에 중요한 연결고리가 있으며, 이 세 가지 요소가 교차하는 지점에서 건강 증진 및 건강 저해 특성이 나타납니다. 장소와 치료적 환경이 돌보기와 돌봄의 객관적, 주관적 측면 간의 상호 관계를 이해하는 개념적 틀을 제공함으로써, 장소와 회복이 일률적인 재활 관계라는 가정에 도전하도록 하는 잠재력을 가지고 있는 듯합니다. 이는 외상성 뇌손상 재활의 치료적 환경과 관련된 공간적, 이론적, 실천적, 상호 관련 요인들과 관련하여 상호 연결성, 우연성, 출현의 중요한 과정을 보여줍니다. 따라서 향후 재활 기관에서의 치료 환경에 대한 연구는 치료의 질을 개선하기 위해 신경 재활 과정에서 의도하지 않게 해로운 측면이 있다면 이를 근거에 기반하여 개선하는 데 크게 기여할 수 있습니다.

비판적 건강 지형 옹호학자(critical health geographers)들이 제안하는 장소, 실천, 정체성을 동시에 검토하는 것은 치료와 돌봄의 객관적 측면과 주관적 측면 간의 상호 작용이 건강에 어떤 영향을 미칠 수 있는지 이해하는 데 중요한 통찰력을 제공합니다. 향후 신경재활 및 기타 임상 재활 분야의 연구에서 이러한 관점을 채택한다면, 고객 중심 돌봄(CCC) 개선을 위한 정책 및 프로그램 개선에 정보를 제공하는 지식의 축적과 체계적 개발에 크게 기여할 수 있으리라고 생각합니다.

감사의 글

캐나다 보건 연구소의 운영 보조금(2008-2011, MOP-86624)을 지원받았으며, 피아 코토스Pia Kontos 는 캐나다 보건 연구소의 신규 연구자 상(2009-2014,

MSH-87726)을 수상했습니다. 콜란토니오Colantonio 박사는 토론토 재활 연구소의 손더슨Saunderson 가족 대표와 캐나다 보건 연구소의 젠더, 일 및 건강 연구 위원장(CGW-126580)을 통해 지원을 받고 있습니다.

8

재활을 사회 관계적 관점에서 다시 생각하다: 외상성 뇌손상 사례연구

자킨타 더글러스 / 멜라니 드러먼드 / 루시 녹스 / 마가렛 밀링스

서론

이 장의 시작은 독자 여러분께서 자신의 삶에 의미를 부여하는 것이 무엇인지 생각해 보는 시간을 가져 볼 것을 부탁드리는 것으로 시작하고자 합니다. 각자의 삶에서 의미의 원천으로 심각한 영역이 떠올랐을 수도 있지만, 전부는 아니더라도 대부분의 경우 타인과의 중요한 관계가 목록에서 크고 높은 비중을 차지할 가능성이 높습니다. 연구에 따르면 실제로 타인과의 관계는 전 생애에 걸쳐 가장 빈번하게 보고되는 삶에 대한 의미의 원천입니다. 안타깝게도 후천적 장애를 가진 사람들에게 결정적이고 지속적인 어려움을 초래할 수 있는 것은 바로 이러한 사회적 관계 영역입니다. 따라서 후천적 신경 손상, 특히 외상성 뇌손상(TBI)의 경우 이러한 어려움이 명확하게 드러나며, 이 장에서는 재활에서 사회 관계적 관점을 설명하고자 합니다.

수년에 걸쳐 외상성 뇌손상(TBI) 후 사회관계 영역은 일반적으로 성과(outcome)가 좋지 않은 것이 특징이며, 그 결과 이 영역은 재활의 유효성에 대한 지원이 상대적으로 적었습니다. 실제로 전 세계 어디에서 성과를 조사하든, 어떤 도구를 사용하여 측정하든, 재활 과정에서 언제 조사하든, 사회생활 영역의 제한은 대부분의 외상성 뇌손상 생존자에게 공통된 경험으로 나타납니다. 영국에서 웨이드Wade 등은 리버미드 두부 손상 추적 설문지(Rivermead Head Injury Follow-up Questionnaire)를 사용하여 모든 중증도의 뇌 손상으로 입원한 314명의 참가자 중 61%가 6개월 추적 검사에서 지속적으로 일부 사회적 장애를 경험했다고 보고했습니다. 기능 상태 검사를 사용하여 미국에서 연구한 디크만Dikman 등은 중등도 혹은 중증 뇌손상을 입은 201명 중 49%가 사건 발생 후 3~5년이 지난 후에도 사회 통합 영역에서 어느 정도 어려움을 겪는다는 사실을 밝혔습니다. 호주에서 테이트Tate 등은 시드니 심리사회적 통합 척도(Sydney Psychosocial Reintegration Scale)를 사용하여 중증 외상성 뇌손상 환자 100명의 연속적인 일련의 성과를 추적했습니다. 부상 6년 후, 63.2%의 참가자에게서 제한된 인간관계가 성과의 특징이었으며, 23년 후에도 이러한 성과는 대다수(54.4%)의 참가자에게서 계속 나타났습니다. 양적으로 볼 때 이는 매우 충격적인 결과이며, 외상성 뇌손상의 후유증을 겪고 있는 사람들의 경험을 생각하면 더욱 뼈아프게 다가오는 부분입니다.

표 8.1은 여러 질적 또는 혼합 연구 방법 프로젝트에서 우리와 함께 아낌없이 협력해 온 외상성 뇌손상 참여자들의 의견을 종합하여 사회적 성과에 대해 당사자들의 관점을 소개합니다. 부상 후 수년에 걸친 참가자들의 경험담은 사회적 관계의 중요성을 다시 한번 일깨워주었습니다. 레이첼Rachel(참가자 이름은 모두 가명)은 "때때로 외로움이 밀려올 때면 누군가와 이야기를 나누고 싶어요"라고 말하며 이는 개인적 어려움의 본질을 잘 표현했습니다. 그녀는 외로움과 상호 작용에 대한 갈망에 빠져드는 은유를 만들어냈으며, 이 경우에는 가족, 즉 어머니가 중요한 생명줄이라고 언급했습니다. "저는 엄마가 퇴근하고 집에 돌아오는 오후나 주말에만 엄마를 만납니다."

사회적 고립에 대한 오랜 증거를 배경으로 이 장에서는 사회적 관계에 대한 해결(도전)에 초점을 맞춥니다. 이 장의 전반적인 목표는 재활 과정에서 개인의 삶의 사회적 관계적 측면에 관심을 기울이는 것이 잠재적으로 얼마나 중요한지를 설명하는 것입니다. 이를 위해 외상성 뇌손상으로 인해 삶에 영향을 받은 사람들의 경험과 관련하여 몇 가지 사회 이론을 살펴보았습니다. 우리는 상징적 상호작용주의적 입장(a symbolic interactionist stance)을 반영하고 외상성 뇌손상의 결과를 잘 알고 있는 사람들을 대상으로 한 근거 이론 조사에서 나온 질적 증거를 검토하고자 합니다. 우리의 목표는 재활 중인 사람들과 함께 일하는 방식에서 '관계적 자아(relational self)'를 중요하게 생각하는 것이 매우 중요하다는 것을 뒷받침하는 많은 증거를 제공하는 것입니다.

표 8.1 환자의 관점: 중증 외상 후 사회적 결과에 대한 성찰

벤(27세, 부상 후 8년) …다른 사람들에게 인정받기 위해. 친구를 사귀기 위해. 저는 토요일에 직장 사람들에게 외출했다고 말하기 위해 혼자 외출합니다.
캐서린(32세, 부상 후 6년) 친구를 사귀는 것이 매우 어렵습니다. 사람들은 저를 보고 남들과 다르다고 생각할 거예요. 저도 그렇게 느낍니다. 네, 저는 지금도 많이 변했어요. 사랑받고 있다고 느끼고 싶어요.
레이첼(22세. 부상 후 2.9년) 저는 주말에 엄마가 퇴근하고 집에 돌아오는 오후에만 엄마를 만납니다. 그래서 가끔 집에 있을 때나 [대학]에 있을 때 외로움이 밀려와서 누군가와 이야기를 나누고 싶을 때가 있어요.
데이브(30세, 부상 후 15년) 여기에도 큰 그룹이 있고 저기에도 큰 그룹이 있는데 저는 그 중간에 있는, 일종의 혼자 있는 사람입니다.
마이클(26세, 부상 후 6년) 혼자 있는 것이 싫고, 혼자 있을 때 삶에 대해 생각하면 슬퍼집니다. 다른 사람들과 함께 있는 것이 더 좋습니다.
크리스(24세, 부상 후 4.2년) 항상 소외되는 것이 제 인생의 방식입니다.
이안(33세, 부상 후 3.5년) 머리를 다치고 나면 모든 것이 변하고 사회생활 같은 모든 것이 내리막길을 걷게 되죠. 아무도 저를 알아주려고 하지 않으니까요.

노트: 이 표에 포함된 인용문은 다음 연구 더글라스(Douglas, 34, 35), 더글라스와 스펠라시(Douglas, Spellacy, 39), 숄랜드와 더글라스(Shorland and Douglas, 99)의 참가자와의 인터뷰에서 발췌한 것입니다.

사회적 관계의 힘

사회적 관계의 힘과 사회적 관계가 제공하는 지원은 스트레스와 웰빙을 조절하는 것으로 오랫동안 인정되어 왔습니다. 사회적으로 고립된 사람일수록 심리

적, 신체적으로 덜 건강하고 사망 위험이 더 높은 것으로 나타났습니다. 듀크하임Durkheim은 여러 유럽 국가의 인구조사 자료를 사용하여 집단생활(가족, 종교, 정치)과 자살 간의 관계를 탐구한 지 한 세기가 넘었습니다. 사회생활이 자살을 막는 방패가 된다는 그의 발견은 다양한 건강 및 웰빙 효과로 확대되었을 뿐만 아니라 널리 확산되었습니다. 예를 들어, 사회적으로 통합된 개인일수록 더 오래 살고, 감기에서 뇌졸중을 포함한 심혈관 질환에 이르기까지 질병에 대한 저항력이 높으며, 치매를 포함한 연령 관련 인지 기능 저하도 덜 나타나는 것으로 보고되었습니다. 하우스House 등과 최근 움벌슨Umberson 등은 사회적 관계를 건강, 사망률 및 이환율과 연관시키는 증거가 흡연, 비만, 혈압 및 신체 활동과 건강을 연관시키는 증거만큼 강력하다고 언급하면서 건강 위험 요인으로의 사회적 관계에 대한 사례를 효과적으로 요약했습니다. 퍼트남Putnam은 "대략적인 경험으로 볼 때, 아무 집단에도 속하지 않았지만, 한 집단에 가입하기로 결정하면 향후 1년 동안 사망할 위험이 절반으로 줄어든다"라고 말하면서 사회적 관계의 개입 잠재력과 이 연결고리의 본질을 간결하게 표현했습니다.

사회적 관계는 소셜 네트워크의 규모, 우리가 주고받는 사회적 지원, 사회적 상호작용의 질과 양, 외로움이나 고립감 등 여러 변수를 통해 지표로 삼을 수 있습니다. 이러한 변수들은 모두 사회적 고립과 외로움이 복합적인 원인으로 떠오르면서 외상성 뇌손상의 맥락에서 연구자들의 관심을 끌었습니다. 저희는 자체 연구에서 중증 외상성 뇌손상 생존자 35명과 그 가족 간병인의 장기적인 우울증 경험에 영향을 미치는 요인으로서 사회적 지원의 역할을 조사했습니다. 연구 결과, 부상 참가자와 그 가족 모두의 정서적 적응을 예측하는 중요한 요인으로서 사회적 지지의 중요성이 명확히 드러났습니다. 사회적 지지의 구성요소에 대한 기능을 구체적으로 살펴본 결과, 강한 유대감의 명시적 지지가 부상자와 가족 간병인의 안녕을 유지하는 데 특히 중요하다는 사실이 밝혀졌습니다. 감정적 표현 차원은 관계의 정서적 측면을 강조합니다. 정서적 문제를 공유하고, 삶의 경험을 교환하고, 좋아하거나 친하다고 느끼는 사람과 시간을 보내는 것은 감정적, 사회적 지지를 표현하는 행동의 예입니다. 우리 모두는 감정적, 사회적 지지를 받기 위해 친밀한 관계가 필요합니다. 이 연구에 참여한 외상성 뇌손상 참가자들은 이러한 욕구가 충족되지 않는 경우가 많았습니다. 또한, 지역사회 참여가 부족하여 정서적 또는 실질적인 지원을 제공할 수 있는 새로운 우호관계를 구축할 기회가 거의 없었습니다. 따라서 시간이 지나도 이러한 부정적인 상황이 줄어들 가능성은 거의 없었습니다.

중요한 타인과의 관계는 사회적 지지를 위한 중요한 수단일 뿐만 아니라 자아의 발전에 있어서도 매우 중요한 역할을 합니다. 실제로 상징적 상호작용주의 관점에 대해 다른 장에서 설명했듯이, 중요한 타인이 자아에 영향을 미친다는 개념은 윌리엄 제임스William James가 그의 저서 <*심리학의 원리(Principles of Psychology)*>에서 처음 사용한 '사회적 나(social me)'라는 개념으로 거슬러 올라가는 심리학적 사고의 오랜 신조입니다.

상징적 상호작용주의 관점

남성의 *사회적 자아(Social self)*는 동료로부터 인정받는 것입니다. 인간은 사교적인 동물로 동료들과 어울리기를 좋아할 뿐만 아니라, 같은 종족으로부터 자신을 알아보고 호의적으로 인정받으려는 타고난 성향이 있습니다. 물리적으로 가능한 일이라면, 사회에서 벗어나 모든 구성원의 눈에 띄지 않는 것보다 더 잔인한 형벌은 생각할 수 없습니다. 우리가 들어갈 때 아무도 돌아보지 않고, 말할 때 대답하지 않고, 우리가 하는 일에 신경 쓰지 않고, 만나는 사람마다 우리를 '잘라 버리고' 존재하지 않는 존재처럼 행동한다면, 우리 안에는 일종의 범위와 무력한 절망이 오랫동안 쌓여 있을 것이고, 그로부터 가장 잔인한 신체적 고문은 위안이 될 것입니다. 왜냐하면 우리의 곤경이 아무리 나쁘더라도 우리가 전혀 주목할 가치가 없을 만큼 깊이 가라앉지는 않았다고 느끼게 할 것이기 때문입니다. (제임스 1890, 1권, 심리학의 원리, 294쪽) 이 장면을 제외하고 제임스James는 사회적 고립이 가져오는 감정적 결과에 대한 강력한 이미지를 불러일으킵니다. 연구 결과에 따르면 제임스James의 '무력한 절망감'은 안타깝게도 중증 외상 후 스트레스 장애를 겪은 많은 생존자에게 드물지 않은 경험이라고 합니다. 이러한 반응은 우리 연구에 참여한 두 명의 참가자가 잘 보여주고 있습니다(34, 표 8.1 참조): 크리스는 "항상 소외당하는 것이 제 삶이죠"라고 말했고, 이안은 "두부 손상 후에는 모든 것이 변하고 사회생활 등 모든 것이 내리막길을 걷게 되죠, 아무도 나를 알아주길 원하지 않기 때문이에요"라고 설명했습니다.

간단히 말해, 제임스James는 '사회적 자아'를 자아의 핵심 구성 요소로 간주했는데, 이는 본질적으로 자신에 관한 타인의 반응에 대한 개인의 내적 개념화에서 파생된 것입니다. 사회적 자아에 대한 제임스James의 초기 연구 이후, 많은 학자가 개인과 사회 간의 상호작용에서 개인적 중요성을 강조해 왔습니다. 이러한 학자들 중 주목할 만한 학자들은 20세기의 가장 지속적인 사회 이론 중 하나로 여겨지는 상징적 상호작용주의의 전통을 따르는 학자들입니다. 상징적 상호작용주의는 개인과 개인이 존재하는 상황을 분리할 수 없으며, 사회적 상호작용의 맥락에서 상호 구성되는 것으로 봅니다. 쿨리Cooley는 개인과 사회를 동전의 양면으로 묘사함으로써 개인과 사회 사이의 이러한 분리 불가능성을 강조했습니다. 그는 사회적 자아(social self)를 전체 자아(whole self)로 간주하고 개인이 타인의 눈을 통해 자아를 인식한다는 생각을 전달하기 위해 거울 자아(glass self)라는 용어를 만들었습니다. 일반적으로 상징적 상호작용주의의 창시자로 여겨지는 미드Mead는 자아가 타인과의 반응에서 나온다고 보았습니다. 미드Mead는 개인을 "자신과 타인이 모두 관여하는 사회적 환경 또는 경험 및 행동의 맥락에서 자신에 대한 타인의 태도"라고 설명합니다. 자아에 영향을 미치는 것은 자신의 사회적 세계에 대한 개인의 지각 또는 해석입니다.

미드Mead의 제자였던 블루머Blumer는 특히 엄격한 행동주의와 극단적 실증주의에 대한 대안으로 상징적 상호작용주의의 전통을 발전시켰습니다. 그는 이렇게 말했습니다.

> *'상징적 상호작용주의'라는 용어는 물론 인간 사이에서 일어나는 상호작용의 고유하고 독특한 특성을 가리킵니다. 그 특성은 인간이 단순히 서로의 행동에 반응하는 것이 아니라 서로의 행동을 해석하거나 '정의'한다는 사실에 있습니다. 이러한 '반응'은 서로의 행동에 직접적으로 반응하는 것이 아니라 그 행동에 부여하는 의미에 따라 이루어집니다. 따라서 인간의 상호작용은 상징의 사용, 해석 또는 서로의 행동에 대한 의미 확인을 통해 매개됩니다. 이러한 중재는 인간 행동의 경우 자극과 반응 사이에 해석의 과정을 도입하는 것과 같습니다.*

블루머Blumer는 이러한 이론적 입장을 뒷받침하는 중요한 원칙을 설명했습니다. 개인은 사람이나 사물에 부여한 의미에 따라 행동하는 것으로 간주됩니다. 의미는 사람들 간의 상호작용 과정에서 발생하며, 이는 사회적 과정입니다. 사람들은 상징을 통해 의미를 협상할 수 있는 능력을 갖추고 있으며, 그 결과 끊임없이 변화하는 해석 과정이 발생한다고 가정합니다. 다시 말해, 인간의 행동은 새롭게 생겨나고 지속적으로 구성됩니다. 사람들은 새로운 의미와 대응 방식을 형성함으로써 자신의 미래를 능동적으로 만들어 갑니다. 상징적 상호작용주의는 사람들의 행동이 어떻게 형성되는지 이해하는 한 가지 접근 방식일 뿐이지만, 재활과 관련된 중요한 개념을 검토하는 데 유용한 길잡이를 제공합니다.

재활 관점에서의 상징적 상호작용주의

상징적 상호작용주의는 재활에 대한 우리의 사고와 사고의 전환에 상당한 잠재력을 가지고 있습니다. 상징적 상호작용주의의 관점에서 진리는 고정된 것이 아니며, 개인의 상황에 따라 의미가 달라지기 때문입니다. 이러한 관점을 염두에 두고 재활을 진행하는 동안 사람들은 변화하는 환경의 맥락에서 바라봐야 합니다. 또한, 우리가 주장하는 것처럼 사람들 간의 상호작용 과정이 의미를 만들어낸다면 상호작용 자체가 이해와 새로운 학습을 위한 매개체가 됩니다. 실제로 심리치료에서 치료적 연대(therapeutic alliance)의 중요성에 대한 명확한 증거는 변화를 촉진하는 고객들과 의료진들 사이의 힘을 말해주고 있습니다. 최근에는 재활의 맥락에서 치료적 연대의 잠재적 영향력을 탐구하는 연구가 시작되었습니다.

표 8.2 상징적 상호작용주의, 가족체계이론, 그리고 재활

이론적인 원칙	재활 적용
개인은 자신이 사람이나 사물에 부여한 의미에 따라 행동합니다.	사람들이 사물, 사건, 개인, 그룹, 구조물 등 자신의 세계를 어떻게 정의하는지 파악하세요.
개인은 자신이 속한 환경에 의존하고 영향을 받습니다.	개인에게 영향을 미치는 환경(예: 가족, 이웃, 학교, 직장)에서 일하고 개인이 영향을 받는 환경 속에서 일합니다.
의미는 사람들 간의 상호 작용 과정에서 발생합니다. 그것은 관계의 맥락에서 발생합니다.	부상이 소중한 관계에 미치는 영향과 그 결과를 이해하려고 노력합니다. 소중한 관계의 유지와 발전을 지원합니다. 관계적 맥락에서 개입을 제공합니다.
언어는 인간에게 기호를 통해 의미를 새롭게 협상할 수 있는 수단을 제공합니다.	개인의 가치와 의미를 반영하는 공통 언어를 개발합니다.
자아는 타인과의 상호작용 과정을 통해 발달합니다.	사회적 상호작용을 촉진하고, 그 과정을 성찰하며, 긍정적인 만남을 극대화할 수 있습니다.
가족은 상호 연관된 요소(가족 구성원)로 구성된 사회 시스템으로 운영되며, 단순히 개별 구성원을 반영하는 것이 아니라 구조 전체에 고유한 행동을 보이는 가족 구조를 형성합니다	가족 시스템 내에서 일하며 가족 시스템 내의 상호 작용 패턴, 메시지, 규칙을 파악합니다.
가족 상황의 변화는 전체 시스템의 재조정을 의미하며 가족 구성원 모두에게 문제와 도전이 될 수 있습니다	예를 들어, 가족의 역할(부모, 배우자, 조력자, 감정적인 사람, 엄격한 사람) 및 하위 체계에 혼란이 생길 수 있는 경우 부상이 가족의 일반적인 방식에 어떤 영향을 미칠 수 있는지 특히 주의를 기울입니다.

(자세한 내용은 13장 참조).

상황에 대처하는 최선의 방법을 알기 위해서는 개인과 관계의 관점에서 그 상황의 의미를 이해해야 합니다. 지식은 일반적으로 보고서나 평가에 담긴 내용만으로는 완전히 설명될 수 없으며, 부상당한 개인 및 개인과 관련된 사람들과의 공유된 상호 작용을 기반으로 하는 복잡한 과정입니다. 상징적 상호작용주의는 치료사에게 환자의 역할을 직접 고려하고 가능한 한 환자의 관점에서 세상을 바라볼 수 있도록 도움을 줍니다. 상징적 상호작용주의가 재활에 적용될 수 있는 가능성을 설명하기 위해 기본 이론적 원리와 재활 치료에서의 적용 사례가 표 8.2에 요약되어 있습니다. 이러한 원칙들은 가족체계이론(family systems theory)과도 대체로 일치하며, 그 예는 표 8.2에도 포함되어 있습니다.

관계적 자아의 개념

자아에 대한 사회적 영향에 대한 이론은 지난 세기에 걸쳐서 변화해 왔지만, 최근에는 중요한 타인이 자아에 미치는 영향에 대한 관심으로 다시 불붙고 있습니다. 이러한 관심의 급증은 '자아와 중요한 타인 사이의 구체적인 연결고리' 또는 '삶에서 중요한 타인과의 관계에서 경험하는 자아'를 포착하기 위해 관계적 자아에 대한 개념화를 제시한 첸Chen과 동료들의 연구에서 잘 나타나고 있습니다. 첸Chen등은 다음과 같이 주장합니다.

대부분의 사람들은 여러 관계적 자아를 처리하며 이러한 자아는 다양한 수준의 특이성으로 존재합니다. ...어떤 관계별 관계적 자아(a relationship-specific relational self)는 여러 관계의 맥락 속에서 특정 상대방과의 관계에서 자아를 지칭합니다. 이러한 관계는 규범적으로 정의된 단일 관계 영역(예: '가족과 함께 있을 때의 나')이나 특이한 관계 그룹(예: '같은 나이의 친한 사람들과 있을 때의 나' 또는 '포커 친구들과 함께 있을 때의 나')을 포함할 수 있습니다. 마지막으로, 관계에 따른 구체적이고 일반화된 관계적 자아 외에도, 사람들은 평범한 한 개인적 유형으로서 중요한 타인과의 관계에서 자아의 개념과 모습을 나타내는 전반적인 관계적 자아(global relational self)로 나타내기도 합니다.

이 접근법에 따르면 우리의 관계적 자아는 중요한 타인과의 상호작용을 통해 성장하며, 타인과의 관계에서 자아를 구체적으로 정의합니다. 관계적 자아는 적어도 부분적으로는 중요한 타인과 연결된 자아에 대한 개념적 속성(attribute-based conceptions)에 의해 구성되는 것으로 볼 수 있습니다. 이러한 관점은 오길

리비Ogilivie와 동료들이 "개인이 특정한 타인과 함께 있을 때 자신의 자아를 특징짓는다고 믿는 개인적 특성의 집합"으로 정의한 타인과의 자아 표상 개념(self-with-other representations)과 일치합니다. 관계적 자아와 마찬가지로 타인과의 자아는 구체적이거나 일반화될 수 있습니다. 구체적 자아 표상은 한 명의 중요한 타인과 연결된 일련의 자기 속성을 반영하는 반면, 일반화된 자아 표상은 하나의 집단 또는 다수의 중요한 타인 집단들과 연결되어 있습니다.

일반화된 자아의 다른 표상(generalized self-other representation)은 반복된 경험을 통해 진화합니다. 예를 들어, 무능함을 유발하는 중요한 타인과의 상호작용을 반복적으로 경험한 개인은 무능하거나 능력이 부족한 사람으로 일반화된 관계적 자아를 형성할 수 있습니다. 실제로 '만약-그렇다면'과 관련된 관계 모형 또는 대인관계 시나리오에 대한 연구에 따르면 이러한 시나리오가 반복적으로 활성화되면 부정적 및 긍정적 자기 추론과 자기 평가로 이어질 수 있는 것으로 나타났습니다. 위의 무능함의 예에서 "내가 이 일을 제대로 해내지 못하면 상대방은 나를 쓸모없는 사람이라고 생각할 것이다"라는 우발 상황을 반복적으로 경험하면 "나는 무능하다"라는 일반화된 부정적인 자기 추론으로 이어질 수 있습니다.

첸Chen 등은 우리의 관계적 자아는 상황 속 단서에 의해 활성화되며, 활성화되면 목표 지향적, 자기 조절적, 대인 관계적 행동을 포함한 우리의 정서적 반응과 행동에 영향을 미친다고 제안했습니다. 또한, 친밀한 관계와 관련된 자아의 측면이 실존적 의미를 제공하며 사회에서 개인의 위치를 알려준다는 증거도 있습니다. 마지막으로 아직 경험적으로 검증되지는 않았지만, 관계적 자아는 심리적 안녕에 대한 역할을 통해 동기 부여 기능을 수행하여, 중요한 상대방이 욕구 충족에 영향을 미치는 것으로 나타났습니다.

우리는 오랫동안 외상 후 스트레스 장애가 사회적으로 부정적인 영향을 미친다는 사실을 알고 있었지만, 특히 장애 정도에 초점을 맞춘 연구 규모에 비추어 볼 때, 관련 분야에 대한 심층적인 연구는 상대적으로 적었습니다. 이러한 상대적인 연구 부족은 논문 제목, 초록, 키워드에서 '사회적 관계'와 '외상성 뇌손상'을 검색어로 사용한 데이터베이스 검색 결과를 통해 광범위하게 확인할 수 있습니다. 예를 들어, 이 장을 작성할 당시 스코프스Scopus, 엘스비어Elsevier에서 실시한 빠른 검색 결과에서 1995년 이후 발표된 논문은 19건이었지만 "이동성"과 "외상성 뇌손상"이라는 검색어를 결합하면 261건의 논문이 나왔습니다. 즉, 사회적 관계에 대해 발표된 논문 1편당 이동성에 대해 발표된 논문이 14편인 셈입니다. 또한, 이러한 제한된 연구 관심은 재활 관점에서도 반영되었습니다. 즉 관계와 사회적 상호작용을 위한 치료 시도는 장애와 활동에 초점을 맞춘 치료 시도에 비해 상당히 뒤처져 있는 것으로 보입니다.

외상성 뇌손상 재활에 사회 관계적 관점을 적용하다

우리의 주장은 뇌 손상 연구와 재활에 대한 접근 방식에 사회-관계적 관점을 보다 직접적으로 통합함으로써 많은 것을 얻을 수 있다는 것입니다. 특히 사회적 상호작용주의의 원리와 관계적 자아의 구성은 외상성 뇌손상 경험에 대한 강력한 통찰력을 제공할 뿐만 아니라 특정 치료 전략과 재활 접근법을 보다 일반적으로 개발할 수 있는 새로운 경로를 제시한다는 사실을 발견했습니다. 이러한 노력에 대한 우리의 연구는 보웬Bowen 등과 윌슨Wilson 등의 연구와 유사하며, 일비사커Ylvisaker와 피니Feeney의 중요한 고찰을 기초로 연구한 것입니다.

앞으로 세 가지 시나리오를 제시하고자 합니다. 첫 번째 시나리오: 외상성 뇌손상과 관계적 자아, 두 번째 시나리오: 예상치 못한 상황에서 관계적 자아에 영향을 미치는 손상(impairment), 그리고 세 번째 시나리오: 인지 과정의 사회적 중재에서는 중증 외상 후 스트레스 장애의 경험을 이해하는 데 사회 관계적 시각을 적용하고 재활에 대한 시사점을 설명합니다. 세 가지 맥락을 살펴봅시다. 첫 번째 사례는 관계적 자아와 이를 활용하여 재활 중 변화를 촉진할 수 있는 방법을 조명합니다. 두 번째 사례에서는 감각 결핍이 어떻게 예기치 않게 친밀한 관계를 약화시킬 수 있는지 설명함으로써 평가에 사회 관계적 관점을 포함하는 것이 중요하다는 점을 강조합니다. 세 번째 시나리오는 의사 결정의 구성과 관련된 것으로, 의사 결정의 복잡한 사회적 성격을 드러냅니다. 이러한 각 상황 시나리오는 구성주의적 근거 이론 방법론(constructivist grounded theory methodology)을 사용하여 사회적 상호작용주의 체계 (a social interactionist framework)내에서 수행된 자체 연구 결과입니다.

첫 번째 시나리오: 외상성 뇌손상과 관계적 자아

외상성 뇌손상의 관점에서 자기 관련 현상들(self-related phenomena)과 영향이 심리적 성과(outcome)에 미치는 효과를 조사하는 연구가 증가하고 있습니다. (자세한 논의는 9장 참조) 이러한 문헌은 부상 후 적응해 가는 과정에서 자아 구성에 의해 수행되는 중심적인 역할을 뒷받침할 뿐만 아니라 재활 관련 구성으로서 그 중요성을 입증하는 데도 기여합니다. (자세한 논의는 9장 참조). 중증 외상성 뇌손상을 입은 성인 20명을 대상으로 장기적으로 '자아'를 어떻게 바라보는지 이해하기 위해 진행된 최근 연구에서는 자아의 역동적인 구성과 사회적 관계를 통한 자아 유지의 중요성에 대한 시사점을 얻을 수 있었습니다. 자료에 대한 근거 이론 분석을 통해 세 가지 주요 주제를 도출했습니다: *내가 누구인지, 나는 나 자신을 어떻게 느끼는지, 그리고 연결 상태를 유지하기*. 이 장에서는 이 중 후자의 주제에 초점을 맞추고자 합니다.

연결 상태 유지하기

2013년 연구에서 관계적 자아에 대한 시사점은(**그림 8.1 참조**) 세 가지 주제 모두에서 나타났지만, 특히 *연결성 유지하기*에 관한 주제에서 두드러지게 나타났습니다. 이 테마에서 나타난 범주에는 세계보건기구(WHO)의 국제 기능수행, 장애 및 건강 분류(ICF)(WHO 2001)의 '환경적 요인' 영역에 정의된 대부분의 지원 및 관계의 원천이 포함되어 있으며, 여기에는 가족(직계 및 방계), 친구, 간병인(유급 지원 인력), 지역사회 구성원(지인과 이웃), 애완동물(반려동물)이 포함됩니다. 가족은 모든 참가자에게 특히 중요한 사회적 연결 고리였으며, 일부 참가자는 가족과의 관계를 유일하다며 '나는 더 이상 친구가 없고 가족만 있다', 그리고 가장 소중한 '가족, 그들은 있는 그대로.... 그들은 그냥 여기 있고 나는 그들이 나를 위한 것임을 안다' 등 가장 가치 있는 사회적 관계로 묘사했습니다. 새로운 친구들을 사귀는 것을 목표로 삼는 경우가 많았지만, 기존 친구들과의 관계를 통해 소중한 사회적 관계를 형성하는 것도 중요한 목표였습니다. 이러한 우정에는 "오래된"(부상 전) 친구들("자주 만나는 친한 친구들.... 사고 이전부터 알고 지

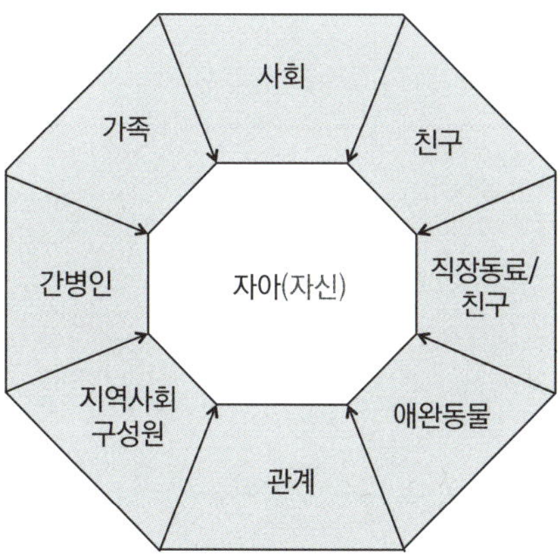

그림 8.1 사회적 관계를 통한 자아

낸 친구들- 그들은 나와 함께 지냈다.", 또는 "새로운"(부상 후) 친구들과의 관계가 포함되었습니다.

그리고 '새로운'(부상 후) 친구들, 일부는 재활 과정에서 사귄 친구들("뇌손상을 갖고 있던 재활병원 친구들, 우리는 모두 친구입니다.")과 일반적으로 지역사회 활동을 통해 만들어진 친구들("장애가 없는 친구들을 따라잡기... 친구들은 플라이볼[flyball] 출신입니다.")과의 관계를 포함했습니다. 다른 사람들에게는 가족(특히 형제자매와 사촌)이 우정의 영역 내에서 사회적 관계에 대한 추가적인 연결고리를 만들었습니다("동생과 동생의 친구들과의 방문 - 그들은 모두 나를 알고 있고, 재미있어요."). 친구와의 관계는 직접 대면, 전화 연락, 이메일 서신, 페이스북 등 다양한 수단을 통해 유지되었습니다.

유급 지원 간병인들이 중상 뇌손상을 입은 성인들에게 중요한 사회적 관계를 제공하기도 했습니다. 참가자들은 간병인들과 자신의 생각과 감정을 공유하고 함께 무언가를 하는 것을 즐겼으며, 간병인 배치에서 안정감을 느낀 일부 참가자는 유급 지원 인력을 친구라고 구체적으로 묘사했습니다("간병인은 내 친구"). 인터뷰 자료는 또한 정서적, 사회적 웰빙의 관점에서 반려동물의 중요성을 드러냈습니다. 반려동물을 키우는 사람들은 반려동물을 돌보고 함께 즐기는 것이 사회와의 유대감을 유지하는 데 도움이 된다고 답했습니다. 또한 반려동물을 키우면서 지역사회 구성원들과 사회적 관계를 맺을 수 있는 새로운 길이 열렸습니다("저는 베스[반려견]가 있어서 외롭지 않아요. 베스는 털어놓을 수 있는 존재입니다. 친구들 중 상당수가 개를 키우는 사람들이에요. .... 길가에 사는 아줌마는 테리어를 키우는데, 여기에는 개를 키우는 사람들이 꽤 많아요."). 상점 주인, 식당 직원, 학교 앞 건널목 봉사자도 정기적으로 사회적 상호작용을 즐기며 관계적 자아의 특정 측면을 보여주는 지역사회 구성원으로 확인되었습니다(예: "빵집의 여자들은 내 유머 감각을 좋아해요"라는 또 다른 인용문에서 볼 수 있습니다).

부상 후 고등학교에 복학한 학생들과 함께한 연구에서도 연결 상태를 유지하는 것이 중요하다는 사실이 입증되었습니다. 초등, 중등, 고등학교 교육(전문대, 대학교, 기술 및 추가 교육) 등 모든 수준의 학교 교육에 걸쳐 외상 후 교육 경험에 대한 학생의 관점을 조사한 다양한 다른 연구에서는 학생들의 자아 및 정체성 개념과 교육 환경 내 사회적 관계가 학업 복귀 성과(outcome)를 형성하는 데 중요한 요소임을 일관되게 보여주었습니다.

브렛Brett의 사례 연구는 학교 환경에 참여를 촉진하기 위해 관계를 강화하고 구축하는 것이 얼마나 중요한지 설명하기 위해 여기에 소개했습니다.

브렛의 학교 복귀

브렛Brett은 13살의 나이로 지역 고등학교 7학년에 입학해 적응하고 있을 때 교통사고로 부상을 입었습니다. 브렛은 부모님, 두 명의 형과 함께 집에서 생활하며 자전거 타기, 골프, 친구들과의 만남 등 다양한 사회 활동에 적극적으로 참여했습니다. 브렛은 장래에 건축업자가 되고 싶다는 일반적인 목표를 가지고 있었습니다. 이번 사고로 브렛은 다른 부상은 없었지만 심각한 외상성 뇌손상을 입었고, 외상 후 기억상실증(post-traumatic amnesia, PTA)에 걸린 기간은 45일이었습니다. 브렛은 부상 후 약 5개월이 지난 후 학교에 정상적으로 복귀하기 시작했고, 8학년의 정규 프로그램을 준비하기 위해 연말에 이전 학급 친구들과 함께 일부 활동에 참여했습니다.

부상 이후 브렛의 학교생활은 달라졌습니다. 그는 대부분의 주류 수업에 적응하지 못했고, 학교 안팎의 대안 프로그램을 찾아다녔습니다. 결국 브렛은 통합 보조원의 지원을 받아 지역사회 기반 교육 프로그램에 참여하게 되었고, 이 프로그램은 고등학교를 졸업할 때까지 진행 및 모니터링되었습니다. "나는 이제 훨씬 더 공격적인 면이 생겼고, 나는 그냥 좀 개자식이 되어버렸어요.", "너무 많은 것을 잊어버린 것 같고, 너무 힘들었어요." 등 분노 조절에 어려움을 겪는 브렛의 변화는 학교 활동에 상당한 지장을 초래했습니다. "학교에서는 저를 수많은 학교 환경에서 쫓아내야만 했습니다." 브렛의 행동 변화의 가장 중요한 의미는 학교 내 사회적 지원에 대한 충격이 컸다는 점입니다. 친구들과의 관계는 브렛이 학교를 다니는 데 도움이 되는 요소 중 하나였지만, 대부분의 선생님들과의 상호작용은 어려웠고, '선생님들은 내가 겪은 일을 이해하지 못하고 앞으로도 이해하지 못할 것'이라며 브렛은 학교생활이 '답답하고, 고통스럽고, 정신적으로 피곤하고, 육체적으로 너무 힘들다'라고 느꼈다고 합니다. 그러나 브렛이 교육 시스템과의 관계를 유지하는 데 도움을 준 것은 한 명의 조교와 한 명의 선생님과의 특별한 관계의 힘이기도 했습니다. "한 분은 나이가 많았고, 한 분은 제 태도를 마음에 들어하지 않았고, 한 분은 너무 바빠서 저를 받아주지 않으셨어요." 하지만 "지금 저의 조교가 저를 바로잡아 주었습니다."라고 브렛과 학교는 말합니다. 이러한 강력한 지지 관계와 함께 "내가 아는 한 교사가 실제로 프로그램을 진행하면서 일을 할 수 있는 기술을 익히는 데 도움을 주고 있다"라고 합니다.

브렛의 경험은 뇌 손상 후 학업에 복귀할 때 사회 관계적 접근법을 적용하는 것의 잠재적 이점을 강조하는 데 도움이 됩니다. 개입 전략은 사회적 관점에서 당사자를 직접적으로 고려하고, 그런 관점에서 부상당한 개인이 중요한 타인과 맺고 있는 구체적인 관계를 고려하여 발전시켜야 합니다. 선생님이 외상성 뇌손상의 특성과 그 영향에 대해 교육할 때 브렛이 자신이 겪은 일을 선생님이 잘 이해하지 못한다고 생각하는 것을 선생님이 알게 된다면, 선생님은 뇌손상을 갖고 있는 다른 학생들을 보다 더 잘 이해할 수 있게 될 것입니다. '실제로 관심을 가져준' 선생님과 '나를 바로잡아준' 조교와의 지지적인 관계에 대한 그의 경험은 부상당한 개인이 자신의 목표를 향해 어떻게 변화에 대한 도전을 해 나가는지, 어떻게 도움이 될 수 있는지를 보여줍니다. 우리는 브렛이 학교에서 이러한 중요한 타인들로부터 촉발된 관계적 자아의 특성이 긍정적인 상호작용을 촉진하고 그가 교육 환경에 지속적으로 참여하는 데 기여했다고 주장하고 싶습니다.

임상적 의미

첸Chen 등(2006)이 관계적 자아를 개념화한 관점에서 볼 때, 관계는 자아와 다른 지식 사이의 단순한 연결 이상의 의미를 제공합니다. 관계(relationship)는 절차적 기억(procedural memory)에 저장될 가능성이 높고, 상대방과 관련된 단서 또는 역학 관계가 상대방과 유사한 만남에 의해 활성화될 수 있는 전형적인 자기-타자 관계 패턴(pattens of self-other relating)을 나타냅니다. 이러한 패턴은 정서 반응을 불러일으키고 감정 조절을 지원할 수 있습니다. 이러한 관계적 자아의 긍정적인 측면들은 특히 사회적 상호작용이 주로 사용되는 영역에서 재활치료가 가능하게 할 수 있는 길을 제공할 수도 있습니다. 예를 들어, 타인과 자아의 관점에서의 관계적 행동은 치료의 대상이 될 수 있으며, 새로운 지역사회 상황에서 자연스럽게 단서가 되어 새로운 사회적 관계를 용이하게 할 수 있습니다. 이러한 유형의 접근 방식을 통해 임상의는 고객의 대인관계 유형에서 드러나는 긍정적이고 생산적인 행동을 강화하고 이러한 반응 패턴을 사용하여 부정적이고 비생산적인 행동을 대체할 수 있습니다. 긍정적이거나 생산적인 행동 및 대처 전략은 문제 해결과 긍정적인 대인관계를 촉진하는 것으로 정의할 수 있습니다. 또한 관계적 자아 이론(relational self-theory)에 따르면 관계적 지식 구조의 접근성 또는 기준 활성화 준비도는 (다른 모든 구조와 마찬가지로) 반복적으로 활성화될수록 증가합니다. 따라서 관계적 자아의 긍정적 측면을 상황에 따라 자주 활성화하면 그 방향으로 더욱 활성화될 가능성이 높아집니다. 재활에서 이는 긍정적인 관계적 자아 구조(예: 타인을 존중하는 사람)를 자주 활성화시켜 주면 생산적인 대인관계 행동을 접할 수 있는 기회가 많아져서 손상된 실행 기능(impaired executive function)과 연관된 행동을 포함한 비생산적인 대인관계 행동을 줄이는 등으로 활용될 수 있다는 것을 의미합니다. 최근 이러한 중재(비생산적인 반응을 대체하여 생산적인 대인관계 반응의 사용을 늘려가기)를 의사소통에 특화된 대응이라는 맥락에서 검증한 결과, 중증 외상 후 스트레스 장애를 가진 성인에게 효과가 있는 것으로 나타났습니다.

이전 연구에서 드러난 '*연결 유지*' 주제에서, 이것은 중요한 타인과의 관계(가족, 친구, 간병인, 반려동물)를 유지시킬 뿐만 아니라 더 큰 사회 전체에 대한 소속감을 유지하는 데 중요한 역할을 하는 구체적인 상징물이기도 합니다. 구체적 상질물에는 사진, 일기, 증명서, 연하장, 편지, 이메일과 같은 유형의 상징이 포함되며, 이는 공유된 경험을 떠올리게 하여 중요한 타인과의 연결감을 확인하고 관련된 정서 반응을 불러일으킵니다. 가드너Gardner 등은 충족되지 않은 소속감을 탐구하는 연구에서 '*사회적 간식(social snacking)*'이라는 용어를 도입했습니다. 이들은 사회적 고립이나 거부의 기간을 통해 일시적인 *사회적 지탱(social sustenance)*을 제공함으로써 이러한 간접적인 사회적 전략을 설명했습니다. 심각한 외상 후 스트레스 장애의 지속된 결과로 인해 사회적 고립이 발생한다는 점을 고려할 때, 사회적 간식의 사용이 외상 후 스트레스 장애를 가진 사람들의 관계를 확인하는 중요한 수단이 될 수 있다는 것은 놀라운 일이 아닙니다. 이러한 경우, 구체적인 암시나 사회적 간식을 제공하는 것은 치료 중에 사용하거나 가정 환경에서 자아를 유지하는 데 도움이 되는 전략으로 권장됩니다. 또한, 외상성 뇌손상 후 지속되는 기억력 결손은 관계적 자아와 관련된 지시 구조의 유지를 위해 중요한 삶의 경험을 떠올리게 할 수 있기 때문에 이것의 가시적인 사회적 상징의 잠재적인 효과를 더욱 뒷받침합니다.

두번째 시나리오: 예상치 못한 상황에서 관계적 자아에 영향을 미치는 손상

외상 후 후각 장애는 일반적으로 외상 후 후각 상실증(post-traumatic anosmia)이라고 불립니다. 후각 장애와 그에 따른 결과는 뇌 손상 재활의 영역에서 상대적으로 덜 연구되었습니다. 문헌에 보고된 외상 후 후각 장애의 발생률은 방법론적 변수에 따라 10%에서 66.8%까지 현저하게 달라졌습니다. 이러한 편차에도 불구하고 특히 외상 후 스트레스 장애 재활시설에서 추출한 참가자 표본에서 발병률이 특히 높은 것으로 나타났습니다. 미국의 칼라한Cakkahan과 힌케바인Hinkebein은 뇌손상 재활 프로그램에 새로 입원한 여러 중증도의 환자 122명 중 56%가 후각 장애를 보였으며, 호주의 한 뇌병동에 입원한 환자 134명 중 68%가 후각이 감소하거나 없는 것으로 나타났다고 밝혔습니다. 후각 기능 장애는 중등도에서 중증의 외상성 뇌손상 후에 높은 빈도로 발생할 뿐만 아니라 시간이 지나도 후각 기능의 재생이 거의 또는 전혀 나타나지 않는 회복 부전과도 관련이 있습니다. 다양한 원인들에 대한 연구 결과에 따르면 후각 장애는 일상생활에 광범위한 영향을 미칠 수 있는 것으로 나타났습니다. 후각 장애를 앓고 있는 사람들이 가장 우선시해야 할 것은 안전이라는 데는 대체로 동의합니다. 그러나 업무, 식사 습관, 개인위생, 여가, 일반적인 삶의 질과 같은 여러 생활 영역에서도 후각 손상으로 인해 부정적인 영향을 받는 것으로 나타났습니다. 외상성 후각 손상이 일상 활동과 사회 참여에 미치는 영향을 장애를 가진 성인의 관점에서 살펴본 최근 연구에서 참가자들은 광범위한 제한을 경험했습니다. 참가자들이 파악한 제한은 음식 섭취 및 즐기기, 음식 준비, 개인 안전, 개인위생, 업무, 여가, 인간관계 등 7가지 범주로 나누어 보았습니다. 인터뷰 전반에 걸쳐 다양한 제약이 드러날 것으로 예상했지만, 특히 잭Jack의 경험에서 드러난 후각 손상으로 인한 숨겨진 영향의 규모에 다소 놀랐습니다.

잭의 경험

부상 당시 잭Jack의 나이는 34세였습니다. 그는 유명한 도심 비즈니스 지구의 레스토랑에서 일하던 존경받는 요리사였습니다. 그의 세계는 음식에 대한 사랑, 그리고 아내와 공유한 열정을 중심으로 돌아갔습니다. 잭의 사교계는 주로 '미식가'들로 구성되어 있었는데, 이들은 요리의 맛을 탐구하고 비평한 다음 이를 재현하는 것을 즐겼습니다. 오토바이 사고로 인해 잭은 외상 후 기억력 상실 기간 12일을 가지는 중등도 내지 중증의 외상성 뇌손상과 함께 심각한 정형외과적 부상을 입었습니다. 인터뷰 당시 잭은 부상 후 약 6개월이 지났고 외래에서 재활 치료를 받고 있었습니다.

잭은 집중적인 재활 프로그램을 받고 있었으며, 대부분 신체 회복에 초점을 맞추어져 있었습니다. 그의 목표는 체력과 지구력을 회복하여 사랑하는 직장으로 돌아가는 것이었습니다. 잭은 병원 음식의 질이 좋지 않다고 이야기하면서, 최근 잭의 소금 사용량이 눈에 띄게 늘었다는 이야기를 들은 그의 아내는 잭이 가장 좋아하는 레스토랑으로 그를 데리고 갔습니다. 별것 아닌 것 같았던 이 사건으로 인해 잭은 자신의 삶이 영원히 바뀌었다고 말합니다. "친구를 만나고, 후추 소스를 곁들인 스테이크를 먹었습니다 ..... 아무 맛도 안 나요 .... (아내는) 스테이크가 완벽하다고 했어요..... 나는 아무것도 맛볼 수 없어요... 나는 칠리 페퍼와 소금을 많이 사용했어요.... 거기서부터 문제가 있다는 것을 이해하기 시작했습니다.". 잭은 후각 장애가 있었습니다. 그는 맛 좋은 냄새나 소금, 후추, 칠리소스와 같은 유해한 조미료, 반응을 이끌어내는 것, 다른 것과 구별하는 것 등 어떤 것도 냄새를 맡을 수 없었습니다. 그는 냄새를 맡거나 맛볼 수 없었습니다.

잭과의 초기 논의는 후각 상실이 그의 직업에 미치는 영향에 초점을 맞추었습니다. 요리사로서 그는 최고 수준의 식사를 제공하기 위해 자신의 감각에 크게 의존했습니다. "내가 음식 냄새를 맡지 않았다면, 나는 음식을 맛보고 있었을 것입니다."라면서 잭은 음식의 맛을 평가하는 이런 두 가지 방법 중에서 나는 어떤 방법도 더 이상 쓸 수 없었다고 말했습니다. 잭의 후각 상실은 직장에 복귀하는 데 계속 영향을 미쳤으며, 결국 후각 손상은 사회적 결과로 나타났습니다. 후각과 미각을 잃은 잭은 아내와 함께 즐기던 사교적인 저녁 식사 자리에 더 이상 참석하고 싶지 않았습니다. 그에게는 아무 의미가 없었습니다. 음식의 냄새를 맡거나 맛을 볼 수 없었기 때문에 음식 비평과 관련된 활동과 사회적 대화에 참여할 수 있는 능력을 상실했기 때문입니다. 잭은 더 이상 고급 식당에서 식사하는 비용을 정당화할 수 없었고, 먹는 즐거움을 잃었습니다. "저는 아내에게 '왜 우리는 둘 모두가 120달러를 쓰고 아무 맛도 못 느끼고 음식을 가져다주면 불평하느냐고 했어요. .... 레스토랑에 가기 전에 저녁을 먹어요.... 우리 둘 다 요리사니까 뭔가 좋은 걸 먹어요 ..... 그런데 지금은 맥도날드에 가요 ..... 맥도날드에 가거나 5성급 최고급 호텔에 가는 건 똑같아요. 차이점이 뭔가요?"

잭이 타인들과의 공동 식사와 관련된 즐거움이 없어지면서 잭의 부부는 더 이상 친구들을 만나지 않게 되었다면서 잭은 상실감을 호소했습니다. 시간이 지남에 따라 부부는 오랜 친구들과의 연락이 끊기고 집에 머무는 시간이 점점 더 많아졌습니다. 새롭게 부과된 사회적 고립은 잭과 아내의 관계에 큰 부담을 주었습니다. 잭의 후각 손상이 부부의 성관계에도 영향을 미치면서 이러한 스트레스는 더욱 가중되었습니다. 잭은 "아내의 냄새를 맡을 수 없다"라고 공개적으로 말하며 이 점이 자신에게 가장 괴로운 일이라고 지적했습니다: "슬픈 일입니다. 아내와 함께 있어도 나를 흥분시키는 냄새가 나지 않습니다 .... 아내에게 닿는 냄새와 맛 .... 내 사생활". 아내의 향수 냄새나 갓 감은 머리 냄새와 같은 미묘한 사건들이 더 이상 감지되지 않았고, 잭은 "이보다 더 나빠질 수는 없다"라고 말했습니다.

잭은 자신의 직업을 잃은 것을 항상 슬퍼할 것이라고 생각했지만, 후각 손상이 그에게 미치는 영향은 다른 부상과 관련된 문제보다 더 무겁게 다가왔다는 것은 분명했습니다. 종종 간과되거나 과소평가되는 후각 문제가 잭과 그의 아내의 삶을 황폐화 시켰습니다. 잭은 "나는 삶의 즐거움을 잃어버렸습니다."라고 간단히 말했습니다.

임상적 의미

잭의 이야기는 우리의 재활 프로그램이 사회 관계적 기능 영역의 중요한 측면을 놓칠 수 있다는 점을 강력하게 시사합니다. 실제로 잭이 이 연구 프로젝트에 참여하면서 잭의 결혼 관계에서 발생하는 긴장과 고통, 그리고 후각 손상이 미치는 역할이 분명해졌습니다. 잭의 사회적 관계, 특히 아내와의 친밀한 관계는 그의 재활 과정에서 직접적인 관심이 절실히 필요하다는 것이 분명해졌습니다. 결혼 생활이라는 측면에서 보면, 잭의 관계적 자아는 약화되고 있었고, 관계 내에서의 상호작용은 점점 더 제한되고 있었습니다. 사회 관계적 목표와 중재가 필요했습니다. 그럼에도 불구하고 잭의 재활은 거의 전적으로 직업적 성취에만 집중되어 있었습니다. 게다가 이 중요한 시기에 관계 영역을 지원할 기회를 놓친 채 기존의 영역에만 머물렀을 수도 있습니다. 연구 상황에서 잭에게 자신의 경험을 되돌아볼 기회가 주어지지 않았다면 말입니다. 잭의 이야기가 임상현장에 시사하는 바는 간단합니다. 우리는 항상 일상생활의 사회 관계적 측면을 일상적이고 직접적으로 평가하고 재활 과정의 연속선에서 제시된 대로 중재해야 합니다.

세 번째 시나리오: 인지 과정의 사회적 조정

이 시나리오에서는 의사결정 과정을 통해 인지 과정의 사회적 특성에 초점을 맞추었습니다. 우리는 결정을 통해 우리가 누구인지, 다른 사람들이 우리를 어떻게 보는지 정의합니다. 우리의 결정에는 세상에서 우리의 위치, 우리에게 중요한 것, 미래에 대한 목표에 대한 인식이 반영됩니다. 이는 우리가 매일 내리는 결정뿐만 아니라 일생에 걸쳐 중대한 결과를 가져오는 결정에서도 분명하게 드러납니다.

의사결정 손상은 종종 외상 후, 볼 수 있는 흔한 결과입니다. 따라서 의사 결정 능력 평가는 다학제 재활팀에게 중요한 과제입니다. 전통적으로 평가 과정에는 다양한 임상 과제에 대한 개인의 능력 평가가 포함되었으며, 때로는 일상생활에서 의사 결정이 이루어지는 맥락에 대한 관심이 제한적을 포함됩니다. 그러나 의사 결정 손상을 고려할 때 사회적 맥락의 중요성이 점점 더 강조되고 있으며 필수적으로 인식되고 있습니다.

의사결정 과정의 사회적 성격은 피터Peter와 그의 아내 카렌Karen의 사례를 통해 살펴볼 수 있습니다. 이러한 자료는 중증 외상 후 의사 결정 경험에 대한 대규모 질적 연구를 통해 중증 외상 환자 및 그들과 함께 의사 결정 과정에 참여하는 사람들의 관점에서 도출한 것입니다. 피터와 카렌은 피터의 부상 후 의사 결정 경험을 조사하는 일련의 인터뷰에 개별적으로 참여했습니다.

피터와 카렌 소개

피터는 첫 번째 인터뷰를 하기 9년 전 자동차 사고로 심각한 외상성 뇌손상을 입은 40대 남성입니다. 부상을 당하기 전에는 정규직으로 일했고, 여러 스포츠에 적극적으로 참여했으며, 대규모 소셜 네트워크의 회원이기도 했습니다. 피터는 부상 이후 아내에게 자신에게 생긴 다양한 변화를 설명했는데, 여기에는 인지 능력의 변화(예: 아이디어 생성 및 시작 능력 저하), 의사소통의 어려움 증가, 육체적 독립성 상실 등이 포함되었습니다.

카렌은 부상 후 5년이 지나서 피터를 만났습니다. 두 사람은 나중에 결혼하여 아이 하나를 낳았습니다. 카렌은 피터를 만났을 때 "그에게는 눈에 보이는 것보다 더 많은 것이 있었다"라고 말하며, 피터의 뇌손상에 대해 알게 된 것은 '엄청난 소득'이었고, 이는 두 사람의 관계에 있어 매일매일 독특한 도전을 계속 안겨주었다고 말했습니다.

피터와 카렌과의 인터뷰를 통해 드러난 핵심 주제는 일상에서 의사결정을 내리는 과정의 사회적 조정을 강조하였습니다. 사회적 상호작용의 영향은 두 가지 측면, 즉 (1) 인식된 의사결정 능력을 형성하는 데 있어서의 역할, 그리고 (2) 의사결정 참여를 지원하거나 제약하는 데 있어서의 역할이라는 점에서 분명하게 드러났습니다.

의사결정 역량 강화

피터와 카렌의 의사 결정 경험은 사회적 상호작용이 개인의 의사결정 능력에 대해 인식을 형성하고 강화할 수 있는 방법을 잘 보여줍니다. 이러한 상호작용은 여러 수준에서 이루어졌는데, 그들 자신의 관계, 소셜 네트워크에 속한 사람들과의 상호작용, 건강 및 지원 전문가, 그리고 더 넓은 지역사회 사람들과의 상호작용이 그것입니다.

자체 연구에서, 우리는 심각한 외상 후 자아 개념의 발달에 있어 사회적 연결과 참여의 중요성을 강조한 바 있습니다. 외상성 뇌손상 환자들은 부상 후 다른 사람들이 자신을 다르게 바라본다는 느낌을 자주 경험합니다. 피터는 뇌 손상 후 다른 사람들이 자신을 "크고, 아프고, 비밀스러운 사람"으로 보는 것처럼 느꼈다고 말했습니다. 피터는 이러한 사회적 상호작용을 통해 마주치는 사람들의 말과 행동에서 자신이 무능하다고 느끼는 것을 경험했습니다. 예를 들어, 피터는 배우자와 함께 길을 걷다가 유리창을 닦는 사람을 만났던 상황에 대해 다음과 같이 이야기했습니다: "그는 저에게 말을 걸지 않고 제 아내에게 말을 걸며 "저 사람 왜 저래요?"라고 말했습니다." 마찬가지로 카렌은 피터를 만났을 때 주변 사람들이 그가 무능력한 사람으로 인식하는 것을 목격했다고 언급했습니다: "제가 보기에 그는 키가 182cm에 달하는 사람으로, 자신이 생각했던 것보다 훨씬 더 많은 일을 할 수 있는 사람인데도 불구하고..... 주변 사람들로부터 마치 능력이 없는 사람처럼 취급당하고 있었습니다."

재활 전문가의 경우, 손상을 파악하고 부상 후 당사자가 자신의 한계를 더 잘 인식하도록 하는 데 초점을 맞추다 보면 당사자가 의사결정 과정에서 소외될 수 있습니다. 피터는 의사결정 과정에 능동적으로 참여하도록 장려되기보다는 전문가의 조언을 수동적으로 받아들이도록 기대하는 재활 치료의 상황을 이야기했습니다. 예를 들어, 그는 "모든 의사와 간호사가 저와 제 배우자에게 결혼식을 취소하라고 계속 설득했습니다."라고 보고했습니다. 다양한 방안을 고려하고 각각의 위험과 이점을 따져보는 의사결정 과정에 참여하는 대신, 피터는 무조건 해야 할 일을 지시받고 있다고 느꼈습니다.

이 장에서 이미 언급했듯이, 관계적 체계(relational schemas)와 관계적 자아(relational self)에 대한 경험적 연구에 따르면 무능하거나 무능력하다고 여겨지는 경험이 반복하다 보면 자신이 합리적인 의사 결정을 내릴 능력이 없는 사람이라는 자기 평가로 이어질 수 있는 것으로 나타났습니다. 이러한 무능력감은 더 나아가 다양한 삶의 영역에서 의사 결정을 내리는 데 있어 자기 배제로 이어질 수 있습니다. 피터는 "하고 싶었지만 그럴 수 없다고 느낀 적이 있었다"라고 설명했습니다. 이러한 무능력감은 "나는 그 사람에게 제공할 것이 없으니 한발 물러서야 한다"는 자기 연민으로 이어졌습니다.

뇌손상을 입은 사람(이 경우 피터)은 스스로를 중요하고 기여할 수 있는 사람으로 경험하도록 함으로써 자기 가치와 의사결정 능력을 회복할 수 있습니다. 카렌은 피터를 위해 이러한 역할을 할 수 있었습니다: "피터를 처음 만났을 때 저는 '여기 삶이 있고, 할 말이 있고, 목소리가 있는 사람이 있구나'라고 생각했습니다." 피터에 대한 카렌의 믿음은 피터에게 "나는 할 말이 없다"는 부정적인 자기 연민 대신 "나는 할 말이 있다"라는 긍정적인 자기 성찰을 발전시킬 수 있는 기회를 주었습니다.

의사결정 참여 지원

인지 및 의사소통 손상으로 인해 이차적으로 사회적 상호작용을 관리하는 데 어려움을 겪을 가능성이 높은 외상성 뇌손상 환자에게 사회적 연결(social connections)은 특히 중요합니다. 의사결정 조력자들은 그들과의 상호작용을 통해 외상성 뇌손상 환자(그리고 그들의 한계와 지원 및 편의시설에 대한 필요성)를 이해하게 됩니다. 예를 들어, 피터는 자신이 의사 결정의 여러 측면에서 지원이 필요하다는 것을 인식했습니다. "다른 사람이라면 상식적으로 생각할 수 있는 일들을 지금 단계에서는 아내의 말에 의존하고 있습니다."

그러나 중요한 타인과의 상호작용에서의 특성에 따라서, 그것은 의사결정 참여를 지원할 수도 있고 혹은 제약할 수도 있습니다. 피터의 경우, 그의 아내는 다른 사람들의 인식을 바꾸고, 피터가 의사결정 과정에 참여할 수 있는 물리적 공간을 조성함으로써 의사 결정 참여를 뒷받침하는 조력자로서의 새로운 역할을 맡았다고 설명했습니다: "피터는 말할 수 있는 능력이 있고, 저는 피터의 대변인이 아닙니다. 사람들은 조금만 더 시간을 내서 그의 말을 들어주면 됩니다." 때로는 다른 사람의 행동을 수정하기 위해 직접 피드백을 제공해야 할 때도 있었습니다. "저는 방금 '피터에게 시간을 줘야 한다'라고 말했죠. 피터가 말할 수 있게 해줘야 합니다." 이러한 옹호 역할은 의사 결정 조력자가 맡기 쉽지 않을 수 있으며, 많은 상황에서 그렇게 하도록 권장하지 않거나 거의 권장하지 않을 수도 있습니다. 의사결정 조력자는 당사자의 의사결정 과정 참여를 극대화하기 위해 자신의 행동을 반성하고 지원할 수 있는 새로운 방법을 고민해야 합니다. 카렌의 경우, 이는 자신의 행동에 대한 끊임없는 성찰을 의미했습니다." 저는 사실 한발 물러서서 말하는 법을 배우지 못했고, 피터에게 "이번 주말에 뭐 하고 싶니?"라고 말했습니다.

임상적 의미

피터와 카렌의 의사결정 과정 경험을 통한 깨달음은 의사결정이 사회적으로 조정되고 관계적이라는 점을 강조합니다. 특히 이들의 경험은 의사결정이 사회적 관점에서 이루어지며, 이러한 맥락에서 의사 결정에 참여하는 개인의 능력은 지원의 유무, 의사 결정 지원자의 태도와 신념, 외상성 뇌손상 환자에게 지원과 편의를 제공하는 접근 방식에 크게 영향을 받는다는 것을 보여줍니다. 이러한 문제는 상호작용이 정서적 반응과 목표 지향적, 자기 조절적, 대인 관계적 행동에 영향을 미치는 부정적인 자기 추론으로 이어지는 관계 모형과 만약, 그렇다면 역동성이 도입되거나 강화될 수 있는 재활의 관점에서 특히 관련이 있습니다. 실제로 의사 결정과 관련된 관계적 지식 구조는 재활 기간 동안 거의 경험할 수 없거나 아예 경험할 기회조차 없을 수 있으며, 따라서 기본적인 경험을 준비할 상황에 대한 준비도 못 할 수 있습니다. 관계적 체계에 대한 우리의 지식은 의사 결정 활동을 포함한 상호 작용 과정에 재활을 통해 참여하고, 모니터링하고, 적극적으로 형성할 필요가 있음을 시사합니다.

결론

모든 형태의 재활은 사회적 관계의 문제입니다. 이는 좋든 나쁘든 사회적 상호 작용의 매개체에서 일어나며, 이는 다시 외상성 뇌손상을 입은 개인의 관계적 자아를 특징짓는 자기 성향으로 형성됩니다. (이 장의 앞부분에서 언급했듯이 이러한 개념에 대한 자세한 논의는 9장과 13장에서 다룹니다) 관계적 자아는 우리가 참여하는 환경의 상황속에서 작은 사건들에 의해 활성화되며, 이것들이 우리가 느끼는 방식과 행동에 영향을 미칩니다. 재활 환경과 그 안에 있는 사람들은 성과를 만들어내는 강력한 재료입니다. 실제로 외상성 뇌손상 후 성과의 가장 강력한 예측인자로 밝혀진 것은 부상자의 사회적 상황에서 중요한 타인과의 관계의 질일 가능성이 높습니다. 외상성 뇌손상을 입은 사람들은 건강 및 재활 환경, 가정, 학교, 직장, 이웃 등 주변 사람들과의 관계와 상호작용이 장기적인 건강과 삶의 질에 매우 중요하다고 여러 번 이야기해 왔습니다. 상징적 상호작용주의에 따르면 의미는 사람들 사이의 상호작용 과정을 통해 구성됩니다. 이는 관계라는 맥락에서 발생합니다. 그러나 지금 치료를 주도하고 자금 제공을 뒷받침하는 재활모델에 사회 관계적 관점을 전면적으로 통합하기 위해서는 아직 해야 할 일이 많이 남아 있습니다. 이러한 작업은 재활 관련기관들 전반에 걸친 평가 및 치료 활동에 사회 관계적 관점을 직접 적용하는 것으로부터 시작될 수 있다고 생각됩니다.

9

재활과 자아 정체성 회복

에밀리 토마스 / 윌리엄 레박 / 윌리엄 테일러

피글렛Piglet이 뒤에서 푸우Pooh에게 다가와 "푸우"라고 속삭였어요. "왜 그래, 피글렛?"

"아무것도 아니야." 피글렛이 푸우의 발을 잡고 "그냥 너를 확인하고 싶었을 뿐이야."라고 말했다.

이 장의 목적과 범위

'자아 상실(loss of self)' 또는 '자아 정체성(self-identity)의 변화'에 대한 보고는 질병이나 장애의 생생한 경험을 조사하는 연구에서 점점 더 흔해지고 있습니다. 이 장의 목적은 이 개념을 더 깊이 탐구하고, 사람들이 자아 정체성의 변화를 보고할 때 이것이 무엇을 의미하는지 살펴보고, 그 기저에 있는 메커니즘이 무엇인지 살펴보고, 장애 또는 질병으로 인한 자아 정체성 문제에 관해 재활 서비스에서 더 많은 관심을 기울여야 한다는 주장을 제시하는 것입니다.

자아의 본질에 대한 상세하고 명확한 논의는 이 장의 범위를 벗어나므로(수천 년 동안 철학자들을 당혹스럽게 했던 주제이기 때문에), 여기서는 주로 개인의 변화 과정에 적용된 자아 정체성에 관한 몇 가지 관련 이론을 언급하겠습니다. 이 장에서는 선천적 장애나 소아기 장애의 영향은 고려하지 않고, 성인(즉, 18세 이후)이 된 후의 장애의 영향에 초점을 맞출 것입니다. 대부분의 논의는 진행성 장애와 마찬가지로 갑작스럽게 발병한 외상성 사건에도 동일하게 적용됩니다. 자아 정체성 문제는 큰 부상이나 질병 이후에도 발생할 수 있지만, 인지 손상으로 인한 구체적인 영향과 이에 따라 발생하는 독특한 문제를 살펴보는 것은 가치가 있습니다.

서론

심각한 질병이나 외상에서 살아남은 사람들은 "더 이상 내가 누구인지 모르겠다"라고 말하곤 합니다. 갑작스럽게 심각한 손상을 입은 사람들에게는 이 말이 놀랍지 않고 거의 당연하게 들릴 수 있습니다. 하지만 객관적으로 볼 때 손상 정도는 비교적 적지만 여전히 자신의 정체성에 의문을 품고 있는 사람들, 또는 신체, 관찰된 행동 또는 인지 과정의 광범위한 변화에도 불구하고 "나는 변하지 않았다"라고 고백하는 중증 장애인의 경우는 예외입니다.

이러한 자아 정체성의 상실 또는 변화는 매우 개별적이고 복합적인 요인에 의해 발생하는 복잡한 현상입니다. 개인이 더 이상 자신을 모른다고 말하는 것이 무엇을 의미하는지 이해하기 위해서는 최소한 손상의 본질(nature of impairment), 자의식의 본질(nature of sense of self), 그리고 이 두 가지가 어떻게 상호작용을 하는지를 고려해야 합니다.

육체적 부상 이후 사람들이 더 이상 같은 사람처럼 느껴지지 않거나 더 이상 자신이 누구인지에 대한 뚜렷한 감각이 없다고 말할 때, 그들은 아래를 포함한 기타 증상을 보일 수 있습니다.

- 신체적 변화(예: 이전에 자아감의 '핵심'이라고 생각했던 외모의 측면을 포함한 신체적 능력이나 특징의 상실)
- 상호 감응의 변화(즉, 관찰 가능한 신체적 병리와 관련이 없는 경련이나 통증과 같이 해석하기 어려운 이상한 신체적 느낌을 포함하여 자신의 신

체와 연결되는 감각의 변화).

- 주체성의 변화(즉, 자신의 행동이나 감정을 완전히 통제할 수 없다고 느끼는 것)
- 삶의 궤적의 변화(예: 직장 및 가족에 대한 열망 등을 포함하여 이전에 가정했던 미래의 자아를 상실함)
- 과거 또는 현재 진행 중인 인생사와 관련된 변화(예: 기억 장애, 특히 자서전적 기억의 상실로 인한 변화)
- 친구, 가족, 의료 전문가, 직장 동료 및 일반 대중과 같은 다른 사람들로부터 자신이 대우받는다고 느끼는 방식에 대한 변화
- 자신의 삶에서 불일치가 발생함(예: '지금의 나'와 '예전의 나', '내가 '정상'이라고 생각하는 나').
- 목적의 상실 또는 자신의 삶에서 일어난 일을 이해하지 못하여 공허감 또는 무가치함을 느낌.

따라서 자아 정체성 상실에 대한 보고는 다양한 경험을 포괄할 수 있으며 매우 개별적인 현상입니다. 따라서 장애를 겪은 후 자아 정체성의 상실 또는 변화에 대한 보고를 설명하기 위해 사용되었던 몇 가지 이전 이론을 고려하기 전에 기본적인 개념을 정의하는 것부터 시작하는 것이 도움이 될 것이라고 생각합니다.

자아, 자아 정체성, 인격에 대한 정의

자아 정체성의 변화에 대한 연구는 명확하게 정의되지 않은 혼란스러운 용어들로 인해 어려움을 겪고 있습니다. 자아 정체성에 대한 정의는 학문 분야마다 다르며 심지어 서로 충돌할 수도 있습니다. 자아 정체성은 설명하기 매우 어려운 개념으로 악명이 높기 때문에 여러 면에서 이는 의외의 결과가 아닙니다. 19세기에 큰 영향을 끼친 심리학자 윌리엄 제임스William James는 자아 정체성을 "가장 수수께끼 같은 퍼즐"이라고 불렀을 정도였으니까요. 예를 들어, 치매의 정체성 변화에 대한 이용 가능한 증거를 종합적으로 검토한 최근 연구에서는 다양한 개념, 방식, 방법론이 사용되었기 때문에 여러 연구자료를 통합하고 해석하는 데 많은 어려움이 있다고 보고했습니다. 실제로 이 문헌 고찰에 포함된 많은 연구들은 연구를 뒷받침하는 명확한 이론적 틀을 전혀 제시하지 못했습니다.

또한, 자아(self)와 정체성(identity)은 "때때로 같은 의미로 사용되기도 하고 다른 의미로 사용되기도 하는" 용어입니다. 자아와 정체성 사이에서 도출된 한

가지 잠재적으로 유용한 구분은 자아는 '자기 성찰에서 비롯된 과정이자 조직'인 반면, 정체성은 '개인이나 집단이 자신을 분류하고 세상에 자신을 제시하는 도구(또는 경우에 따라서는 전략)'라는 것입니다. 그러나 리어리Leary와 탕크니Tangney의 권고에 따라 이 장에서는 광범위한 의미의 *자아*라는 용어를 가능한 한 단독으로 사용하지 않고, 대신 *자의식(sense of self)*과 *자아 정체성(self-identity)*이라는 용어를 우선적으로 사용할 것입니다. 우리는 이 두 용어를 모두 자신의 존재에 대한 주관적 감각을 지칭하는 데 사용하되, 자의식은 이러한 주관적 감각을 생성하는 과정을, 자아 정체성은 이러한 과정의 산물을 지칭합니다.

의도를 더욱 명확히 하기 위해, 다른 사람의 본질적인 특성에 대한 제3자의 의견(즉, 그 사람의 성격에 대한 객관적인 견해로 간주될 수 있는 것)을 언급할 때는 *성격(personality)*이라는 용어를 사용하며, *성격 변화(personality change)*는 이렇게 객관적으로 결정된 특성(character)의 변화로 인식되는 것을 의미합니다.

자아 정체성이라는 주제와 관련하여 또 다른 역사적 차이점을 언급할 가치가 있습니다. 리코아Ricoeur는 정체성이란 용어의 이중성, 즉 *자아 드러내기(selfhood)*로서의 정체성을 아이덴티티(*ipse*)라고 명명하고, 그리고 *동일성(sameness)*으로서의 정체성을 이뎀(*idem*)이라고 각각을 설명하였습니다. 이는 자아 정체성이라는 용어가 사용될 수 있는 두 가지 뚜렷한 방식을 강조합니다. 이러한 관점은 옥스퍼드 영어 사전(http://www.oed.com)에서 찾아볼 수 있는 식별에 대한 두 가지 정의에 반영되어 있습니다:

1. 사람이나 사물이 누구인지 또는 무엇인지, 다른 사람에게 제시되거나 다른 사람이 인식하는 어떤 한 사람이나 사물에 대한 뚜렷한 인상, 사람이나 사물을 다른 사람과 구별하는 일련의 특성 또는 설명.
2. 항상 또는 모든 상황에서 어떤 한 사람이나 사물의 동일성; 단일 개인이 되는 상태.

자아라는 심리적 개념과 사람이라는 인류학적 개념 사이에는 또 다른 구분이 있습니다. 서구의 사람 개념은 개별 인간에게 법적, 도덕적, 사회적 의미를 부여하며, 사회는 이러한 평등하고 자율적인 단위로 구성된 것으로 개념화됩니다. 라퐁텐Lafontaine은 마우스Mauss의 정의를 바탕으로 *자아(self)*를 고유한 정체성을 가진 개인의 인식으로, *사람(person)*을 그 정체성을 사회가 받아들이는 것으로 설명합니다.

자아 정체성의 변화와 관련된 주요 아이디어들

자아 정체성과 관련된 많은 이론과 모델이 있습니다. 이러한 다양한 모델과 이론 중에서 위기 이후 자아 정체성의 변화 및 재구성과 특히 관련이 있는 네 가지 개념을 아래에서 논의하기 위해 선택했습니다. 이는 다음과 같습니다.

1. 자기중심적 요소와 사회 중심적 요소로 구성된 자아 정체성
2. 발달로서의 자아 정체성
3. 서술로서의 자아 정체성
4. 다양한 자아의 복합체로서의 자아 정체성

'관계적' 자아에 대한 고찰은 8장을 참조하세요.

자기 중심적 요소와 사회 중심적 요소로 구성된 자아 정체성

위에서 살펴본 바와 같이 자아의 구성은 널리 통용되는 정의는 없지만, 일반적으로 다면적인 것으로 간주합니다. 고전적으로 제임스James는 자아를 '주관적 나-자신(I-self)'과 '객관적 나-자신(me-self)'으로 구분했습니다. 여기서 '주관적 나-자신'은 주체로서의 자아로 간주하는 반면, '객관적 나-자신'은 객체로서의 자아로 간주합니다. 주관적 나-자신은 경험하는 실체, 즉 개인이 세상을 바라보는 입장입니다. 자아 정체성의 이러한 측면에는 연속성, 의지, 고유성 등의 특징이 포함됩니다. 이와 대조적으로 객관적 나-자신은 특성, 신념, 속성 등 개인이 자신의 자아 정체성에 대해 말할 수 있는 진술들을 포함합니다. 이러한 자아 정체성의 측면은 자아 개념과 유사하다고 볼 수 있습니다. 이를 고려하는 또 다른 방법은 "나는 어떤 사람인가?"라는 질문에 대해 생각해 보는 것입니다. 이러한 맥락에서 이 질문에 대한 '답'(성별, 신체적 특징, 인종, 개인적 가치관 등을 지칭할 수도 있음)은 자아 개념 또는 객관적 나-자신(me-self)이며, 이러한 특징과 속성에 대해 실제로 생각하는 주체는 주관적 나-자신(I-self)이라고 할 수 있습니다. 전자는 연구하기 쉽기 때문에 훨씬 더 많은 관심을 받아왔고, 때때로 실수를 하여 자아 정체성과 동의어로 사용되어 더 파악하기 어려운 '나'의 측면을 무시하는 경우가 있습니다.

자아 정체성의 다양한 측면을 구분하는 또 다른 유용한 방법으로 자기 중심적(또는 사적 요소)과 사회 중심적(또는 공적 요소)으로 나누는 방법이 있습니다. 역사적으로 심리학 연구는 자기중심적 자아(즉, 개인으로서 고유하다고 여겨지

는 개인의 특징)에 초점을 맞춰 왔지만, 사회적 요인이 자아 정체성에 기여한다는 인식이 점점 더 커지고 있습니다. 사회적 정체성 이론(social indentity theory)과 자기 범주화 이론(self-categotization theory)에서는 사회적 정체성을 사람들이 사회 집단(예: 가족, 직장, 지역사회 집단)에 속해 있는 데서 파생되는 자아 감각으로 간주합니다. 이들은 "우리 모두는 '주체적 나(I)'와 '객체적 나(me)'뿐만 아니라 '주체적 우리(we)'와 '객체적 우리(us)'로서 자신을 정의할 수 있다"라는 관점으로 통합된 사회적 정체성 접근법(social identity approach)을 통해 결합됩니다.

이러한 관점에서 볼 때, 자아 정체성 개념에 대한 문화적 견해 차이는 부분적으로는 자아 중심적 요소와 사회 중심적 요소에 대한 강조의 차이로 설명할 수 있습니다. 우리는 서구적 관점으로 보면 자아 정체성을 개인주의적인 것으로 인식하여 자아 정체성 구성에 대한 자기중심적 측면의 기여(예: 타인과는 다른 고유성)를 강조할 수 있습니다. 반대로 중국, 일본, 한국, 태평양 섬, 마오리 문화는 자아 정체성의 사회 중심적 요소를 더 강조하는 집단주의적 관점이 더 강하다고 볼 수 있습니다. 이러한 문화권에서는 서구 문화권에 비해 개인이 자신을 개인적 차원이 아닌 집단 내에서의 위치와 관련하여 더 많이 바라볼 수 있습니다. 그러나 서구 사회의 사회적 정체성에 관한 최신 문헌에 따르면 이러한 구분은 고정된 것이 아니며, 우리가 처한 상황에 따라 우리의 관점(나 혹은 우리)이 바뀔 수 있습니다. 실제로 서구 문헌에서는 사회적 정체성이 건강 관련 성과에서 차지하는 역할에 대한 인식이 증가하고 있습니다. 사회적 정체성은 스트레스를 받을 때 특히 중요할 수 있는데, 이는 타인과의 관계에 변화가 생기고 사회적 지원에 대한 필요성이 증가하기 때문입니다.

미드Mead가 제안한 자아 정체성에 대한 사회구성주자(social constructionist) 관점에서는 한 걸음 더 나아가 자아 정체성이 개인과 사회의 접점에서 형성되는 것으로 봅니다. 이 관점에 따르면 자아는 전적으로 사회적이며, 따라서 개인의 자아 정체성은 사회적 맥락 없이는 존재할 수 없습니다.

자아 정체성의 자기중심적 요소와 사회 중심적 요소에 관한 현대적 관점에 대해 훨씬 더 많은 것을 추가할 수 있지만, 여기서 핵심은 내적 요인과 외적 요인이 모두 자아 정체성에 기여한다는 것입니다. 이 개념은 자아 정체성이 장애에 의해 어떻게 영향을 받을 수 있는지, 그리고 재활이 부상이나 질병 후 정체성을 재구성하는 데 어떻게 도움이 될 수 있는지를 고려할 때 매우 중요합니다. 이러한 관점은 또한 정체성 변화의 표현에서 병리적, 심리적, 사회정치적 요인 간의 상호작용을 인정해야 하는 재활에 생물심리사회적 기본체계(biopsychosocial framework)를 적용하는 데 더 많은 비중을 두어야 한다고 생각합니다.

발달로서의 자아 정체성

자아 정체성의 변화를 고려할 때 에릭슨Erikson의 심리 발달 모델도 간략하게 살펴볼 가치가 있습니다. 에릭슨Erikson은 *에고 정체성(ego-identity)*이라는 용어를 사용하여 8가지의 발달 단계로 정의했으며, 각 단계의 숙달은 다음 단계로 넘어가기 전에 매우 중요합니다. 각 단계는 특정한 도전과 긴장이 특징입니다.

에릭슨Erikson의 모델에서 말하고자 하는 것은 본질적으로 '성장(growing up)'입니다. 물론 이 모든 단계는 어떤 식으로든 자아 정체성과 관련이 있지만, 특히 5단계인 정체성 대 역할의 혼란에 주목할 필요가 있습니다. 에릭슨Erikson은 청소년기부터 청년기까지의 시기가 정체성 발달에 매우 중요하다고 주장했는데, 이 시기는 사람들이 자신을 독특한 개인으로 인식하기 시작하고 어떤 사람이 되고 싶은지 선택하기 시작하는 시기이기 때문입니다. 에릭슨Erikson의 견해에 따르면, 이 시기에 강한 에고 정체성을 형성하는 것은 다른 사람들과 건전하고 친밀한 관계를 형성하는 단계(심리 발달의 여섯 번째 단계)로 나아가기 전에 필수적입니다. 실제로 에릭슨Erikson은 청소년기의 에고 정체성 발달 실패를 설명하기 위해 '정체성 위기(identity crisis)'라는 용어를 만들었습니다.

재활의 관점에서 볼 때, 이 시기에 발생하는 질병이나 부상은 특히 두드러질 수 있는데, 그 결과 발생하는 장애로 인해 에고 정체성 형성에 도움이 될 수 있는 일반적인 기회와 경험이 지연될 수 있기 때문입니다. 단순히 병원이나 재택 재활치료로 인해 이전의 일상생활로부터 벗어난 기간이 길어지는 것만으로도 질병이나 부상의 특정 영향과는 별개로 정체성 형성에 지장을 초래할 수 있습니다. 물론 이는 해당 연령대에서 흔히 발생하는 심각한 부상 유형(예: 척수 손상 및 외상성 뇌 손상)과 특히 관련이 있습니다. 하지만 에릭슨Erikson의 모델에 따르면 정체성 발달은 전 생애에 걸쳐 계속되며, 각 생애 단계마다 다른 도전에 직면하게 됩니다. 여기서 중요한 점은 자아 정체성이 고정된 개념이 아니라 평생에 걸쳐 끊임없이 재구성되고 형성된다는 것입니다.

서사(이야기)로서의 자아 정체성

개인이 자아감(sense of self)을 얻는 방법은 매우 복잡한 현상입니다. 자아를 구성한다고 할 수 있는 기본적인 필수 기능(예: 자신의 경험을 의식적으로 성찰하는 능력)부터 시작하여 기억이나 언어 등 보다 정교한 과정을 통해 추가되는 다양한 '층위(layers)'를 거치면서 사람들은 일반적으로 자아 정체성을 생각할 때 포함하는 모든 기능에 도달하게 됩니다. 갤러거Gallagher는 이를 시간적 확장이 없는 '최소 자아(minimal self)'와 시간적 연속성을 갖는 '서사적 자아(narrative self)'의 구성 요소로 단순화했습니다.

최소 자아는 유기체가 '자아'로 간주되는 데 필요한 최소한의 기준을 말합니다. 기억에 기반을 둔 자서전적 층위가 추가되면 시간적 확장과 함께 더 풍부하거나 '확장된' 형태의 의식이 발달하게 되는데, 이를 서술적 자아라고 합니다.

서사 및 서사적 정체성은 우리 삶의 이야기를 기억하고 다시 이야기하는 과정을 의미합니다. 과거와 현재를 연결하는 이 과정을 통해 시간의 연속성을 확립할 수 있습니다. 서사는 자전적 기억과 밀접한 관련이 있지만 단순한 회상 이상의 의미를 지니며, 기억이 부호화된 후 회상되고, 이야기되고, 재해석되어 다시 부호화되는 과정을 거칩니다. 이러한 과정을 통해 사람들은 세상을 이해하고 겉보기에 무작위적이고 혼란스러운 사건에 일관성을 부여할 수 있습니다.

서사는 자아감과 밀접한 관련이 있으며, 삶의 서사에 혼란이 생기면 자아 정체성이 약화될 수 있습니다. 철학계에서는 자아 정체성 구성에서 서사의 위치, 즉 서사는 실제로 삶을 살아가고 의미를 해석하는 방식을 나타내는 것인지, 아니면 우리가 기억하는 모든 사건에 부과된 구조인지에 대해 논쟁이 벌어지고 있습니다. 예를 들어, 어떤 이들은 서사가 우리의 정체성이라고 주장하기도 합니다. 서사는 연극에서의 배우처럼 수동적으로 따라가는 이야기가 아니라, 우리가 세상에서 우리의 자아 정체성을 이해하는 틀입니다. 서사는 하나의 줄거리가 아니라 서로 얽혀 있는 여러 개의 스토리 라인으로 구성되며, 어떤 것은 주요 주제이고 어떤 것은 사소한 부분이며, 어떤 것은 길고 우리의 삶 전체에 걸쳐 지속되는 반면 어떤 것은 왔다가 사라지기도 합니다. 서사적 자아는 과거와 현재를 미래와 연결하여 시간의 흐름에 따라 일관된 자아를 형성하는 과정을 말합니다. 브루너Bruner에 따르면 "직관적으로 명백하고 본질적으로 알아야 할 자아, 말로 표현할 준비가 되어 있는 자아 같은 것은 존재하지 않는다고 합니다. 오히려 우리는 직면하는 상황의 요구를 충족시키기 위해 끊임없이 자신을 구성하고 재구성하며, 과거에 대한 기억과 미래에 대한 희망과 두려움의 안내에 따라 그렇게 합니다." 그러나 서사적 정체성에 반대하는 사람들은 삶은 그러한 구조에 맞추기에는 너무 예측할 수 없으며 모든 사람이 서술적 방식으로 사고하는 것은 아니라고 주장합니다. 다른 사람들은 자아 정체성을 경험하는 데 있어 더 '에피소드적'이며, 자아 감각을 하나의 전체로 묶는 하나의 연속적인 서사를 갖기보다는 삶의 특정 에피소드 동안 자신을 불연속적인 자아로 간주한다고 주장합니다.

다양한 자아 복합체로서의 자아 정체성

사회 심리학에서 널리 적용되고 정체성 상실을 다룰 때 심리 치료적 접근에 사용되는 한 가지 개념은 건강한 개인은 다양한 잠재적 자아(potential selves) 또는 정체성(identities)을 가지고 있다는 것입니다. 단일하고 통일된 자아의 경험에도 불구하고, 자아 정체성은 근본적인 다중 자아 정체성에 기반한 역동적인 구성이라는 주장이 사회적, 심리적 안녕에 도움이 된다고 주장합니다. 예를 들어, 직장에서 의사 역할을 할 때와 가정에서 엄마 역할을 할 때 다른 '얼굴'을 보여주는 등 다양한 환경에서 서로 다르면서도 똑같이 적절하고 자기 일관된 방식으로 대응할 수 있기 때문입니다.

마르쿠스Markus와 누리우스Nurius는 자아 정체성의 표현에 시간적 차원을 부여하고 미래의 행동에 대한 목표, 동기 부여 및 방향을 제공하는 *가능한 자아 (possible selves)*라는 개념을 도입했습니다. 가능한 자아는 사람들이 자신의 잠재력과 미래에 대해 생각할 수 있는 방법을 정의합니다. 마르쿠스Markus와 누리우스Nurius는 우리 모두가 이상적 자아, 희망적 자아, 두려운 자아를 가지고 있다고 가정했습니다. 우리는 여러 가지 희망적인 자아(예: 성공한 자아, 부유한 자아, 건강한 자아)와 여러 가지 두려운 자아(예: 외로운 자아, 무능한 자아, 우울한 자아)를 가질 수 있습니다. 이러한 가능한 자아는 희망, 두려움, 동기, 목표의 인지적 표현이며 이러한 열망을 구현하는 은유입니다.

어떤 사람들은 상대적으로 적은 수의 정체성을 가지고 있는 반면, 어떤 사람들은 더 복잡하고 더 많은 정체성을 가지고 있을 수 있습니다. 전반적인 자아 정체성에서 특정 정체성의 상대적 중요도는 사람마다 다를 수 있습니다. 따라서 어떤 사람들에게는 특히 핵심적인 정체성(예: 가족의 생계를 책임지거나 수십 명의 직원을 거느린 상사)을 상실하는 것이 전반적인 자아감에 치명적일 수 있는 반면, 사소한 요소의 상실은 심각한 결과를 초래하지 않을 수도 있습니다. 여러 가지 다양한 정체성을 갖는 것은 질병이나 장애가 자아 정체성에 미치는 영향을 일부 '완충'할 수 있지만, 일부 정체성을 더 이상 사용할 수 없을 때 더 넓은 범위의 대응을 가능하게 합니다. 따라서 자아 정체성은 상황에 따라 변화하는 역동적이고 유동적인 것으로 구성될 수 있습니다. 이러한 생각(각 사람 내에는 가능한 자아의 선택이 존재한다는 것)은 (신체적 또는 인지적) 상실로 인해 현재의 자아 정체성을 더 이상 유지할 수 없는 뇌손상 환자에게 치료법으로 활용되어 왔습니다. 이러한 맥락에서 재활의 일부는 뇌손상 환자가 미래에 어떤 사람이 되고 싶은지에 대한 옵션을 탐색하는 것일 수 있으며, 정체성을 살린 목표 설정은 사람 중심 치료의 중심이 됩니다. 반대로, 이는 특정 재활 목표의 추구가 해당 개인이 이러한 결과를 바람직한 미래의 자아와 연결시키지 못하면 궁극적으로 성공하지 못할 수도 있음을 의미하기도 합니다.

자기 정체성에 대한 위협

이 장의 서두에서 설명한 바와 같이, 자아 정체성이 위협받을 수 있는 방법은 여러 가지가 있습니다. 이 단락에서는 부상 또는 만성 질환과 관련된 세 가지 유형의 자아 정체성 위협에 대해 살펴보겠습니다:

1. 존재론적 위협
2. 신체/자아 관계의 혼란
3. 특정 인지 손상의 결과

존재론적 위협

척수 손상, 산후 우울증, 가정 폭력 등 다양한 삶의 경험에 따른 자아 정체성의 상실 또는 변화가 보고되었습니다. 이러한 다양한 유형의 현상에서 공통적으로 나타나고 그에 따른 자아 정체성의 변화에 관여하는 것은 세계관의 변화, 즉 현실 또는 존재를 구성하는 요소에 대한 인식의 변화로 이어져 자신을 사람으로 보는 관점의 변화를 경험한다는 개념입니다. 이러한 맥락에서 질환이나 장애 체험을 통해서 삶과 세계에 대한 개인의 기본적인 이해와 생각에 의문을 품게 한다는 점에서 '존재론적 공격'으로 묘사되기도 합니다. (3장, 10장, 14장 참조).

경계 경험(boundary experiences)과 한계성(liminality)의 개념은 모두 질병 상태에 따른 정체성 변화 과정에 적용되었으며, 둘 모두 이러한 존재론적 공격 개념과 관련이 있습니다. '*경계 경험*'은 개인으로서 일반적으로 피하고 싶은 실존적 문제에 직면하게 되는 심리적 경험을 유발하는 사건으로 설명됩니다. '자유, 죽음, 고립, 무의미' *한계성*은 원래 인류학에서 유년기에서 성인기로 넘어가면서 '통과의례(rites of passage)'로 겪는 사회 발달 단계를 지칭하기 위해 사용되었습니다. 개인이 한 상태와 다음 상태 사이의 문턱에 있는 이 단계는 사회에서 정체성, 장소, 지위가 모호한 것이 특징입니다. 최근에는 장애를 가진 사람들이 사회에서 이도 저도 아닌 존재로 취급받는 장애 경험을 설명하기 위해 '영구적 한계성(permanent liminality)'이라는 용어가 사용되었습니다: "아프지도 건강하지도 않고, 죽지도 완전히 살아있지도 않은 상태...... 존재의 상태가 흐려지고 불확실하다". 이 두 개념의 핵심에는 정상적인 존재의 흐름에 혼란을 가져오는 충격적인 사건, 즉 자신의 존재의 취약성과 같은 반갑지 않은 진실을 재평가하고 직면하도록 강요하는 개념이 포함되어 있습니다.

세계관의 혼란 경험과 관련된 또 다른 개념은 *전 생애적 혼란(biographical disruption)*이라는 개념입니다. 후천적 만성 질환의 관점에서, 전 생애적 혼란이라는 용어는 개인의 과거 삶의 이야기에 대한 일관성이 약화되어 미래를 불확실하고 예측하기 어렵게 만드는 것을 지칭하는 데 사용되어 왔습니다. 부리Bury는 류마티스 관절염 진단을 받은 환자를 대상으로 한 종단 연구에서 전 생애적 단절의 개념을 도입했습니다. 그는 만성적이고 장애를 초래하는 질환에 직면했을 때 사람의 인생관에서 일어나는 일련의 중대한 변화를 확인했습니다. 존재의 주변부에 머물러 있던 고통과 괴로움, 심지어 죽음에 대한 관념이 질병을 경험하면서 현실로 다가오게 됩니다. 이는 사회적 관계의 변화와 타인에 대한 의존의 가능성을 인식하는 결과로 이어진다고 부리Bury는 주장했습니다. 또한 미래에 대한 기대와 계획을 재검토하게 됩니다. 부리Bury의 연구 참여자들은 주로 건강 악화를 '미래의 일'로 여겼던 젊은 성인들이었기 때문에 관절염 진단은 그들의 인생 궤도 전체에 변화를 일으켜 그들의 미래를 불확실하게 만들었습니다.

많은 질병 이야기는 자율성 상실에 대한 이야기와 함께 의료 시스템이 어떻게 자율성을 박탈할 수 있는지에 대해 언급합니다. 푸코Foucault는 *의료적 시선(medical gaze)*이라는 용어를 사용하여 사람이 증상과 병리의 덩어리로 전락하면서 발생하는 비인격화를 설명했습니다. 개인의 주관적인 경험적 지식보다 객관적인 의학 지식에 더 많은 비중을 두기 때문에 기본적으로 발생하는 정보의 비대칭성이 발생합니다. 질병의 급성기에는 환자의 신체에 대한 통제권을 회복 치료를 담당하는 의료진에게 넘겨주기 때문에 이는 불가피한 현상입니다. 그러나 회복 과정에서 이러한 자율성을 적극적으로 되찾아야 하는 시점이 오며, 이때 '환자'는 자신의 몸과 삶에 대한 통제권을 가지고 다시 '사람'이 되기 위한 여정을 시작할 수 있습니다. 클루트Cloute 등은 외상성 뇌손상 참가자들이 급성 사건에 대한 기억력 부족으로 인한 권한 박탈에 대해 보고했습니다. 수년이 지난 후에도 자신의 삶에 대한 지식의 격차는 여전히 '수동적인 위치'를 유지하고 있습니다. 불완전한 회복이 개인의 자율성에 미치는 영향을 고려할 때, *결정적 자율성(decisional autonomy)*(외부의 구속이나 강요 없이 결정을 내릴 수 있는 능력)과 *실행적 자율성(executional autonomy)*(결정적 자율성에 기초하여 행동할 수 있는 능력 또는 자유)을 구분하는 것이 도움이 될 수 있습니다. 자신의 삶과 자아 정체성을 형성하는 능력과 더 밀접하게 연관된 것은 결정적 자율성입니다. 또한 자율성을 사회적 관계 과정으로 인식하는 경향이 증가하고 있으며, 이는 인간 사회의 맥락에서만 의미가 있습니다. 다양한 유형의 사회적 상호작용은 우리가 내리는 결정, 설정하는 목표, 추구하는 삶의 경로에서 중요한 요소입니다. 이처럼 완전한 자율성을 적극적으로 되찾는 것은 인지적 또는 신체적 손상뿐만 아니라 사회적, 환경적 요인에 의해서도 제한될 수 있습니다.

신체/자아 관계의 혼란

몸과 마음의 관계는 복잡합니다. 마음이라는 단어는 그 자체로 논란이 많은 용어입니다. 어떤 사람들은 마음을 몸과는 별개의 '무엇'으로 간주하며, 마음을 몸과는 별개로 존재하지만 어떻게든 몸과 소통하고 몸의 작용에 영향을 미치는 영혼이나 정신과 동일시하기도 합니다. 이러한 관점을 심신 이원론 또는 데카르트적 이원론이라고 하는데, 이러한 관점을 최초로 주장한 르네 데카르트Rene Descartes의 이름을 따서 명명되었습니다. (5장 참조) 그러나 유물론자들은 자아 정체성과 같은 우리의 의식적 경험을 만들어내는 신체와 분리된 비물리적 물질이 존재한다는 개념에 강력히 이의를 제기하며, 대신 우리는 전적으로 생물학의 산물이라고 주장합니다. 의식적 경험과 신체와의 관계에 대한 다른 대안적 이론과 설명은 너무 많아서 여기서 다 설명할 수 없을 정도입니다. 그러나 논쟁과 관계없이 '마음'을 갖는다는 것의 독특한 점 중 하나는 자신의 의식적 경험을 성찰하고 그러한 경험에 스스로 영향을 줄 수 있는 능력이 있다는 것입니다. 예를 들어, 우리는 행복하거나 슬픈 생각을 선택함으로써 어느 정도 스스로를 행복하거나 슬프게 만들 수 있으며, 이는 결과적으로 우리의 행동 방식에 영향을 줍니다. 특정 사고 과정을 의식적으로 식별하고 선택하는 것은 인지 행동 이론(cognitive behavioral therapy, CBT)과 같은 분야의 핵심입니다.

그러나 자아 정체성이 재활에 대한 논의와 관련된 것은 사람들이 자신의 의식적 경험과 육체 사이의 강한 연결 감각을 잃을 때 어떤 일이 일어나는가 하는 것입니다. 이는 신체로부터 메시지를 수신하는 문제(즉, 감각 신호가 중단되거나 잘못 해석된 경우)와 신체로 메시지를 보내는 문제(즉, 신체 움직임 제어에 문제가 있는 경우)로 표현할 수 있습니다. 이 두 가지 문제가 충분히 극단적일 경우, 자아 감각의 혼란을 경험하는 사람들이 보고될 수 있습니다.

대부분의 사람은 매일 자신의 신체 상태에 대해 의식적으로 많은 주의를 기울이지 않습니다. 대부분의 생리적 기능의 항상성(homeostasis)을 유지하는 데 있어 신체의 역할은 의식적인 인식 수준보다 훨씬 낮은 수준에서 이루어지기 때문입니다. 그러나 이러한 항상성의 안정성에 의문이 제기되면 다시 주의를 집중하고 변화에 의미를 부여해야 합니다. 따라서 질병이나 장애가 시작되면 이러한 관계를 재검토해야 하며, '장애'가 나타나면 주의를 기울여야 합니다. 질환이나 장애는 종종 이전에는 없던 신체에 대한 욕구를 수반합니다. 질병이나 장애의 재발 또는 진행의 신호가 될 수 있으므로 내부 환경의 변화를 예민하게 인식할 필요가 있습니다. 또한 방광이나 장과 같은 기본적인 신체 기능에 특히 주의를 기울여야 할 필요가 있을 수도 있습니다. 신체는 개인의 성취와 욕구 충족을 돕는 표현의 수단이 아니라 '장애물', 심지어 '공허함' 또는 '이질적인 힘'으로 경험될 수 있습니다. 가도우Gadow는 헤겔Hegel의 주인-노예 변증법(a master-slave dialectic)을 이 현상에 적용하여 다음과 같이 설명했습니다: (a) 자아는 자유로운 주체성으로 경험되며, 신체는 도구이자 수단으로서 자아의 의지에 봉사하고 노예는 주인이 된다; (b) 그 관계의 반전: 신체는 반항하고 기능을 거부하며, 독립성을 주장함으로써 이전의 주인인 자아가 노예가 된다.

프랭크Frank는 '신체 관련성(body-relatedness)'이라는 용어를 사용하여 사람들이 경험할 수 있는 의식적 경험과 신체가 서로 얽혀 있는 정도를 설명했습니다. 그는 이를 스펙트럼의 한쪽 끝에서 "연관형" 체형(associated body)유형에서 다른 쪽 끝에서 "분리형" 체형(dissociated body) 형태에 이르는 연속체라고 설명했습니다. 분리형 체형을 가진 사람은 신체의 변화를 자아 정체성과 별개의 것으로 볼 수 있는 반면, 연관형 체형의 신체 변화는 자아 정체성의 재정의가 필요하며 이 둘(신체와 자아 정체성)은 뗄 수 없는 관계에 있다고 주장하였습니다.

신체-자아 관계의 본질은 장애의 발생 또는 발달에 따라 "신체와 자아 사이의 통합을 약화하고 정체성 변화를 강요"하며 변화할 수 있습니다. 차마즈Charmazx는 자아 정체성 목표와 자아 정체성 절충안의 변화 측면에서 새로운 신체적 상황에 적응하는 과정을 조사했습니다. 이는 어떤 정체성이나 역할이 더 중요한지 분석하는 과정을 설명합니다. 예를 들어, 높은 업무 수준과 좋은 가족 관계를 유지하는 것이 더 이상 불가능해졌다면 어느 것이 더 중요하고 어느 것을 희생하거나 조정할 수 있는지에 대한 의문이 생길 수 있습니다. 상황의 변화에 성공적으로 적응하려면 새롭고 더 깊은 의미를 개발해야 하며, 이를 통해 사람들은 '통제권을 포기하면서 신체적 희생을 통해 궁극적으로 극복하는 것'을 의미합니다. 차마즈Charmaz의 포기 개념(concept of surrender)은 자아를 몸에서 정신적으로 분리하는 과정이 아니라 수용과 개인적 성장의 과정을 의미합니다: "그들은 육체적인 손실을 겪지만, 오히려 자신을 얻는다". 이는 만성 장애에 대한 적응이 '내적 자아의 궁극적인 도덕적 우월성'을 인정하는 것으로 간주되는 다른 연구와도 연결되는 내용입니다.

신체는 또한 자신의 정체성과 밀접한 관계가 있습니다. 고프만Goffman은 신체적 결함과 관련된 '낙인(stigma)'과 '버릇없는 정체성(spoiled identity)'의 역할에 대해 논의했습니다. 질환이나 장애를 가진 사람들은 사회적으로 정체성이 손상된 신체에 의해 배타적으로 규정될 위험이 있습니다. 이러한 정체성의 낙인화된 구성 요소가 다른 모든 지위를 완전히 지배하기 때문에, '자신의 모든 업적과 속성을 하나의 낙인화된 정체성으로 축소'시키기 때문에 이를 '지배적 지위(master status)'라고 불렀습니다. 눈에 보이는 손상과 눈에 보이지 않는 손상 사이에는 긴장이 존재합니다. 눈에 보이는 손상은 다른 사람들에게 잠재적인 문제를 생각나게 할 수 있고 이를 수용해야 할 필요성을 경고하거나, 그들은 다음과 같은 불편한 가정을 갖게 할 수도 있습니다. 예를 들면, "모든 사람들이 바로 전에 뒤틀어진 몸을 보면서 나도 그에 같이 뒤틀린 마음을 가지게 됩니다". 지첼스베르거Zitzelsberger의 참가자들은 또한 눈에 보이는 차이가 어떻게 사회적 인식을 지배할 수 있는지에 대해 언급합니다: "저는 다른 사람으로 보였어요.... 그들은 제가 연애를 할 수 있는 여성, 친구가 될 수 있는 여성... 직장에서 볼 수 있는 여성, 언젠가 엄마가 될 수 있는 여성으로 보일 수 있다고 생각하지 않을 것입니다." 외상성 뇌 손상 후의 집행 기능 장애와 같이 눈에 보이지 않는 장애(어떤 문제에 대한 신체적인 증거가 없는)는 다른 유형의 문제를 야기하며, 종종 의료 전문가와 더 넓은 커뮤니티의 공감 부족으로 인식됩니다.

인지 손상

자아 정체성의 성격이 어떻게 구성되든, 뇌 구조물이 그 생성에 관여하는 것은 분명합니다. 따라서 뇌와 관련된 부상이나 질병은 자아 정체성의 관점에서 볼 때 특히 위협적으로 느껴집니다. 예를 들어 외상성 뇌 손상 환자에서 자아 정체성의 변화가 보고된 바 있습니다. 또한, 뇌심부자극술과 관련된 치료적 개입(예: 파킨슨병 치료)은 때때로 자아 정체성의 즉각적이고 심오한 변화를 경험하는 것으로 보고되어 윤리적 근거로 이 시술에 의문을 제기하는 사람들도 있습니다.

뇌 손상은 여러 가지 방식으로 자아감과 관련된 인지 기능에 영향을 미칠 수 있습니다. 이에 대해서는 아래에서 논의하고자 합니다.

중요한 '자아' 부위 부상

뇌의 기능이 단계적으로 구성되어 있다는 증거가 있습니다. 서로 다른 뇌 영역이 각기 다른 인지 기능으로 특화되어 있으며, 그 결과물을 해석하고 통합하기 위해서는 고차원적인 뇌 영역이 필요합니다. 다마시오Damasio는 사람에서 최소한의 자아 감각과 신경학적 상관관계를 생각하면서 자아 정체성 형성에 있어 '가로채기(interoception)'의 역할을 강조했습니다. 다마시오Damasio는 가로채기란 '자아에 가장 중요한' 여섯 번째 감각으로 설명하며, 우리 몸의 내부를 표현하고, 생각과 몸을 연결하며, 감정과 현재 신체 상태를 해석할 수 있게 해준다고 했습니다. 이러한 기능은 뇌의 섬모 영역(insula region)에 있습니다. 좀 더 확장된 서사적 정체성의 관점에서 보면, 자아 정체성 형성을 위한 중요한 통합 기능이 좌반구 해석자 영역에서 발생한다고 알려졌습니다. 따라서 이러한 특정 뇌 영역이 손상되면 자아감의 경험에 변화가 생길 수 있습니다.

다른 사람들은 자아 감각을 "심리-사회적 역동적 처리 시스템(psycho-social dynamic processing system)"으로 간주하여 뇌에서 자아 정체성은 보다 광범위한 영역에 의해 표현된다고 주장했습니다. 이러한 관점에서 볼 때, 미만성 축삭 손상(diffuse axonal injury)에서 볼 수 있듯이 여러 뇌 영역 또는 이들 사이의 연결이 손상되면 자아 감각에 변화가 생길 수 있습니다.

기억 손상

자아감의 변화를 고려할 때 많은 관심을 받고 있는 특정 인지 기능 중 하나는 기억력(memory)입니다. 1960년에 로크Locke는 우리의 자아 정체성을 만들어내는 것은 기억에서 파생된 의식의 연속성이라고 가정했습니다. 이로부터 우리의 기억에 손상이 생기면 자아감에도 손상이 생길 수 있다는 결론이 도출되었습니다.

측두엽 구조, 특히 해마(hippocampus)와 편도체(amygdala)와 관련된 뇌 손상은 종종 정서적 재기억(편도체)과 기억 통합(해마)에 기여하는 것으로 알려졌으며, 이곳의 손상은 자아감을 회복하는 데 어려움을 겪는다고 생각하게 되었습니다. 이러한 신경해부학적 기질의 변화는 정신분열증(schizophrenia)과 같이 일관된 자아 정체성이 상실되거나 손상되는 정신과적 질환과도 관련이 있습니다.

자서전적 기억(Autobiographical memory)에는 의미론적 요소와 경험적 요소가 모두 포함되어 있어 정체성 형성에 도움이 됩니다. 경험적 기억(episodic memory)은 우리가 매일 정신적으로 이전 사건으로 "시간 여행"을 하는 것입니다. 과거를 재현하는 이러한 능력을 *자의식(autonoetic consciousness)*이라고 합니다. 자서전적 에피소드 기억은 일관된 자기 이야기를 형성하는 데 매우 중요하며, 인생의 사건들을 통해 지속되는 개인적 연속성, 즉 동일한 개인이라는 감각을 제공합니다.

의미론적 기억(semantic memory)은 자서전적 경험에서 얻은 자신에 대한 추상화된 정보를 포함하여 보다 사실적인 정보를 저장합니다. 여기에는 지속적인 특성과 신념, 개인적인 좋아하는 것과 싫어하는 것, 특정 상황에서 어떻게 행동할지에 대한 지식(즉, 반응의 예측 가능성) 등이 포함됩니다. 의미론적 기억의 이러한 정보는 자기 지식의 기초를 형성하며, 이는 '개념적 자아(conceptual self)'를 생성하는 데 사용될 수 있습니다.

기억력 손상은 외상성 뇌손상을 입은 사람들에게 특히 문제가 됩니다. 외상성 뇌손상 후 기억력 문제는 부상 당시의 사건(외상 후 기억상실증, post-traumatic amnesia)에 국한될 수도 있지만, 외상 전(역행성 기억상실증, retrograde amnesia) 및 외상 후(전행성 기억상실증, anterograde amnesia) 기간까지 확대될 수도 있습니다. 또한 외상성 뇌 손상의 경우 일반적인 인지 손상과 관계없이 자서전적 경험적 기억(autobiographical episodic memory)에 혼란을 일으킨다는 증거가 있습니다. 그러나 경험적 기억이 심각하게 상실된 경우에도 의미 기억에 기반한 자아 감각을 유지하는 것은 가능하지만, 이러한 자아 감각의 경험은 질적으로 다를 수 있습니다.

언어능력의 상실

일관된 자기 이야기 구성 능력은 자서전적 기억과 언어 능력 사이에 밀접한 관련이 있습니다. 언어는 타인에게 자신의 정체성을 표현하고 개성을 강조할 수 있는 주요 수단입니다. 실어증 환자를 대상으로 한 연구에 따르면 실어증은 대인 관계와 사회생활에 심각한 영향을 미칠 수 있으며, 이는 (사회적 정체성의 관점에서) 개인의 자아 정체성의 변화로 이어질 수 있지만 의사소통 손상이라는 한계를 고려할 때 직접 평가하기는 어렵습니다.

실행력 손상 및 대인관계 기술의 상실

성격 변화는 뇌 손상으로 인한 후유증으로 잘 알려져 있습니다. 이 용어는 사람의 기질, 특징적 성격, 대인관계 기술이 광범위하게 변화하는 것을 의미합니다. 위에서 언급했듯이 성격 변화라는 용어는 자아 정체성이나 자아 개념 그 자체와 관련되기보다는 타인(제3자)의 자신에 대한 시각을 반영하는 용어입니다. 하지만 타인과의 상호 관계는 우리가 자신을 바라보는 방식에 중요한 영향을 미칩니다. 다른 사람의 의견은 우리 자신의 자아 정체성을 형성하는 데 중요한 역할을 합니다. 따라서 이러한 관계의 어려움이나 변화에 기여하는 인지 손상이 궁극적으로 개인의 자아감에 현저한 영향을 미칠 수 있습니다.

주체성 상실/의사결정 능력 상실

인지 손상은 정서적 불안정, 충동성, 무관심을 초래하며 또한 자신의 행동을 더 이상 통제할 수 없다는 느낌(즉, 주체성 상실)으로 이어질 수 있습니다. 뇌손상 후 삶의 경험에 대한 질적 연구의 한 가지 공통된 주제는 '자신의 신체에 대한 개인적 통제감의 상실'입니다. 이는 단순히 변화된 신체에 대한 낯섦을 넘어 신뢰할 수 없거나 '무차별적으로 [자신을] 배신할 수 있는' 신체를 가지고 있다는 느낌도 포함합니다. 또한 일부 사람들의 뇌 손상 경험과 관련된 감정 및 행동 반응에 대한 통제력 상실감도 있습니다. 노치Nochi는 여기에서 발생하는 추가적인 두 가지의 긴장에 대해 논의했습니다. 원치 않는 행동에 대한 설명을 위해 뇌 손상을 적극적으로 반영하는 것, 즉 일부 행동에 대한 책임을 어느 정도 포기하는 것과 또 다른 하나는 자신의 선택권과 통제력을 유지하고자 하는 욕구로 인해 이러한 변화에 대한 뇌 손상 이론에 맞서 싸우는 것 사이에서 발생하는 긴장입니다.

특히 통제된 주거 활동 또는 시설 생활 환경에서는 자율성이 손상될 수 있습니다. 인지 손상은 의사결정 능력이 손상되어 개인이 더 이상 삶의 중요한 측면(예: 치료, 주거 등)에 대한 결정을 내릴 능력이 없다고 간주될 수 있음을 의미합니다. 이러한 자율적인 결정능력의 상실은 개인으로 하여금 완전한 인격체라는 느낌을 약화시킬 수 있지만, 다른 한편으로는 이러한 영향은 개인의 가치관 및 사회문화적 맥락과 같은 다른 요인에 의해 영향을 받을 가능성도 있습니다.

자아 인식의 상실

자아 인식이란 "주관성을 유지하면서 비교적 '객관적인' 용어로 '자아'를 인식할 수 있는 능력"으로 정의되어 왔습니다. 뇌 손상으로 인한 자아 인식의 손상은 스스로 보고하는 내용과 타인의 견해 사이에 불일치를 초래할 수 있습니다. 자아 인식과 자아 정체성 사이의 관계는 복잡하며, 자아 인식의 부족은 가족이 보고했지만 환자들은 부인하는 성격 변화에 대한 일부 보고서들로 알 수 있습니다. 그러나 자아 정체성의 변화가 변화에 대한 주관적인 보고에 의해 정의된다면, 이는 자신의 자아 감각을 의식적으로 반영할 수 있는 충분한 자아 인식을 전제로 합니다.

자아 정체성 회복을 돕기 위한 중재

후천적 장애를 겪은 일부 사람들에게 자아 정체성의 변화를 이슈 혹은 잠재적인 문제로 인식하게 되면, 자아 정체성이 재활 치료의 목표가 되어야 하는지에 대한 의문이 제기됩니다. 실제로 자아 정체성의 변화에 대처하거나 혹은 부상이나 질병 후 회복을 촉진하기 위해 자아 정체성에 관심을 기울이는 방식으로 개발된 치료 전략이 이미 많이 존재하고 있습니다.

일반적으로 현재 재활에 대한 접근 방식은 손실 치료에 초점을 맞추는 경향이 있습니다. 이러한 접근 방식은 '손상된 자아'라는 정체성을 강화합니다. 강점 기반 접근법으로 전환, 즉 자산과 강점을 인식하고 변화의 영역보다는 연속성의 영역을 강조하는 접근법이 재활에 더 긍정적일 수 있습니다. 예를 들어, 뇌 손상 후 잘 적응한 사람들을 대상으로 한 연구에서는 수용, 적응, 의미 있는 작업을 회복의 핵심 요소로 강조했습니다. 신체적 장애에 대한 연구에서, 장애를 비하하지 말고 받아들이는 것은 가치관의 변화, 특히 중요하게 여기는 것의 범위를 넓히고 체격과 같은 피상적인 특성의 가치에 대한 강조를 줄이는 능력과 관련이 있습니다.

자아 정체성을 목표 계획에 통합하기

재활에서 자아 정체성 회복에 관심을 기울일 수 있는 한 가지 방법은 목표 설정 과정의 중심에 자아 정체성을 두는 것입니다. 특히 외상성 뇌손상에 대한 목표 설정에 대한 연구는 장애인이 현재 무엇을 할 수 없는지 조사하는 것이 아니라 미래에 어떤 사람이 되고 싶은지에 대한 질문에서 출발하는 목표 선택 접근법을 모색하기 시작했습니다. 이 연구는 자기조절 이론(theory of self-regulation), 특히 카버Carver와 샤이어Scheier의 자기조절에 대한 통제-과정 모델에서 파생되었습니다. 이 모델에서 카버Carver와 샤이어Scheier는 모든 인간 행동은 목표 지향적이지만, 우리의 목표는 다소 위계적인 순서로 조직화되어 있으며, 가장 상위의 목표는 '시스템 개념(system concept)', 즉 이상화된 자아를 나타내는 목표라고 제안했습니다. 그런 다음 인간은 시스템 개념에 최대한 다가가기 위해 하위 목표와 관련된 것들을 포함하여 생각과 행동을 스스로 조절합니다.

일비사커Ylvisaker 등은 이러한 자기조절 개념과 다른 자기조절 개념에 기반한 새로운 형태의 목표 설정 방식을 시범적으로 도입했으며, 목표 설정 과정의 핵심 단계로 자기 정체성에 대한 검토와 토론을 포함시켰습니다. 일비사커Ylvisaker 등은 이러한 접근 방식을 '은유적 정체성 지도화(metaphoric identity mapping)'라고 명명했습니다. 인지 손상의 관점에서 개인의 이상적인 자아에 대한 정보를 이끌어내기 위해 은유적 정체성 지도화는 먼저 우상화된 개인(유명인, 가족 또는 가상의 인물일 수 있음)을 식별하는 과정을 포함합니다. 그런 다음 우상화된 개인이 삶이 선택, 특성, 태도, 그리고 뇌손상 장애인이 지향하는 삶의 모습에 대해 논의합니다. 그런 다음, 이 '시스템 개념'을 더 잘 달성할 수 있는 경로를 제공할 수 있는 목표를 선택하는 단계로 이어집니다.

이 접근법과 관련된 시범 연구의 초기 증거에 따르면 (시스템 개념을 나타내는) 영웅 인물과 같은 일상적인 은유는 뇌손상 환자와 복잡하고 추상적인 아이디어에 대해 대화하는 효과적인 방법이 될 수 있으며, 재활 프로그램에 대한 다른 유형의 참여를 촉진하여 해당 개인에게 도움이 될 수 있다고 합니다. 그러나 흥미롭게도 이 시범 연구는 은유적 정체성 지도화가 재활 전문가들이 사용하는 일반적인 목표 설정 임상현장에서 크게 벗어난다는 것을 보여주었습니다. 이 접근 방식은 모든 임상 상황에 있는 모든 사람에게 적합하거나 실용적이지 않을 수 있지만, 모든 재활 치료의 핵심 요소로 자아 정체성을 통합하는 방법을 제공합니다.

서사적 치료와 인생-실 모델

서사적(이야기) 치료는 후천적 장애 후 자아 정체성 재구성에 적용될 수 있는 또 다른 접근법입니다. 앞서 논의한 바와 같이 자아 정체성 형성에 있어 이야기의 역할에 대해서는 많은 논쟁이 있지만, 정체성 재구성에 있어 이야기의 사용에 대한 지지가 증가하고 있습니다. 자신의 질병 이야기를 들려주는 것 자체가 치료적 노력으로 제시되고 있습니다. 질병과 외상에 대한 자서전적 기록의 숫자만 봐도 역경에 대한 이야기를 다른 사람들과 공유하려는 타고난 욕구가 있다는 것을 알 수 있습니다. 프랭크Frank에 따르면 '이야기'는 "질병으로 아픈 사람의 인생에서 자신이 어디에 있는지를 모르는 인식의 손상을 회복시켜야 한다"..... 이야기는 지도를 다시 그리고 새로운 목적지를 찾는 방법이다"라고 하였습니다. 여기서 청중이 반드시 중요한 것은 아닙니다. 이야기를 들려주는 것은 '청중'으로서 환자 자신의 존재를 재확인시켜주고, 다른 사람들과 자신의 이야기를 공유하는 방법이 될 수 있습니다.

이야기(서사적) 치료에서는 의료 전문가와 상호작용의 본질이 중요합니다. '환자의 병력을 듣는 것'과 '환자의 이야기를 듣는 것' 사이에는 차이가 있습니다. 전자의 접근 방식은 치료의 대상으로서 증상이나 문제를 파악하는 데 중점을 두지만, 후자의 경우 개인적 의미에 초점을 맞추면 그에 못지않은 치료적 의미가 있을 수 있습니다. 이러한 이야기식 사건 재구성을 통해 일관성을 회복할 수 있습니다. 정체성 재구성에 있어 이야기의 역할에 근거하여 에리스 힐Ellis-Hill 등은 재활치료에서 신체적 과정과 함께 담론적, 심리적, 사회적 과정을 포함하는 것을 개념화하는 방법으로 '삶의 실 모델(life thread model)'을 도입했습니다. 이와 유사하게 모리스Morris는 외상성 뇌손상 후 자아 정체성 재구성을 위한 핵심 개입으로 스토리텔링(story telling)을 주장했습니다.

최근 관심이 집중되고 있는 또 다른 분야는 외상성 사건의 경험과 회복에서 비롯되는 긍정적인 개인적 발달에 대한 탐구와 육성입니다. 외상 후 성장은 "질병과 외상을 둘러싼 가장 불리한 상황에서도 의미를 도출하고 긍정적인 심리적 변화를 경험할 수 있는 능력"으로 설명됩니다. 이 연구에는 사람들이 외상성 사건을 긍정적인 변화의 자극으로 전환할 수 있는 요인을 조사하였습니다. 최근까지만 해도 뇌 손상을 입은 사람들은 인지 장애로 인해 외상 후 성장을 경험할 수 있는 능력이 제한될 수 있다는 가설이 있었습니다. 그러나 반드시 그런 것은 아니며, 이 그룹이 놀라운 수준의 성장을 보여줄 수 있다는 연구 결과가 발표되고 있습니다. 어떤 개인적, 사회적 요인이 장애에 긍정적으로 적응하는 능력과 관련이 있는지, 그리고 재활 전략을 통해 외상 후 성장이 어떻게 향상될 수 있는지에 대한 연구가 이제 막 시작되고 있습니다.

인식 불일치 및 Y자 모델

그레이스Gracey 등은 뇌 손상 후 정체성 위협의 핵심으로 불일치의 역할을 강조했습니다. 이들은 자아 정체성에 영향을 미칠 수 있는 세 가지 주요 유형의 불일치를 확인했습니다.

(1) 사회적 불일치(Social discrepancy): 개인이 자신을 보는 방식과 다른 사회 구성원이 자신을 보는 방식 사이의 차이(예: 사회적 낙인에서 비롯될 수 있음).
(2) 대인관계 불일치(Interpersonal discrepancy): 개인이 자신을 보는 방식(결함

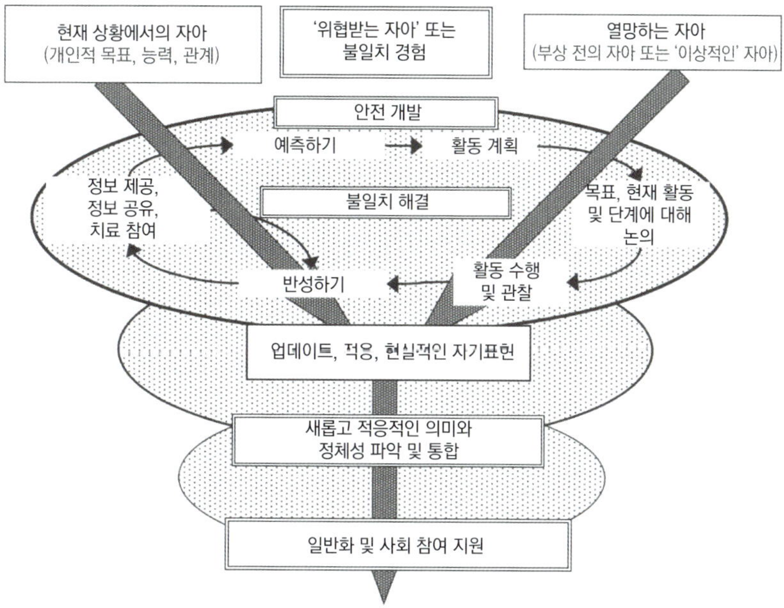

그림 9.1 Y 위쪽의 수렴하는 선은 불일치 감소를 나타냅니다. 행동 실험의 주기가 매핑되어 있으며, 타원은 처음에는 불일치를 해소하기 위해 행동 실험 또는 실험 학습을 지속적으로 사용한 다음 정체성 개발과 심리적 성장을 지원하는 것을 나타냅니다. (39, *신경심리재활* 19(6):867-90, 2009에서 재인용), (105, *신경심리재활*에서 재인용): (*이론 모델, 치료 및 결과*. 캠브리지, 캠브리지 대학교 출판부, 2009, 허가받음)

및 능력 포함)과 가족 또는 의료 전문가가 자신을 보는 방식 사이의 차이.

(3) 개인적 불일치(Personal discrepancy): 부상 전 자신을 보는 시각과 부상 후 자신을 보는 시각의 차이.

그레이스Gracey 등은 자아 정체성이 변화된 사람들이 겪을 수 있는 변화 과정에 대한 'Y자형 모델'을 제시했습니다(**그림 9.1 참조**). 이 Y자형 모델에서 가장 위에 있는 것은 자아 정체성의 관점으로 상징되는 이러한 관점을 조정합니다. 재활의 목표는 이러한 관점들을 정렬하는 것입니다. 이 모델은 뇌 손상 후의 변화를 자아에 대한 위협'으로 해석하고, 단기적으로 도움이 될 수 있는 회피적 대처 전략을 통해 실제로는 불일치, 즉 개인이 '과거의 나'와 '새로운 나'라는 두 가지 자아 정체성을 계속 유지하면서 살아가는 데 도움이 된다고 가정합니다. 이 모델에서 그레이스 Gracey 등은 초기 개입은 정체성 위협을 줄이고 뇌손상 환자가 새로운 자아 정체성을 탐색할 수 있는 "안전한 환경"을 제공하는 것을 목표로 해야 한다고 권고했습니다. 그 다음에는 한계에 대한 인식과 이해를 높이는 전략, 마지막으로 적응적 해결과 심리적 성장을 촉진하는 접근법이 뒤따를 수 있습니다.

의미 있는 직업

또한 의미 있는 직업은 타인에게(그리고 스스로에게) 자아 정체성을 표현하는 주요 수단으로서, 바람직하지 않은 자아 정체성에 긍정적인 영향을 미칠 수 있는 또 다른 수단이기도 합니다. 직업은 '사람들이 개인, 가족 및 지역사회에서 시간을 사용하고 삶에 의미와 목적을 부여하기 위해 수행하는 일상적인 활동'(세계작업치료사 연맹, 2012)을 의미하며, 크리스티안센Christiansen은 사람들이 자신의 정체성을 개발하고 표현하는 주요 수단으로 직업의 개념을 도입했습니다. 그는 과제 수행 능력이 정체성 형성에 기여하며, 수용 가능한 자아 정체성의 발달은 일관성과 행복감을 증가시킨다고 주장했습니다. 따라서 크리스티안센Christiansen이 보기에 수행 능력의 결핍은 본질적으로 정체성을 위협하는 요소입니다. 따라서 치료사가 가능한 자아를 탐색하고, 중요한 과제에서 성공을 거두며, 과거에 성취하기 위해 노력한 자아 정체성을 검증하는 데 도움이 되는 환경을 제공할 때 재활 치료는 정체성 확립에 도움이 된다는 견해로 이어집니다.

직업의 가치는 외상성 뇌손상 환자를 대상으로 한 연구에서도 강조됩니다. 업무 역할의 변화는 자아감에 영향을 미치는 것으로 보고되었으며, 생산성은 삶을 결정짓는 핵심 요소로 확인되었습니다. 자서전적 기록은 또한 직업, 이야기 재구성, 자아 정체성의 상호 연관성을 강조했습니다. "자아 정체성을 재구성하는 과정에서 '의미'와 '행위'는 본질적으로 연결되어 있습니다".

신체 운동 프로그램도 자아 정체성 회복에 도움이 될 수 있습니다. 물리 치료는 사람들이 장애 이후의 새로운 신체와 연결되고 새로운 신체 감각과 변화하는 능력에 대해 배우고 연결될 수 있도록 도와줍니다. 신체 운동은 또한 자존감과 신체적 자아개념(일반적 자아개념의 하위 구성 요소)의 관련 구성을 통해 영향을 미칠 수 있습니다. 확실히 많은 연구에서 치료 후 이러한 영역의 변화를 뒷받침하는 개념이 제시되었습니다. 예를 들어, 파인Fine과 니콜스Nichols는 뇌손상 환자를 대상으로 12주간의 카약 프로그램을 실시한 후 테네시 자아개념 척도(Tennessee Self Concept Scale)로 측정한 결과 자아개념이 개선되었다고 보고했습니다. 마찬가지로 드라이버Driver 등(2003)은 8주간의 수중 운동 및 저항 훈련 프로그램을 통해 신체적 자아개념과 자존감이 향상되었음을 발견했습니다. 그룹 활동 참여는 팀장이나 팀원 등 새로운 역할과 자아 정체성을 개발하는 데 영향을 미칠 수 있기 때문에 장려되고 있습니다.

자아 정체성 중재 시점

자아 정체성의 변화라는 관점에서 재활을 생각하면 부상이나 질병 후 치료를 제공하는 이상적인 시점이 언제인지에 대한 의문도 제기됩니다. 현재 가이드라인은 뇌손상 후 가능한 한 빨리 중재를 제공해야 신경세포의 가소성이 높아지는 시기에 잠재적 이득을 극대화할 수 있다고 강조합니다. 이로 인해 종종 부상 후 첫 3개월 동안 투입이 극대화되고 그 이후에는 감소하는 서비스 모델로 이어집니다. 그러나 이러한 관점은 주로 신체적 회복에만 초점을 맞추고 치료에 대한 개인의 준비 상태를 고려하지 않으며, 회복 초기에는 자아 인식의 문제 또는 새로 발생한 장애의 의미를 받아들일 시간이 부족하기 때문에 방해를 받을 수 있습니다. 부상 후 자아 정체성의 재구성은 급성기 병원 기반 집중 재활과 같은 기간에 이루어지지 않고, 먼저 충분한 성찰과 지역사회 생활이 전제되어야 적극적으로 추진될 수 있을 것으로 보입니다. 척수 손상 환자들이 '휠체어를 타게 되는(enwheeled)' 과정에 대한 파파디미트리우Papadimitriou의 연구는 정체성 재구축이 이루어지는 과정이라는 점을 강조합니다. 재활 시설에 접근 가능한 환경에서 휠체어 사용자가 되는 구체화된 경험은 독립적인 '능동적 행위자(active do-er)'라는 인식을 재구축하는 데 도움이 됩니다. 그러나 이는 휠체어 사용자가 실세로는 활용할 수 없고 이상적으로만 '할 수 있는(aleist)' 세계에 직면했을 때 보고 하는 경험과는 상반됩니다. 이러한 이분법은 지역사회 기반의 목표 지향적 재활 프로그램에 완전히 참여하기 전에 자신을 재건하는 것을 더욱 복잡하게 만듭니다. 따라서 장기적인 장애나 만성 질환이 발생한 후 자아 정체성 문제를 해결하기 위한 치료의 시점과 장소에 대해서는 현재 답이 없는 상태입니다.

자아 정체성의 변화 측정하기

앞서 언급했듯이 재활 전문가는 부상이나 질병 후 자아 정체성을 회복하는 데 도움을 줄 수 있는 방법에는 여러 가지를 가지고 있습니다. 하지만 '건강한' 자아 정체성 회복을 위한 증거 기반 접근법을 개발하는 데 있어 '건강한' 자아 정체성의 변화를 측정할 수 있는 명확한 방법이 없기 때문에 진전이 더디게 진행되고 있습니다. 자아 정체성 문제를 정량화할 수 있는 방법이 있다면 자아 정체성이 우울증이나 삶의 질 등 관심 있는 다른 건강 성과(health outcome)에 어떤 영향을 미치는지, 보다 명확하게 이해하는 데에도 유용할 것입니다.

자아 개념을 평가하는 데 널리 사용되는 몇 가지 검증된 도구가 있습니다. 여기에는 테네시 자아 개념 척도(Tennessee Self-concept Scale)와 (뇌 손상의 경우) 두부 손상 의미론적 차등 척도(Head Injury Semantic Differential Scale)가 포함됩니다. 이러한 척도들은 외상성 뇌손상 후 자아 정체성의 변화에 대한 연구에 적용되어 왔으며, 부상 전의 자아 개념에 대한 개인의 회고적 평가와 현재의 자아 개념을 비교하여 '인식된 자아 개념의 변화'를 측정하는 데 기초하고 있습니다. 그러나 앞서 설명한 바와 같이 자아 개념은 자아 정체성 구성의 한 부분일 뿐입니다. 또한, 후향적 자기 보고의 사용은 뇌 손상이 없는 사람 집단에서도 체계적인 오류(systemic bias)가 발생한다는 비판을 많이 받아왔습니다. 또한 특정 환자 그룹에서 일반적인 도구를 사용할 경우 해당 특정 기능 영역을 다루지 못할 수 있는 문제도 내재되어 있습니다(11장 참조). 이는 건강과 관련이 있지만 기분과 같은 다른 변수와 무관하게 개인의 자아 정체성 상태를 평가할 수 있는 다른 방법을 개발할 수 있는지에 대한 의문을 제기합니다.

특히 외상성 뇌손상 분야에서 부상 후 사용할 수 있는 감각의 척도를 개발할 가능성을 모색하기 위한 연구가 시작되었습니다. 이 연구는 자아 정체성의 상실과 재구성이 뇌 손상 후 회복의 생생한 경험에서 공통된 주제이며, 따라서 외상성 뇌 손상 환자와 상당한 관련성이 있는 결과라는 것을 확인한 질적 연구의 종합에서 시작되었습니다. 이에 따라 외상성 뇌손상 환자의 부상이 자아감에 어떤 영향을 미쳤는지에 대한 인식을 보다 자세히 조사하기 위해 근거 이론 연구가 수행되었습니다. 이 연구는 부상 후 자아 정체성의 변화 경험과 관련된 가능한 측정 항목의 개발 및 그룹화를 위한 초기 구조를 제공했습니다. 이 측정 항목의 중심에는 통합되고 가치 있는 사람이 되고 싶거나 존재감을 상실했다는 핵심 주제가 있으며, 이 핵심 주제를 뒷받침하는 세 가지 하위 주제는 (1) 일관되고 만족스럽고 완전한 자신에 대한 감각, (2) 타인의 존중, 검증 및 수용, (3) 세상에서 가치 있는 위치를 갖는 것입니다.

이 작업과 병행하여 외상성 뇌손상 후 자아 정체성 변화 현상이 철학, 심리학, 작업치료, 사회학 등 여러 학문 분야에서 이전에 문헌에서 어떻게 개념화되었는지 조사하기 위해 개념 분석을 실시했습니다. 이 개념 분석의 목적은 외상성 뇌손상에 관한 문헌에서 자아 정체성이라는 용어의 사용을 보다 명확하게 하고, 자아 인식, 자아 개념, 자존감, 자기 지식과 같은 다른 용어와 구별하며, 궁극적으로 뇌 손상 환자의 자아 감각을 측정할 때 어떤 구성 요소를 더 잘 이해하고 명확하게 표현할 수 있는 기반을 제공하기 위한 것이었습니다. 현재 이 연구에서 도출된 척도의 심리측정학적 특성을 검증하기 위한 추가 연구가 진행 중입니다.

결론

자아 정체성의 변화는 재활 의제에서 중요성이 부각되고 있으며, 다양한 원인으로 인한 광범위한 뇌손상을 가진 사람들에게 중요한 문제가 될 수 있습니다. 보고된 자아 정체성의 변화는 모든 장애를 유발할 수 있는 질환과 동반하는 다양한 신경학적, 심리적, 사회적 변화의 공통적인 종착점으로 간주될 수 있습니다. 재활 치료가 직면한 가장 큰 과제 중 하나는 자아 정체성에서 생기는 문제를 신뢰성 있게 파악하고, 정체성 재구성을 재활 프로그램에 통합할 수 있는 방법을 찾는 것입니다. 그럼에도 불구하고 자아 정체성을 재활의 문제로 생각한다면 장애와 질병으로 인한 삶의 변화에 긍정적으로 적응할 수 있도록 도울 수 있는 새로운 길이 열린 셈입니다.

제 3 부

재활 전달, 연구, 교육, 그리고 정책

10

"이 불운한 어린 소녀 …" : 장애연구와 재활의 필연적 관계에 대해 다시 생각하다

수잔 구에터-마히폴

몇 년 전, 아버지가 "수잔Susan"이라고 적힌 커다란 서류 묶음(바인더)을 건내주셨습니다. 저는 호기심에 가득 찬 눈으로 그 속에 있는 의료 및 수술 자문 보고서, 엑스레이, 의뢰서 등 여러 페이지를 넘겼습니다. "이 불행한 어린 소녀는..."로 시작하는 당시 온타리오 장애 아동 센터의 보고서를 바라보면서 잠시 멈칫했습니다. 한편으로는 믿기지 않는 한숨이 나왔지만, 다른 한편으로는 금방 받아들였습니다. 저는 재활을 통해 다시 태어났습니다. 저는 *장애아동*[1] 으로서 가족과 의

1) 장애를 가진 사람(person with disability) 대신 장애인(disabled person)이라는 표현을 사용한 것은 장애 이론가들의 주장을 반영하여 사람들은 사회에 의해 장애를 가지게 되는 것이며, 의학적으로 규정된 '장애'를 가지고 사는 것이 아니라는 주장을 반영하기 위함입니다.

료진으로부터 우리 몸을 변화시켜 최대한의 잠재력을 발휘하고 가능한 한 정상인이 되도록 강압적인 교육을 받아온 사람 중 한 명입니다. 걷기, 올바른 자세와 보조기 착용, 요실금 관리는 모두 교육과 동등하거나 어쩌면 그보다 더 중요할 정도로 우리의 삶에 필수적인 요소가 되었습니다. 우리들 대부분은 재활 전문가들이 우리에 대해 가지고 있는 언어와 인식대로 생활하고 생각하는 경향이 있었습니다. 하지만 저는 제 자신을 '불행한 어린 소녀'라고 생각한 적이 없습니다.

장애의 다른 측면(긍정적 사고)을 보아주려고 하는 장애인 멘토를 만나는 일은 흔치 않습니다. 어렸을 때 저는 능력이 있다는 것은 좋은 것이고 사람들은 제가 장애가 있다는 것을 나쁘게 본다는 것을 배웠습니다. 의료 전문가, 교사, 가족들이 제 장애를 나쁘다고 말하지는 않았지만, 그들은 종종 제가 특별하다는 것을 상기시켜 주었습니다. 그러나 특별하다는 것은 내가 다르다는 것을 의미하지만 그것에 대해 부정적으로 생각해서는 안 된다는 것을 의미했기 때문에 특별하다는 말은 저에게 낙인을 찍었습니다. 장애 연구 문헌을 통해 저는 사람들이 장애에 의미와 느낌을 부여한다는 사실을 알게 되었습니다. 장애의 의미는 다름, 비정상, 결핍, 부족, 열등, 제한, 부자연스러움 등이며, 느낌은 사람들이 장애인이 되고 싶지 않다는 것입니다. 사회는 정상과 장애를 나란히 놓고, 정상은 좋은 삶으로 정당화되며, 정상에 가까워질수록 인간에 가까워진다고 생각합니다. 이 장에서 저는 '재활'이 장애와 만성 질환 분야에서 상당한 전문성을 제공하지만, 장애와 장애인이 포함된 더 넓은 사회적, 문화적 맥락에 관여하는 데는 대체로 실패했다고 주장합니다. 제 목표는 장애 연구를 통해 장애와 재활을 다시 생각할 수 있는 중요하고 필수적인 렌즈(시야)를 제공하는 것입니다. 이를 위해 재활안에서 장애에 대한 일반적인 접근 방식을 논의하고 재활을 다시 생각하기 위한 방법으로 장애 연구의 관점을 소개합니다(장애 연구가 재활에 정보를 제공하는 방법에 대한 자세한 논의는 3장과 4장을 참조하세요.)

재활에서 만연한 장애의 의료화

학생 작업 치료사로서 저는 제 자신의 장애 경험이 동료들과 제가 배운 장애 접근 방식과 상당한 괴리가 있음을 발견했습니다. 치료의 틀을 잡는 데 사용했던 많은 이론과 모델에 공감할 수 없었습니다. 예를 들어, 제 욕구 관리와 관련된 사소한 일과 같은 일상적인 장애 경험은 모델에 반영되지 않았다는 것을 알게 되었습니다. 작업 치료사들이 제가 필요한 것들을 정리한 목록(Silos) 안에서 내 삶에는 중요한 것들이 포함되어 있지 않았다는 것을 알았습니다. 저는 제 의견을 말할 수 있는 언어가 없었지만, 사례 시나리오 토론에서 종종 악마의 대변인 역할을 했습니다. 그 이후로 저는 장애 연구 분야, 이론과 모델, 장애 이해와 재활의 역할에 대한 비판적 접근 방식에 매료되어 박사 과정을 밟게 되었습니다. 이런 불편함의 한계를 뛰어넘고 장애에 대한 관점을 극적으로 전환하는 데는 10년의 절반이나 걸렸습니다. 하지만 '재활'의 *부족함*에도 불구하고 저는 재활 전문가와 연구자들이 매일 하는 일의 가치를 높이 평가합니다. 장애 이론가들의 이론과 저술을 접하면서 저를 비롯한 모든 재활 전문가들이 왜 우리 자신의 임상현장과 가정에 대해 비판적이어야 하는지, 우리가 제공하는 중요한 서비스에 전념해야 하는지 이해하게 되었습니다.

장애 연구 분야는 재활 임상현장에 대한 비판을 포함하여 장애와 손상을 이해하는 독특한 접근 방식을 제공합니다. 장애와 재활에 대한 관점은 장애 연구 이론가들에 의해 도전을 받아왔으며, 이들 중 다수는 스스로도 장애를 갖고 살아갑니다. 저는 재활과 의료에 대한 그들의 비판이 합당하다고 봅니다. 재활 과학은 전문적으로 장애에 접근하고 이해하는 방식을 확장할 수 있는 기회를 제공합니다. 의료, 재활 및 서비스 제공자의 태도, 언어, 결정은 매일 매 순간마다 모든 장애인에게 영향을 미칩니다. 제 경험은 이러한 문제를 조명하는 데 도움을 줄 것입니다.

저는 28세에 고관절 치환술을 받아야 했지만, 수술을 해줄 의사를 찾는 데 어려움을 겪었습니다. 집에서 걷던 저는 통증이 심해져 수동 휠체어가 필요하게 되었습니다. 결국 작업치료사가 자세와 통증 관리에 도움이 되도록 뒤로 제쳐지는 기능이 있는 전동 휠체어를 처방해 주었습니다. 외과의사들은 제 휠체어를 본 후 걷기와 서기를 제한해야 "괜찮아질 것"이라고 권유했습니다. 제 증상은 척추 이분증(spinal bifida)으로 인해 복잡했습니다. 저는 척수결박증(tethered cord syndrome) 때문에 신경외과와 정형외과 의사를 번갈아 찾아갔지만, 의사들은 주요 문제에 대하여 서로에게 책임을 떠넘겼습니다. 저는 낮에는 휠체어에 앉아 있고 밤에는 잠을 자는 동안 엉덩이가 굳어지기 시작하는 등 몇 달 만에 컨디션이 점차 악화되어 갔습니다.

제가 만난 6명의 정형외과 의사들은 모두 비슷한 전문가로서 의견을 제시했습니다: "당신은 너무 젊습니다." 또는 "걷지 않으니 고관절을 교체할 필요가 없습니다."라고요. 저는 걷는 것이 수술의 실질적인 목표(골든 티켓)이라는 것을 깨달았습니다. 매번 상담하기 전에, 저는 성과 측정(outcome measures)과 점검 목록(checklists), 즉 차에서 부엌으로 갈 때 양손에 식료품 가방을 들고 가는 데 '어려움'이 있는지, 혹은 '어려움'이 없는지 난간을 이용하지 않고 계단을 오를 수 있는지 등에 관한 질문지를 작성해

야 했습니다. 저는 "말도 안 되는 질문이다"라고 생각하곤 했습니다. 저는 휠체어를 타고 식료품 쇼핑을 했고, 난간을 이용하지 않고 계단을 걸어서 올라간 적이 한 번도 없었습니다. 의사들은 저에게 휠체어를 사용하라고, 무리하지 말라고, 장애를 안고 나이를 먹었기 때문에 기능이 제한되는 것은 "예상할 수 있는 일"이라고 말했습니다.

고관절 때문에 운전, 혼자 사는 것, 인간관계에 어려움을 겪었고 작업치료 업무도 점점 더 어려워졌습니다. 제도에 대한 분노도 커졌습니다. 아무도 제 상황을 해결하도록 도와주지 않는다는 사실에 화가 났습니다. 아무도 저를 옹호하지 않았습니다. 치료사들은 제게 에너지를 아껴 쓰라고 했고, 의사들은 제가 우울증과 싸우고 있는지를 물었는데, 그들은 제 고관절 통증 때문이기보다는 척추 이분증과 관련된 것으로 자동 연결시켰습니다. 어느 날, 한 사회복지사가 저에게 "당신과 같은 사람들이 현재 상황에 대처하는 데 어려움을 겪는 것은 당연한 일이라고 생각해요." 제가 보기에 저는 척추 이분증(spinal bifida)에 꽤 잘 대처하고 있었지만, 시스템에는 잘 대처하지 못하고 있었습니다! 그간 저의 낙관적인 대처는 경종을 울리는 패배로 변했습니다. '더 이상 무슨 상관이야?' 저는 궁금해지기 시작했습니다.

그해 뇌성마비와 고관절 탈구 합병증을 앓고 있던 친구가 수술실 간호사인 오빠의 도움으로 외과의사를 찾게 되었습니다. "수잔, 이 친구를 만나러 가야 해요." 그는 "그 의사도 우리처럼 생각해요."라며 저를 격려했습니다. 저는 회의적이기는 했지만 상담을 예약하고 몇 달 후 G 박사를 만났습니다. "의심할 여지없이 고관절 교체가 필요하시네요. " G박사가 제 엑스레이를 살펴보며 중얼거렸습니다. "언제 오실 수 있나요? 다음 달에 할 수 있습니다."

7년 지난 지금 저는 걷고, 수동 휠체어를 사용하고, 풀타임 박사 과정 학생으로 활동하는 등 양질의 삶을 누리고 있습니다. 최근 G 박사는 추적 진료과정 중 연구원 의사 한명에게 "제가 고관절 치환술 후 환자들이 조부모가 되고, 골퍼가 되고, 여행자가 되게 하는 등 많은 일을 다시 할 수 있도록 도와주었습니다. 하지만 고관절 교체가 박사과정 학생으로 이어질 줄은 꿈에도 생각하지 못했습니다!"라고 말했습니다. G. 박사는 제가 일하고 적극적인 삶을 산다는 이유로 저를 활동적인 사람이라고 불렀습니다. 그의 관점은 모든 사람이 저를 결핍되거나 망가진 사람으로 보지 않는다는 것을 가르쳐 주었습니다. "제가 다른 고객들과 당신을 비교하는 것은 의미가 없습니다."라고 G 박사는 설명했습니다. 그러나 그는 동료와 연구원 의사들이 휠체어 사용자를 위한 고관절 치환술에 대한 자신의 견해에 의문을 제기할 때 이 사실을 상기시킬 필요가 있다고 인정했습니다.

G. 박사는 하멜Hammell이 재활의 두 가지 주요 임무로 제시한 (1) 장애/손상의 개인적 차원(예: 기능 최적화, 자립 증진, 장애 이전 기능으로의 복귀 지원)과 (2) 장애의 사회적 차원(예: 차별 반대, 평등과 기회 옹호)을 다루는 것을 추구하는 전형적인 임상 의사입니다. 하멜Hammell이 두 가지 역할의 중요성을 강조했음에도 불구하고 대부분의 재활 치료는 여전히 첫 번째 역할에만 초점을 맞추고 있습니다. 저와 같은 많은 장애인에게 재활은 하멜Hammell이 말한 것처럼 "환경의 맥락에서 장애 속에서 잘 사는 법을 배우는 것, 즉 신체 기능의 향상을 포함할 수 있지만 이에 한정할 수는 없는 과정"입니다. 손상을 개선하는 것은 이러한 관점이 일부일 수도 있고 아닐 수도 있습니다. 이러한 이유로 우리는 사고의 전환이 필요합니다. 재활은 장애인의 신체가 아닌 삶에 초점을 맞출 수 있고 또 그래야 합니다. 그러나 대다수의 재활 전문가들은 장애를 개인의 비극으로 인식하고 손상에 기반한 개입을 통해 장애를 의학적으로 바라보는 시스템 안에서 현상 유지를 위해 기능하고 있습니다(3장 참조).

질병의 '개인별 모델(individual model)'이라고도 불리는 '의료적 모델(medical model)'은 장애를 객관적으로 진단하고 치료(즉, 교정)할 수 있으며 경우에 따라 완치할 수 있는 신체 내 병리적 상태로 간주합니다. 따라서 의료적 접근은 장애의 물질적, 사회적, 문화적 결정 요인의 중요성을 최소화하는 경향이 있으며, 이는 결국 장애인에 대한 개입 및 상호 작용의 구조와 과정에 영향을 미칩니다. 관련 치료 임상현장은 첫째는 사람, 둘째는 환경에 초점을 맞추는 경향이 있습니다. 의학적 모델과 달리 사회적 장애 모델(social model of disability)은 장애의 원인을 환경과 사회 및 시민 참여에 대한 물질적, 사회적, 정치적 장벽에서 찾습니다. 따라서 장애는 개인적인 편견에서부터 제도적인 편견, 접근하기 어려운 환경, 분리된 교육 시스템, 제한적인 업무 편의시설 등 장애인에게 제약을 가하는 더 큰 사회 내의 모든 것에서 비롯된다고 할 수 있습니다. 다음에 사회적 모델에 대해 자세히 설명하지만, 장애의 주요 원인인 신체와 환경의 본질적인 차이는 재활 서비스를 다시 생각할 수 있는 출발점을 제공합니다. 그러나 먼저 국제 기능수행, 장애 및 건강 분류(ICF)에 대한 논의를 통해 재활에서 장애를 어떻게 개념화하고 이해하는지에 대한 탐구를 기반으로 삼고자 합니다.

국제 기능수행, 장애 및 건강 분류에 대한 비평

1970년대에 처음 개발되어(WHO 1980) 이후 국제 기능수행, 장애 및 건강 분류(ICF)로 개정된(WHO 2001) 국제장애분류체계(손상,장애,핸디캡)

(ICIDH)는 장애에 대한 전통적 또는 의료화된 관점이 어떻게 도전을 받고 강화되었는지 보여주는 대표적인 사례입니다. 1970년대 장애인 권리 운동의 시작과 동시에 세계보건기구(WHO)는 질병의 결과를 분류하고자 했으며, 질병과 질환의 결과를 설명하고 측정할 수 있는 혁신적인 보편적 명명법을 개발하기 시작했습니다. 세계보건기구(WHO)의 의도는 기능, 장애 및 건강에 대한 보편적인 이해를 바탕으로 기존의 보건 및 재활 서비스를 개선하는 것이었습니다. 국제장애분류체계(손상,장애,핸디캡)(ICIDH)와 이후 국제 기능수행, 장애 및 건강 분류(ICF)는 뜻하지 않게도 많은 "장애 운동의 개념적 검을 연마하는 대상"이 되기도 했습니다. 따라서 국제 기능수행, 장애 및 건강 분류(ICF)의 논쟁적인 성격은 오늘날 정책 및 재활 임상현장에 지속적인 영향을 미치며, 장애를 이해하는 방법에 관한 더 많은 의문을 제기하고 중요한 논쟁을 불러 일으키고 있습니다.

국제 기능수행, 장애 및 건강 분류(ICF)는 신체 기능 및 구조(장애), 활동 제한 및 참여 제한, 환경적 및 개인적 요인을 포함한 상황 요인을 정의하여 사회적 모델을 실제로 구현하려고 시도합니다(WHO 2001). 이 모델은 장애인으로 규정된 사람들뿐만 아니라 모든 사람의 건강을 반영하기 위한 것으로, 생물심리사회적 개념(concept of biopsychosocial framework)의 기본적 형태를 사용하여 의학적 접근과 사회적 접근을 통합적으로 제공합니다. 재활 연구자들은 장애인들의 역동적이고 다양한 참여 및 환경과의 상관관계를 개념화하기 위해 국제 기능수행, 장애 및 건강 분류(ICF)를 광범위하게 활용합니다. 국제 기능수행, 장애 및 건강 분류 (ICF)의 강점은 장애를 의료 및 사회정치적 문제를 아우르고 연결하는 역동적인 분석과 개입이 필요한 복합적인 현상으로 인식한다는 점입니다. 국제 기능수행, 장애 및 건강 분류(ICF) 개념의 틀에 또 다른 중요한 측면은 장애가 소수 집단에만 국한된 현상이 아니라 사회 전체에 영향을 미치는 현상이라는 입장입니다. 국제 기능수행, 장애 및 건강 분류(ICF)는 장애 의료 및 연구 분야에서 몇 가지 중요한 변화를 가져왔지만, 변화의 가능성에 의문을 제기하는 몇 가지 주요한 한계가 있습니다.

국제 기능수행, 장애 및 건강 분류(ICF)의 개발자들은 재활 서비스의 효과는 측정할 수 있지만 사회적 배제의 효과는 측정하지 않는다는 점을 국제 기능수행, 장애 및 건강 분류 (ICF)의 장점으로 꼽습니다. 국제 기능수행, 장애 및 건강 분류(ICF)는 자료 수집을 구조화하고, 기능을 분류하기 위한 상세한 분류법을 제공합니다. 그러나 기능을 분류하면서 동시에 장애도 분류하여 의도하지 않은 결과를 초래했습니다. 개개인의 신체와 기능의 차이에 따라 식별 및 분류되고 그에 맞춰 보건 및 지역사회 서비스가 제공되는 장애인과 유사한 수준으로 분류되는 다른 소수 집단은 없습니다. 국제 기능수행, 장애 및 건강 분류(ICF) 체계는 의료 전문가가 장애 경험에 대한 환경의 영향을 인정하도록 도전하지만, 환경이 개인의 장애에 미치는 영향과 환경이 손상을 유발하는 방식을 구분하지 못합니다. 전반적으로 국제 기능수행, 장애 및 건강 분류(ICF)는 다양한 관점 간의 긴장을 다룹니다.

전반적으로 국제 기능수행, 장애 및 건강 분류(ICF)는 다양한 관점 간의 긴장을 다루고 있지만 성과는 제한적입니다. 푸지롤라스Fougeyrollas와 보레가드Beauregard는 "우리는 이것이 사회적 모델을 충족하도록 설계된 세계보건기구(WHO)의 정책적 결정이라는 것을 이해합니다. 그러나 이는 각 주요 집단이 이념적 지위를 유지할 수 있는 분류법을 채택한 것이기 때문에 형식적인 선택에 불과합니다: 개인의 장애는 신체 기능, 구조 및 활동 제한의 측면에서 그 사람 전체의 장애로 간주됩니다.". 따라서 국제 기능수행, 장애 및 건강 분류 (ICF)는 개인과 사회적 모형 접근에 대한 대안을 제공하기 위한 것이지만, 이 둘 사이의 긴장이 지속되고 있습니다.

국제 기능수행, 장애 및 건강 분류(ICF)에 가해지는 비판은 장애의 복잡한 과정을 이해하는 데 지름길이나 단순화는 없으며, 그렇게 하려는 시도가 소외를 해결하기보다는 오히려 강화할 수 있다는 것을 시사합니다. 장애인 개인은 사회적으로 발생하는 결과와 일상생활을 수행하고 참여하는 방식에 대한 책임이 있는 것으로 보입니다. 푸지롤라스Fougeyrollas와 보레가드Beauregard는 "이('개인 우위의 초점') 과정의 가장 해롭고 폭력적인 결과 중 하나는 장애가 있는 개인이 이 라벨을 받아들이고 자신의 정체성을 자신의 모든 장애와 억압 상태에 기반을 둘 때 발생한다"라고 지적합니다. 허바드Hubbard는 국제 기능수행, 장애 및 건강 분류(ICF)가 무엇보다도 개인을 분류하고 고객(client) 중심 사고의 틀을 사용하는 것은 환경이 아닌 개인에 초점을 맞춘다는 점을 인정합니다: "가부장주의적 관점은 비록 줄어들기는 했지만, 여전히 우세합니다". 이러한 비판은 연구자와 임상의사가 이론과 모델의 사용이 장애인에게 직접적인 영향을 미치기 때문에 이론과 모델에 대해 반성하고 의문을 제기할 것을 촉구합니다. 대안으로, 사회 운동은 장애를 이해하는 방식에 근본적인 변화를 만들고, 이를 통해 의료, 재활 및 사회 서비스 제공자에게 도전적인 과제를 부여합니다. 다음에서 저는 장애의 사회적 모델이 역사적으로 장애에 대한 관점을 변화시킨 몇 가지 방식을 간략하게 소개하고자 합니다.

장애의 사회적 모델: 장애에 대한 관점의 전환

장애의 사회적 모델은 장애를 장애인의 신체가 아닌 사회에서 찾는 사고의 전환을 의미합니다. UPIAS('신체장애인 격리 반대 연합', 1976)는 처음으로 사회적 모델을 다음과 같이 정의했습니다: "우리가 보기에 신체적 장애를 가진 사람들을 무능력하게 만드는 것은 사회입니다. 장애는 우리가 불필요하게 고립되고 사회에 온전히 참여하지 못하는 방식으로 우리의 손상에 더해지는 것입니다. 따라서 장애인은 사회에서 억압받는 집단입니다." 사회적 모델은 장애 경험의 원천으로 사회적 억압을 강조하고, 장애를 정책 및 시민권 문제로 구성하며, 장애의 원인을 사회 구조와 사회가 장애인을 어떻게 대하고 통제하느냐에 따른 것으로 봅니다. 사회적 모델은 손상을 신체의 문제에서 찾고 장애인으로 남게 되는 과정에서 손상의 역할을 최소화 합니다. 올리버Oliver가 말했듯이, "장애는 사실 육체적인 몸에 대한 설명에 지나지 않는다"라고 할 수 있습니다. 사회적 모델, 또는 적어도 그 모델의 초안에서는 때때로 의료 전문가가 장애인의 삶에서 아무런 역할을 해서는 안 된다는 의미로 좁게 해석되기도 합니다. 이는 아마도 원래 의도는 아닐 것입니다. 그러나 사회적 모델이 명확히 하는 것은 많은 사람들에게 장애는 반드시 의학적으로 치료해야 하는 것이 아닌 '장기적인 사회적 상태'라는 것입니다. 올리버Oliver는 이렇게 표현했습니다.

> *"많은 장애인은 여러가지 의료적 개입을 기껏해야 부적절하고, 최악의 경우 억압적인 것으로 받아들입니다. 이는 의사 개개인이나 의료 전문가들에 대한 인신공격으로 간주하여서는 안 되는데, 의사들 역시 이에 대처할 수 있는 훈련이나 준비가 되어 있지 않은 일련의 사회적 관계에 갇혀 있기 때문입니다."*

장애는 개인적 요인과 환경적/상황적 요인 간의 역동적인 상호 작용을 수반하는 복잡한 현상입니다. 장애를 의료화하여 신체적 손상으로 축소하는 것은 장애에 기여하는 복잡한 요인을 효과적으로 이해하고 분석하는 데 걸림돌이 됩니다. 북미와 영국의 장애인권운동이 전파한 사회적 모델은 긍정적인 장애 정체성을 촉진하고 장애를 인권 및 시민권 문제로 인식하는 데 중요한 변화를 가져왔습니다. 이는 정책과 법률의 변화와 물리적인, 또는 태도나 억압적 장벽의 제거에 기여했습니다. 그럼에도 불구하고 사회적 모델을 넘어서서 장애를 이해하고 장애인의 번영을 돕는 데 있어 손상의 영향이나 의학 및 재활의 역할을 무시하지 않는 보다 정교한 이론과 모델이 필요하다는 제안이 제기됐습니다. 다음 글에서는 장애 연구가 재활 치료 과정을 변화시켜 장애인의 삶과 더 밀접하게 관련되도록 하는 데 어떻게 사용될 수 있는지에 대해 논의하고자 합니다.

렌즈로서의 장애 연구

적어도 역사적으로 사회적 모델은 장애 연구 분야를 뒷받침해 왔지만, 장애 연구는 광범위한 주제, 문제, 이론 및 관련 사회 정책을 포괄합니다. 장애인으로서 장애 연구는 의료 시스템에 대한 제 경험을 되돌아보고, 이를 이해하며, 현재와 미래의 재활 전문가를 가르치는 데 그 배움을 활용할 기회를 제공합니다. 나만의 서사(narratives)는 복잡하고 역동적인 사회적, 개인적 과정 속에 놓인 내 경험을 분석하는 데 도움이 됩니다. 두 명의 물리치료사, 젠Jenn(가명)과 로렌Lauren(가명)과의 만남은 이러한 경험을 조명하는데 도움이 되었습니다.

제가 16살 때 물리치료사 젠은 어머니에게 권유하여 다른 물리치료사를 찾도록 하였고 그 과정에서 저는 성년이 되었습니다. 젠은 제 나이 18세까지만 서비스를 제공할 수 있었지만, 저는 이 중요한 전환기에 저를 끈질기게 밀어붙인 그녀에게 고마움을 느낍니다. 저는 그녀에게 애착이 많았습니다. 그녀는 저를 잘 알고 있었고, 제 몸을 잘 이해했으며, 부모님 외에는 아무도 몰랐던 척추 이분증과 수술 합병증에 대한 제 병력을 잘 알고 있었습니다. 제 성인 물리치료사 로렌은 정형외과 의사의 추천으로 알게 되었습니다. 그는 로렌이 "훌륭하다"라고 말하며 외과 수술 없이도 제 신체적 문제를 해결할 수 있는 방법을 알고 있을 것이라고 확신했습니다. 로렌을 알게 된 것은 저에게 문화적 충격이었습니다. 로렌은 젠보다 덜 유쾌했고 제 치료 시간은 종종 침묵 속에서 진행되었죠. 시간이 지나면서 로렌이 정말 지혜롭다는 것을 알게 되었습니다. 그녀는 제 근육과 척추를 훈련하는 방법을 잘 알고 있었기 때문에 제 상태가 크게 개선되었습니다. 로렌은 근력, 지구력, 통증 관리에서 제 삶의 질을 향상시키는데 많은 도움을 주었습니다. 하지만 그녀의 명석한 두뇌와 함께 제 "상황"에 대한 무거운 현실도 함께 다가왔습니다. 로렌이 제가 장애를 극복하고 기능하는 방식에 대해 부정적으로 생각했다고는 보지 않지만, 아마도 제 몸을 성인이 된 후에도 저를 힘들게 할 신체적 결함이 있는 존재로 보았던 것 같습니다. 로렌은 제가 끊임없이 고치고 관리해야 하는 몸으로 인해 어려움을 겪는다는 것과 제가 계속 싸울 수 있는 의지력이 강하기 때문에 운이 좋은 사람 중 한 명이라는 것을 알고 그 해결 방법을 찾고자 고심하는 듯했습니다.

제가 18살이 되었을 때, 저는 대학 캠퍼스에서 살게 될 첫 학부 생활을 준비했습니다. 젠은 제가 대학에 가서 혼자 생활하고 기숙사 생활을 경험하는 것에 대해 기대가

켰습니다. "넌 평생 최고의 친구들을 사귀게 될 거야." 그녀가 하루는 외래 진료에서 저에게 이렇게 말했습니다. "너도 좋아할 거야, 수잔. 공부를 하겠다고 약속해야 하니까 힘들겠지만, 지금 18살에서 나중에 37살이 되면 파티도 좀 하겠다고 약속해야 해요!"라고 말했죠. 그녀는 저와 함께 수강 신청 달력을 훑어보고 제가 전공할 수 있는 프로그램을 추천해 주었습니다. 저는 현실적인 수강과목에 대한 그녀의 조언에 항상 감사하고 있습니다. "학사 학위를 마치는 데 4년이 걸리든 5년이 걸리든 상관없어요."라고 그녀는 말했습니다. "더 중요한 것은 좋은 학점을 받고, 시간을 내어 건강을 우선하는 것이 중요해. 그렇게 하면 성공할 수 있어."

젠과 완전히 대조적으로 로렌은 제 대학 생활에 대해 다른 생각을 했습니다. 한 치료 시간이 끝날 무렵, 그녀는 어떻게 지내고 있는지 물었고 저는 잘 지내고 있으며 앞으로 대학원 진학을 고려하고 싶다고 대답했습니다. 그러자 그녀는 "아기는 낳지 마. 네 몸이 감당할 수 없을 거야"라고 말했습니다. 저는 지금도 이 대화를 생생하게 기억합니다. 그녀는 "입양은 항상 가능해."라며 "하지만 정말 아이에게 유전자를 물려주고 싶다면 대리모도 있다"고 덧붙였습니다. 마지막으로 그녀가 제게 조언했던 것은 대학원 진학을 하지 않는 것에 대해 깊이 생각해 보라는 것이었습니다. "대학원 진학은 문제가 없는 사람에게도 육체적으로 힘든 일이야. 척추에 문제없이 마흔 살까지 버티면 운이 좋은 거야." 라는 말에 "왜?"라고 생각했던 기억이 납니다.

제가 젠과 로렌에 대한 이야기를 다시 꺼내는 이유는 다른 많은 장애인의 이야기와 함께 재활 시스템에 대한 우리의 경험이 부정적이고 실제로는 억압적일 수 있다는 점을 강조하기 때문입니다(자세한 논의와 관련 연구에 대한 검토는 3장 참조). 장애 연구는 '고객(장애인)'뿐만 아니라 의료진에게도 재활에서 장애, 손상, 정상에 대한 당연시되는 관념을 풀어내는 방법을 제공합니다. 로렌이 몰랐던 것은 그녀의 태도가 오랫동안 제 자아 개념, 특히 경력을 쌓고 결혼하고 아이를 가질 수 있는 잠재력에 대한 관점에 심각한 영향을 미쳤다는 사실입니다. 로렌은 제 장애와 그 장애를 안고 어떻게 나이를 먹어야 하는지에만 초점을 맞췄지 제 삶을 큰 맥락에서 바라보지 않았습니다. 로렌은 제가 대학원에 진학하면 장애로 인한 한계를 경험하게 될 것이고, 대학원을 마치지 못하면 장애 때문에, 제 몸과 장애로 인해 어려움을 겪을 것이라는 식으로 제 장애를 미래에 대한 제약으로만 인식했습니다. 그녀는 제게 행복과 성취감을 가져다줄 수 있는 삶을 어떻게 꿈꾸기 시작했는지에 대해서는 생각하지 않았습니다. 로렌은 저에 대한 고정관념에 사로잡혀 제 모든 개인적인 목표를 장애와 연관하여 생각했습니다. 거의 20년 전인 그 당시 저는 반응하지 않았고 그녀의 판단을 그대로 받아들였습니다. 로렌과 저는 모두 제가 로렌의 편견에 모욕감과 억압감을 느낄 권리가 있다는 사실을 깨닫지 못했습니다.

장애 연구는 모든 사회적, 문화적 영역에서 인간 존재에 대한 심오한 질문을 제기합니다. 장애인을 위한 권한 부여, 해방, 통제는 이 분야의 핵심 주제입니다. 장애 연구는 사회 모델 관점에서 구축되거나 이를 초월하는 다양한 이론적 렌즈를 통해 장애를 고려합니다. 이러한 차원에는 "자율성, 역량, 온전성, 독립성/의존성, 건강, 외모, 미학, 공동체, 진보와 완벽에 대한 개념과 같은 문제"가 포함됩니다. 학문으로서 장애 연구는 학계와 장애 커뮤니티를 연결합니다. 장애 연구는 다양한 방식으로 설명되어 왔습니다. 저는 린톤Linton의 장애 연구에 대한 정의를 선호합니다.

> *[장애 연구]는 소수 집단 모델을 활용하여 장애를 사회적 현상, 사회적 구성, 은유, 문화로 초점을 맞추어 장애 연구를 재구성합니다. 장애 연구는 역사 전반에서 모든 형태의 문화적 표현에서 장애와 관련된 관념들을 조사하고, 장애 경험의 신체적 또는 심리적 결정 요인이 아닌 사회적 측면을 이해하기 위해 모든 사회의 정책과 임상현장을 조사합니다. 장애 연구는 시민권과 자결권을 옹호하는 장애인 권리 운동에서 비롯된 학문이자 이를 뒷받침합니다. 장애 연구는 예방/치료/치료 패러다임에서 사회적/문화적/정치적 패러다임으로 초점을 옮깁니다. 이러한 변화는 장애의 존재를 부정하거나 개입과 치료의 유용성을 거부하는 것을 의미하지 않습니다. 그 대신 장애 연구는 사회적 상호작용과 사회 정책에 영향을 미치는 신화, 이데올로기, 낙인으로부터 장애를 분리하기 위해 발전해 왔습니다. 이 연구는 장애인의 경제적, 사회적 지위와 주어진 역할이 장애로 인한 필연적인 결과라는 생각에 도전합니다.*

이 설명에서 알 수 있듯이 장애 연구 이론가들은 장애를 가진 채 살아가는 것이 손상의 경험을 포함한다는 사실을 부정하지 않습니다. 이들은 장애라는 용어가 의학적 기원을 가지고 있으며, 단순히 장애에 의학적 의미를 부여하는 것은 장애인으로 분류된 개인을 배제, 억압하는 데 기여할 수 있다고 주장합니다. 더욱이 이런 과정은 장애를 개인의 부담이나 사적인 비극으로 규정함으로써 강화됩니다. 장애를 의료화 하는 것은 장애인의 삶을 실제로 제한하거나 위축시키는 사회적 과정을 다루기보다는 장애를 치료해야 할 개인적 문제, 사적인 일로 묶어 두는 것입니다. 이러한 구분은 장애가 정체성의 표식이라는 점을 강조합니다. 장애를 의료적으로 분류할 때, 장애인은 국제 기능수행, 장애, 보건 분류 체계(ICF)에 포함된 것과 같은 진단 범주에 속하게 됩니다.

장애 연구는 재활 전문가가 고객의 장애 경험과 관련해서 잠재적으로 또는 실수로 '문제의 일부'가 될 수 있는 점을 파악하는 데 도움이 됩니다. 재활 전문가들이 의도치 않게 장애인을 소외시키는 데 일조했다는 연구 결과가 많이 발표되었습니다. 그러나 이러한 문헌 내에서도 장애인의 경험이 부정확하게 표현된 경우가 있습니다. 예를 들어, 장애를 가진 간호대학생에 대한 질적 연구에서 마헤디Maheady는 교육과 임상 실습을 진행하는 동안 학생들의 경험을 탐구했습니다. 이 연구에서 장애 간호 학생의 강점(예: 장애 간호 학생의 능력이 비장애인 동료와 다르지 않고, 그들의 개인적인 경험이 환자들에게 도움이 되었다는 점)을 강조했지만, 연구 요약은 주로 부정적인 측면에 초점이 맞춰져 있었습니다. 예를 들어, 마헤디Maheady는 장애인 간호사가 환자에게 가할 수 있는 잠재적 위험에 대해 논의하면서 '충분히 안전하지 않은 간호 행위와 관련된 상당한 우려'를 부각시킵니다. 그녀는 또한 학생 편의시설이 같은 반 친구들에게 부정적인 영향을 미치는 것으로 보이며, 환자 안전에 대한 잠재적 위협을 언급하면서 장애 간호 학생의 법적 권리를 재검토할 것을 촉구했습니다. 이와 관련된 논평에서 막스Marks는 마헤디Maheady의 연구 방법론, 분석, 연구 결과에 대한 논의가 모두 의료 모델 관점에 집중되어 있다고 비판했습니다. 그녀는 학생들의 권리가 존중되지 않았고, 그들의 경험이 잔인하고 학대에 가까웠으며, 그들이 수련 기간 동안 경험한 일상적인 차별이 사실이고 용인되는 것처럼 보였음을 조명했습니다. 막스Marks는 간호계가 장애인에 대한 편견을 해소할 것을 촉구하며 논평을 마무리했습니다.

다른 논문에서 애벌리Abberley는 작업치료사와 환자 사이의 권한 불균형을 설명하고 이러한 불균형이 작업치료사의 업무 역할에서 요구되는 조건에 따른 것이라고 논했습니다. 그는 작업치료사가 "자신의 업무를 검증받기 위해 '성과'의 증거를 제시해야 한다"라고 합니다. 이러한 요건은 치료사가 정의한 성과 기준과 전문적으로 부과된 긍정적 결과에 대한 정의를 충족해야 하는 고객에게 전달된다고 그는 말합니다. 치료사는 내담자와 치료사의 상호작용에서 내담자의 만족도를 높게 평가할 수 있지만, 애벌리Abberley는 목표 설정이나 새로운 적응 현실에 대한 내담자의 교육에서 모순이 발생하면 "치료사에게 유리하게" 해결되는 경우가 많다고 지적합니다. 이러한 사례는 장애 연구가 어떻게 미묘하고 복잡한 상호작용을 보여주기 위해 사용될 수 있는지, 의도치 않게 의료 서비스에서 장애인에게 긴장을 유발할 수 있는지를 설명하는 데 도움이 됩니다. 재활 전문가의 지향점에 대한 질문은 장애인의 삶과 생활 환경을 개선하기 위해 함께 노력하는 재활 전문가와 장애 학자 간의 새로운 관계를 촉진하는 데 도움이 될 수 있습니다.

장애 연구가 재활에 정보를 제공하는 방법

장애 이론가들은 재활 및 의료 전문직에 대해 다소 가혹한 비판을 해왔기 때문에 장애 연구를 재활 과학에 접목하는 것은 어려운 일입니다. 그러나 재활 전문가로서 우리는 장벽을 허물고, 서로 격려하며, 장애를 사회 정의의 문제로 부각시키는 데 중추적인 역할을 할 수 있습니다. 예를 들어, 재활학자들은 독립적인 생활과 장애인 권리 운동의 원칙에 좀 더 집중해야 한다고 주장합니다. 이들은 재활 전문가들이 장애를 이해하는 대안적인 방법을 논의하고, 고객과 치료자 관계에서 능력과 전문성에만 의존하는 문제를 인정할 것을 권장합니다. 그러나 여러 면에서 장애 연구는 여전히 재활 전문가들이 거의 알지 못하는 별개의 세계로 존재하고 있는 것처럼 보입니다. 그럼에도 불구하고 저는 두 분야 사이에 엄격한 경계는 없다고 주장하고 싶습니다. 장애 연구는 재활 전문가의 암묵적이고 명확한 전제에 이의를 제기할 수 있는 관련 지식을 제공할 수 있습니다. 일부 전문가들은 장애를 더 넓은 사회적 맥락의 일부로 자연스럽게 이해하며 자신의 진료와 임상적 추정이 고객에게 어떤 영향을 미치는지 염두에 두고 있습니다. 제게는 젠이 바로 그런 임상가였습니다.

제가 13살에 소아 물리치료사 젠이 제 인생에 들어왔을 때는 저는 척추에 큰 수술을 몇 차례 받은 후였습니다. 젠은 제가 열네 번째 생일을 맞을 때까지 저를 알고 있었고, 수술 전 기능을 최대한 회복시키거나 보존하기 위해 입원 치료와 외래 재활 치료 과정에서 거의 매일 저와 함께했습니다. 입원 전에는 '독립적으로' 걸을 수 있었지만, 시간이 지나면서 변화가 생겼습니다. 최종적으로 젠은 저와 외과의사에게 제가 하루 종일 걸을 수 있도록 훈련하는 것을 재조정하고, 휠체어를 처방해 주었습니다. 우리는 물리치료로 해결할 수 없을 정도로 지속되는 다리의 근육 위축과 다리 관절의 굴곡 구축을 최소화하기 위해 지칠 줄 모르는 노력을 계속했습니다.

젠은 저를 장애와 합병증, 수술로 인해 달라진 몸을 가진 10대 청소년으로 보았습니다. 제 외과의사는 이러한 변화를 받아들이고 싶지 않았습니다. 그는 기능의 심각한 변화를 막기 위해 수술을 했고(어쩌면 제 생명을 구했을지도 모릅니다.), 그 결과 제가 더 좋아졌어야 한다고 생각했습니다. 젠은 저를 재활치료에 억지로 참여시키려는 시도가 쓸모없는 것이었음을 인정했습니다. 제게 재활 치료 시간은 피곤하고 때로는 고통스러웠습니다. 그녀는 퇴원을 권유했고, 이는 제 집도의를 분노케 했습니다. 나중에 알게 된 사실이지만 그는 그녀의 판단력에 의문을 제기하고 전문가로서의 역량에 이의를 제기했습니다. 임상팀은 제가 점점 더 약해지고 몸에는 '돌이킬 수 없는' 변화가 생길 것이라고 주장했습니다. 지금까지 "그들"이 얻은 모든 것을 잃게 될 것입니다. 다시 말해, 저는 그들의 실패자가 될 것입니다. 열다섯 번째 생일 직전에 저는 집으로 퇴원했습니다. 저는 10학년으로 돌아가 우정을 되찾고 생산적이고 활동적인 삶을 살기 시작했습니다. 저는 학교에서 성공했습니다.

1년 후 저는 젠에게 돌아가 걷기 연습을 하고 싶다는 생각이 들었습니다. 제 안의 이 불꽃, 젠과의 작업을 지속하려는 압도적인 의지는 걷고 싶은 욕구에서 비롯된 것이 아니었습니다. 오히려 저는 제 변화와 장애에 대한 평화를 얻었습니다. 장애를 극복하거나 그것을 정복하고 정상으로 돌아가기 위한 것이 아니었습니다. 부모님은 제가 걷는 것을 휠체어에서 벗어나는 것으로 보셨지만, 저는 다르게 생각했습니다. 휠체어는 지금도 그렇지만 제 정체성의 중요한 부분입니다. 장애인 커뮤니티 내에서도 걸을 수 있다는 것이 신분의 상징이라는 것을 알고 있지만, 제가 걷고 싶었던 이유는 그 때문이 아니었습니다. 휠체어를 타든 안 타든 어디든 가고 싶었을 뿐입니다. 재활의 관점에서, 저는 될 수 있는 가능성을 내려놓고 현재를 받아들이는 능력이 변화와 웰빙의 강력한 동기가 될 수 있다는 것을 배웠습니다. 저는 걷는 능력과 정상적으로 기능하는 신체를 갖는다는 것이 별 의미가 없다고 느꼈습니다. 16살에 저는 걸을 수 있든 없든 성인으로서의 삶의 여정을 시작했습니다.

젠은 저와 저의 장애 경험을 더 큰 삶의 관점에서 바라보았습니다. 그녀는 부모님이 저의 필요에 어떻게 대처했는지 공감할 수 있었고, 때로는 의료진의 권고와 일치하기도 하고, 때로는 의료적 관점을 넘어 사회적 환경(예: 대학 진학 및 혼자 사는 것)에까지 영향을 미치기도 했습니다. 그러나 그녀는 또한 성인으로 살아가는 데 있어 제게 많은 기회가 있다고 보았고, 제 미래를 설계하도록 돕고 저의 의구심을 해소하는 데 적극적으로 참여했습니다. 저는 애벌리Abberley와 같은 장애 이론가들이 의료 서비스 제공자가 고객과의 역할과 목표에서 "성공은 자신의 것으로, 실패는 고객의 것으로 보여줄 수 있다"라고 한 말에 동의합니다. 치료사는 자신이 고객에게 최선의 이익을 위해 치료한다고 믿을 수 있으므로 이러한 믿음에 이의를 제기하는 것은 매우 어렵습니다(3장 참조). 장애 연구는 장애와 재활에 대한 우리의 생각을 전환하는 몇 가지 독특한 방법을 제공합니다.

장애 연구의 관점은 재활 전문가가 자신의 활동에서 사회 정의에 초점을 맞추고 동등한 대우, 동등한 접근, 동등한 결과의 원칙을 수용하도록 도전합니다. 우리의 일상적인 활동은 소외되고 억압받는 사람들에게 더 나은 서비스를 제공하기 위해 우리가 일하는 시스템을 변화시키는 비전을 창출하는 것이어야 합니다. 최근 몇 년 동안 '고객(클라이언트) 중심 진료'는 재활 진료와 장애 연구 사이의 긴장에 대한 해답을 제시해 왔지만, 실제로는 임상의들을 오도할 수 있습니다. 고객 중심 모델은 여전히 장애를 개인과 신체 내에 위치시키는 반면, 장애 연구의 관점은 장애를 사회 내에 명확하게 위치시키고 개인이 아닌 사회적 수준에서 책임을 요구합니다. 사회적 수준에서 고객(클라이언트) 중심 치료를 반영할 수 있는 임상가는 사회가 장애를 어떻게 구성하는지, 그리고 자신의 치료 과정에서 의도치 않게 장애의 부정적 측면이 지속적으로 나타날 수도 있다는 것을 알고 있는 사람입니다.

대부분의 보건-돌봄 체계(healthcare system)가 의료화된 환경에서 지속적으로 기능하고 있기 때문에 재활은 여러 수준에서 변화가 필요한 패러다임 전환에 놓일 수 있습니다. 저는 재활이 그 정체성을 재정의해야 한다고 제안합니다. 모든 구성원은 환자를 돕는 데 유익하다고 생각한 의료 활동에 대해 반성하고, 자신이 하는 일의 잠재적인 부정적 영향에 대해 성찰해야 합니다. 장애 연구는 전문적인 교육에서 잠재적으로 강력한 역할을 할 수 있습니다. 장애 연구를 재활 교육과정에 통합하는 것은 각 분야가 사회 내에서 장애의 역할을 이해하고 해석하는 방식에 차이가 있기 때문에 어려운 일입니다. 장애인의 관점과 목소리를 교육과정과 교육에 통합하는 것은 성찰의 가장 큰 기회를 제공하며 장애 연구 관점의 풍부함과 통합성을 유지하는 데 중추적인 역할을 합니다. 현재 의료 및 전문 프로그램은 대부분 임상의의 관점에서 개발되었으며 장애인을 고객, 환자 또는 학생의 역할로 설정하고 있습니다. 장애 이론과 결합된 장애인의 직접적인 경험은 장애 장벽이 왜 존재하고 어떻게 제거될 수 있는지에 대한 학생들의 이해를 높일 수 있는 잠재력을 가지고 있습니다. 장애인 치료사로서 장애 이론을 접하면서 관점과 의무의 차이에 대한 가장 큰 통찰력을 얻게 되었습니다. 장애와 건강을 스펙트럼의 양쪽 끝에 배치하는 인식과 정의에서는 장애란 의존적이며, 무력감과 결핍, 그리고 한계를 가진 개념으로 생각하며, 건강이란 웰빙, 신체적 튼튼함, 몸과 마음이 온전하다는 관점으로 봅니다. 실제로 의료인이 임상에서 뒤집어 볼 수 있는 것은 이러한 관점과 정의입니다.

결론적인 생각: "역경이 기회"

부모님과 저는 저녁 식사 자리에서 저의 연구 관심사에 대해 많은 토론을 했습니다. 논리적 사고와 문제 해결 능력을 갖추신 아버지는 어느 날 저에게 "장애 이론가들이 우리가 널 잘못 키웠다고 말했을 것 같니?"라고 물으셨습니다. 부모님이 저를 잘 키우신 것은 주목할 만한 성과입니다. 부모님은 제 장애와 그에 수반되는 장애의 의학적 측면에 초점을 맞추는 동시에 사회적 환경에도 동등하게 초점을 맞춰 저를 양육하신 것 같습니다. 부모님은 저를 정상화에만 몰두하는 시스템 안에서 협조적인 환자이자 조용한 옹호자로 키우셨습니다. 저는 의료 시스템 내에서 억압적인 경험을 많이 했습니다. 지금도 그렇게 표현해도 될 것 같습니다. 하지만 제 곁에는 훌륭한 의료인 옹호자들도 있었습니다.

저는 임상의사들과 학생들에게 10년 후 고객이 여러분을 긍정적으로 기억한다면, 여러분은 그들의 삶에 의미 있는 영향을 미쳤다는 것을 의미한다고 자주 이야기합니다. 임상의들은 때때로 장애를 "정복"해야 하는 불행과 역경으로 여길 수 있지만, 저는 제 삶을 변화시킨다는 것이 장애를 극복하거나 "극복"하기 위한 지원이 필요하다는 것만을 의미하지 않는다고 느꼈습니다. 저는 역경과 함께, 어쩌면 역경 때문에 몇 가지 중요한 기회가 있었다는 것을 지금 잘 알고 있습니다. 젠과 같은 치료사들은 제 인생에서 기회를 발견했고, 그녀는 저와 제 가족을 위해 이러한 기회에 대한 비전을 형성하는 데 도움을 주었습니다. 따라서 저는 제 자아 개념에 가장 큰 영향을 준 사람으로 부모님 외에도 젠과 G. 박사와 같은 의료진(의사, 치료사 등)들을 꼽습니다.

이 장을 쓰면서 저는 현재 모든 재활 전문가가 고객을 억압하는 방식으로 진료하거나 그런 진료가 의도적이라고 주장하는 것은 아닙니다. 하지만 재활 전문가로서 저는 장애 학자들이 왜 이 메시지를 강조해야 했는지 이해하며, 의생명학적 사고에 도전하고 정상성에 초점을 맞추며 기능 회복을 위해 노력하는 재활 전문가들이 많다는 것을 인식하고 있습니다. 저는 관점의 전환을 옹호하지만, 재활 전문가들이 우리의 실천 모델과 연구를 뒷받침하는 핵심적인 기본 이론과 철학을 통해 바뀌는 것이 그렇게 간단하지 않다는 것을 잘 알고 있습니다. 하지만 이러한 변화는 이미 시작되고 있습니다.

또한 장애 연구는 재활 과학과의 파트너십을 강화하여 아이디어의 수용과 상호 접목을 촉진함으로써 이득을 얻을 수 있습니다. 이 장에서는 사회적 모델의 한계에 초점을 맞추지는 않았지만, 장애 연구 분야의 학자들은 장애인의 삶의 질 향상을 위한 지원의 일환으로 '손상 효과'와 그 개선의 중요성을 점점 더 많이 고려하고 있습니다. 신체적 손상과 사회적 한계를 동시에 고려하고 두 분야의 최고 연구를 결합하는 것은 장애인을 지원하는 데 큰 가능성을 열어줍니다.

전국 작업치료사 학술대회에서 제 동료 중 한 명이 강당을 가득 메운 청중을 대상으로 기조연설을 했습니다. 연설 끝에 그녀는 휠체어를 탄 고객을 볼 때면 자신의 삶이 "그렇게 나쁘지 않다"라는 것을 스스로에게 상기시킨다고 말했습니다. 저는 휠체어를 탄 채로 청중들 사이에 앉았고, 많은 동료가 자리에서 일어나 눈썹을 치켜뜨고 저를 바라보았습니다. 낙인과 억압은 우리 주변에, 그리고 우리 고객 주변에 존재합니다. 우리가 사용하는 언어, 우리가 하는 이야기, 우리가 설정하는 목표는 모두 장애라는 개념에 대해 우리가 어떻게 생각하는지를 반영합니다. 제 장애에 대해 글을 쓰거나 장애 연구와 장애 이론을 이해하는 데 이를 활용하는 것은 제가 수행한 가장 어려운 학문적 업무 중 하나였습니다. 따라서 장애 연구 논문을 쓴다는 것은 다른 사람들에게도 어려운 일이라는 것을 잘 알고 있습니다. 재활 의료진, 교육자, 연구자로서 우리는 장애에 대한 현재의 의료화된 관점을 넘어서는 장애 비전을 우리 자신, 우리 직업, 더 큰 사회를 위해 모델링할 수 있는 기회를 갖게 됩니다. 이것이 바로 장애 연구가 우리 전문가들에게 중요한 이유입니다.

감사의 말

이 원고를 기획하고 작성하는 동안 귀중하고 건설적인 피드백을 준 바바라 깁슨 박사Dr. Barbara Gibson에게 큰 감사를 표합니다. 특히 제 이야기 속에서 제 목소리를 발전시킬 수 있도록 도전과 격려를 아끼지 않은 크리스티나 미나키Christina Minaki의 지원에 감사드립니다. 마지막으로 박사 과정 연구비를 지원해 준 캐나다 보건 연구소의 지원에 감사드립니다.

11

재활에서의 측정에 대해 다시 생각하다

폴라 커스텐 / 아사 룬드그렌-닐손 / 찰스 세비요 / 바초

소개

환자의 임상 평가에서 환자의 보고와 치료사의 기능 검사 등 다양한 출처의 정보를 해석하여 환자의 요구와 치료의 성격 및 적절성과 관련된 임상적 결정을 내릴 수 있습니다. 많은 국가에서 이러한 정보에는 성과 측정(outcome measure) 자료가 포함됩니다. 실제로 일부 국가 또는 일부 서비스에서는 성과 측정의 사용이 의무화되어 있으며 보험 환급과 관련이 있습니다. 예를 들어, 미국의 재활 센터에서는 입원 기간 및 퇴원 시 목적지와 함께 기능적 독립성 척도(Functional Independence Measure, FIM)를 전향적 지불 시스템(prospective payment system)의 일부로 사용합니다. 재활시설 인증위원회(Commission on Accreditation of Rehabilitation Facilities, CARF)와 같은 조직은 자문 인증 프로세스와 지속적인 개선 서비스를 통해 서비스의 품질, 가치 및 최적의 결과를 촉진하고 있으며, 이는 서비스 대상자의 삶을 향상시키는 데 중점을 두고 있습니다. 이 조직은 전 세계에서 활동하고 있습니다. 재활 성과(rehabilitation outcome)를 측정하는 것은 이러한 평가에 중요합니다. 또한 임상에서 성과 측정을 사용하면 환자들이 겪는 문제의 유무와 중증도, 환자 및 팀과의 의사소통, 치료 및 퇴원 계획, 진료 또는 치료 과정의 평가 및 개선, 다른 서비스와의 벤치마킹, 자금 우선순위 및 보건 정책 정보 제공에 도움이 된다는 증거가 있습니다. 그러나 **상자 11.1**의 가상 사례에서 알 수 있듯이, 환자가 생각하는 것과 다른 결과 자료를 판단하는 것은 이 책을 읽는 많은 치료사에게 익숙한 논쟁의 여지가 있는 문제일 수 있습니다. 많은 의료진이 겪는 또 다른 어려움은 연구 분야가 아닌 임상 분야에서 적절한 측정치를 선택하는 방법입니다. 따라서 재활 분야의 임상의는 진료에 사용되는 다양한 입증된 혹은 입증되지 않은 성과 측정치를 보고합니다.

상자 11.1 회복이 정체된 상태가 퇴원을 결정

사라Sarah와 피터Peter는 모두 외래 환자 재활 프로그램에 참여하고 있습니다. 두 사람 모두 몇 달 전에 뇌졸중을 앓았으며, 3주간의 재활 프로그램 후 호전되고 있습니다. 치료사들은 정기적으로 기능적 독립성 척도(FIM™)를 통해 신체 기능의 개선 정도를 평가합니다. 6주 후, 사라가 퇴원할 수 있었던 것은 기능적 독립성 척도 (FIM) 자료에 따르면 그녀의 상태가 안정화되었기 때문입니다. 피터의 점수는 여전히 개선되고 있어 재활 치료를 계속 받고 있습니다. 사라는 여전히 기능이 개선되고 있다고 믿기 때문에 이 결정이 매우 불만족스럽습니다.

이 장에서는 임상현장에서 성과 측정의 사용과 오용에 대해 논의할 것입니다. 우리는 때때로 환자가 옳을 수도 있지만(예: 환자가 여전히 호전되고 있다는 사실), 성과 측정 자료가 잘못 사용된다는 것을 논의할 것입니다. 임상 및 서비스 사례를 통해 핵심 사항을 설명하고, 잘못된 측정의 결과에 대해 논의한 다음, 성과 측정을 위한 새로운 미래를 제안할 것입니다.

이 장에서는 성과를 "어떤 행동이나 사건의 관찰되거나 측정된 결과"로 정의합니다. 치료 과정에서 성과는 치료적 개입의 최종 성과물입니다." 측정은 흔히 성질, 속성 또는 특성의 양을 나타내거나 대상을 분류하기 위해 숫자를 할당하는 과정으로 정의합니다. 그러나 이 장에서는 숫자를 부여하는 것만으로는 측정이 제대로 되지 않는다고 말하고자 합니다.

성과 측정의 주요 개념

재활에서 성과 측정은 크게 두 가지 유형으로 나뉩니다:

1. 물리적 장비로 측정할 수 있는 특성을 평가할 수 있고 소위 비율 또는 간격 단위의 측정값(예: 키, 몸무게, 근력)을 제공하는 방법이 있습니다. 비율 눈금과 간격 눈금의 차이점은 비율 눈금에는 진정한 0이 있는 반면(예: 키), 간격 눈금에는 진정한 0이 없다는 점입니다(예: 섭씨온도 눈금). 비율 및 간격 자료의 정말 좋은 점은 눈금에서 1단위 차이가 같은 눈금의 다른 곳에서도 1단위 차이와 같다는 것을 절대적으로 확실하게 알 수 있다는 것입니다. 예를 들어, 102미터와 112미터의 차이는 253미터와 263미터의 차이와 같다고 100% 확실하게 말할 수 있습니다. 이는 또한 이러한 척도의 점수 변화를 환자 사이에서 비교 가능하고 환자 내 변화를 쉽게 해석할 수 있다는 것을 의미합니다. 이러한 측정법의 개발을 과소평가해서는 안 됩니다. 예를 들어, 미터법 체계의 확립은 1790년대 프랑스 혁명 기간 동안 7년이 걸렸습니다. 그렇지만 재활 치료의 대부분의 결과는 간격이나 비율 척도로 측정할 수 없습니다.
2. 설문지 기반 성과 측정을 사용하여 환자나 임상의의 견해나 관찰을 평가하는 측정이 점점 더 많아지고 있습니다. 기본적으로 이러한 측정은 우리가 관심을 두고 있는 근본적인 현상(개념 또는 특성)을 나타내며 직접 관찰할 수 없는(즉, 잠재적인) 항목(과제 또는 진술)의 모음입니다. 예를 들어, 우리는 누군가가 얼마나 통증이 있는지, 거동이 불편한지, 지역사회에 얼마나 참여하고 있는지 직접 관찰할 수 없습니다. 관련성이 있을 수 있는 모든 항목을 절대적으로 측정할 수 없기 때문에 이러한 측정 항목은 관심 있는 잠재적 특성을 가장 잘 나타내는 지표입니다. 이러한 항목 또는 작업은 점수가 높아질수록 숫자가 부여되는 응답 범주를 사용하여 점수를 매깁니다(소위 서수 측정). 예를 들어, 기능적 독립성 측정(FIM)의 각 과제(항목)에는 7개의 응답 범주(1~7점)가 있으며, 1점은 전적으로 도움을 받는다는 의미(즉, 과제의 25% 미만을 수행함), 2점은 과제의 25% 이상을 수행하지만 50%를 넘지 않는다는 의미 등을 반영합니다. 이러한 응답 선택 항목에 할당되는 숫자는 점수가 높아질수록 순차적으로 증가하지만, 그 외에는 임의적입니다. 기능적 독립성 측정(FIM) 항목에서 4점이 증가하면 그 사람이 향상되었다고 말할 수 있지만, 같은 기능적 독립성 측정(FIM) 항목에서 2점만 향상된 사람에 비해 두 배나 향상되었다고 확실하게 말할 수는 없습니다. 마찬가지로, 한 기능적 독립성 측정(FIM) 항목에서 1점 개선된 환자가 다른 기능적 독립성 측정(FIM) 항목에서 1점 개선된 다른 환자

와 반드시 같은 정도의 기능적 개선이 이루어지지 않았을 수도 있습니다. 따라서 이러한 측정 항목의 점수를 총점으로 합산하는 것은 적절하지 않습니다(하지만 항상 그렇게 합니다).

이 장의 나머지 부분에서는 범주를 사용하는 결과 측정에 초점을 맞출 것입니다.

재활에서 관심있는 성과

재활은 매우 복잡한 개입으로, 다양한 요구를 가진 장애인을 지원하고 독립성과 자기 결정권을 획득하는 데 필요한 기술을 배우도록 도와줍니다. 이러한 복잡성을 고려할 때 재활에서 성과 측정이 많은 관심을 받는 것은 놀라운 일이 아니지만, 최적의 측정 방식에 대한 합의가 이루어지지 않고 있습니다. 수년에 걸쳐 재활에 대한 관심은 초기에는 장애 개선에 초점을 맞추다가 최근에는 성과에 대한 환자의 인식이 중요하다는 관점으로 바뀌었습니다. 예를 들어, 기능, 참여, 건강 관련 삶의 질과 같은 구성 요소는 이제 재활 성과의 성패를 결정하는 데 있어 핵심적인 요소입니다. 의료 서비스가 계속 개선되고 사람들의 기대치가 계속 변화함에 따라 의미 있는 성과로 측정하고자 하는 것도 계속 변화할 수 있습니다(1장을 비롯한 여러 장에서 어떤 성과가 중요한지에 대해 자세히 살펴봅니다). 이러한 새로운 측정 방법 개발의 핵심은 견고한 이론(robust theory)입니다. 이론은 단순히 누군가의 직감이 아니라 질적 연구(예: 포커스 그룹, 인터뷰 또는 관찰), 문헌 검토, 전문가 의견(전문가에는 이해관계가 있는 사람들도 포함되어야 함) 등 다양한 수단을 통해 도출된 모델입니다. 이를 통해 측정에 대한 이론적 이해 항목을 생성하고, 항목 축소 과정을 거친 다음, 측정에 대한 심리측정학적 테스트(psychometric test: 이론적 예측과 기본 모델/개념/특성을 염두에 두고)를 실시합니다. 이에 대해서는 다음에서 자세히 살펴보겠습니다.

성과 척도 개발과 사용 - 현황과 전망

품질 보증 및 성과 측정의 필요성에 대한 논의는 1970년대에 시작되었으며, 당시에는 전국 단위의 등록 체계의 필요성도 강조되었습니다. 오늘날 보건의료 부문은 제한된 자원 내에서 근거에 기반한 진료뿐만 아니라 비용 효율적인 진료를 제공해야 하는 것이 분명한 요구 사항입니다. 여기에는 평균 입원 기간의 감소 등 병원 자원 사용 패턴의 변화와 치료의 중심을 병원에서 가정이나 인근 지역사회 복지관으로 옮기는 것에 대한 고려가 포함됩니다. 의료 서비스도 보다 개별화된 치료로 나아가고 있으며, 의사 결정 과정에서 환자의 참여가 크게 부각되고 있습니다. 이러한 과제를 지원하기 위해 제공된 의료 서비스에 대한 환자의 주관적인 경험을 포함하여 표준화된 환자 자가 평가도구[patient reported outcomes instrument (PROs)]를 사용하는 것이 점점 더 강조되고 있습니다. 성과를 비용 및 치료의 질과 연결하는 것은 타당해 보이지만, 서열화된 측정 도구이기 때문에 도구 사용 방식에 대한 우려가 있습니다. 이러한 우려의 근거를 설명하기 위해 먼저 측정 도구 개발에 대한 접근 방식을 살펴볼 필요가 있습니다. 현재 성과 측정의 개발에는 고전적 검사 이론(classical test theory, CTT)과 현대적 검사 이론(modern test theory)이라는 두 가지 주요 접근 방식이 있습니다. 현대적 검사 이론에는 라쉬 모델(Rasch model)과 문항 반응 이론(item response theory, IRT)의 두 가지 접근 방식이 있습니다. 다음에서는 고전적 검사 이론과 현대 검사 이론에 대해 설명하겠습니다.

고전적 검사 이론

고전적 검사 이론(CTT)에서는 문항에서 관찰된 점수가 실제 점수(직접 측정할 수 없는 점수)와 측정 오차의 합이라고 가정합니다. 그러나 카노Cano 등이 지적한 바와 같이, 실제 점수와 측정 오차 모두 측정할 수 없으므로 이 접근 방식에는 결함이 있습니다. 중요한 것은 고전적 테스트 이론(CTT)을 사용하여 타당도와 신뢰도를 만족스럽게 검사한 후 내릴 수 있는 최선의 결론은 성과 측정이 서수

상자 11.2 서수형 성과 측정 – 같은 점수, 다른 기능수행 수준

멜로디Melody와 수니타Sunita는 다발성 경화증을 앓고 있는 두 여성으로 바텔 지수(Barthel Index)(0~20점 범위의 20개 항목 척도)에서 모두 9점을 받았습니다. 이 척도에서 두 사람의 점수 차이는 두 가지 항목에서 비롯됩니다:

1. 배변: 멜로디는 가끔씩(일주일에 한 번) 사고가 발생하여 이 항목에서 1점을 받았습니다. 수니타는 사고가 없으며 이 항목에서 2점을 받았습니다.
2. 이동: 멜로디는 이동 시 약간의 도움(한 사람의 언어적/신체적 도움)이 필요하며, 이 항목에서 2점을 받았습니다. 수니타는 (한 명 또는 두 명의) 큰 신체적 도움이 필요하지만, 앉을 수 있으며 이 항목에서 1점을 받았습니다.

형 척도(ordinal scales)라는 것입니다. **상자 11.2**는 서수형 척도의 주요 문제점을 보여줍니다.

단순히 멜로디와 수니타의 바텔 지수 점수를 합산하면 두 사람의 의존도가 같다는 결론에 도달할 수 있습니다. 그러나 이 두 항목의 난이도가 동일한지, 또는 각 항목에서 1점을 이동하는 데 필요한 신체적 개선의 양이 동일한지는 알 수 없습니다. 즉, '전체' 또는 '합계'는 척도의 각 부분의 합과 같지 않습니다. 바텔 지수가 서수형 척도라는 사실은 15년 전에 철저한 연구를 통해 입증되었지만, 여전히 임상과 시험 모두에서 사용되고 있습니다. 위의 예는 서수형 자료를 합산해서는 안 되며 개인 간 또는 개인 내 비교에는 결함이 있다는 점을 분명히 강조합니다.

이제 변화를 측정할 때 서수형 척도를 사용하면 어떤 결과가 나타나는지 살펴보겠습니다. 측정값의 특정 부분에 대한 1점 변화가 실제로는 측정값의 다른 부분에 대한 1점 변화보다 훨씬 더 큰 변화와 유사할 수도 있다는 것이 밝혀졌습니다. 예를 들어, 결과 측정값의 하단 또는 상단에서 발생하는 원점수(raw score) 변화는 실제로 기본 구간 측정값의 훨씬 더 큰 변화와 유사하지만, 측정값의 중간에서 원점수 상승은 더 미미합니다. 이로 인해 환자의 변화를 잘못 해석할 수 있습니다. 기능을 측정하는 가상의 척도를 예로 들어 0점부터 30점까지 점수를 매긴다고 가정해 보겠습니다(**그림 11.1**). (서수형) 척도의 중간에서 4점의 변화(예: 점수가 10점에서 14점으로 개선됨)를 보인 환자 A는 같은 척도의 상단에서 2점만 개선된 환자 B에 비해 재활에 더 잘 반응하는 것으로 간주될 수 있습니다(예: 점수가 28점에서 30점으로 개선됨). 다시 말해, 점수만 보면 환자 A가 더 많이 개선

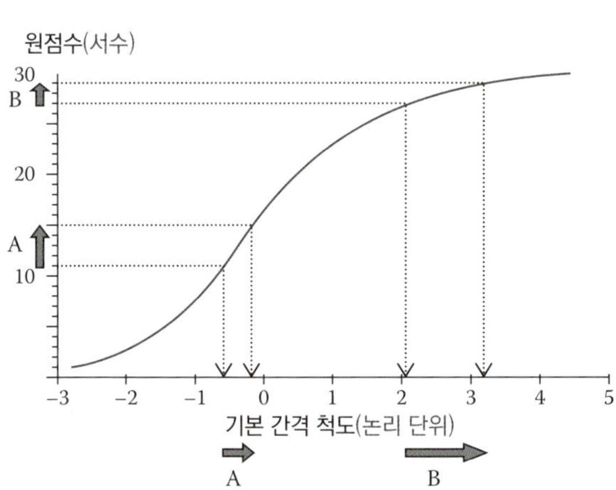

그림 11.1 문항 반응 곡선.

되었다는 결론에 도달할 수 있습니다. 그러나 서수형 자료(ordinal data)를 구간형 자료(interval-level data)로 변환할 수 있는 분석 기법을 사용하면 환자 B가 환자 A보다 훨씬 더 많이 개선되었다는 다른 결론에 도달하게 됩니다. 이러한 결과는 서수형 척도의 일반적인 특징이며, 이를 무시하면 편향된 임상적 판단을 내릴 수 있습니다. 따라서 서수형 자료에서 도출된 최소한 (임상적으로) 중요한 차이[minimal (clinical) important difference(MID) 또는 MCID)]라는 개념은 이러한 통계가 단순히 변화 점수에 불과하기 때문에 잘못된 것입니다.

따라서 수학이나 통계를 사용하지 않고도 서수형 자료가 매우 문제가 많다는 것을 알 수 있습니다. 이러한 주장의 보다 기술적 토대를 연구하고자 하는 독자들은 다른 적절한 연구를 참조하시기 바랍니다. 물론 서수형 자료의 문제점을 강조한 것은 저희가 처음은 아닙니다. 10여 년 전 벤 라이트Ben Wright는 "사회, 교육, 보건 연구 분야의 동료들이 일상적으로 원시적인 수(primitive counts)와 원점수(raw scores)를 측정치로 오인하는 한, 그들의 전문적인 활동이 신뢰할 수 있거나 유용한 과학으로 발전할 가능성은 없다"라고 보고한 바 있습니다.

우리는 그들과 우리 자신이 일상생활을 관리하는 보편적인 물리적 척도뿐만 아니라 효과적인 척도를 구성하는 방법을 가르쳐서 그들이 열정적으로 수집하는 방대한 자료를 더 잘 이해할 수 있도록 해야 할 의무가 있습니다. 그러나 서수형 자료(예를 들면 FIM, MBI)는 미국의 재활 의료비 전향적 지불 시스템(prospective payment system in the US)과 같은 환급 제도, 호주 재활 성과 센터(Australasian Rehabilitation Outcome Center, AROC 2014), 영국 재활 성과 협력 데이터베이스(National databases, UK Rehabilitation Outcomes Collaborative database Turner -Stokes)와 같은 국가 데이터베이스에서 계속 사용되고 있습니다.

현대적 검사 이론 – 라쉬 모델

라쉬 모델(Rasch Model)은 1960년대부터 여러 방법론 서적들과 지난 20여 년 동안 재활과 관련된 교육 논문들에서 설명되어 왔습니다. 이 이론을 뒷받침하는 것은 성과 측정 자료로부터 동일한 간격 측정값(equal interval measurements)을 추정할 수 있는 조건을 표현하는 수학적 모델입니다. 여기에서 독자의 이해를 돕기 위해 실제 공식은 다루지 않겠지만, 이에 관심이 있는 분들은 주요 문헌들을 참조하시기를 바랍니다. 기본적으로 라쉬 모델은 확률 모델(probabilistic model)입니다. 이 모델은 문항에 대해 정답 또는 긍정적인 반응을 보일 확률이 개인 및 문항 매개변수의 수학적 함수라는 전제를 기반으로 합니다. 문항 매개변수 또는 문항 난이도는 특정 수준의 능력(예: 상지 활동 수준)을 가진 사람이 문항에 대해 긍정적 또는 기타 반응을 보일 확률을 결정합니다. 따라서 상지 활동 수준이 낮은 사람은 상지 활동 수준이 높은 사람보다 문항에 부정적 답변을 할 가능성이 더 높습니다. 측정에는 (이론에서 추출한) 통과하기 쉬운 문항부터 통과하기 어려운 문항까지(측정하려는 특성의 이론에 명시된 대로) 포함해야 합니다. 라쉬 모델의 기본 요건 중 하나는 두 사람의 비교가 측정의 전체 문항 세트에서 어떤 문항을 완료했거나 점수를 받았는지 여부와는 무관해야 한다는 것입니다. 문항 매개변수(문항 난이도)와 개인 매개변수(개인 능력)는 간격 로그 척도를 따라 배치할 수 있습니다. 문항 매개변수는 해당 문항이 적합한 특정 사람 그룹의 능력 분포와 무관하게 평가됩니다. 마찬가지로, 개인 매개변수는 측정 항목에 대한 응답 분포와 독립적으로 평가됩니다. 이 개념을 *특이 객관성(specific objectivity)*이라고 하며 척도의 단차원성(unidimensionality of a scale)을 위한 필수 요건입니다. 단차원성은 측정되는 특성이 하나라는 것을 의미합니다. 서스톤Thurstone은 "어떤 대상이나 개체에 대한 측정은 측정 대상의 한 가지 속성만을 기술한다"라고 말했습니다. 이것은 모든 측정의 보편적인 특성입니다."

라쉬Rasch는 척도의 이러한 요건들이 물건과 사람의 확률적 기대치를 명시하는 공식으로 요약될 수 있음을 보여주었습니다. 구체적으로, 그는 항목에 대한 올바른(또는 긍정적인) 반응(즉, 통과되거나 지지될 확률)이 사람과 항목 매개변수 간의 차이에 대한 논리 함수(a logistic function)임을 증명했습니다. 따라서 결과 자료의 등급은 라쉬 모델에 따라 분석되어 선행 조건을 충족하는지 여부를 확인합니다. 이러한 이유로 라쉬 모델은 실험적 측정 패러다임에 속하는 것으로 알려져 있습니다. 라쉬 분석은 새로운 측정을 개발하고 테스트하는 데 이상적으로 사용되며, 몇 가지 좋은 사례들이 있습니다. 이 접근 방식은 기존 측정값이 라쉬 모델에 맞는지 확인하는 데에도 매우 유용합니다. 자료가 라쉬 모델에 적합하다는 것이 입증되면, 이는 강력한 성과 측정치라고 할 수 있으며 구간 수준 자료를 도출할 수 있습니다. **그림 11.2**는 임상적 예를 제공합니다.

그림 11.2의 상단 패널은 ACTIVLIM-Stroke의 임계값 도표(threshold map)입니다. 이는 각 항목에 대한 환자의 예상 반응을 능력의 함수로 나타내고 있습니다. 아래쪽 패널은 서수 점수와 로그(로그 확률 단위)로 표현된 선형 측정값과의 관계를 나타냅니다. 이 그림은 측정의 각 문항에 대한 환자의 실제 답변이 예상 답변과 어떻게 일치하는지를 조사하여 환자의 점수를 설명하는 데 도움이 됩니다. 예를 들어, 재활병원에 입원했을 때(그림에서 테스트 1로 표시) 이 환자는 장시간 서 있거나 무거운 짐을 드는 항목에 대해 "불가능"이라는 답변을 할 가능성

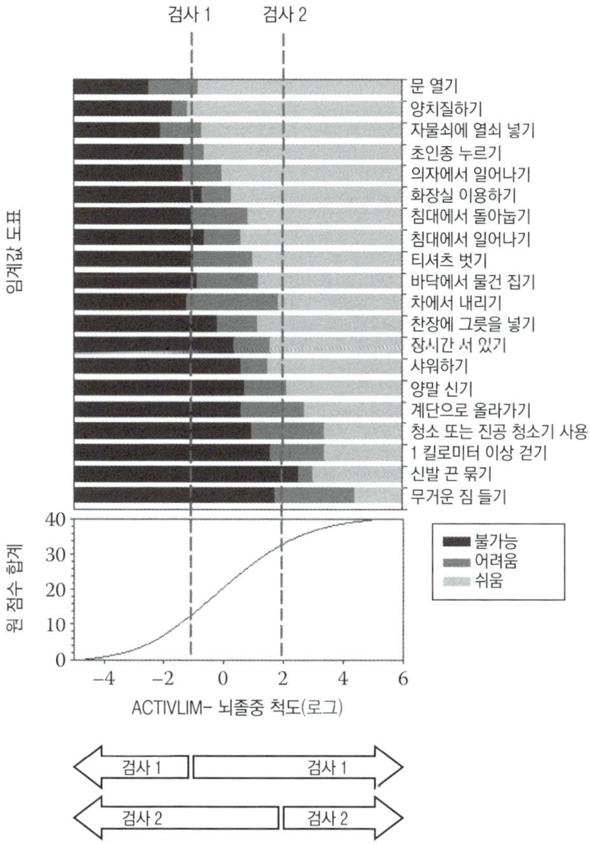

그림 11.2 임계값 도표와 서수 점수에서 선형 점수로의 변환 예시.

이 높습니다. 퇴원할 때(테스트 2), 환자는 "불가능"이라는 반응을 전혀 보이지 않을 가능성이 높습니다. 이렇게 환자의 기능을 시각적으로 표현하면 환자의 일상생활에서 실제로 어떤 변화가 있었는지, 예상치 못한 응답이 최종 관찰 점수에 영향을 미쳤는지 파악할 수 있습니다.

또한 라쉬 분석은 각 항목의 점수가 다른 개인적 요인과 독립적인지 테스트하기 위해 측정에서 각 항목의 변하지 않는 영향력(invariance)을 조사하는 데 도움이 됩니다.

다시 말하자면, 특정 항목의 점수는 나이, 성별, 문화, 진단 등과 같은 개인적 특성이 아닌 조사 대상의 잠재적 특성의 주어진 양에 의해서만 발생해야 합니다. 척도 불변성은 임상 변화를 해석할 때 고려해야 할 핵심 사항입니다. 일상생활동작(ADL) 척도에 대한 문화에 의한 영향력을 살펴봄으로써 이를 설명해 보겠습니다(상자 11.3).

> **상자 11.3** 항목의 문화적 차이
>
> 뇌졸중 환자 마크Mark와 펑Feng은 오클랜드에 있는 같은 재활치료실에 입원해 있으며 동일한 수준의 일상생활동작(ADL) 기능을 가지고 있습니다. 오클랜드 출신인 마크는 식사하는 데 어려움이 없다고 말합니다. 반면 최근 중국에서 이민 온 펑은 식사하는 것이 매우 어렵다고 말합니다.

마크와 펑의 일상생활동작(ADL) 기능 수준이 동일하다는 점을 고려할 때, 이 특정 항목에 대해 두 사람이 서로 다르게 반응하는 이유를 살펴볼 필요가 있습니다. 마크는 보통 나이프와 포크를 사용하여 식사를 하는 반면, 펑은 젓가락을 사용합니다. 이 항목이 편향된 반응을 불러일으키는 것은 당연합니다. 서아프리카 베냉 공화국에서 벨기에로 이주한 77세의 환자가 뇌졸중으로 쓰러졌다고 가정해 봅시다. 서구 국가의 문화적 가치에 기반한 성과 척도를 사용하여 환자의 기능 회복을 평가하는 것은 환자가 재활 후 돌아가야 하는 환자의 출신 국가에서는 의미가 없을 수도 있습니다.

예를 들어, 일상생활동작(ADL) 제한을 평가하기 위한 척도가 중요한 개인적 요인에 대해 적절히 대응하지 못한다면, 환자 간 점수 차이가 실제 기능 수준 때문인지 아니면 다른 개인적 요인 때문인지 알 수 없으므로 환자 사이의 점수 해석이 문제가 될 수 있습니다. 마찬가지로 여러 국가(또는 한 국가 내 다양한 문화 집단)를 대상으로 하는 다기관 연구에서도 성과의 문화적 타당성을 평가해야 합니다. 물론 편향을 초래할 것으로 예상되는 다른 주요 변수에 대해서도 해당 영역의 차이점이 평가되어야 합니다. 이러한 변수에는 일반적으로 연령대, 성별, 문화, 진단 내용 등이 포함됩니다. 라쉬 분석을 사용하면 개인의 전반적인 기능 수준을 평가할 때, 각 항목에 대한 실제 관찰 점수와 예상 점수를 확인하여 이 조사를 수행할 수 있습니다. 변이(variance)가 관찰되면 자료를 사용하되 관찰된 변이를 설명할 수 있는 기법을 사용할 수 있습니다. 관련 문헌에는 많은 예가 있습니다.

성과 측정값이 라쉬 모델에 적합한 것으로 나타나면 원 서수 점수(raw ordinal score)를 해당 구간 수준 점수(interval level score)로 변환하는 표를 만들 수 있습니다. 예를 들어, 우리는 상담 및 관계적 공감 지수, 뇌졸중 후 신체적 및 사회적 통합 지수, 뇌졸중 후 활동 제한 지수에 대한 변환표를 제시한 바 있습니다. 임상의는 성과 측정값의 점수를 간단히 합산하고 변환표를 사용하여 구간별 환산값(interval equivalent)을 조회할 수 있습니다. 임상의가 더 이상 순서형 자료를 다루지 않아도 되므로 환자의 변화를 평가하거나 환자를 비교하는 것이 더 정확해질 것입니다. 이는 연구자에게도 큰 잠재력을 제공합니다. 라쉬 모델에 맞는 잘 구축된 성과 측정값은 이 장의 뒷부분에서 논의할 컴퓨터 적용 검사(CAT)를 개발하는 데에도 사용할 수 있습니다.

현대 검사 이론 – 문항 반응 이론

문항 반응 이론(Item Response Theory, IRT)은 통계적 모델링 방법 중 하나입니다. 라쉬 측정 이론과의 주요 차이점은 문항 반응 이론(IRT)은 사용 가능한 자료에 가장 적합한 모델을 찾는 것을 목표로 하는 반면, 라쉬 분석은 성과 측정의 자료가 라쉬 모델의 엄격한 요건을 충족하는 자료에 한해 검증하는 것을 목표로 한다는 점입니다. 다시 말해, 두 가지 접근법(Rasch와 IRT)은 서로 다른 패러다임에서 비롯된 것입니다. 이에 대해 논의하는 것은 이 장의 범위를 벗어나지만, 관심 있는 독자를 위해 몇 가지 주요 문헌을 참고하시기 바랍니다.

컴퓨터 적용 검사

환자 보고 성과 측정(PROs)은 개별 환자에 초점을 맞추지 않고 집단 평가를 위해 개발되는 경우가 많습니다. 환자의 요구를 충족하려면 환자의 상황에 맞게 조정할 수 있는 도구가 유리할 수 있습니다. 예를 들어, 급성기 상태, 입원 재활 환경, 지역사회 환경에서 사용할 수 있는 신체 기능 측정은 환자의 재활 여정 전반에 걸쳐 환자의 기능을 비교할 수 있게 해줍니다. 이는 조사가 현재 연구 중인 기본 일차원 구조(unidimensional construct)로 전체 내용을 포괄하는 항목 모음을 개발함으로써 달성할 수 있을 것입니다. 그러나 항목의 양이 너무 많기 때문에 개인 수준에서 사용하기가 불가능할 수 있습니다. 개별검사를 맞춤화하면서 개인 간 비교 가능성을 유지하려면 컴퓨터 기반 검사의 한 형태인 컴퓨터 적용 검사(CAT)를 사용하여 환자의 능력 수준에 맞게 조정할 수 있습니다. 여기서 개별 환자는 항목 모음에 있는 몇 가지 항목에만 노출됩니다. 예를 들어, 신체 기능수행(physical functioning)에 대한 항목 모음을 생성하고 동일한 간격 측정에 따라 공동 보정된 여러 척도(일반 및 진단별)의 항목으로 구성할 수 있습니다. 이렇게 하면 환자에게 몇 가지 질문만 던져도 진단명이 다른 환자들 간의 신체 기능 수준을 비교할 수 있습니다. 또한 기존 측정치 간에 환산값을 부여할 수도 있습니다. 컴퓨터 적용 검사(CAT)는 단일 차원을 정밀하게 평가하는 데 효율적이라고 합니다.

컴퓨터 적용 검사(CAT)는 어떻게 작동할까요? 기본적으로 기본적인 컴퓨터 적용 검사(CAT)는 반복적 알고리즘입니다. 신체 기능 수준의 예를 들어 보겠습니다:

a. 테스트를 시작할 때, 우리는 누군가의 신체 기능수행의 수준을 알 수 없습니다. 따라서 대상자에게는 난이도에서 중간 정도에 해당하는 문항이 제공됩니다(이전에 라쉬 분석을 통해 결정된 대로).
b. 대상자는 해당 항목에 정답/긍정 또는 오답/부정으로 답합니다.
c. 응답자의 답변에 따라 사용 가능한 문항 모음 중에서 선택된 다음 문항은 더 어려운 문항이거나 더 쉬운 문항이 되는 식으로 변경됩니다.
d. 개개인의 능력 추정값(개인 매개변수)은 검사가 진행되는 동안 지속적으로 개선되며, 개인의 능력이 미리 설정된 허용 가능한 수준의 오차로 추정되면 검사가 중지됩니다.

컴퓨터 적용 검사(CAT) 접근 방식을 사용하면 사람들은 자신의 수준에 더 잘 맞는 다양한 검사를 받을 수 있습니다. 이로써 검사가 더 구체적이고 피검자가 감당할 수 있는 수준이 됩니다. 또한 컴퓨터 적용 검사(CAT)는 검사 시간이 짧기 때문에 피검자에게 부담이 적습니다. 컴퓨터 적용 검사(CAT) 자료는 컴퓨터나 휴대용 전자 기기를 사용하여 수집되므로 자료는 전산화되어 저장됩니다. 건강 상태 측정에서 항목 은행과 컴퓨터 적용 검사(CAT)의 사용은 급속히 증가하고 있으며, 향후 임상 진료에서 성과를 측정하는 접근법의 일부가 될 것이 확실시됩니다.

결론 및 미래에 대한 생각

이 장에서 설명한 건전하고 입증된 이론에 기반한 강력한 방법론이 기술과 함께 사용된다면 재활의 성과를 측정하는 미래는 밝다고 믿습니다. 전 세계 의료 시스템을 지원하는 정보 기술의 급속한 발전은 환자, 의료 전문가, 의료 서비스 제공자, 연구자 모두의 정보 흐름과 관련 의사 결정을 개선할 수 있는 잠재력을 가지고 있습니다:

1. 임상에서 현대 기술과 결합된 컴퓨터 적용 검사(CAT)는 환자의 일상생활과 통합될 수 있습니다. 웹이나 휴대전화를 통해 일상적으로 임상 정보를 수집하는 데 사용할 수 있는 기본적인 기술 솔루션을 적용하여 정보에 접근할 수 있습니다. 따라서 모바일 애플리케이션과 온라인 플랫폼을 통해 환자의 자료를 수집하고 추적 관찰할 수 있으며 임상의는 온라인으로 환자와 소통할 수 있습니다. 이러한 기술 발전의 중요한 효과는 환자들이 자신의 건강 관련 정보에 접근하기 위해 새로운 기술을 더 많이 사용하고 환자 네트워크를 구축하는 것입니다.
2. 전신으로 이용 가능한 자료는 모든 환자를 지속적으로 추적 관찰하고 문제가 있음을 나타내는 신호가 있거나 환자가 시스템을 통해 이를 보고되는 환자에게 집중할 수 있는 전례 없는 기회를 제공할 수 있습니다. 의료진은 다른 환자로부터 수집한 통합 자료를 사용할 수 있기 때문에 환자의 진행 상황과 재활 가능성에 대한 중요한 정보를 얻을 수 있습니다. 이는 의료진이 재활 프로그램과 퇴원을 계획하는 데 큰 도움이 될 것입니다.
3. 의료 기관은 벤치마킹 및 품질 개선 작업에 강력한 자료를 사용할 수 있습니다. 이미 호주 재활성과 측정센터(AROC) 벤치마킹 시스템과 같이 많은 곳에서 벤치마킹이 이루어지고 있습니다. 그러나 이러한 노력에서 사용되는 성과 측정에 대한 보다 강력한 접근 방식을 도입하면 서비스를 비교할 수 있는 더욱 정확한 자료를 확보할 수 있습니다.
4. 연구자들은 이러한 자료를 사용하여 전 세계 다른 연구 센터의 임상시험 결과를 비교할 수 있으며, 국가별 측정 항목 중 일부를 지속적으로 사용할 수 있습니다. 이는 공통 문항을 공유하면서도 국가별 고유 문항을 사용할 수 있는 설문 항목 은행을 만들 수 있기 때문에 가능한 일입니다.

상자 11.4는 우리가 제안하는 공유된 미래의 한 예입니다.

상자 11.4 스웨덴에서 보고한 미래 사례

지난 10년 동안 스웨덴에서는 환자의 의료 서비스를 개선할 수 있는 정보를 생성하는 것을 주요 목표로 국가 질 관리 등록처(National Quality Control Registers)의 역사가 시작되었습니다. 이 등록처의 목표는 지속적인 질 향상을 위한 도구가 되어 스웨덴 전역에서 일관성 있는 높은 의료 품질을 지원함으로써 궁극적으로 최상의 의료 서비스를 환자에게 제공할 수 있도록 하는 것입니다.

지난 10년 동안 컴퓨터 기술, 월드 와이드 웹, 새로운 통신 시스템에서 엄청난 발전이 있었습니다. 이러한 상황에서 품질 관리를 위한 데이터베이스는 일관성 있는 높은 진료 품질과 자료 수집 가능성을 지원하는 데 매우 유용할 수 있습니다. 자료를 온라인으로 입력하고 당사자에게 피드백을 즉시 제공할 수 있으므로 이론적으로는 자료 제공 동기를 강화할 수 있습니다.

현재 스웨덴에서 품질 레지스트리를 향한 비전은 의료 서비스의 지속적인 학습, 품질 개선 및 관리를 위해 모든 수준에서 활발하게 이용되는 전반적인 지식 시스템을 구축하는 것입니다.

임상 관련 메시지

이 장을 읽은 임상 의료진은 측정값을 선택하는 방법과 성과 측정값의 자료로 무엇을 해야 할지 불확실할 수 있습니다. 무엇보다도 임상 의료진은 치료적 개입을 통해 어떤 결과에 영향을 미치고자 하는지를 명확히 해야 합니다. 결국, 변화시킬 수단이 없는 것을 측정하는 것보다 더 나쁜 것은 없습니다. 이후에는 적절한 측정 방법을 찾기 위해 성과 측정 문헌을 검색해야 합니다. 대부분의 경우, 이 과정에서 몇 가지 후보 측정값이 드러날 것입니다. 이러한 측정의 신뢰성, 타당성 및 반응성에 대한 증거를 검토하는 데 유용한 몇 가지 지침이 있습니다. 이를 위해 최근에 개발된 도구인 COSMIN 체크리스트(건강 상태 측정 도구의 선택을 위한 합의 기반 표준, consensus-based standard for the selection of health status measurement instruments)를 사용하는 것이 좋습니다. 그러나 이 체크리스트에 추가하여 라쉬 모델로 평가되지 않은 측정은 서수형으로만 간주하고 취급하도록 제안합니다. 즉, 이러한 측정값은 잠재 변수의 변화를 평가하는 데 사용해서는 안 됩니다. 반면, 라쉬 모델에 적합하고 서수형 자료에서 구간 자료로의 변환을 제공하는 측정값은 쉽게 채택하여 시간에 따른 변화를 조사하는 데 사용할 수 있습니다. 이러한 증거를 사용할 수 없는 경우 임상 의료진은 성과 측정값이 고전적 검사 이론(CTT)의 요건에 맞고 비모수 통계만을 사용하여 평가되는 한 사용할 수 있습니다. 물론 성과 자료의 결과를 환자들의 인식과 비교하는 것도 중요합니다.

결론

이 장에서는 서수형 척도(ordinal scale)의 심각한 한계를 설명하고 이러한 척도를 오용하면 잘못된 결론을 도출하여 환자와 서비스에 해를 끼칠 수 있음을 주장했습니다. 우리는 측정에 대한 현대적인 접근 방식, 특히 라쉬 모델을 사용하면 강력하고 기본적인 측정을 할 수 있다고 주장했습니다. 이 접근법은 이론에 기반한 접근법으로, 많은 시도와 검증을 거쳤으며, 이에 대한 교육 논문, 입문 교재 및 교육 과정도 충분히 마련되어 있습니다. 이 이론을 뒷받침하는 증거를 고려할 때, 이제는 임상에서 서수형 척도의 사료 오용을 중단하고, 젊은 의료계 학생들에게 올바른 기술을 교육하고, 의료 및 재활의 질적 개선을 보장하기 위해 자료 공유로 나아가야 할 때입니다.

우리가 제안하는 변화에는 결과물 중심의 사고방식에서 협업 서비스 중심의 패러다임으로의 전환이 포함됩니다. 성공적인 변화를 위한 전제 조건은 조직 전체에 걸쳐 정보가 원활하게 전달되어야 하며, 어떤 방식이든 환자와 직접적으로 관련되어야 한다는 것입니다. 이를 실현할 수 있는 기술은 이미 나와 있지만, 중요한 윤리적 및 법적 문제를 고려해야 합니다. 이를 위해서는 빠르게 변화하는 기술 발전을 수용할 수 있을 만큼 유연한 새로운 윤리적, 법적, 실용적 모델이 필요합니다. 이것은 패러다임 전환의 시작에 불과합니다.

12

테 와카 오랑가: 원주민 지식을 발전시키다

히네모아 장로

소개

재활의 개념을 다시 생각해 보는 것은 원주민에게 특별한 의미를 갖습니다. 회복(recovery)과 복원(restoration)에 대한 원주민의 개념은 서구 과학 전통의 개념과는 별개로 발전해 왔기 때문에 원주민의 시각으로 재활을 생각하는 동시에 원주민의 접근 방식을 고려한다면 이것이 실제로 무엇을 의미하는지, 강점과 약점을 이해할 수 있을 것입니다. 전반적으로 원주민 지역에서 재활의 개념은 원주민의 치유와 복지에 대한 성과를 향상시킬 수 있는 문화적으로 독특한 측면을 우선시합니다. 원주민의 고유한 관점에서 재활이라는 용어에 대한 설명은 그들에게 다른 여러 가지 이유로도 특별히 중요합니다. 원주민의 권리에 관한 유엔 선언은 질병에 걸리거나 부상을 당했을 때 원주민이 자신의 지식 체계를 이용할 수 있는 권리의 중요성을 강조합니다. 또한 원주민의 경우 재활 서비스를 받는 것, 관련된 부상 및 질병의 유병률과 이러한 서비스를 제공하는 기관에 대한 대응에 있어서도 큰 차이가 있다는 사실은 잘 알려져 있습니다. 원주민의 재활 요구를 충족시키기 위해 노력하는 것은 서로 다른 문화적 배경을 가진 의료인의 책임입니다. 여기에는 두 가지 중요한 이유가 있습니다. 첫째, 원주민 인력이 이러한 요구를 충족시키기에 충분하지 않기 때문이고, 둘째, 모든 의료인은 원주민과 함께 일하고자 할 때는 문화적으로 그들을 이해하고자 하는 주의 의무가 있으며, 일부 국가에서는 법적 요건(뉴질랜드 보건의료인 역량 보장법)이기도 합니다.

이 장에서는 "재활"에 해당하는 활동 전반에 걸쳐 원주민 지식의 활용과 관련된 문헌에 대한 실용적인 고찰을 수행하고자 합니다. 그다음에는 재활의 개념과 관련된 *와카*로 마오리(뉴질랜드 원주민의 사고방식인 마오리 사상)를 구체적인 예시와 함께 설명합니다. 여기서 *와카*로 마오리는 *테 아오 마오리*(마오리족의 세계관)에서 유래한 개념입니다. 예를 들어, *와카타우키* 또는 속담인 '*헤 타오 라카우, 에 타에아 테 카로*'가 있습니다. "무기로 찌르는 것은 막을 수 있지만 혀의 채찍질은 막을 수 없다."라고 번역할 수 있는 이 말은 "막대기와 돌은 뼈를 부러뜨릴 수 있지만, 말은 결코 나를 해치지 않는다."라는 영어 속담과 정반대로 말의 의미와 영향을 중요하게 생각하는 마오리족의 사고방식을 보여줍니다. 마오리족 연구가 주목받는 이유는 저자의 민족성, 지식, 연구, 임상현장 때문입니다.

재활을 다시 생각할 때 근본적인 문제 중 하나는 상대주의적 개념의 문제입니다. 재활의 개념과 대비되는 원주민 개념을 이해하려면 재활의 개념과 실천 자체의 중심 및 기준점에 대한 차이를 알아야 합니다. 토착적 증거를 더욱 소외시켜서는 안 됩니다. 이 장에서는 원주민 개념이 주류 재활 개념에 일방적으로 수용되도록 방치해서는 안된다고 주장합니다.

전반적으로 이 장의 주장은 원주민 정체성을 강화하는 원주민 방법을 사용하는 것이 질병과 부상을 예방할 뿐만 아니라 건강(well-being)을 보호하는 요소라는 것입니다. 또한 마오리족의 단어와 개념에 대한 이해를 돕기 위해 이 장의 마지막에는 용어집이 포함되어 있습니다.

국제 원주민 관련 문헌

원주민에 대해 일반화된 정의는 없지만, 호세 마르티네즈 코보Jose R. Martinez Cobo 특별보고관이 작성하여 1983년 유엔 경제사회이사회에 제출한 보고서에는 원주

민에 대한 임상 현장적 정의를 제시하고 있습니다:

> 원주민 공동체, 민족 및 국가는 자신의 영토에서 발전한 침략 이전 및 식민지 이전 사회와 역사적 연속성을 가지고 있으며, 현재 그 영토에서 지배적인 사회의 다른 부문 또는 그 일부와 자신을 구별되는 것으로 간주하는 사회를 말합니다. 이들은 현재 사회의 비주류 부문을 형성하고 있으며, 고유한 문화 패턴, 사회 제도 및 법률 체계에 따라 민족으로서 계속 존재할 수 있는 기반인 조상의 영토와 민족 정체성을 보존, 발전시키고 미래 세대에 전하고자 합니다. 이러한 역사적 연속성은 다음 요소 중 하나 또는 그 이상이 현재에 이르기까지 장기간 지속되는 것으로 구성될 수 있습니다:
>
> *조상의 땅 또는 적어도 그 일부의 소유권 점유*
>
> *해당 토지의 원래 거주자와의 공통 조상 관계*
>
> *문화 일반 또는 특정 양식(예: 종교, 부족 체제 하에서의 생활, 원주민 커뮤니티의 구성원, 복장, 생계 수단, 생활 방식 등)*
>
> *언어(유일한 언어, 모국어, 가정 또는 가족 내 습관적인 의사소통 수단, 주요 언어, 선호 언어, 습관적 언어, 일반 언어 또는 표준 언어로 사용되는지 여부)*
>
> *국가의 특정 지역 또는 세계의 특정 지역에 거주하는 경우*
>
> *개별적으로 원주민은 그들만의 자기 정체성(집단의식)을 통해 이러한 원주민 집단에 속해 있으며, 이러한 집단에 의해 구성원 중 하나로 인정받고 수용되는 사람입니다(집단에 의한 수용). 이를 통해 이들 공동체는 외부의 간섭 없이 자신들이 속한 공동체의 구성원을 결정할 수 있는 주권적 권리와 권한을 보존할 수 있습니다.*
>
> *또한 원주민은 자신의 관습과 전통에 따라 자신의 정체성이나 구성원 자격을 결정할 권리가 있다는 유엔 원주민 권리 선언 제33조도 고려할 필요가 있습니다. 이는 원주민 개인이 거주하는 국가의 시민권을 취득할 권리를 손상시키지 않습니다. 원주민은 자체 절차에 따라 기관의 구조를 결정하고 구성원을 선택할 권리가 있습니다.*

이러한 맥락을 고려하여 다음과 같은 용어들, *원주민(indigenous), 마오리족(Maori), 원주민(aborigine), 애보리지널(aboriginal), 토레스 해협 섬 주민(Torres Strait Islander) 원주민(native), 아메리칸 인디언(American Indian), 알래스카 원주민(Alaskan Native), 바스크어(Basque)* 등을 사용하여 검색하였습니다. 저는 재활이라는 용어가 사용되었거나 광범위하게 재활 치료/돌봄으로 간주될 수 있는 내용이 기술된 중요한 원주민 문헌을 발견했습니다 이런 문헌들은 여러 분야에 걸쳐 있었습니다. 여기에는 알코올 및 기타 약물을 사용한 재활 및 회복, 정신과, 범죄자 프로그램, 정신 건강 서비스, 다양한 유형의 부상들에 대한 대응 방법들이 포함됩니다. 원주민의 지식이 정확히 어떻게 적용되는지에 대한 설명과 그 영향을 적절히 조사하는 연구 방법은 거의 없습니다. 현장에서 살펴보면 이러한 유형의 정보는 일반적으로 적절한 검증을 거친 논문에 게재되지 않고 지역 프로토콜이나 자금 지원 기관에 대한 보고서 형태로 보관됩니다.

놀랍게도 재활이라는 용어는 이전에 원주민의 관점에서 검토된 적이 없는 것으로 보입니다. 이 용어를 비판하는 기록도 발견되지 않았습니다. 원주민 관점에서 볼 때, 이 단어와 그 기본 구성은 재활의 필요성을 유발하는 측면이 바로 질병이라는 점에서 질병을 중앙에 위치시킵니다. 이런 관점에는 재활을 위한 문화적 치유 자원의 활용 가능성은 배제되어 있는 듯합니다. 임상 중심으로 볼 때 재활이란 용어는 불충분한 상태라는 개념을 포함하고 있으며, 또한 재활의 개념은 이전의 더 건강한 상태로 돌아가는 것이 목표라고 가정합니다. 원주민에게 이러한 접근 방식은 잘못된 것에 초점을 맞추고 문화적 강점에 대해서는 침묵하기 때문에 현존하는 자원과 조상의 자원을 무효화하는 것으로 인식될 수 있습니다. 또한 식민 지배의 영향으로 인해, 세대 간 부조화의 오랜 역사를 고려할 때 이전의 더 건강한 상태는 달성할 수 없다는 생각을 강화할 수도 있습니다. 또 다른 어려움은 재활의 개념이 일반적으로 핵심 목표인 자립과 연결된다는 점입니다. 예를 들어, 세계보건기구는 웹사이트에 "재활은 장애인이 자립하는 데 필요한 도구를 제공한다"라고 명시하고 있습니다. 여기에는 두 가지 측면에서 의문을 제기할 수 있습니다. 첫째, 원주민 지역사회는 계속해서 상호 의존성을 중시하고 있습니다. 둘째, '장애인'이라는 정체성은 원주민 지역사회에서 공감을 얻지 못할 뿐만 아니라 다른 사람들에 의해 비판을 받고 있습니다.

일부 원주민의 의견에 따르면 재활이란 용어는 문화적으로 정의된 현장, 존재 방식, 지식의 사용을 설명하기 위해 사용했다고 합니다. 이러한 의견들은 일반적으로 치유 과정에 대해 여러 가지 자료들이 서로 뒤섞인 형태로 책임과 역할을 알려주는 선조들의 관습에 기초하고 있습니다. 원주민을 위한 외상 체계 개발의 어려움에 대한 글을 쓰던 플라니Plani와 칼손Carson은 원주민 지역사회가 이런 체계를 '소유'하는 것이 중요하다고 강조합니다. 저자들은 이들 지역 사회가 "문화적으로 적절한 재활 프로그램을 자체적으로 설계하도록 장려"할 것을 권장합니다. 이러한 환경에서 재활이라는 단어는 재정 지원자, 의뢰자, 환자 모두에게 사람들의 건강 상태가 어떤 식으로든 변화하는 과정을 알리는 기호로 작용하는 것 같습니다. 또한 원주민의 접근법을 증거 기반 방식으로 제시하는 과정에서 자칫 배제될 수 있는 자금 지원을 확보하려는 욕구도 있을 수 있습니다.

원주민 지식을 활용하는 것은 다양한 환경에서 성과를 개선하는 핵심 지표로 확인되었습니다. 이러한 지식이 제공하는 내용의 중요성은 도시와 시골에서 모두 강조되고 있습니다. 도시 환경에서는 여러 가지 긴장이 묘사되었습니다. 여기에는 도시 생활의 빈곤이라는 가혹한 현실적 상황속에서 전통적인 치유 방법을 통합하는 방법, 친족을 도와줄 수 있는 적절한 부족 찾기, 문화적 무결성 유지 및 이러한 친족 지원을 제공하는 원로의 지지, 전통 치유에 대한 열정과 기밀 유지 및 신뢰에 대한 우려 등이 포함됩니다. 원주민 지식에 대한 접근성을 구축하려는 시도는 원주민 문화 종사자를 고용함으로써 달성할 수 있습니다. 원주민 보건 종사자의 개인적 건강 습관과 신뢰도 또한 긍정적인 건강 성과를 뒷받침하는 능력에 상당한 영향을 미치는 것으로 알려져 있습니다.

문화적으로 내재된 재활에 대한 개념은 건강한 문화적 정체성의 회복을 매우 중요하게 강조합니다. 이 문제에 대해 약간의 논쟁이 있었습니다. 일부 전통 의식에서는 의식 상태를 변화시키기 위해 물질을 사용하는 것을 지지하는 전통 치유 종사자도 있습니다. 토착 문화적 접근 방식을 취하면 다른 문화 집단과 공동으로 접근하는 것에 한계가 있을 수 있으며, 따라서 유익할 수 있는 다양한 문화권의 접근 방식에 대한 접근이 제한될 수 있습니다. 이러한 우려에 대해 스파이서 Spicer는 문화적 전통의 부흥이 약물 남용에 대한 해독제이자 강력한 치료 도구로 작용한다는 사실을 발견하여 반박했습니다. 주의할 점은 연구 설계상의 문제로 인해 프로그램의 성과에 대한 강력한 예측과 결론을 주장하기가 어려웠던 부분이 있었습니다.

여기서 확인된 핵심적인 갈등은 원주민의 진료 방법과 근거 기반 진료 패러다임 사이에 있었습니다. 따라서 근거 기반 진료 패러다임에 맞지 않는 원주민의 진료 방법에 대한 정당성에 의문이 제기되었고, 이는 기존 프로그램에 대한 자금 지원 유지의 어려움으로 이어졌습니다. 대조군의 부재와 성과 측정이 없는(일부 원부민의 진료 방법론에서는 절대적인 요건으로 간주하지 않음) 원주민 프로그램에 대한 예측과 분석을 어렵게 만들었습니다. 반면에 증거 기반 진료를 위한 접근법으로 사용된 문화적 적응은 '강제적 동화(forced acculturation)'로 해석되었습니다. 이러한 문제를 엄격하게 다루는 원주민의 진료 방법에 대한 연구가 절실히 필요하며, 원주민 연구는 우선적으로 원주민 공동체에 대응해야 하지만 서구의 과학적 비판에도 대응할 수 있어야 합니다.

이 연구에서는 지배적인 사회정치적, 연구 상황에서 원주민 지식을 발전시키는 데 걸림돌이 되는 여러 가지 장벽을 강조합니다. 여기에는 지리적 및 경제적 요인, 지식 패러다임 요인, 태도 요인 등이 포함됩니다. 이러한 요소에도 불구하고 원주민 문화 복원이 질병과 부상에 대응하여 개인과 지역사회에 어느 정도 도움이 되는 지역적으로 의미 있는 방식으로 활용될 수 있다는 증거도 있습니다.

문헌에 남아 있는 중요한 차이점으로는 원주민 관점에서 재활의 개념을 분석하고, 영어 용어인 *재활(rehabilitation)*을 언급하지 않고 원주민 중심으로 개념화하는 것이 중요합니다. 이제 마오리족의 관점에서 이 문제를 다루어 보겠습니다.

마오리 관련 문헌

마오리족의 관점에서 본 재활에 관한 구체적인 문헌이 부족합니다. 이는 알코올 및 기타 약물 사용 문제, 정신 질환, 외상을 겪고 있는 마오리족의 숫자를 고려할 때 심각한 문제입니다. 현재 진행 중인 연구 프로그램의 목표는 마오리족의 치료와 회복에 대한 개념이 성과에 미치는 영향을 조사하는 것입니다.

여기서는 마오리족의 외상성 뇌손상(TBI)과 정신질환과 관련하여 재활 개념을 적용하는 연구와 진료의 두 가지 주요 영역을 검토하고자 합니다. 이런 응용 문헌 검토를 통해 알 수 있는 것은 위의 두 영역 모두에서 원주민 인구 중 상당히 많은 환자가 있는 것으로 보고되었음에도, 문화적으로 대응하는 재활 접근법이 거의 개발되지 않았다는 것입니다. 뇌졸중 후 자기 주도적 재활에 관한 한 대조군 임상시험에서는 참가자들에게 여유 시간에 역경을 극복한 개인적인 이야기를 검토하고 또 녹음하도록 하여 사용했습니다. 저자들은 이야기를 주고받는 문화적 전통을 활용하는 이런 방법을 강조하지는 않았지만, 마오리족과 태평양 지역의 뇌졸중 환자 모두에서 성과가 개선되는 것을 발견했습니다.

마오리족

마오리족은 뉴질랜드 아오테아로아의 원주민입니다. 2013년 인구조사에 따르면 뉴질랜드 인구의 약 15%(약 66만 명)가 마오리 혈통이라고 보고했습니다. 마오리족은 15세 미만의 마오리족이 약 35%에 달할 정도로 젊은 인구가 계속 증가하고 있습니다.

탕가타 와우아탕가(Tangata Whenuatanga, 마오리 문화)는 *테 레오 마오리*(Te Reo Māori, 마오리 언어)와 *테 아오 마오리*(Te Ao Māori, 마오리 세계관)와 그

에 동반하는 티캉가(tikanga, 의례)를 통해 드러납니다. 현대 뉴질랜드 아오테아로아에서 마오리족의 정체성은 다양한 방식으로 나타나지만, 일반적인 마오리족의 경험을 배려하는 것은 타당성이 있습니다. 마오리 접근 방식과 마오리 대응 서비스의 개념은 정부 정책에서도 인정받고 있습니다. 이 논의의 목적을 위해 문화에 대한 정의가 필요합니다. 문화의 개념은 복잡하지만 *뉴 옥스포드 영어 사전*(1998)은 다음과 같은 유용한 틀을 제공합니다. "특정 국가, 민족 또는 기타 사회 집단의 관습, 예술 또는 사회 제도 및 업적."이 정의는 이 책에서 설명하는 내용의 기준을 제공해 줍니다.

외상성 뇌손상

외상성 뇌손상은 뉴질랜드 아오테아로아에서 심각한 건강 문제입니다. 매년 22,000명에서 33,000명의 사람들이 외성성 뇌손상을 경험하는 반면, 7,000명에서 8,000명의 사람 들에서 뇌졸중이 발생합니다. 이러한 부상으로 인한 비용을 정량화하기는 어렵습니다. 그러나 뇌졸중과 외상성 뇌손상에 소요되는 직접 비용을 합치면 연간 2억 뉴질랜드 달러가 넘는 것으로 보고되고 있습니다. 외상성 뇌손상의 대략적인 비용만 해도 연간 1억 뉴질랜드 달러로 추정됩니다. 뉴질랜드의 자료는 국제적인 연구 결과와 일치하며, 어린이와 청소년은 외상성 뇌손상의 고위험군입니다. 청소년의 거의 20%가 14세가 되기 전에 외상성 뇌손상을 경험합니다. 남성이라는 점, 네 가지 혹 그 이상의 부정적인 삶의 경험이 있는 가정에서 태어났다는 점, 징벌적 양육 방식을 사용하는 가정에서 자랐다는 점이 아동기 외상성 뇌손상의 위험 요인으로 확인되었습니다. 마오리족의 외상성 뇌손상 발생률은 비 마오리족에 비해 타마리키(젊은이)의 모든 연령대에서 유의미하게 높았습니다. 최근 자료에 따르면 마오리족의 폭력과 관련된 외상성 뇌손상 비율은 비 마오리족의 3배에 달합니다. 평균 연령이 23세인 마오리족 인구의 연령 구조(비 마오리족의 37세에 비해)를 고려할 때 이러한 과도한 비율은 심각한 우려의 원인이 됩니다.

비외상성 뇌손상(nonaccidental traumatic brain injury, NATBI)도 중요한 관심 분야 중 하나입니다. 마오리족 유아는 세계에서 경막하 혈종 발생률이 가장 높은 것으로 나타났으며, 대부분 비외상성 뇌손상일 가능성이 높습니다. 연간 발생률은 32.5 ~ 38.5/100,000 명으로 비 마오리족의 14.7 ~ 19.6/100,000 명에 비해 높은 것으로 추정됩니다. 또 다른 비외상성 뇌손상 연구에서는 비외상성 뇌손상이 의심되어 병원에 입원한 영아 표본의 77%가 마오리족이었습니다.

마오리족이 외성상 뇌손상을 포함한 심각한 부상에 대한 도움을 받는 데 있어 차별이 있다는 증거는 잘 기록되어 있습니다. 사고보상공사(Accident Compensation Corporation, ACC)의 자료에 따르면 마오리족은 비 마오리족에 비해 모든 부상을 당하는 비율이 1.5-2.5배 높지만, 적절한 재활 치료를 받을 가능성은 낮습니다. 한 보고서는 마오리족에서 심각한 부상의 비율이 과도하게 높다고 하였습니다.

마오리족의 세계관인 *테 아오* 마오리족에서 "*헤 타푸 테 우포코*"는 머리가 신성하다는 의미라는 점을 염두에 두고 마오리족의 관점에서 외상성 뇌손상을 신중하게 생각할 필요가 있습니다. 조사 과정이 문화적으로 안전하게 유지될 수 있도록 *랑가하우 카우파파 마오리*(마오리 주도, 마오리 결정) 방법을 활용해야 합니다. 문화적 안전은 1990년대 초부터 마오리 간호사들이 주도해 온 보건 서비스 제공에 큰 변화를 가져온 접근법입니다. 이 접근법은 긍정적인 성과를 보장하기 위해 환자와 그 가족의 경험이 문화적으로 안전해야 한다는 점을 강조합니다. 마오리족의 외상성 뇌손상을 조사하는 이러한 유형의 연구가 부족하다는 것은 마오리족의 외상성 뇌손상 재활을 고려하는 방식에서 근본적인 결함이 있음을 나타내는 것입니다.

마오리족과 정신 질환

정신질환을 앓고 있는 마오리족은 지역사회 표본조사와 입원 환자군 조사 모두에서 과도하게 상당히 많은 것으로 나타나고 있습니다. 이러한 이유로 마오리족 정신 재활(Maori psychiatric rehabilitation)을 고려하는 것이 중요합니다. 마오리족 정신 재활에 대한 국가 차원의 가이드라인은 없습니다. 마오리 현장과 가치를 사용하여 자체 치료 모델을 개발하는 서비스에 대한 연구 발표된 논문은 많지 않습니다.

마오리족의 심리적 고통과 사고는 일반적으로 일정한 형태의 *티캉가*(프로토콜) 위반과 관련이 있습니다. 마오리족이 정신 장애의 분류 체계와 그 타당성에 대해 어떻게 생각하는지, 또는 심리적 및 행동적 이상이나 부상을 분류하는 전통적인 마오리족 방식에 대한 연구 조사는 거의 이루어지지 않았습니다. *와낭가*(전통 학습 수련회)에서 공유되는 특정 부족의 지식은 뇌, 마음, 영적 경험 및 그 장애에 대한 식민지 이전의 지식을 따르고 있다는 증거입니다.

문화적 정체성을 강화하는 것은 자살 예방에 도움이 되고, 마오리족의 치료 성과를 개선하는 것으로 밝혀졌습니다. 그러나 마오리 문화 정체성을 개인 및 와나우(대가족) 치료 계획에 통합하는 방법, 이를 측정하는 방법, 재활 및 예방을 지원하기 위해 이러한 개념을 적용하는 방법에 대한 모범 사례 지침은 아직 없습니다.

마오리족에게 재활이란 무엇을 의미할까요?

재활에 대한 통상적인 해석은 손상, 핸디캡 및 장애를 감소시켜 개인의 기능적 독립성을 극대화하기 위한 치료 과정으로 요약할 수 있습니다. 또는 국제 기능수행, 장애 및 건강 분류(ICF)의 용어로 재활은 신체 구조/기능의 변화, 활동 제한 및 참여 제약을 다루는 활동입니다. 그러나 재활을 정의할 때 부상이나 질병 과정에 의해 영향을 받을 수 있는 문화적 기능에 대한 대응과 관련된 문화적 세계관에 대한 언급은 거의 또는 전혀 없습니다. 이러한 문화적 고려가 없다는 점은 다른 학자들에 의해 세련되게 강조되었습니다. 하우드Harwood는 마오리족을 중심으로 원주민의 요구에 대응하기 위해 재활이 무엇을 할 수 있는지에 대한 자세한 설명을 제공하지만, 재활 개념 자체에 대한 비평은 없습니다. '지역사회 통합(community integration)'이라는 재활 목표에 대한 소수 문화 집단의 차별적 반응은 최근 문헌에서 강조되고 있습니다.

현재 재활 프로그램과 프로그램에 대한 표준화된 측정법의 한계는 환자와 가족을 우선시하는 맞춤화의 부족으로 나타나고 있습니다. 일부 문화권에서는 춤, 음악, 확장된 소셜 네트워크와 같은 창의적 활동의 중요성이 이러한 일반적 척도에는 빠져 있습니다.

문헌과 재활 전문가가 임상현장에서 주도하는 재활 목표는 자립에 초점을 맞추는 것이 일반적이기 때문에 마오리족의 관점에서 보면 이것은 상당한 문제가 됩니다. 마오리족 거주지역은 *와카파파*(혈족)를 기반으로 독립성뿐만 아니라 상호의존성을 중시합니다. 이러한 가치는 상호 연결을 강조하고 마오리족 거주지역의 중심적인 문화이기도 합니다. 흥미롭게도 외상성 뇌손상 현황 논문에서는 "효과적인 치료 관계의 구축은 더 나은 외상성 뇌손상 재활 성과와 관련이 있다"라고 언급하며 치료적 상호의존성의 중요성을 강조했습니다. 따라서 *와나우*(가족)와 임상의의 상호의존성과 독립성의 가치가 어떻게 외상성 뇌손상 재활 성과를 개선할 수 있는지에 대한 탐구는 가치가 있습니다. 현재까지 이 문제를 다룬 마오리족 연구는 발견되지 않았습니다. 마찬가지로, 실제 문화 활동을 포함하는 것은 풍부한 치료 개입 환경과 실제 경험을 반영하는 환경을 모두 제공한다는 점에서 의미가 크기 때문에 마오리족의 외상성 뇌손상 재활 방법은 또 다른 중요한 부분으로 고려될 수 있습니다. 정신건강 환자를 위한 감각 조절의 한 형태로 *카파하카*(전통 노래와 동작)를 사용한 한 연구는 후속 연구를 필요할 정도로 의미 있는 연구 결과를 보여 주었습니다.

마오리족 고유의 재활 실제 사례

세 가지 구체적인 사례는 전통적인 임상 재활 서비스라고 할 수 있는 분야에서 *카우파파 마오리*(*Kaupapa Maori*, 마오리족 고유의) 현황이 구현된 것을 보여 줍니다. 이 중 두 가지는 정신 건강 부문에서, 다른 하나는 성인 외상성 뇌손상 재활 부문에서 나온 사례입니다. 이러한 서비스의 중요한 과제 중 하나는 제공되는 여러 가지 다양한 치료 방식의 관점과 마찬가지로 마오리족 고유한 치료(관여)가 미치는 영향을 측정하는 것입니다. 타네와카피리피리(Tanewhakapiripiri)는 2006년 오클랜드의 메이슨 클리닉 지역 법의학 서비스센터에 문을 연 마오리족 고유의 마오리족 정신 재활 크리닉의 이름입니다. 이들이 사용하는 재활 접근법에 대한 근거는 잘 설명되어 있습니다. 이 마오리족 고유의 재활과 관련된 성과 측정 방법의 개발은 이 서비스의 핵심적인 특징입니다. 와이카토 지역의 마오리족 고유의 재활 시설인 타마헤레 병원 및 치유 센터도 범죄 및 정신과적 *와나우*의 성과를 개선하기 위해 티캉가 마오리를 활용하는 또 다른 사례입니다. "무엇이든 필요한 것, 오키 테 와나우 오라", 가정 재활 및 지원 서비스 회사는 2009년 초부터 마오리족을 위한 마오리족 고유의 케어 모델을 제공하는 서비스 제공업체입니다. (http://www.whateverittakes.co.nz/) 이 서비스는 가정 내 거주 간호를 포함하여 *와나우*를 위한 다양한 지원을 제공합니다. "무엇이든 필요한 것" 라는 이름의 서비스 제공업체 직원 및 고객과 접촉하는 임상 팀원들이 팀 내에 마오리 원주민 문화 역량을 구축하는 것은 어려운 업무 영역으로 보고되고 있습니다. 임상 직원을 위한 마오리 문화 역량에 대한 표준 척도는 없지만, "무엇이든 필요한 것" 서비스 업체 직원은 임상 직원을 위한 문화 역량 교육을 제공합니다. 그러나 이들은 문화적 역량이 필수 요건이라기 보다는 사치품으로 여겨지고 있다는 사실을 발견했습니다. 그러나 이러한 서비스 중 어느 곳도 중재적 접근에 대한 성과를 발표하지 않았습니다. 제 경험으로 비추어 볼 때, 이러한 성과를 공개하는 것은 서비스 전반에서 어려운 일입니다. 이러한 작업을 위한 구체적인 예산이 부족하고 서비스 내 연구 전문성이 부족하다는 점이 두 가지 장벽입니다. 일부 서비스에서는 자료가 상업적으로 민감한 것으로 간주될 수도 있습니다.

정책적 필요성

정책은 마오리족과 재활 개념 사이의 접점을 드러내는 또 다른 맥락에서 구분을 만듭니다. 장애인 및 장애 분과와의 협의를 통해 개발된 뉴질랜드 장애 전략은 15개의 목표를 제시하고 있습니다(장애인부서 발표, 2001). 목표 11은 마오리족을 위한 것으로 다음과 같은 내용이 포함되어 있습니다:

마오리족 발달 체계의 맥락에서 공평한 자원 배분을 통해 장애인 마오리족의 역량을 강화하고, 마오리족을 위해 마오리족이 설계하고 제공하는 장애 지원 서비스를 확대하며, 일반인 장애인 서비스 제공자가 장애인 마오리족과 그들의 와나우(가족)에 접근 가능하고 문화적으로 적절한 서비스를 제공하도록 보장하고, 더 많은 마오리족 장애인 서비스 제공 전문가를 양성하고 마오리족의 자문 역량을 강화합니다. (장애인부 발표2001)

이 문서는 또한 정부가 자금을 지원하거나 후원하는 마라에(전통적인 집회소) 기반 활동이 장애인의 접근 요건을 충족하도록 하는 것이 중요하다고 명시하고 있습니다(다른 모든 마라에 기반 활동도 이러한 요건을 충족하도록 권장). (장애인부서 발표 2001).

이 전략은 장애인 서비스를 직접적으로 *마라에*에 배치하지는 않지만, *마라에*가 마오리족에게 중요한 장소이며 장애를 가진 마오리족의 필요를 충족시키는데 중요하다는 점을 인정하고 있습니다. 이는 *마라에*가 치유와 균형 회복이라는 마오리족의 관점에서 볼 때 마오리족의 거주지역 내 활동에 적합한 장소 중 하나로 간주될 수 있음을 시사합니다.

뉴질랜드 장애 전략에 따른 합법적 분석과 마오리족을 위해 문화적으로 효과적인 기본적 체계에 대한 제안은 유익한 참고자료가 될 수 있습니다. *티캉가* 마오리족에 대한 인식 부족은 재활 서비스를 포함한 장애 지원 서비스에 대한 마오리족의 진입 장벽에 영향을 미치는 한 가지 측면으로 보고되고 있습니다.

2006년부터 2015년까지 시행 중인 정신 건강 및 중독 대책인 *테 코키리(Te Kokiri)*는 뉴질랜드 상황에 기반한 보건 및 장애인 지원 서비스 제공의 혁신을 위한 연구를 바탕으로 재활 서비스를 포함한 양질의 보건 서비스 구축의 필요성을 설명합니다(보건부 2006). 그러나 이 문서에는 마오리족의 관점에서 재활의 개념에 대한 분석이 자세히 나와 있지 않습니다. 한편으로는 정부 부처와 기관이 마오리족의 열악한 건강 상태를 해결하는 것을 최우선 과제로 삼고 있지만(사고보상공사 2005; 보건부 2005), 마오리족 재활에 임상적으로 적용할 수 있는 연구에 대한 투자가 부족하여 이 분야의 지식 전달을 개선하려는 활동에는 상당한 제한이 있습니다.

원주민 외상성 뇌손상에 관한 문헌

다른 원주민 문화권에서 재활에 대해 배울 수 있는 것은 무엇일까요? 원주민 외상성 뇌손상에 관한 문헌은 대부분 북미에 집중되어 있으며, 소수의 관련 연구가 호주에서도 확인되었습니다. 북미 문헌에서는 아메리칸 인디언과 알래스카 원주민, 원주민과 비원주민이라는 용어를 사용하며, 성인 중심입니다. 다른 곳에서 발견된 바와 같이, 북미에서 남성 외상성 뇌손상은 여성 인구에 비해 두 배 이상 많습니다. 저자들은 원주민 시설의 사용과 외딴 지역으로 인해 외상성 뇌손상이 축소 보고되었을 가능성에 주목합니다. 폭행에 의한 이차적 외상성 뇌손상 비율은 아프리카계 미국인, 아메리칸 인디언과 알래스카 원주민에서 가장 높았으며, 백인의 4배에 달하는 30/100,000명으로 보고되었습니다. 알코올 농도 상승과 안전벨트 및 헬멧 사용률 저하로 인한 자동차 사고 및 폭행과 관련된 예방 전략이 필요합니다. 예방을 위한 필수 요건으로는 외상성 뇌손상이 없는 원주민 비교 집단에 비해 원주민 외상성 뇌손상 집단에서 높은 비율의 기분 및 불안 장애를 볼 수 있습니다. 이러한 집단에서 재활 서비스가 이러한 후유증에 어떻게 대응하는지는 아직 보고되지 않았습니다.

외상성 뇌손상 재활을 위해 입원한 원주민과 비원주민 간의 증상 발현의 차이에는 알코올 및 기타 약물 사용이 원주민 그룹의 83%, 비원주민 환자의 9%, 그리고 퇴원 후 후속 지원에서도 비원주민이 90%, 원주민이 33%인 것으로 나타났습니다. 다시 말하지만, 원주민의 관점에서 이러한 복잡한 상황을 조사한 논문은 발견되지 않았습니다. 원주민들의 약물 및 알코올 자가 보고와 대비한 비원주민의 보고 내용의 진실성에 의문을 제기하는 논문도 발견되지 않았습니다. 두 건의 질적 연구에 따르면 캐나다의 원주민 성인이 외상성 뇌손상을 입은 후 병원에서 집으로 돌아가는 데 상당한 어려움이 있는 것으로 나타났습니다. 호주의 두 논문에서는 재활 참여 동기에 대한 문화적 영향과 동일한 코호트에서 외상성 뇌손상에 대한 경험과 신념, 그리고 치료 성과와의 연관성을 조사했습니다. 원주민은 표본에 포함되지 않았지만, 이 연구 결과가 시사하는 바가 큽니다. 소수 문화권에서는 역할이 매우 중요하며, *호주식*이라고 불리는 것과는 다른 가치 체계를 갖는 것이 더 나쁜 성과와 관련이 있다는 것을 시사하는 중요한 문화적 차이가 확인되었습니다. 다음과 같이 말했다.

문화, 정서적 반응, 부상에 대한 이해, 교육과 관련된 변수들이 연령 및 부상 정도와 같이 전통적으로 예후와 관련이 있다고 여겨지는 변수보다 예후와 더 밀접하게 관련되어 있다.

재활과 관련된 개념을 조명하는 마오리 연구

재활이라는 단어, 재활에 내재된 가치, 그리고 그 실천은 최근 연구에서 마오리족에게 문제가 되는 것으로 확인되었습니다. 이제 마오리 참가자들이 재활의 개념과 관련하여 자신의 견해를 표현하는 다양한 방식을 보여주기 위해 해당 연구의 인용문(인용문이 유래한 전통 회의소인 마라에의 이름 뒤)을 예시적으로 제시합니다(마오리어 단어 및 개념에 대한 설명은 용어집 참조).

마오리어로 "재활"이란 단어를 "와카마오리"로 번역할 수는 없습니다. 이는 온전히 다른 의미를 가지고 있기 때문입니다. 실제로 이 단어는 마오리 언어에는 없기 때문에 마오리족 사고방식의 개념에서 벗어나서 생각해야 합니다. 일이 다르게 진행되어야 하겠죠?

*정말 흥미로웠던 것 중 하나는 제가 만난 한 장애인 여성, 코레로*korero*, 와의 만남이었습니다. 로토루아에서 온 그녀는 교통사고에 의한 하반신 마비 장애인이었습니다. 어디를 갈 때마다 오빠, 삼촌들이 차에서 마라에(전통적인 집회소)로, 혹은 어디로나 데려다줘야 한다는 이야기를 했습니다. 재활원 사람들이 그녀에게 가르치려 했던 것은 모든 것을 혼자서 할 수 있는 독립심이었습니다. 그녀는 자신이 배운 가장 중요한 중 하나는 마오리족이기 때문에 독립할 필요가 없다는 것과 형제들과 삼촌들이 자신을 마라에까지 업어준다는 것은 그들이 자신의 장애에 대해 배웠다는 것을 의미한다고 말했습니다. 그리고 그들은 그녀와 모든 것에 대처하는 방법도 배웠습니다. 척추 부상 병동에서 배운 것은 전혀 관련이 없었습니다.*

전통적인 집회소(Arateuru Marae)

마오리족 언어인 테 레오 마오리의 중요한 역할이 강조되었습니다.

마오리족의 재활을 고려하기 위해서라도 말이죠. 우리는 이미 우리의 언어(레오)가 없으면 아무것도 아니며, 다른 단일 문화의 일부일 뿐이라는 것을 알고 있습니다.

라오루 마라에(Rauru Marae)

마오리족의 전통적 개념인 푸타마(Poutama)(개선과 열망을 구현하기 위해 일련의 단계를 사용하는 마오리 전통 디자인 및 개념)를 사용하여 외상성 뇌손상 치료에 대한 이상적인 접근 방식과 고려해야 할 구체적인 개입 방법을 자세히 설명했습니다.

저는 *푸타마*에 대한 아이디어가 마음에 들어 마오리족의 세계로 돌아가 봅니다. 항상 여러 단계와 도전이 있을 거라고 말하면서 "*타이호아 토누 테 히넨가로, 헤 카케 아이 아 타네 누이 아랑기 키 티키티키 오랑기 오 테 히링가 이 테 마하라*"라는 *와카타키*가 생각납니다.

*타네***Tane***가 열두 하늘을 거쳐 푸타마까지 여행할 수 있었던 한 가지는 마음의 힘, 결단력이었습니다. 그리고 이 모든 것은 그의 주변에 믿음을 주는 와나우(가족) 구조가 있었기 때문에 가능했습니다. 그래서 푸타마가 그렇게 만들어졌다고요? 그런 거죠(단계적인 제스처를 취하며). 모든 단계는 도전과 투쟁을 통해 자신에 대한 새로운 특성을 구축해야 합니다. 하지만 저는 와이아타, 오리오리, 미리미리 같은 것들이 그의 재활과 푸타마의 절대적인 일부가 되어야 한다고 생각해요. 와나우가 마오리족에 관심이 있든 없든 마찬가지입니다. 그들은 좋아하지 않을 수도 있지만, 뇌 과학자들은 사람들에게 신체 접촉이 필요하고 음악 치료와 같은 소리와 노래가 필요하다고 말해주고 있으며, 그는 실제로 그것이 필요합니다. 이것은 마오리족만의 치유법이 아니라 우리 세계에서도 그렇게 하는 방법이 있으며 보편적인 것입니다. 그런 일들을 해야 합니다. 하지만 마오리족의 세계관을 통해 그렇게 할 수 있다면, 그는 머리 부상에서 힘을 얻을 뿐만 아니라 마오리족으로서 새로운 통찰력을 얻게 될 것입니다.*

아라이테루루 마라에(Araiteuru Marae)

마오리족의 관점에서 재활을 생각하는 또 다른 방법으로 *마라에*를 만들 때 전통 조각에 사용되는 활력을 되찾은 나무 조각의 비유를 제시했습니다.

제가 생각하는 재활은 뇌 외상을 입은 사람들에게 희망을 주고, 미래를 주고, 그들이 이 세상의 일부라는 영속성을 부여하는 것입니다. 그들을 판단하려는 것이 아닙니

다. 만약 제가 저 나무에 온통 구멍이 뚫려 있다고 판단한다면, 여러분도 그렇게 생각한다면 우리는 나무를 베어버릴 것입니다. 우리는 이런 식으로 생각하지 않아요. 제 마음속으로는 저 나무 조각에 마오리라는 생명력을 불어넣어 이곳에 있어야 할 이유를 부여하자고 생각했습니다. 그래서 조각을 했죠. 조각가들이 좋아했나요? 아니요, 못이 너무 많이 박혀서 끌이 무디어졌다고 저한테 욕을 했어요. 저 구멍도 그렇고요. 그래서 저에게 욕설하다가 제가 마우리에 대한 이야기를 들려줬더니 그들은 욕설을 멈추고 다시 조각을 시작했으니, 저에게 재활은 마우리인 셈이죠.

푸케모키모키 마라에(Pukemokimoki Marae)

이 인용문들은 전반적으로 재활이라는 단어에 반응하고 마오리족의 치유를 촉진하는 실천에 대해 이야기하는 문화적으로 결정된 독특한 견해를 강조합니다.

테 와카 오랑가

저의 박사 학위 연구에서 파생된 *테 와카 오랑가(Te Waka Oranga)*는 현재의 외상성 뇌손상 재활 패러다임과는 다른 외상성 뇌손상에 대응하는 방식입니다. 이러한 차이는 외상성 뇌손상이 뇌의 생리학뿐만 아니라 사람과 우주의 모든 측면과의 연결성을 나타내는 마오리 문화 개념인 와루아에 손상을 입힌다는 이론적 전제를 바탕으로 합니다. 와루아는 영적 웰빙(spiritual well-being)으로 번역되기도 합니다. 와루아에 대해 이러한 문화적으로 표현되는 부상을 생각할 때, 와나우는 외상성 뇌손상의 신체적 부상과 함께 발생하는 와루아 부상을 치유하는 데 두드러진 문화적 지식을 보유하고 있습니다.

*테 와카 오랑가*는 *와카*(waka)모양을 하고 있습니다. 이 상징적인 마오리족의 심볼은 여러 가지 이유로 선택되었습니다. 와카(선박)는 바다를 가로질러 이동하는 마오리족의 교통수단으로, 배에 탄 사람들이 원하는 목적지에 도착하기 위해서는 공동 작업 및 목표 설정이 필요합니다. 이런 방식으로 목적지를 개념화하는 것은 마오리족 고유의 방식이며, 바다를 건너는 *와카* 방식은 잘 알려져 있습니다. *와카*가 목적지로 이동하는 것이 아니라 목적지를 *와카*로 가져온다는 생각은 노력의 질과 에너지를 변화시킵니다. 목적지가 이미 존재하며 그것을 앞으로 가져올 수 있다는 생각을 중요하게 생각합니다. 마오리 세계관은 마오리의 가치인 *아나키탕가*(방문자에 대한 환대)와 *와나웅가탕가*(유대감 형성)에 따라 다른 세

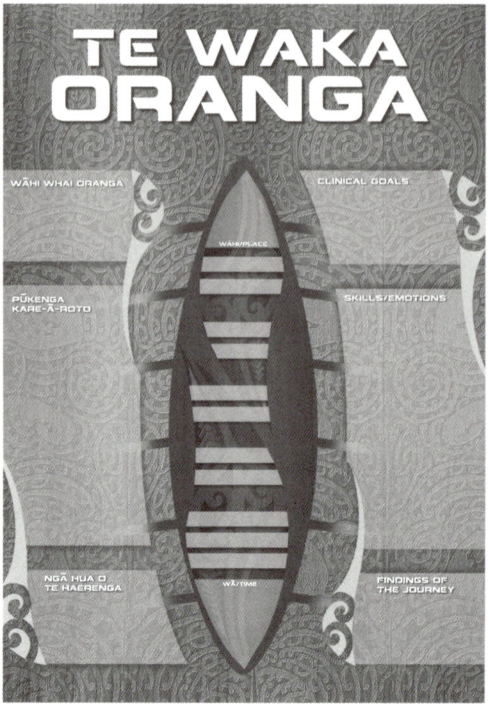

그림 12.1 테 와카 오랑가

계관을 *와카*에 태우도록 초대합니다. 이런 식으로 *와카*의 한쪽은 *와나우(가족)*가 노를 젓고 다른 한쪽은 관련 전문가가 노를 젓습니다. 이런 접근 방식은 재활이라는 단어의 사용을 의도적으로 피합니다. 이러한 선택은 재활이 고유한 역사와 전통을 가진 다른 패러다임의 지식에서 비롯된 영어 단어라는 점을 존중하는 것이기도 합니다.

이런 도구는 마오리족의 재활 접근법으로 간주될 수 있지만, 이 원주민 접근법을 비원주민 재활 개념과 연결시킬 때 상대주의적 문제가 두드러집니다. *테 와카 오랑가*의 개념과 행동은 마오리족 세계에서 유래한 것이며, 재활에 대한 질문에 답변하기 위해 만들어진 것이 아닙니다. 오히려 이 작업은 외상성 뇌손상을 입은 어린이와 청소년에 대한 *푸라카우*(이야기)에 대한 반응에서 개발되었습니다. 이 도구는 어린이, 청소년, 청년을 염두에 두고 설계되었습니다. 여기서 *모코푸나*(손자)라는 단어는 원래 연구에 참여한 참가자의 목소리를 존중하기 위해 기준 환자에게 사용하였습니다. 이 체계에서는 마오리족이 된다는 것은 자신의 *와카파파*(혈족) 안에 있는 *마타우랑가*(알려진 체계)에 접근하기 위해 *테 와카 오랑가*

체계에 의해 지원되는 유동적인 연속체와 *와나우*(가족) 영역이라고 가정합니다.

*테 와카 오랑가*의 기본 규칙은 두 단계로 나뉘는데, 첫 번째 단계는 *호우 타히*로 말 그대로 '하나로 노를 저어라'라는 뜻입니다. 두 번째 단계는 *테 헤렝가 오 테 와카 오랑가*, 즉 "*테 와카 오랑가*의 여정"입니다. 여기에는 발진, 항해, *테 와카 오랑가* 도착과 같이, 회복 목표를 달성하기 위해 와나우와 의료진이 함께 수행하는 작업이 포함됩니다.

이 두 단계에서는 문화적으로 두드러지는 모든 측면을 고려하기 위해 네 가지 탐색 요소 또는 도구를 고려해야 합니다. 이 영역은 *탕가타*(사람), *와*(시간), *와히*(장소), *와루아*(여기서는 마오리족 특유의 심오한 유대감으로 정의됨)로 구성됩니다. *와카 오랑가*는 이러한 요소들을 연결합니다. *테 와카 오랑가*는 마오리 세계관 안에 위치하여 마오리족이 비 마오리 세계관, 사람, 활동을 초청할 수 있는 안전한 공간을 제공함으로써 그들은 외상성 뇌손상 환자를 위해 *와나우*에게 도움이 될 수 있는 활동을 시도하게 될 것입니다. 이렇게 비 마오리 사람들은 마오리 세계의 손님입니다. 따라서 손님으로서 역할, 상호 관계, 책임이 명확히 정의되어 있어 모두가 하나가 되어 노를 저을 수 있습니다.

이 접근법을 사용하려면 *타오가*(그림으로 표현한 것)를 완성해야 하는데, 이 *타오가*는 *와나우*(가족)들과 임상의들의 업무에 대한 서면 기록을 제공합니다. *타오가*는 필요에 따라 하루, 일주일 또는 시술이나 기타 치료에 필요한 기간을 예시할 수 있습니다. 완성된 *타오가* 및 부분적으로 완성된 *타오가*는 *와나우* 집의 벽, 병실 벽, 임상 기록의 일부로 게시할 수 있습니다. *모코푸나*(손자)의 세계를 반영하는 것은 *타오가*의 또 다른 중요한 측면입니다. *모코푸나*의 취향을 반영하는 방식으로 장식할 수 있습니다.

이 구조는 *토이 와카리*로 사용하거나 연기할 수도 있습니다. 이런 식으로 노를 젓는 사람의 위치를 나타내는 의자를 설치하고 노를 사용할 수 있습니다. 기준 환자, *코루아*(할아버지), *쿠이아*(할머니)는 배에서 특별한 자리를 차지하며 항해에서 중심적인 역할을 담당합니다. 참가자들은 이 접근법을 사용하여 *와카*(선박)를 준비하고, *와카*를 움직이고, 합의된 목적지를 향해 앞으로 나아가기 위해 각자의 기술과 감정을 사용하는 것에 대해 논의할 수 있습니다.

이 첫 번째 단계에서는 노를 젓는 메커니즘을 하나로 정립하는 것입니다. *와카*는 모두가 한마음으로 노를 저어야 목적지를 향해 안전하고 깨끗하게 물속을 이동할 수 있습니다. 이 단계에서는 만남의 프로토콜도 다루며, 이러한 활동이 어디서 어떻게 이루어지는지 결정합니다. 이런 일련의 연습이 정기적으로 반복되는 것이 바람직합니다. 이러한 방식으로 *와나우*(가족)와 임상의 간의 존중과 신뢰는 접촉을 통해 강화됩니다. 이러한 일상 행동은 *와카*를 묶어주는 수평 끈과 *와카*에 탑승한 *카이호*(노를 젓는 사람)의 위치로 *타온가* 양식에 표현되어 있습니다. 이 단계에서는 와나우와 전문가 모두 서로의 유대감을 강화하는 작업 지침에 동의해야 합니다. 이러한 일상행동은 의견 차이를 협상하고, 계획대로 진행되지 않는 상황을 관리하며, 어려움을 논의하는 도구입니다. 원래 참여자들의 이야기 방식은 유용한 지침을 제공합니다. '서로 인정하기', '*코레로*(토론)의 토대 세우기', '주제 중심으로 탐색하기', '생각과 감정을 말로 표현하기', '유머 사용하기', '경험 나누기', '*카우파파*(주제)로 돌아가기', '질문하기' 등이 그것입니다.

테 와카 오랑가의 한계

모든 제안된 모델이나 사고방식과 마찬가지로, *테 와카 오랑가*에도 몇 가지 한계가 있습니다. 하나는 일부 마오리족이 문화적 정체성의 이러한 측면과 연결되어 있다고 느끼지 않는다면 위와 같은 방식으로 일하는 것을 불편하게 느낄 수 있다는 것입니다. 그러나 *마라에* 접촉을 마오리 정체성 활성화의 기본 척도로 사용한다면, 대부분의 마오리족이 *마라에*를 자주 또는 매우 자주 방문하기 때문에 이러한 접근 방식에 익숙하지 않은 사람들은 마오리족 중에서 소수일 것입니다. 이 접근법이 성인 환자와 그들의 *와나우*(가족)에게도 적합한지에 대해서는 아직 연구가 더 필요합니다. *모코푸나*(손자)라는 단어가 사용되었습니다. 성인이 *와카파파*(혈족) 내에서 위치상 손자녀로 남아 있다는 점을 고려할 때, 이러한 가능성은 유망합니다. 흥미롭게도 *파케하*(뉴질랜드 비 마오리족)의 이야기에 따르면, 자신들에게 더 익숙한 유럽의 주도적 모델과는 다른 세계관을 반영하고 있음에도 불구하고 *테 와카 오랑가*는 그들의 많은 경험과 관련성이 있다고 말하고 있습니다.

결론

치유와 회복에 대한 문화적 개념은 재활의 정의에서 특히 누락되어 있고, 문화적으로 가치 있는 역할, 책임, 기술, 활동 등 전반적인 문화적 기능수행(cultural functioning)이 부상(injury)에 미치는 영향은 국제적으로 인정되는 기능 및 장애 분류 체계에 포함되어 있지 않습니다(이러한 문제에 대한 자세한 논의는 1장 및 2장 참조). 부상으로 인한 기능 장애의 정의에서 문화가 빠져 있기 때문에 마오리 문화와 재활이 임상 또는 연구 관심 분야로 더 적극적으로 다루어지지 않았다는 주장도 있습니다.

원주민의 부상 개념과 부상 및 질병에 대한 대응에 관련된 문헌에는 심각한 격차가 있습니다. 원주민 질병과 부상의 높은 유병률에 대한 역학적 증거를 고려할 때, 원주민 연구자들과 그들의 연구를 지원하는 사람들이 연구 의제를 적절히 결정하는 것이 절실히 필요합니다. 실질적인 연구가 없는 이유를 설명하기는 어렵습니다. 다른 건강 문제가 우선순위를 차지했을 가능성이 있습니다. 자료 수집과 공개를 개선하면 이 분야에서 원주민 주도 연구를 뒷받침할 수 있는 보다 강력한 플랫폼을 제공할 수도 있습니다.

최근까지 미오리 문화에서 머리 부상의 중요성을 인정하는 문헌은 없었습니다. 이러한 문화적 침묵은 부상이 어떻게 개념화되고 그에 따라 어떻게 대응하고 예방해야 하는지에 대해 좀 더 이해하기 시작하려면 기존 *랑가하우 카우파파* 마오리족의 정보를 바탕으로 한 연구가 필요하다는 것을 시사합니다. 그래야만 마오리족의 성과를 개선하기 위해 이러한 지식을 보다 실용적으로 적용할 수 있습니다. 이것이 재활에 어떤 의미가 있는지에 대한 논쟁은 여전히 진행 중입니다. 핵심 과제는 이러한 접근 방식을 문화적으로 안전한 방식으로 구현하고 그 방식이 충실히 유지되어야 합니다. 이를 위해서는 상당한 인프라 지원이 필요합니다.

부상에 대한 마오리족의 접근 방식과 대응의 한 예로 *테 와카 오랑가*(Te Waka Oranga)가 제시되었습니다. 여기에는 *와나우*의 문화적 지식이 전제되어 있는 *와나우*와 전문가 간의 다른 협력 패러다임이 나타납니다. *와카* 전통을 활용하여 회복 목적지를 *와나우*에게로 가져오는 것은 원주민 지식을 발전시키는 실천의 한 사례입니다. 이 접근법은 다른 원주민과 문화권, 그리고 뇌에 영향을 미치는 다른 질환에도 유용할 수도 있습니다.

용어 설명

hauora: 마오리족의 전인적 건강 개념
he: A 또는 일부
hui: 회의
iwi: 부족
kaitiaki: 수호자
karakia: 기도
Kaumatua: 남녀를 막론하고 존경받는 장로
kaupapa: 주제, 이유
Koroua: 할아버지, 존경하는 장로님
Kuia: 할머니, 존경받는 여성 장로
마오리어: 뉴질랜드 아오테아로아의 원주민
marae: 마오리족의 전통 캠퍼스로, 관련 지역 및 회의를 위한 건물
mātauranga: 지식, 지식 체계
mokopuna: 손자
noho: 머물다, 앉다
noho puku: 자기 성찰
ora: 웰빙
oranga: 치유, 건강
Pākehā: 마오리족이 아닌 비태평양계 뉴질랜드인
Pepeha: 개인의 정체성을 정의하는 자연계의 요소를 식별하는 전통적인 주소 형식.
pūrākau: 이야기
rōpū: 그룹
Tangata: 인간, 사람
tapu: 신성한
Te Ao Māori: 마오리족의 세계
Te Reo Māori: 마오리족 언어
upoko: 머리
wā: 시간
wāhi: 장소
Wairua: 때때로 웰빙, 심오한 연결, 마오리 특유의 영적 차원으로 번역됨.

waka: *카누, 선박, 운반 수단*
wānanga: *학습과 토론을 위한 전통 포럼*
whakapapa: *족보*
whā: *네*
Whānau: *대가족*
Whānau ora: *대가족 제도의 복지*
whanaungatanga: *관계적 연결 고리를 만드는 과정*
whare: *집*

13

누구의 행동이 중요할까요? 의료진의 행동과 그것이 재활성과에 미치는 영향에 대해 다시 생각하다

니콜라 케이즈 / 수지 머지 / 펠리시티 / 브라이트 / 캐서린 맥퍼슨

소개

역사적으로 우리는 환자의 신념과 행동, 장애 또는 더 넓은 맥락을 변화시키는 데 초점을 맞춘 중재(치료방법)를 개발하고 검증하는 데 상당한 연구 자원을 투자해 왔습니다. 우리는 재활 성과를 예측할 수 있는 환자 특성을 이해하고자 노력해 왔으며, 동기 부여, 변화를 위해 환자들의 수용성, 순응도, 성격과 같은 그들의 많은 행동들(및 관련 개념)을 이해하려고 시도해 왔습니다. 재활 치료에서 기대한 성과를 얻지 못했을 때 동기부여가 되지 않음, 준비되지 않음, 비순응, 치료의 어려움 등의 표현(또는 라벨)을 사용하여 환자에게 책임을 돌리는 것은 어쩌면 당연한 일입니다. 환자의 신념과 인식이 부상이나 질병에 대한 환자의 반응 및 관련 성과에 미치는 영향은 잘 알려져 있습니다. 이로 인해 신념과 인식이 성과와 수많은 관련 중재(치료)에 영향을 미친다는 가설을 규명하기 위한 수많은 이론과 모델이 등장했습니다. 실제로 신념, 감정, 행동이 상호 작용한다는 가설을 명시적으로 활용하는 인지행동치료(cognitive behavior therapy)와 같은 접근 방식은 이제 일상적으로 임상현장에 도입되고 있습니다.

이에 비해 재활 전문가들의 기술력과 전문가 간 협력 또는 팀워크의 중요성 외에 재활 전문가들의 특성에 대한 연구는 거의 이루어지지 않고 있습니다. 우리가 일하는 방식, 우리가 누구인지, 우리가 생각하는 방식이 성과에 어떤 영향을 미칠 수 있는지에 대한 연구는 매우 적습니다. 저희는 2012년에 가장 많이 인용된 세 가지 재활 전문잡지에 게재된 모든 논문의 제목과 초록을 선별했습니다: 1. 물리 의학 및 재활 논문집 (*Archives of Physical Medicine and Rehabilitation*), 2. 임상 재활 (*Clinical Rehabilitation*), 3. 장애와 재활 (*Disability and Rehabilitation*). 2012년에 발표된 658개의 논문 중 14개(2.1%)만이 의료진의 행동이나 관련 과정에 초점을 맞췄습니다. 이 중 6편의 논문은 치료의 질과 목표 설정과 같은 재활 과정에 초점을 맞춘 논문으로, 의료진은 여러 측면에서 논의된 내용 중 일부였습니다. 재활 과정과 잠재적으로 환자 성과에 영향을 미칠 수 있는 재활 의료진 또는 의료진의 행동과 관련된 측면을 명확하게 연구, 측정 또는 논의한 논문은 8편(1.2%)에 불과했습니다.

이와는 대조적으로, 우리 대부분은 어느 시점에서 두 명의 재활치료사가 동일한 중재(치료)를 수행하지만 전혀 다른 결과를 도출하는 것을 관찰한 경험이 있습니다. 또한 연구자들은 과학적으로 탄탄한 연구 설계를 통해 치료사의 역할이 연구 성과의 교란 요인이 될 수 있는 점에 주목하였으며, 의료진 요소가 성과에 영향을 미칠 수 있는 잠재력을 대체로 인지하게 되었습니다. 연구자들은 무작위 배정 및 기타 통계 분석과 조정을 통해서, 그리고 치료의 충실도를 유지하기 위해서 다양한 전략을 통합하며 이러한 문제점들을 관리하려고 노력해 왔습니다. 이는 재활치료사가 성과에 영향을 미친다는 사실을(적어도 혼란을 주는 방식으로) 분명히 인식하고 있음을 나타내지만, 이러한 인식이 재활치료사가 결과에 정확히 어떻게 영향을 미치는지에 대한 이해를 증진하는 것을 목표로 하는 연구(적어도 출판의 형태)로는 많이 이어지지 않는 것으로 보입니다. 또한 방대한 양의 의료진 중심의 재활치료를 개발하고 검증하는 것으로 이어지지도 않았습니다.

이 장에서는 의료진의 생각, 감정, 행동이 환자의 성과에 직간접적으로 어떤 영향을 미칠 수 있는지 살펴보고자 합니다. 우리는 이런 사례들을 뒷받침하는 증거가 늘어나고 있음에도 불구하고, 의료진이 재활 과정이나 성과를 촉진하거나 방해하는 요인들로 주목받는 경우는 드물다고 생각합니다. 우리는 실제 진료 현장과 연구 모두에서 의료진의 특성과 행동에 대한 정당한 설명 요인으로서 보다 명확하게 주의를 기울여야 한다고 생각하며, 이를 촉진하기 위한 몇 가지 가능한 전략을 제안하고자 합니다. 우리의 접근 방식은 8장의 사회 관계적 재활에 관한 논의를 심화(및 보강)시킬 것입니다.

이 장은 두 부분으로 구성되어 있습니다. 첫째, 우리는 의료진 요인들, 특히 그들의 생각, 감정, 업무수행 방식이 재활 성과에 중요한 영향을 미친다는 우리의 주장을 입증하기 위해 현상의 증거들을 활용할 것입니다. 둘째, 연구와 임상에서 재활 치료 성과를 최적화하기 위해 아직 많이 활용되지 않은 자원들을 활용할 수 있는 이론적 근거를 바탕으로 한 여러 가지 전략을 제안하고자 합니다.

성과에 영향을 미치는 의료진 요인들의 중요성

치료 성과와 관련된 재활 전문가의 역할에 대한 초점은 일반적으로 개인적 특성(예: 나이, 성별) 또는 전문성 수준(예: 경력, 교육, 훈련)과 관련된 것으로 간주하는 측면이 많습니다. 예를 들어, 연구들은 일반적으로 수년간의 경험만을 기준으로 전문 의료인을 정의합니다. 의료진 스스로도 임상 경험을 매우 중요하게 여기며, 임상적 의사결정을 뒷받침하거나 검증하는 데 이를 활용하는 것이 일반적입니다. 경험이 많은 치료사에게 치료받는 환자가 더 나은 치료 성과를 얻을 것이라는 암묵적인 전제가 있습니다. 그러나 특정 상황에서 임상 경험과 성과 사이의 관계를 뒷받침하는 증거가 있고, 치료가 상당히 규범적인 경우에는 이를 뒷받침하는 증거가 있지만, 이는 문헌에 의해 더 일반적으로 뒷받침되지는 않습니다. 마찬가지로 교육 및 훈련 수준에 대한 강조가 있는 반면, 지속적인 교육과 환자 치료 성과 개선 사이의 관계에 대한 증거는 모호합니다. 경험이나 교육 연수와 성과 사이의 관계를 강력하게 뒷받침하는 증거가 있더라도, 다른 한편으로는 전문가 수준에 필요한 경력이 쌓이기를 기다리는 것만으로는 충분하지는 않아 보입니다. 우리는 최적의 성과를 기대할 수 있는 교육을 받은 소수의 의료진만이 존재할 것이라는 사실을 '인정'하기보다는, 다른 의료진과 연관된 특성이나 여러 측면을 연구할 가치가 있으며, 그중 일부는 변화가 더 용이할 수 있다고 제안합니다. 이와 관련하여 최근 관련성이 높아지고 있는 두 가지 연구로는 (a) 의료진의 생각, 감정, 태도가 성과에 영향을 미치는 중요성과 (b) 의료진의 진료 접근 방식 또는 치료 방식을 조사하는 연구가 있습니다. 이러한 각 연구와 관련 증거에 대해 자세히 보고하고자 합니다.

의료진의 생각, 감정, 태도

환자의 반응에 관한 여러 연구를 살펴보면, 인간의 행동은 근본적으로 개인의 신념, 생각, 감정들이 복잡하게 서로 상호작용을 하며 생성된 개념을 기반으로 하고 있습니다. 그런데 이와 동일한 원칙이 의료인의 행동에도 적용될 수 있다는 것을 생각하지 않는 것은 조금 이상해 보입니다. 이 장에서 우리가 생각하고 행동하는 방식과 재활 성과와의 연관성을 탐구한 경험적 증거에 대해 논의하고자 합니다.

의료진의 신념과 태도에 대한 일부 내용은 근거 기반 의학 분야에서 상당히 연구되어 왔습니다. 근거 기반 진료가 더 나은 치료 성과를 가져올 수 있다는 연구 결과가 발표되면서 의료진이 연구 결과를 활용하는 방법에 대한 관심이 높아졌습니다. 시간적 제약, 지원 부족, 불충분한 비판적 평가 기술, 불충분한 연구 범위, 그리고 결과적으로 특정한 임상 상황에는 적용할 수 없는 점과 같은 다양한 장벽도 확인되었습니다. 이 중 많은 부분이 진료 상황과 관련이 있지만, 근거 기반 진료에 대한 접근 및 사용에 대한 자기 효능감*(self-efficacy)*과 연구에 대한 *긍정적인 태도* 등의 요인들은 실제 진료현장에서의 의사결정 과정에서 기존의 근거기반 연구 결과를 보다 더 활용한다는 증거가 있습니다. 의료인의 신념과 인식이 연구 결과를 진료(치료)로 연결하는데 영향을 미친다는 점을 고려할 때, 의료인의 신념과 인식이 재활 의료의 다른 영역에서도 중요한 역할을 할 수 있다고 생각하는 것은 합리적인 가정이라고 할 수 있습니다.

요통 부상을 다루는 의료진의 임상 이론적 지향과 신념을 조사하는 연구 결과에서 신념과 인식이 임상 관리, 권고 및 교육 활용에 영향을 미칠 수 있고 실제로 영향을 미친다는 주장을 뒷받침하고 있음이 밝혀졌습니다. 예를 들어, 비특이적 요통을 가진 환자 사례에 대해 물리치료사 2,000명과 일반의 2,000명을 대상으로 한 차례의 우편 설문조사를 실시했습니다. 연구진은 '요통이 조직 손상의 결과가 아니라 사회적, 심리적 요인에 의해 영향을 받을 수 있다는 생물심리사회적 질병 모델(biopsychosocial model of disease)'에 동의하는 의료진은 일반적으로 보다 많은 활동을 포함하는 진료 지침에 따라 일관되게 행동한다는 사실을 발견했습니다. 이와는 대조적으로, "장애와 통증은 특정 병리의 결과이며... 치료는 질병을 치료하고 통증을 완화하는 데 목적이 있다"라는 의생명학적 관점(biomedical orientation)을 따르는 사람들의 임상 관리 및 권장 사항은 진료 지침과 좀 더 거리가 있는 것으로 나타났습니다. 이런 생각을 갖고 있는 의료진들은 환자에게 직장을 계속 쉬도록 권고할 가능성이 더 높았습니다. 이와 비슷하게, 후벤Houben 등은 물리치료사를 대상으로 통증 태도 및 신념 척도의 측정에 관한 특성을 주로 조사했는데, 이 연구에서 의생명학적 성향을 가진 물리치료사들은 비특이적 요통 환자들의 일상 활동을 해로운 것으로 생각할 가능성이 더 높다는 것을 발견했습니다. 비숍Bishop등과 마찬가지로, 이들은 의생명학적인 성향을 가진 물리치료사가 환자에게 활동과 업무의 제한을 권고할 가능성이 더 높다는 사실을 발견했습니다. 이러한 연구 결과와 일치하는 다학제 통증 팀에서 일하는 간호사를 대상으로 한 연구에서는 치료조절에 대한 신념(통증이 내적요인으로 조절될 수 있거나, 혹은 강력한 외적요인 또는 우연히 조절된다는입장)에 따라 그들이 지지하는 치료유형이 다르다는 것을 발견했습니다.

요통 환자를 치료하는 물리치료사에 대한 질적 연구는 치료사의 신념과 인식이 치료과정에 어떻게 영향을 미치는 가에 대한 추가적인 통찰력을 제공합니다. 주목할 만한 예로는 요통과 관련된 물리치료사의 교육 방식에 관한 트레드Trede의 연구가 있습니다. 그는 자신의 연구에서 물리치료사를 위한 교육 실태를 뒷받침하는 핵심 이론으로 치료사의 지식이 치료사에 대한 신뢰로 이어지고, 이것이 환자의 순응으로 이어진다는 가설을 제시했습니다. 이 가설에 따라 환자를 교육하는 데 있어서 물리치료사가 중요한 의학적 사실을 전달하는 전문가로 자리매김하는 치료사 중심 접근 방식을 채택하고 있습니다. 이 연구에 참여한 물리치료사들은 주로 자신의 역할을 기술자로 인식하고 있었습니다. 이는 개인화된 커뮤니케이션 접근 방식이 더 효과적인 교육 도구가 될 것이라는 환자의 관점과 상충되는 것입니다.

여기에 제시된 대부분의 증거는 요통 환자 사례에서 나온 것이지만, 유사한 패턴이 다른 환자군과 재활 상황에서도 분명하게 드러납니다. 의료진의 신념, 인식, 태도, 판단은 퇴원 계획, 치료 제공, 임종 간호, 역할과 책임에 대한 인식, 환자와 의료진 간의 관계의 질, 표준화된 성과 측정의 채택, 의료의 질 등과 관련된 주요 임상 결정에 영향을 주는 것으로 밝혀졌습니다.

잘 연구되지 않은 것은 의료진의 신념과 인식이 환자 성과에 영향을 미치는 메커니즘입니다. [제한된 "치료 이론(treatment theory)"이 제1장에서 논의된 바 있습니다.] 논의되었던 한 가지 이론은 삼자 효능 기본체계(tripartite efficacy framework)입니다. 렌트Lent와 로페즈Lopez는 자기 효능감(self-efficacy)(자신의 능력에 대한 믿음), 타인 효능감(other-efficacy)(중요한 타인의 능력에 대한 믿음), 관계 추론적 자기 효능감(relation-inferred self-efficacy, RISE: 중요한 타인이 자신을 어떻게 보는지에 대한 믿음)을 포함한 세 가지 유형의 효능감을 역학 관계의 관점으로 구분하였습니다. 이들은 이러한 효능감 사이의 역동적인 상호작용이 관계 형성 및 관련 성과에 중요한 영향을 미칠 수 있다고 이론화하였습니다. 이런 기본체계는 효능감이 행동에 미치는 영향에 대해 일반적으로 이해되는 개인주의적 모델을 확장하여 대인 관계의 맥락에서 효능감의 역동적인 특성을 주장합니다. 잭슨 Jackson 등은 하지 근골격계 질환을 위한 운동 프로그램에서 환자-의료인의 관계에서 이 이론을 검증하였습니다. 특히 흥미로운 점은 환자-의료인의 관계에 대한 인식이 자신의 능력(자기 효능감), 상대방의 능력(타인 효능감), 상대방도 자신의 능력에 대해 자신감을 갖고 있다고 믿을 때(RISE) 더 나은 관계로 발전한다는 것입니다. 또한 의료진의 다른 효능감(즉, 환자의 자기 효능감에 대한 믿음)은 관계의 질에 대한 환자의 인식과 매우 유의미한 관계가 있는 것으로 밝혀졌습니다. 삼자 효능감 기본체계가 제공하는 이론적 설명은 치료 관계에 있는 개인이 "서로의 인지, 감정, 행동에 상호작용 방식으로 영향을 미칠 수 있는 잠재력을 가지고 있다"라고 제안한 다른 의료 분야에서 볼 수 있는 돌봄 관계(치료사-환자 혹은 의료인-환자)의 상호 의존적 특성을 강조하는 이전 연구와 일치합니다.

요약하면, 이 단락에 제공된 증거는 치료사의 신념과 태도가 재활 성과의 공통 분모(covariate)로 작용하는 역할을 규명하는 연구가 많이 있다는 것을 보여 주고 있습니다. 삼자 효능감 기본체계는 치료사의 생각과 감정 사이의 상호작용과 그것이 치료사-환자 사이의 치료적 관계에서 어떻게 행동에 영향을 미칠 수 있는지에 대한 유용한 이론적 이해를 제공합니다. 다음으로, 우리는 치료사의 생각과 신념을 넘어 치료사의 행동 또는 치료 방식이 성과에 미치는 역할을 보다 명확하게 다루고자 합니다.

의료진의 업무 방식 – 의료현장에 대한 접근 방식

"업무 방식"이라는 용어를 사용할 때, 우리는 각 분야에 고유한 업무의 기술적 측면이 아니라 해당 전문성을 대체하거나 개념화하며 분야 간 경계를 넘나드는 업무 방식을 의미합니다. 예를 들어, 업무 방식에는 진료 접근 방식, 대인관계 기술, 또는 환자와 소통하고 관계를 맺는 방식과 관련하여 어떤 의료인을 다른 의료인과 구분 짓는 거의 무형적이지만 뚜렷한 '그 무엇'이 포함될 수 있습니다. 지난 10년 동안 우리가 환자와 어떤 관계를 맺고 어떻게 지내는지가 재활 성과에 큰 영향을 미칠 수 있다는 증거가 점점 더 많아지고 있습니다.

"숙련된" 의료진의 업무 방식을 살펴보면 업무 방식이 성과에 어떤 영향을 미칠 수 있는지에 대한 심층 정보를 얻을 수 있습니다. 예를 들어, 레스닉Resnik과 젠슨Jensen은 24,000명 이상의 환자를 대상으로 한 대규모 연구자료에서 각 물리치료사가 치료한 요통 환자의 임상 결과를 바탕으로 숙련된 물리치료사와 일반 물리치료사를 구분했습니다. 연구팀은 근거 이론을 사용하는 숙련된 물리치료사와 일반 물리치료사의 하위 그룹을 인터뷰하여 전문가 업무 이론(Theory of Expert Practice)을 개발했습니다. 숙련된 치료사는 환자를 능동적인 참여자로 간주하고 환자의 역량 강화를 치료의 주요 목표로 삼는 개인 중심적 접근 방식을 취하는 것이 특징입니다. 이들은 임상적 추론, 환자 교육, 좋은 환사-치료사 관계 구축을 통해 이를 달성할 수 있다고 설명했습니다. 이들은 이러한 접근 방식이 임상적 추론, 가치, 덕목, 치료사 지식 간의 상호작용에서 비롯되는 것으로 이해했습니다. 이 연구에서 전문 치료사의 업무 방식은 치료 윤리와 개인에 대한 존중을 기반으로 하며, 이는 환자의 이야기를 적극적인 듣는 행위를 포함하는 의사소통 형태로 이어졌습니다. 레스닉Resnik과 젠슨Jensen의 전문 의료진 또한 지속적인 학습을 중요시했으며, 이는 스스로의 한계를 인식하는 것과 함께 업무 개선을 위해 문헌으로 자신을 뒷받침하려는 노력으로 이어집니다. 임상에서의 노력과 학습은 치료를 정교화하고 개선할 수 있는 기회를 제공합니다. 이 연구에 참여한 숙련된 치료사들은 의식적이고 명확하게 치료 과정을 설명하는 반면, '평균적인' 치료사들은 그렇지 않았으며, 경우에 따라서는 업무에 대한 재평가에 어려움을 느낀다고 보고했습니다.

의료진이 환자와 소통하고 상호작용하는 방식은 재활의 중요한 구성 요소로 오랫동안 여겨져 왔으며, 1957년에 이미 재활에서 환자와 의료진 간의 신뢰관계의 역할에 대한 문헌들이 등장했습니다. 환자와 의료진 모두 신뢰, 협력, 상호 존중과 같은 치료 관계의 측면이 치료 효과를 잠재적으로 호전시킨다고 보고했습니다. 치료 관계의 측면과 성과 사이의 연관성을 조사하는 연구가 늘어남에 따라 치료 관계는 단지 '있으면 좋은 점' 정도가 아니라 재활 성과를 최적화하는 데 필수적일 수 있음을 시사합니다. 탄탄한 치료적 유대관계는 뇌 손상, 근골격계 및 심장 질환, 암 생존자, 뇌졸중, 척수 손상 환자의 재활 후 성과 개선과 관련이 있습니다. 홀Hall 등은 13개의 전향적인 재활 연구 성과를 종합하여 의료진과 환자 관계의 측면이 치료 순응도, 환자 만족도, 그리고 통증, 우울증, 신체 기능 등 다양한 성과 향상과 관련이 있다는 결론을 내렸습니다. 신경 재활 분야에서 치료 관계에 대한 긍정적인 평가가 높을수록 생산성, 인지 재훈련 과제, 운전 상태, 주의력, 순응도, 우울증, 협업 성공에 대한 환자 평가 등 다양한 성과의 개선과 관련이 있습니다.

특히 장기적으로 부상이나 질병에 시달리는 경우, 재활 치료에 대한 환자의 참여는 좋은 성과를 얻기 위해 매우 중요한 것으로 알려져 있습니다. 우리는 최근 의료 참여에 대한 개념적 검토를 마치고 참여를 상태("참여")이자 과정("관여")으로 제안했습니다. 참여도를 측정하는 대부분의 연구는 주로 환자의 참여 상황과 참여 행동 지표, 즉 환자가 적극적으로 참여하고 헌신적이며 열정적인지 또는 높은 수준의 의욕, 에너지, 노력을 보이는지 여부에 초점을 맞추고 있습니다. 그러나 과정으로서의 참여에 초점을 맞추면 상호성을 강조하거나 참여에 대한 책임이 의료진에게 있다는 점을 강조하게 됩니다. 예를 들어, 우리의 개념적 검토에서는 신뢰와 상호 존중의 관계, 환자에게 귀 기울이며 이해를 받고 있다고 느끼는 치료 공간 조성, 장애 이면의 사람을 이해하는 것, 환자의 필요와 선호에 반응하고 유연하게 대처하는 것을 '참여' 과정의 특징으로 강조했습니다. 이러한 개념적 검토 결과를 종합하여 다음과 같이 참여에 대한 임상현장적 정의를 제안하고자 합니다:

> 참여는 함께 만들어가는 과정이자 상태입니다. 이는 개인이 의료 서비스에 적극적이고 헌신적이며 투자하는 협력자가 될 수 있도록 개인 및/또는 치료 프로그램과 점진적으로 연결되는 과정을 포함합니다.

이 활동 개념 정의는 재활 기간 동안 진행되는 참여 과정에서 의료진과 환자 양쪽 모두 중요한 역할을 한다는 점을 강조하고자 합니다. 우리는 의료진의 참여가 환자가 참여하는 정도 이상은 아니더라도, 환자 정도는 참여하여야 한다고 생각하며, 참여 과정에서 의료진의 업무 방식이 실제로 우리가 개별적으로(의료진으로서) 그리고 집단적으로(전문직으로서) 영향을 미칠 수 있는 중요한 역할이라는 점을 강조합니다.

요약

이 장에서 우리는 환자의 행동에 대한 통상적인 시각에서 벗어나야 한다고 주장했으며, 재활 성과에 영향을 미치는 의료진의 생각, 신념, 감정, 업무 방식에 대해 보다 심층적인 연구가 필요하다고 주장했습니다. 우리는 우리가 생각하고 일하는 방식이 특정 훈련 기반 재활 기술을 넘어 환자의 경험과 성과에 영향을 미친다는 것을 입증하기 위해 두 가지 주요 연구 기관의 증거를 참고했습니다. 이처럼 기술적인 전문성 외 다른 측면이 중요하다고 인정받은 것이 이번이 처음은 아닙니다. 실제로, 중복 장애를 갖고 있는 사람에서 양질의 보건 및 사회적 돌봄을 구성하는 것이 무엇인지를 연구한 이전 연구들에서 *기술적 역량(technical competence)*과 *인간적 접근(human approach)* 방식 사이의 상황에 맞는 균형이 중요하며, 경우에 따라서는 인간미(humanness)가 기술적 역량보다 훨씬 더 중요하다는 점을 알게 되면서 우리의 생각은 더욱 확고해졌습니다. 저희를 비롯한 많은 사람이 기술적 전문성 이외의 요소들이 중요하다는 점을 강조하기 위해 노력해 왔음에도 불구하고, 아직 실질적인 변화는 가시적으로 나타나지 않고 있습니다.

의료 현장에서 눈에 띄는 변화가 없는 이유는 제도적으로 현상 유지를 뒷받침하는 구조적 문제 등 여러 가지 이유가 있을 수 있습니다(6장과 10장을 포함해 이 책의 다른 많은 장에서 이에 대한 다양한 측면을 제안하거나 확인합니다). 그러나 많은 변화가 없는 것에 대해 생각하면, 우리는 적어도 부분적으로는 여전히 기술력과 임상 전문성을 발휘하는 것이 시간을 보내는 가장 정당한 방법이라고 여기기 때문이라고 생각합니다. 흥미롭게도 전문가들은 환자들이 실제로 이러한 견해를 공유하고 있다고 믿는 경향이 있습니다. 예를 들어, 위에서 인용한 트레드 Trede의 연구에서 환자 참여자들은 *손으로 만지며 직접 수행하는 기술(hand-on techniques)*과 *손을 떼고 있는 태도(hand-off attitude)*를 구별하고 손을 떼는 태도가 더 중요하다고 강조했지만, 물리치료사 참여자들은 환자들은 자신의 기술력에 더 큰 가치를 부여한다고 믿었고 있다고 말했습니다. "환자가 돈을 지불하고 당신은 실제로 그들을 치료해야 합니다. 가만히 앉아서 환자들과 대화할 수만은 없습니다.". 물리치료의 기술적 측면(실습)과 인간적 측면(대면) 사이의 이러한 저울질(또는 절충)과 물리치료사에게 발생하는 긴장은 다른 곳에서도 보고된 바 있습니다. 비록 복잡하고 아직 잘 이해되지 않았지만, 위에 제시된 경험적 증거들은 물리치료사의 생각, 감정, 작업 방식과 재활 성과 사이의 관계를 명확하게 보여줍니다. 재활 현장과 연구에서 이러한 측면에 더 많은 관심을 기울여야 할 때가 된 것 같습니다. 다음에서는 재활 성과를 최적화하기 위해 의료진의 행동을 전환하는 방법에 대한 몇 가지 전략을 제안하기 위해 보고된 증거들에 보면서 논의를 확대해 보겠습니다.

재활 성과를 최적화하기 위해 의료진의 생각, 감정, 업무 방식에 대해 우리는 어떻게 다시 생각하고/생각해야만 할까?

치료적 경험 속에는 기술적 전문성 외에도 많은 중요한 요소들이 포함되어 있다는 관점에 동의한다면 재활 현장에 대한 다양한 사고방식을 받아들일 수 있을

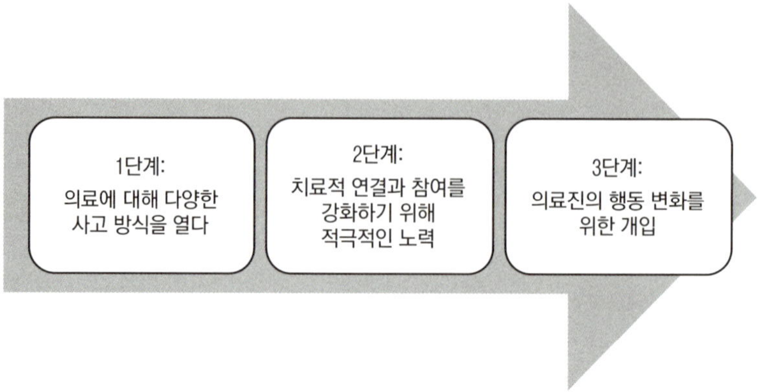

그림 13.1 의료진의 생각, 감정, 업무 방식을 재고하기 위한 3단계 대응 방식

것입니다. 우리가 우선순위를 두고 개발하고자 하는 기술을 다시 생각해 보고, 치료 시간을 사용하는 정당한 방법으로 여겨지는 방식들을 근본적으로 다시 검토할 필요가 있습니다. 증거는 거의 확실하게 변화가 필요하다는 것을 보여주고 있습니다. 우리는 의료진이 고립된 채로 일하는 것이 아니라 우리가 생각하고 일하는 방식에 영향을 미치는 시스템과 구조 안에서 일한다는 사실을 인정합니다. 우리가 일하는 시스템이 업무의 주요 측면에 상당한 영향력을 행사할 수 있고, 실제로 어떤 '업무'가 다른 '업무'에 비해 보다 정당한 우선적 지위를 부여받을 수 있기 때문에 우리는 위의 사실을 어떤 식으로든 최소화하고 싶지 않습니다. 그러나 이 장의 목적상, 우리는 주로 개별 의료진 수준에서 변화에 영향을 미치는 것들에 중점을 둡니다.

우리는 개별 의료진 수준에서 (의료진 내) 행동 변화가 세 가지 단계에서 발생할 수 있다고 제안하고자 합니다(**그림 13.1 참조**). 가장 기본적으로는 재활 성과에 대한 우리의 역할을 더 잘 인식하고 인정하는 것만으로도 의도치 않게 진료와 재활 치료 성과에 변화를 가져올 수 있습니다. 이 단계에서 우리가 제안하는 전략은 의료 현장에 대한 비판적 성찰을 촉진하고 다양한 사고방식을 열어줄 수 있는 도구들에 초점을 맞춥니다. 두 번째 대응 단계에서 우리는 환자와의 치료적 연결을 강조하고 재활에 있어서 환자의 참여를 촉진함으로써 의료진의 행동에 보다 적극적이고 목표 지향적인 변화를 가져올 수 있는 잠재력을 강조합니다. 마지막으로, 세 번째 단계에서는 임상 행동의 변화, 특히 일하는 방식이나 임상의 기본적이고 정당한 구성 요소로 인식하는 것에 근본적인 변화가 필요한 경우 또는 자신의 직업적 정체성이 위협받는다고 인식되는 경우 변화를 실행하는 것이 복잡하다는 점을 인정하는 것입니다. 따라서 이 단계에서는 변화를 촉진하기 위해 의료진과 함께 보다 적극적으로 개입하는 것이 유리하다고 생각합니다. 이러한 각 단계와 관련 전략은 아래에서 자세히 설명하겠습니다.

1단계 대응: 현장에 대한 다양한 사고방식을 개방하기

의료진의 생각, 감정, 태도가 의료진들의 행동과 재활 결과에 대한 신념과 태도에 영향을 미치고 있음을 확인하면서, 사소한 사고의 전환이 의료진들의 행동 변화에 어떤 영향을 미칠 수 있는지 상상하는 것은 어렵지 않습니다. 우리의 임상 현장에 대해 연구하는 것은 많은 사람들이 동의하고 있으며, 환자, 동료, 직업, 가족 등 타인의 입장과 관련하여 우리 자신의 입장을 더 잘 인식하는 첫 단계로 생각할 수 있습니다. 임상적 추론과 성찰을 촉진하는 도구로는 앳킨슨Atkinson과 닉슨-케이브Nixon-Cave가 개발한 것이 한 예입니다. 물리치료 임상 추론 및 성찰 도구들로는 신체 구조와 기능, 장애, 활동 제한, 참여 제한에 대한 국제 기능수행, 장애 및 건강분류(ICF)의 구분과 더불어 의료진이 자신의 임상 추론, 평가 과정 및 기본 가정을 검토하도록 안내하는 몇 가지 제안된 성찰 요소들로 구성된 틀이 있습니다. 또한 치료 계획 과정에서 임상적 추론을 돕기 위해 이 도구들을 성공적으로 사용한 한 학생의 사례 보고서도 있습니다. 저자들은 이 도구의 성공을 입증하기 위해서는 추가 연구가 필요하다는 점을 인정하지만, 여기에서는 의사결정 과정과 기본 가정을 연구할 때 이런 도구들이 활용하여 의료진들이 어떻게 자신의 기본 신념과 태도가 임상 의사결정에 영향을 미칠 수 있는지를 보다 명확하게 파악하는 데 도움이 될 수 있는지를 보여주는 실례로서 이 도구를 소개하고자 합니다.

또 다른 반 구조화된(semistructured) 연구 접근법은 "자아를 더 광범위한 사회-문화적 문제로서 탐색의 기초로 사용하는" 접근법인 자가문화조사학autoethnography [1] 을 실제로 사용하는 것입니다. 홉스Hoppes 등은 작업치료 훈련 전반에 걸쳐 성찰을 촉진하는 메커니즘으로 자가문화조사학을 활용했습니다. 이 연구에서 학생들은 자가문화조사학에 대한 정식 입문 강의에 참석했으며, 동료들과 정기적으로 공유하고 토론하여 자신의 성찰에 대한 인식과 이해를 깊게 했습니다. 이들은 자신의 경험, 성찰, 환자와 의료진의 이야기를 활용하여 임상 현장의 자가

---

1) (역자 해석) 자가문화조사학(autoethnography): 연구자 자신의 자기 성찰을 바탕으로 사회 현상을 통찰하는 질적 연구

문화조사학을 구성했습니다. 저자들은 학생들이 이 과정을 어렵게 생각하지만, 결국에는 작업치료 임상현장에 대한 깊고 심오한 이해에 도달하게 될 것입니다. 의료진과 연구자가 자신의 임상이나 연구를 공식적으로 되돌아 보게하기 위해 사용하는 자가문화조사학의 몇 가지 예가 있습니다. 저희는 자체적으로 수행한 자가문화조사학 연구에서, 근본적인 가정을 체계적으로 탐구하고 우리의 배경과 일하는 방식에 의문을 제기함으로써 변화를 이끌어내는 데 자가문화조사 방법의 유용성을 주장하고자 합니다. 우리는 동료들과 성찰, 생각, 감정을 공유함으로써 그 과정이 드러나며, 따라서 업무 개발 측면에서 놀랍도록 강력한 힘을 발휘함을 발견했습니다.

임상 현장에 대한 인식론적 기초를 생각할 때, 관련 가정과 그것이 어떻게 새로운 사고방식을 제한하거나 실제로 개방할 수 있는지를 생각하는 것은 임상 현장에 대한 또 다른 형태의 반성이 될 수 있습니다. 예를 들어, 니콜스Nicholls와 홈즈Holmes는 물리치료의 핵심적인 특징은 치료적인 신체 접촉이라고 주장하며, 물리치료에서 지속되는 신체 접촉에 대한 훈련된 접근 방식이 치료에 대한 다른 보다 인간적인 접근 방식을 제약할 수 있다고 주장했습니다. 쇼Shaw와 드포지De-Forge는 전문 물리치료사가 *브리콜뢰르*bricoleurs (역주: *여러 가지 일이나 치료과정에 손을 대는 사람*)가 되어야 한다고 주장합니다. 이러한 용어가 물리치료사들을 낯설게 할 수 있지만, 그 결과는 그렇지 않습니다. 이들은 브리콜뢰르bricoleurs로서 전문 물리치료사는 지식과 가설을 비판적으로 검토하고 해석하며, 한 가지 지식에 특권을 부여하는 대신 다양한 인식론을 수용하여 새로운 생각과 일하는 방식의 문을 열어야 한다고 제안합니다: "브리콜뢰르bricoleurs 역할을 하는 물리치료사는 자신이 제공하기로 선택한 치료뿐만 아니라 고객의 관점, 필요, 선호도에 영향을 미치는 다양한 상황적, 역동적 요소를 고려하여야 합니다." 이러한 모든 전략은 의료진이 자신의 진료 방식을 보다 명확하게 되돌아보고 의문을 제기하며, 진료 방식을 뒷받침하는 가정을 만들고, 임상적 추론, 의사 결정 및 행동에 영향을 미치는 신념과 관점을 보다 가시화하는 것을 목표로 하는 수단으로 생각할 수 있습니다. 이러한 전략은 **그림 13.1**의 1단계에 속하는데, 이는 임상에 대해 생각하는 방식을 바꾸면 행동하는 방식도 바뀔 것이라는 전제(앞서 '의료진의 생각, 감정 및 태도' 섹션에서 제시한 증거에 비추어 논쟁의 여지가 있음)에서 비롯되는 다소 소극적인 전략인 반면, 변화를 실행할 수 있는 특정 임상 행동을 적극적으로 식별하고 목표로 삼는다는 점에서 차이가 있습니다. 다음에서는 2단계에서 보다 적극적인 대응을 제안할 것입니다.

2단계 대응: 치료적 연결과 참여를 강화하기 위해 적극적으로 노력하기

이 장의 초반부에 제시된 증거에 대한 논리적 대응은 치료 성과와의 관련성에 비추어 치료적 연결과 환자의 참여에 보다 적극적으로 초점을 맞추는 것입니다. 이는 새로운 제안은 아니며, 수년 동안 이와 유사한 협력적이고 사람 중심의 접근 방식에 대한 수많은 요구가 있어 왔습니다. 그러나 이러한 많은 요구와는 달리, 우리는 이를 단순히 권장되는 업무 방식이거나 있으면 좋은 것이 아니라 그 사제로 성낭한 지료이며 명확한 접근 방식인 '휴먼 테크놀로지'로서 실천의 잠재적인 '핵심' 요소로 알려져 있습니다. 어느 면에서 이는 작업치료사들이 '자아의 치료적 사용(therapeutic use of self)'이라고 부르는 것과 유사합니다. 치료적 연결과 참여를 중재(치료)로 보는 관점은 (a) 훈련 중심의 치료영역을 더 적극적인 요소로 생각하고, 치료적 관계를 강화하고 참여를 촉진하는 노력은 부차적인 것으로 간주하거나, (b) 좋은 치료적 관계의 발전이 사전 계획보다는 우연에 의한 것일 수 있으며, (c) 연결과 참여를 최적화하는 데 필요한 기술은 가르칠 수 없고 시간이 지나면서 경험을 통해 직관적으로 발전하여 결국 전문 치료사와 보통 치료사를 구분된다는 일상적인 임상현장과는 다릅니다. 치료사들이 치료 관계와 참여를 향상시키기 위해 보다 적극적으로 일할 수 있는 지식과 기술을 갖추기 위해서는 두 가지가 필요하다고 제안합니다.

- 이 분야의 임상현장을 뒷받침하는 강력한 이론적 토대 제공
- 임상현장을 위해 이론적 구성 요소들을 어떻게 정의하는 가에 대한 명확한 지침 제공

심리치료, 상담, 정신건강 등 다른 분야의 '인간적 또는 인본주의적' 측면에 대한 이론과 연구는 오랜 역사가 있는 반면, 재활 관점에 특화된 이 분야의 연구는 더디게 발전해 왔습니다. 이론적 근거와 관련하여, 재활에서의 치료적 관계를 조사하는 연구는 거의 대부분 심리치료 문헌에서 근거한 보르딘Bordin의 작업 동맹(협력) 이론(theory of working alliance)에 기반하고 있습니다. 보르딘Bordin은 치료 동맹 이론에서 "치료 동맹의 질은 치료 과제와 목표에 대한 일치와 합의, 그리고 치료사와 환자 간의 정서적 유대감의 강도에 따라 결정된다"고 주장합니다. 재활 관점에서 어느 정도 관련성이 있을 수 있는 다른 후보 이론으로는 겔소Gelso와 카터Carter의 연구와 핀소프Pinsof의 치료 동맹에 대한 통합적 시스템 관

점 등이 있습니다. 겔소Gelso와 카터Carter는 그들의 연구에서 작업 동맹(working alliance), 실제 관계(real relationship)(즉, 치료적 관점 안에서 존재하는지 여부에 관계없이 두 개인 사이에 형성되는 관계), 전이 관계(transference relationship)(즉, 한 사람에서 다른 사람으로 감정의 방향 전환)를 구분합니다. 이들은 이 모든 것이 치료적 관계에 존재한다고 주장합니다. 그러나 명확하지 않지만, 이들은 환자 치료 성과에 있어 각기 다른 역할로 각각 서로 다른 중요성을 갖고 있습니다. 보르딘Bordin, 겔소Gelso, 카터Carter가 제안한 치료 관계에 대한 보다 이원론적인 이론(dyadic theories)과 달리, 핀소프Pinsof는 치료 동맹이 두 개인(환자와 치료사) 간의 관계에만 국한되는 것이 아니라 치료사와 환자 시스템 사이, 그리고 시스템들 내에 존재하는 다른 변수도 있다고 주장합니다. 이는 특히 치료사는 치료사 시스템에서의 관계와 재활 과정에 영향력을 행사하는 여러 사람 중 한 명이고, 마찬가지로 환자 시스템이 최소한 중요한 타인과 가족에까지 확장되는 경향이 있는 재활 치료와도 관련이 있습니다. 우리는 강력한 개념적 근거에 의해 업무가 잘 뒷받침될 수 있도록 재활 관점에 특화된 더 많은 연구가 필요하다는 것을 다른 곳에서 주장한 바 있습니다. 그럼에도 불구하고 여기 소개된 이론은 다른 의료 환경에서 어느 정도 차용한 것이지만, 재활 치료의 치료적 관계에 대해 비판적으로 생각할 수 있는 좋은 출발점을 제공할 것입니다.

치료 관계(therapeutic relationship)는 다양하게 정의되어 왔지만 대부분의 정의는 신뢰, 의사소통, 친밀감, 상호 존중, 적극적인 협력, 공감 등 좋은 치료 관계를 구축하는 주요 토대라는 점에 동의합니다. 콜Cole과 매클린McLean, 2003이 제공한 정의가 이를 잘 설명합니다: '협력, 의사소통, 치료사의 공감, 상호 이해와 존중을 통한 치료사와 고객 간의 신뢰 관계'. 이러한 핵심 개념을 현장에 적용하고 임상 교육에 정보를 제공하려는 시도가 여러 문헌에서 다루어져 왔습니다. 그 좋은 예로 의대생의 공감을 촉진할 수 있는 인터뷰 방식에 대해 논의한 벤바사트Benbassat와 바우말Baumal 논문(2004)을 들 수 있습니다. 이들은 공감을 존중, 역량과 함께 전문성의 세 가지 기본 원칙 중 하나로 주장하였고, 공감을 개발하는 것은 통찰력, 환자와의 동일시, 연민을 얻는 과정이라고 제안했습니다. 이들은 이 과정의 핵심으로 사람 중심의 면담 방식을 제안하며, 이 방식의 특징은 기꺼이 경청하고, 중단 없이 경청하며, 존중과 관심을 유지하고, 눈을 마주치고, 환자가 증상을 넘어선 이야기를 자유롭게 이야기하도록 하고, 개방형 질문을 통해 상세한 설명을 유도하는 것이라고 설명하고 있습니다.

임상시험 관점에서 사람 중심의 현장에 대해 우리의 자가문화조사학적 반영(autoethnographic reflection)은 벤바사트Benbassat와 바우말Baumal의 조언과 일치합니다. 이 자가문화조사학에서는 '무엇이 의미 있는지를 알아가고, 발견하고, 이해하기 위한 적극적인 경청 과정'을 주요 전략으로 제시하며, 이를 달성하기 위한 네 가지 핵심 전략과 기법으로 (1) 적극적이고 주의 깊은 경청을 치료 도구이자 그 자체로 유효한 개입으로 보는 것, (2) 충분한 시간 허용, (3) 고객 측면에서 의미 있는 것에 우선순위를 두도록 지원하는 것, (4) 우리의 역할을 개별적으로 보는 것 등 네 가지를 기술하였습니다. 임상 연구자들의 고찰에서 발췌한 한 구절은 다음 같습니다:

이제 우리는 적극적 경청을 평가와 처방을 위한 수단이 아닌 치료적 도구로 생각합니다. 경청과 내화는 우리의 중재(치료)에서 가장 중요한 역할을 맡고 있습니다. 이전의 업무 방식을 지배했던 평가와 치료 기술을 대체한 것입니다. 우리는 고객들의 희망과 꿈에 진정으로 관심을 보이고 이를 바로 외면하지 않았기 때문에, 고객들이 자신을 소중히 여기고 이를 통해 희망과 꿈을 향해 노력할 수 있었습니다. 이러한 대화를 나누는 행위, 그저 그들과 함께하며 열린 마음으로 질문하는 것만으로도 큰 힘이 되었습니다.

치료 관계는 고객 중심 치료에서 근본적인 요소라고 제시되었습니다. 그러나 앞서 설명한 연구를 바탕으로 진정으로 고객 중심으로 일하는 것이 치료 관계의 질에 긍정적인 영향을 미칠 수 있으며, 둘 사이에는 어느 정도 상호 의존적인 관계가 있을 수 있다고 주장할 수 있습니다.

재활 분야에서 치료적 연결과 참여를 명확히게 살펴본 증거들은 우리가 원하는 것보다 제한적이지만(현재 적극적으로 수정하기 위해 노력하고 있습니다), 위에서 언급한 것과 같이 기존에 존재하는 문헌들은 의료진들이 임상현장에 활용할 수 있는 실질적인 전략에 대한 몇 가지 지침을 제공합니다. 의료진들과 이 주제에 대해 논의할 때 종종 듣는 반응은 "이미 그렇게 하고 있습니다."입니다. 하멜Hammell은 고객 중심 업무에 대한 논의에서 이러한 상투적인 반응에 대해 이 책의 다른 부분(그리고 실제로 이 책의 3장)에서 의문을 제기하고 있습니다:

> *임상진료 전문직들은 고객 중심이라고 쉽게 주장할 수 있습니다(실제로 전문직은 자신이 선택한 모든 주장을 할 수 있는 권한을 가지고 있습니다). 이는 정치적으로도 편하고 직업의 대중적 이미지에도 도움이 됩니다. 그러나 전문직이 '행동하는' 것인지 아니면 '말만 하는' 것인지에 대한 비판적인 분석을 하는 것은 매우 중요합니다.*

우리는 의료진이 치료 관계와 참여를 중요하게 생각한다는 데 동의합니다. 의료진이 이러한 견해를 가지고 있다는 것을 뒷받침하는 다양한 문헌들이 있습니다. 또한 우리는 의료진들이 이미 앞서 설명한 방식으로 일상적으로 일하고 있다는 사실에 이의를 제기하지 않습니다. 그러나 우리는 이러한 일이 예상보다 드물게 발생하며, 지금까지의 모든 증거들로 볼 때 적극적이고 명확한 관리가 필요한 재활 과정의 기본 요소로서 치료 관계와 참여를 적극적으로 재조정하면서 일어나는 것이 아니라 우연한 기회에 주로 일어나고 있다고 저자들은 주장하고 있습니다.

3단계 대응: 의료진의 행동 변화를 위해 중재하기

우리는 지식만으로는 행동을 변화시키는 것이 어렵다는 것을 알고 있으며, 의료진의 행동도 예외는 아닙니다. 실제로 많은 의료진들이 의도와는 달리 접근 방식이나 행동을 바꾸는 데 어려움을 겪고 있음을 알고 있습니다. 이런 연구 결과를 임상 현장에 적용하는 데 따르는 어려움에 대응하기 위해 최근 실행 과학(implementation science)[2] 분야가 확산되고 있습니다(1장의 '이론' 체계에서 언급했듯이). 실행 과학은 연구 결과를 임상 현장에 적용하는 것이 얼마나 복잡한지를 인정하고, 연구 결과를 출판물이나 학회 발표를 통해 전파하는 것만으로 변화를 이끌어낼 수 있다는 생각에 도전합니다. 이 새로운 분야는 변화를 일으키기 위해서는 여러 수준(중재의 특성, 내부 및 외부 환경, 개인 및 조직의 특성, 진행 과정)에서 해결해야 할 많은 장벽들과 영향 요인들이 있다는 점을 인정합니다. 지식 번역(knowledge translation)[3] 에 대한 조직적 장벽의 영향을 최소화하지 않고도 개인적 장벽을 해결하여 개인과 네트워크의 변화를 이끌어낼 수 있습니다. 여러 가지 기법이 문헌에 설명되어 있으며 여기서는 이를 요약해 보겠습니다.

랄Lal과 코너-비텐스키Korner-Bitensky는 지식의 실천으로의 전환을 촉진하는 방법으로 의료진의 행동을 변화시키기 위해 동기부여 인터뷰 (Motivational interview)를 사용해야 한다는 설득력 있는 주장을 제시합니다. 동기 부여 인터뷰는 다양한 의료 전문가들이 사용하는 의사소통 방법으로, 일반적으로 고객이 건강 개선과 관련된 행동 변화를 일으키는 내적 및 외적 이유를 스스로 파악하도록 돕기 위해 사용됩니다. 이 리뷰는 동기부여 인터뷰가 의료진의 행동, 태도 및/또는

2) (역자주) 실행 과학: 의료진과 정책 입안자가 정기적으로 사용하도록 증거 기반 실천과 연구의 활용을 촉진하는 방법과 전략에 대한 과학적 연구

3) (역자주) 지식 번역: 실험실, 전문잡지, 학회의 연구를 실제 적용을 통해 사람과 조직의 손에 전달하는 활동

지식을 변화시키는 과정에서 의료진의 임상 현장을 변화시킬 준비를 강화함으로써 의료진을 참여시키는 방법으로 사용될 수 있음을 시사합니다.

행동 변화 이론(theories of behavior change)을 의료진의 행동에 적용하는 것도 추가적인 연구가 필요할 수 있습니다. 이는 이미 일부 관점에서 조사된 바 있습니다. 예를 들어, 계획된 행동 변수 이론(행동에 대한 태도, 주관적 규범, 지각된 행동 통제)은 의료 전문가가 환자 치료를 결정할 때 일반적으로 임상 진료 지침을 사용하려는 의도와 관련이 있는 것으로 밝혀졌습니다. 의사의 경우 의도(intention)와 가장 강하게 연관된 요인은 지각된 행동 통제력(perceived behavior control)이었지만, 다른 전문가들의 경우 주관적 규범(subjective norm)이 가장 강하게 연관되었습니다. 이러한 연구 결과가 시사하는 바는 상황 및 지침 기반 요인이 의사의 임상 진료 지침 사용 의도를 촉진하거나 방해하며, 사회적 압력과 관련된 규범적 신념이 관련 보건 전문가에게 상당한 영향을 미친다는 것입니다. 고딘 Godin 등은 의료 전문가의 의도와 행동이 사회 인지 이론(social cognitive theory)으로 어느 정도 설명될 수 있는지 알아보기 위해 체계적 문헌고찰을 발표했습니다. 이들은 계획된 행동론(theory of planned behavior)이 임상가들의 행동을 설명하기 위한 연구모델로 가장 많이 사용되고 있다는 것을 발견하였습니다(가중 평균값 R2 =0.31). 연구진은 인지해야 할 다양한 방법론적 문제를 강조했지만, 여러 연구 결과를 대표하는 가설로 의료 전문가의 의도 및 행동 모델을 조심스럽게 제안했습니다. 전문가 의도의 주요 결정 요인으로는 결과에 대한 신념, 사회적 영향, 모델 규범, 역할 및 정체성, 의료 전문가의 특성 등이 있으며, 행동의 주요 결정 요인으로는 의도, 능력에 대한 신념, 습관/과거 행동 등이 있습니다. 저자들은 의료 전문가의 행동을 더 잘 이해하기 위해서는 행동 변화 이론을 적용한 더 많은 연구가 필요하다고 주장하지만, 이 모델은 의료진 행동의 변화를 목표로 하는 이론적 정보에 기반한 치료(처치)법을 개발하는 데 유용한 출발점이 될 수도 있을 것입니다.

개인 중심적 임상현장을 개선하는 데 유용한 것으로 밝혀진 또 다른 혁신적인 접근 방식은 연구 기반 연극(research-based theater)을 사용하는 것입니다. 이 연극은 객석에 있던 치료사들에게 자신의 치료 행태를 바꾸어야 한다는 압박감을 느낄 정도로 강한 자기 성찰을 불러일으킨 것으로 보입니다. 이 연극 공연은 다른 전통적인 형태의 전달 방식으로는 불가능해 보이는 방법으로 객석에 있는 치료사들의 상상력을 자극하고 공감을 이끌어낼 수 있었다는 가설을 세울 수 있습니다. 더 넓게 보면 예술이 의료 서비스에서 거의 활용되지 않았던 것에 대한 깊은 반성을 촉진하는 데 중요한 역할을 할 수 있습니다.

이 장에서는 의료진 행동의 변화를 촉진하기 위해 의료진과 적극적으로 개입하는 방법에 대한 몇 가지 예를 제시했습니다. 이러한 예시에도 불구하고 의료진의 행동 변화를 보다 효과적으로 촉진하는 방법에 대한 지식과 이해에는 상당한 발전의 여지가 있습니다. 예를 들어, 기존의 행동 변화 이론에만 의존하여 의료진의 행동을 이해하는 것은 이러한 이론적 틀을 뒷받침하는 다양한 인구 집단과 상황을 고려할 때 문제가 될 수 있습니다. (a) 우리가 하는 활동을 수행하는 이유를 더 잘 이해하고, (b) 의료진들이 변화의 주요 장벽과 촉진 요인으로 인식하는 것이 무엇인지 의료진들과 함께 탐구하며, (c) 의료진의 행동 변화 과정을 더 깊이 조사하고(즉, 의료진들이 어떻게 변화할 준비가 되었는지, 변화의 전환점은 무엇인지, 의료진들이 현상을 유지하게 하는 요인은 무엇인지), (d) 무엇이 효과가 있는지, 얼마나 오래, 어떤 결과를 가져오는지 더 잘 이해하기 위해 변화를 위한 새로운 전략을 개발하고 테스트하는 연구가 향후에 이루어져야 할 필요가 있습니다.

요약

이 장에서는 경험적 증거를 바탕으로 환자에 대한 개입에만 초점을 맞추던 진료와 연구를 재활 성과에 영향을 미치는 의료진의 역할에 보다 적극적으로 초점을 맞추는 방향으로 전환해야 한다고 주장했습니다. 재활 성과에 영향을 미치는 변수 중에는 우리가 바꿀 수 없는 것도 많지만, 우리가 통제할 수 있고 영향을 받을 수 있는 변수 중 하나는 우리가 생각하는 방식과 환자와 함께 일하는 방식 등 우리가 수행하는 역할입니다. 우리는 우리의 사고 방식에 대한 집중적인 성찰을 통해 우리의 가정, 신념, 태도를 가시화(구체적으로 보여주고)하고 그것이 의료 현장에 미치는 영향을 고려하는 것에서부터 의료진에게 개입하여 그들의 행동을 변화시키기 위한 보다 적극적이고 목표 지향적인 접근 방식에 이르기까지 일련의 가능한 대응책을 제안했습니다.

우리는 아직 개발되지 않은 자원인 의료진이라는 인적 기술에 주목하면 가능한 일의 아주 작은 부분을 시작했을 뿐이라고 생각합니다. 기존의 근거 수준은 상대적으로 환자 관련 요인에 대해 우리가 알고 있는 것에 비해 매우 빈약하기 때문에 이 분야에 대한 지식 진보의 범위는 엄청나게 넓습니다. 이 장에 제시된 증거만 보더라도 재활 성과에 영향을 미치는 의료진의 역할에 보다 분명한 초점을 맞추는 것이 진료와 성과에 큰 영향을 미칠 수 있는 잠재력을 가지고 있는 것이 분명합니다. 재활 치료사와 연구자들이 우리가 제안한 과제를 받아들이고 재활 성과를 최적화하기 위해 아직 활용되지 않은 이 자원을 적극적으로 활용하기 위해 노력할 것을 촉구합니다.

14

실존적, 사회적 학습 과정으로의 재활: 사고 실험

데이비드 스톤 / 크리스티나 파파디미트리우

사고 실험에 대하여

이 장에서는 독자 여러분께 입원 환자 재활에 대한 현재의 접근 방식에 대한 집착을 멈추고, 입원 재활이 필요한 외상 환자들의 돌봄과 치료를 개선할 수 있는 유일한 현실적인 기회인 점진적 변화에 대한 노력도 잠시 멈춰 주실 것을 요청합니다. 이러한 요청은 외상에 의한 부상 환자의 재활을 위해 현재 제공되고 있는 접근 방식에 참여하고 있는 의료인, 조력자 및 연구자들의 헌신을 존중하며 재활을 이해하고, 수행하고, 조직하고, 자금을 조달하는 방식에서 증거에 기반한 변화의 가치를 인정하는 것입니다. 그럼에도 불구하고, 우리는 새로운 관점과 대대적인 변화의 목소리가 재활의 미래와 서비스를 필요로 하는 사람들의 요구를 충족시킬 수 있는 최선의 방법에 대한 생산적인 대화를 촉진할 수 있기를 바라며 이러한 유형의 재활에 접근하는 완전히 다른 방식으로의 도약에 함께 해주시기를 요청합니다.

이 장에서는 외상성 척수 손상(traumatic spinal cord injury, TSCI)에 대한 근본적인 이해, 치료 방법, 치료가 제도적으로 조직되는 방식, 그리고 우리의 더 큰 정치 및 경제 시스템 내에서 인식 및 재정 지원에 대한 새로운 접근 방식을 모색하는 실험적 사고인 '가정'을 통해 이러한 도약을 돕기 위해 이 장을 구성했습니다. 시작하기 위해 다음과 같은 가정을 생각해 보세요:

만약 당신이 유유히 흐르는 강변의 선착장에 서 있다면 세상은 어떻게 달라질까요? 당신은 백인 남성입니다. 물속으로 뛰어들었다가 머리를 부딪쳐 의식을 잃고 깨어나 보니 자신이 흑인 여성이라는 사실을 알게 됩니다. 이런 일이 일 년에 수십만 번 일어나는 세상에 살고 있지만, 이런 일이 자신에게 일어날 것이라고 생각하지 못했을 것입니다. 다행히도 여러분은 이러한 즉각적인 변화를 위해 개개인이 새로운 현실에 적응하는 데 도움이 되는 다양한 서비스가 필요하다는 것을 인식하는 세상에 살고 있습니다. 눈 깜짝할 사이에 여러분은 남자, 백인, 문화의 지배적인 범주(정치적, 경제적, 사회적, 문화적, 언어적 등)의 일원으로서 알고 있던 세상에서 벗어나게 됩니다. 이제 여러분은 새로운 지위에서 세상에서 어떻게 기능해야 하는지 배워야 합니다. 몸도, 목소리도, 외모도 다르고, 세상도 여러분을 다르게 바라보고, 백인 남성으로서 미래에 존재했던 무수한 가능성이 더 이상 여러분에게 전혀 존재하지 않으며, 많은 가능성이 매우 다른 방식으로만 존재할 뿐입니다. 이제 여러분은 새로운 정체성 그룹의 구성원이 되었지만, 이러한 그룹에서 태어난 사람이 아니라 외상을 통해서만 구성원이 되는 특수한 경우입니다. 이러한 변화가 연애 생활, 친구 및 동료와의 관계, 직장 생활에도 영향을 미칠 것이라는 사실을 서서히 깨닫게 됩니다. 모든 것이 달라졌다는 것을 느낄 것입니다!

하지만 걱정하지 마십시오. 이 시나리오에서 사회는 남성과 백인에서 여성과 흑인으로 전환(transition)할 때 예상되는 어려움을 해결해 줍니다.[1] 사회는 이러한 전환을 실존적, 사회적 학습 과정(여성과 흑인이 되는 법을 배우는 것)으로 개념화하고 전환을 지원하는 서비스를 지원합니다. 일부 서비스는 여러분의 신체

1) 이 시나리오는 미국의 상황을 가정하고 있지만, 이런 모든 상황의 요점은 지배적인 사회적, 문화적 위치로부터 지배적인 집단에는 존재하지 않는 구조적 장애물이 있는 소수자의 위치로 이동하는 상황을 상상해 보는 것입니다.

적 상황에 따라 달라질 수 있습니다. 머리에 난 혹에 대한 치료, 호르몬 및 내분비 변화, 체력, 골밀도 변화 같은 새로운 의학적 요구사항에 대한 지원이 있을 것입니다. 그러나 여성으로서 일을 처리하는 방법에 대한 도움도 필요할 것입니다. 즉, 자신이 말하는 내용이 아니라 자신이 어떤 사람인지에 따라 평가가 낮아지는 사람으로서 자신의 입장을 전달하는 방법을 배워야 할 것입니다. 그러나 요점은 이러한 상황에 처한 모든 사람들에게 가장 도움이 필요한 전환은 여성이면서 흑인이라는 *존재를 체험하는 방법*, 그리고 이것이 남성이면서 백인이라는 위치에서 살아가는 것과 어떻게 다른 지 배우는 것이 모든 사람에게 분명하게 제공되는 서비스의 성격과 유형에 반영되어야 한다는 것입니다.

이런 사례를 사고 실험(thought experiment)[2] 의 기초로 삼아 이 장에서는 실제로 외상성 척수손상(TSCI) 재활과 관련된 핵심 전환(core transition)은 건강(부상 전)에서 병(장애)으로, 그리고 회복(장애에 대처)으로의 의학적 전환보다는 세상에서 한 존재 방식에서 다른 방식으로 이동(비장애인에서 새로운 능력이 있는 장애인으로 이동)하는 실존적이고 사회적 학습 과정으로 이해되고 다루어져야 한다고 주장할 것입니다. 외상성 척수손상(TSCI)으로 인해 개인은 신체적, 사회적, 경제적, 정치적 세계가 자신에게 유리하게 배열된 비장애인의 지배적 지위에서 신체적, 사회적, 경제적, 정치적 세계가 불리하게 배열된 소수의 지위로 변화하게 됩니다.

장애를 인식하는 역사적 배경과 관련된 이유로 재활은 의료 임상현상과 치료 접근법 안에 위치하여 그것에 집중해 왔습니다. 사회적, 실존적 고려사항들은 지엽적으로만 다루어졌습니다(3장 및 9장 참조). 이 장에서는 외상성 척수손상에 대한 의학적 치료의 발전으로 인해 오랫동안 재활을 가상의 잠수부(hypothetical diver)와 같은 형상으로 재구성할 수 있게 되었으며, 실제로 여러 면에서 이 과정은 이미 시작되었다고 주장합니다. 다음에서는 실존적, 사회적 학습의 한 형태로 외상성 척수손상 재활을 재개념화하는 사례를 제시함으로써 이러한 사고실험(thought experiment)을 구체화하고 재활의 본질에 대한 재인식을 바탕으로 다양한 수준의 재활(임상, 조직 및 제도)이 어떻게 다시 생각하여야 하는지에 대한 기본 틀을 마련하고자 합니다.

---

2) (역자주)
사고실험(thought experiment): 물리학이나 철학에서 주로 사용하는 용어로 1) 구현할 수 없는 상황을 상상 속의 실험을 통해 그 결과를 예측하는 것, 또는 2) 어떤 상황을 가정하고, 그 상황속에서 특정 주체가 어떻게 행동하는지에 대해 기술하는 방식을 지칭하는 용어이다.

현재 재활 서비스 상황

이 단락에서는 현재 재활 서비스 현황에 대한 역사적, 개념적, 정치적 측면을 간략하게 설명하고자 합니다.

지난 50년 동안 선진국에서는 장애에 대한 이해와 장애인의 권리에 대한 인식이 극적으로 변화했습니다. 서구에서는 장애를 결함(핸디캡)으로 이해하고 이에 대한 동정, 자선, 보살핌이 표면적인 반응이었던 것에서 이제는 장애를 다양한 능력, 경험, 관심을 보이는 수많은 차이 중 하나의 형태로 간주하고, 이러한 차이에 대한 인정과 존중이 공식적으로 수용하는 것으로 바뀌고 있습니다. 미국에서 이러한 변화는 1973년 재활법과 그 개정안, 1990년 미국 장애인법 등 정치적, 법적, 사회적 진전에서 가장 잘 드러나는데, 이는 장애인에게 1964년 민권법에서 여성과 소수자가 받은 것과 동일한 직업 차별에 대한 보호를 제공하는 것입니다. 편의 제공 측면에서 2008년 개정안[3] 은 직장에서 장애를 결정하고 정의하는 의학적 모델 접근 방식에서 벗어나 보다 사회적인 접근 방식으로 바뀌었습니다.

이러한 변화와 함께 장애의 인간적, 사회적 경험에 대한 새롭고 더 나은 "새로운 장애인"이 된다는 것이 무엇을 의미하는지에 대한 이해도 높아졌습니다. 앞서 언급했듯이, 비장애인이 척수손상으로 마비가 된 경우 발생할 수 있는 사회적 변화는 비장애인에서 부상 및 장애인으로, 그리고 새로운 장애인으로 변화하는 것입니다. 새로운 능력자가 된다는 것은 다시 갖게 된다는 것, 다시 능력을 되찾는다는 것을 의미합니다. 이러한 변화는 "사고실험(thought experiment) 수행하기" 섹션에서 설명합니다. 이제 연구자, 임상의, 지지자들은 실존적, 사회적, 정치적, 실용적, 정체성에 기반한 수준으로 새로 장애인이 되어가는 방식에 대해 더 풍부하게 이해하게 되었습니다. 현재 재활에서 수행하는 직업과 제도적 환경은 '되기(becoming)' 과정에 관련된 다양한 차원을 인식하도록 하는 것입니다. 그러나 우리는 건강돌봄시설(healthcare institution)과 임상현장에서는 이러한 차원의 중요성과 입원 환자 재활이 장애 경험에 대한 사회 정의적 접근 방식을 채택하고, 새로운 능력을 갖게 되는 과정을 촉진하는 데 어떤 역할을 할 수 있는지에 대한 충

3) 미국에서는 2008년 개정법(공법 100-325, ADAAA)에 따라 법원이 장애인법(ADA) 및 기타 연방 장애인 차별 금지법을 해석할 때 법의 보호를 받는 개인이 장애라는 용어의 기술적 정의에 맞는 장애를 가지고 있는지 여부보다는 해당 단체가 차별을 했는지 여부에 초점을 맞추도록 규정하고 있습니다. 다른 국가에서도 비슷한 변화가 있었습니다. 캐나다의 법적 발전의 예는 포티어(Pothier)를 참조하세요.

분한 인식이 이루어지지 않았다고 생각합니다.

입원 환자 재활은 의학적 배경에 뿌리를 두고 발전해 왔으며, 이를 통해 의학 중심의 사고, 임상현장, 제도 및 자금 조달 모델이 만들어져 왔습니다. 실질적으로 작업치료, 물리치료, 재활간호 교수진은 자체적으로나 외부에서 보기에 의료와 연계된 전문직으로 간주됩니다. 이들은 필연적으로, 그리고 더욱 분명하게 의료 임상현장, 기관 및 보험 시스템(공공 또는 민간)이라는 더 큰 틀 안에서 운영됩니다. 이들 전문직의 교육에는 생물학, 화학, 수학, 근골격계 질환, 인체 해부학, 생리학, 인간 운동의 신경학적 기초에 대한 집중적인 연구가 포함되며 병원 또는 기타 의료 중심의 임상 환경에서의 진료가 포함됩니다. 임상 진료는 의학적 및 기능적 성과에 초점을 맞춥니다. (진료는 어떻게 다를 수 있는지에 대한 고찰은 13장 참조). 척수 재활 입원실은 거의 항상 병원 내 또는 병원과 인접한 곳에 위치합니다. 환자 기록은 의료 관련 규정 및 프로토콜에 따라 보호됩니다.

개념적으로 전체론(holism)의 주장과는 반대로, 인체는 여전히 주로 기계론적 관점(mechanistic terms)에서 바라보고 있습니다. 인체는 잠재적으로 특정 기능(움직임, 행동, 활동)을 수행할 수 있는 해부학적 구조입니다. 이러한 기능적 움직임의 목표에는 일상 생활의 요구나 사회적 필요 또는 동기 부여 또는 모자람(부족함)과 관련된 심리적 문제에 대한 이해가 필요할 수 있지만, 이러한 인식의 기초는 여전히 기계로서의 신체입니다. 이러한 개념적 수준을 실제와 연결해 보면, 기능적 독립성 척도(FIM™) 점수를 ('입원'과 '퇴원'에 대한 임상적 의사 결정 및 입원비용 지불(미국 보험 요건은 FIM™ 점수를 기준으로 함)에서 주요한 척도 중 하나로 꼽을 수 있습니다.)

이는 미국의 의료와 건강의 영역 안에서 치료에 대한 재정 문제와 재활이 얼마나 확고하게 자리 잡고 있는지에 대해 좀 더 구체적으로 설명하고자 합니다. 현재 미국에서 메디케어(Medicare) 및 메디케이드(Medicaid)에 따른 입원 환자 재활 시설(IRF)에 대한 자금 지원은 전향적 지불 시스템을 기반으로 하며, 이는 특정 질환에 대한 입원기간에 따라 평균 비용을 계산한 다음 지역, 사례 혼합-중증도(case-mix) 및 기타 요인에 따라 조정하는 방법론을 사용하여 입원 환자 재활병원(IRF)에 입원기간에 따라 비용을 지불하는 것을 의미합니다. 사례 혼합의 핵심 요소는 인지 및 기능 장애입니다. 기능적 장애는 13가지 운동(예: 목욕, 몸단장, 이동, 이동)과 5가지 인지 과제를 측정하는 기능적 독립성 측정(FIM™)의 점수에 따라 결정됩니다. 따라서 재활은 평가 및 비용 지불 방식 측면에서 다른 형태의 입원 치료와 함께 운영되며 이와 같은 지불 방식에 의해 주도됩니다.

이러한 접근 방식에는 생존율 증가와 같은 분명한 이점이 있지만, 의료 모델

기반의 재활이 장애인의 요구를 가장 잘 충족시키는지 또는 새로운 능력자로서(장애인으로)의 삶으로 전환하는 것을 촉진하기 위한 노력에서 사회적 자원을 가장 잘 활용하는지는 명확하지 않습니다. 이러한 문제는 부분적으로는 의료 및 재활의 비용 증가와 업무가 복잡하여 더욱 부각되고 있습니다. 우리의 목적상, 이 문제는 두 가지 중요한 문헌들에서 보고되고 있는 접점에서 찾아보고자 합니다. 첫 번째는 학술 문헌의 꾸준한 성장과 장애 옹호 지역사회에서 애인과 새롭게 장애를 갖게 된 사람들의 경험에서 직접적으로 나오는 글에서 비롯된 것입니다. 재활을 제공받은 사람들의 경험을 상세하고 깊이 있게 탐구하는 이러한 문헌들은 재활 과정에 대한 관찰자적, 이론적, 임상의사 중심의 설명을 대체하는 데 어느 정도 기여하며, 현재의 임상현장과 제도적 환경으로부터 경험한 정보에 근거하여 정교하게 생각할 수 있는 가능성을 열어줍니다. 둘째, 입원환자 재활을 보다 고객(client)중심으로 만들기 위한 노력에 관한 문헌들이 증가하고 있습니다. 이러한 문헌의 대부분은 의학에 기반한 개념적 접근, 치료 방법, 기관 및 조직 정책, 그리고 그러한 노력에 반하는 지불 시스템과 충돌하는 고객(client)중심의 방식으로 일하려는 의료진들의 어려움을 드러냅니다.

우리가 사고 실험(thought experiment)에서 다루고 있는 질문은 기본적으로 의학적으로 접근하는 외상성 척수손상 재활의 범위를 재확인하고, 이것을 더 넓히는 것이 척수손상 환자의 요구를 성공적으로 수용할 수 있는지에 대한 것입니다.

사고 실험을 수행하다

여기에서 저자들은 재활에 대한 기존의 기계적인 의료 모델 접근법보다 한 단계 발전한 실존적, 사회적 접근법으로 장애인(disabled)이 새로운 능력자(newly abled), 로 전환하는 과정에 대해 소개하고 설명합니다. 이 이야기의 요점은 비장애인(nondisabled)에서 장애인(disabled), 그리고 새롭게 능력자(newly abled)로 전환하는 것은 백인 남성에서 흑인 여성으로 전환하는 것과 같이 근본적으로 실존적이고 사회적인 전환이라는 점을 비유적으로 생각해보고, 이러한 삶의 변화에 따라 외상성 척수손상에 대한 이해와 사회적 대응이 어떻게 다시 고려되고 재구성될 수 있는지 함께 고민해 보자는 것입니다.

개념적으로 이러한 접근 방식은 재활이라는 용어의 의미를 수정한 것으로 생각됩니다. 현재의 기계론적 의학의 의미(mechanistic medical meaning)에서 재활이라는 용어는 동사 “habile”, “할 수 있다”에 뿌리를 두고 있으며, 따라서 재활은 개인이 x 또는 y를 다시 할 수 있게 되는 과정입니다. 우리는 대신 이 용어가 동사 "habe" 또는 "haber"-"가지다""에 뿌리를 둘 것을 제안합니다. "habe"와 "haber"의 언어학적 뿌리는 "습관화하다(habituate), 습관(habitus), 습관적(habitual)"이라는 의미도 있으므로 재활을 다시-가짐(re-having) 혹은 다시-습관화(re-habituating), 즉 자기 자신을 되찾는 것(re-having oneself), 다시 말하자면 자신의 실존적 자아, 즉 인간으로서 존재할 수 있는 가능성을 시간적으로나 구체화된 방식으로 다시 연결시키는 것으로 재해석할 수 있습니다.

이를 설명하기 위해 우리는 치료 과정을 되찾기(re-having)의 실존적 학습 과정으로서 다시 생각한다는 것이 무엇을 의미하는지를 설명하기 위해 두 가지 예를 들어 봅니다: (1) 외상 후 휠체어 사용 능력 개발, (2) 입원 환자가 치료과정에서 수행하는 작업을 이해하는 데 필요한 것. 두 가지 모두 다른 곳에서 방법론적, 인식론적으로 자세히 설명한 바 있습니다. 여기에서는 이러한 사례들을 요약하여 사고실험을 발전시키는 데 활용하고자 합니다. 이 예시를 읽으면서 갑자기 흑인 여성으로 변한 백인 남성, 그리고 재활 병동에 입원한 외상성 척수손상 환자들에게 이러한 종류의 전환이 어떻게 반영되는지 다시 한번 생각해 보시기 바랍니다.

휠체어와 함께 살아가기 위한 학습: 휠체어의 생활화

"휠체어의 생활화"(enwheeling)란 척수 손상 후 입원 재활 시설 안팎에서 휠체어를 통해 생활하는 법을 배운 경험에 대해서 휠체어 사용자의 이야기를 듣고 만든 개념입니다. 이 용어는 그들이 사용한 용어는 아니지만, 단순히 기계적(신체적/기능적) 또는 실용적(기술 습득) 측면뿐만 아니라 실존적이고 체득(embodied)되어가는 경험을 포괄하는 용어라고 생각합니다. "휠체어 타기"는 휠체어의 의자를 신체의 '자연스러운' 일부로 만드는 방법을 배우는 과정입니다. 입원환자 재활의료 서비스 제공자(특히 물리치료사 및 작업치료사)는 휠체어 바퀴 돌리기(두 바퀴로 균형을 잡고 커브 돌기 등)를 배우는 것과 같이 환자의 기술 습득을 향상시킬 수 있는 운동이나 과제를 개발하여 이 과정에 중점을 두고 의자가 천천히 습관적인 움직임의 일부가 될 수 있도록 훈련시킵니다. 휠체어 타기는 기능 및 기술 습득 수준뿐만 아니라 실존적이고, 체득되어가는 수준(embodied level)에서도 학습을 지향하는 과정입니다. 즉, 사람이 휠체어를 타는 법을 배운다는 것은 의자를 통해 자신의 몸을 사용하는 법을 배우게 되고, 의자가 제공하는 가능성과 한계(움직일 수 있는 방법, 움직일 수 없는 방법, 물리적 크기, 의자가 제공하는 높이,

무게, 소리, 통과 가능한 장애물, 통과 불가능한 장애물 등)를 포함하도록 자신의 몸을 변형시킨다는 뜻입니다. 이런 재 체득 과정(re-embodiment process)에서 그녀의 몸은 의자요, 의자는 그녀의 몸이며, 그녀는 의자를 '소유'하는 것이 아니라 의자와 공존하게 됩니다. 의자가 그녀의 습관적이고 무의식적 행동 방식(서두르고, 기다리고, 산책하고, 바라보고, 요리하고, 일하고, 춤추고, 용변을 보는 등)의 일부가 되면서 그녀는 세상을 새롭게 살아가게 됩니다.

우리가 휠체어를 타든 안 타든, 우리는 모두 몸을 움직이며 세상을 살아갑니다. 여기서 우리가 주목하는 것은 독립 보행에서 휠체어 타기로 전환하는 과정에서 일어나는 재학습과 새로운 학습입니다. 이러한 학습은 휠체어 사용과 같은 기술이 일반적으로 제시하는 기능적 또는 과제 지향적인 접근 방식을 넘어서 정서적, 실존적, 사회적인 새로운 시작을 포함합니다. 많은 장애 운동가와 학자들은 휠체어 타기와 이에 따른 새로운 능력에 정치적인 측면을 포함시키고자 합니다.

즉, 휠체어에 의지하여 새로운 능력을 갖게 되면 일상적인 생활 방식에 휠체어가 몸의 연장선, 즉 세상을 살아가는 방식에 신체와 휠체어가 필수적인 요소로 통합된다는 것을 의미합니다. 그런 의미에서 성공적인 휠체어 사용은 환자가 퇴원 목표에 도달하였을 정도의 휠체어 조작 및 이동 능력을 갖게 되었다는 의미할 뿐만 아니라, 휠체어에 의지한 몸에서 생활할 수 있다는 증거이기도 합니다. "이러한 '생활"[4] 을 하는 사람은 더 이상 좁은 복도에서 다가오는 사람에게 자신과 휠처에를 어떻게 비켜줄지 고민할 필요 없이 그냥 비켜주면 됩니다(단순히 하이힐을 신고 걷는 방법을 배우는 것이 아니라 그 하이힐을 자신에게 맞추는 방법을 배우는 것입니다). 이러한 사람들은 새롭게 습관화되고 신경학적 차원까지 휠체어가 신체의 일부가 됨으로써, 즉 휠체어와 함께 생활하면서 다시 신체화(re-embodiment)하는 과정에 있는 것입니다.

휠체어를 사용하는 기술과 능력의 개발을 바라보는 관점들, 즉 휠체어를 단순한 움직임 또는 과제와 물리치료/작업치료의 목표에 초점을 맞추는 기존의 관점들과 구별되며, 우리는 이러한 관점들은 한 사람의 재활에서 실존적이고 체득화

4) '생활로 살아가기' 라는 개념은 메를로 퐁티(Merleau-Ponty)의 현상학적 전통에서 유래했습니다. 재-신체화와 휠체어와 생활하기에 대한 더 자세한 현상학적 탐구는 파파디미트리우(Papadimitriou)를 참조하세요. 이는 깁슨 외의 "살아간다는 것"이라는 개념과 유사한 개념입니다.

된 움직임, 즉 재활화(re-habituation[5])에 관한 것이라는 점을 놓치고 있다고 주장하고자 합니다. 실존적 세부 사항을 환자에게 설명할 필요는 없지만, 의료진은 휠체어 사용자에게 실존이 갖는 중요성과 휠체어 안에서 사람이 어떻게 변모하여 살아가는지 인식할 필요가 있습니다. 작업, 기술, 운동(신체와 행동의 기능적, 기계적, 물리적 측면)의 실존적, 신체적 측면에서 재활이 어떤 모습인지 다시 생각해보면 작업치료와 물리치료에 집중하는 재활은 *능력, 역량, 신체적 적응화를 가리키는 의미 있는 삶의 경험으로 구체화될 수 있습니다.* 의료진이 환자에게 의미 있는 치료에 대해 더 많이 경각심을 일깨워 줄 수 있습니다. 의료진이 치료의 실존적 측면을 파악할 수 있게 되면 치료 중에 직간접적으로 이를 다룰 수 있습니다. 우리는 이것이 쉬운 일이 아니며, 서비스 제공자들이 자신감, 유연성, 전문성을 가지고 우리의 제안을 채택할 준비가 되어 있지 않다는 것을 알고 있습니다. 우리는 이 사고실험을 통해 재활 치료에 대한 실존적 이해와 접근 방식이 의료 기관 종사자가 기계적 신체와 그 평가를 넘어 환자에게 의미 있는 것부터 시작하는, 보다 포괄적이고 전인적인 접근 방식을 채택하고 촉진하는 데 도움이 되는 토론 및 학습 모듈을 육성하는 데 관심을 불러일으키기를 희망합니다.

재활 치료의 이해: 인간의 시간적 한계 사례

두 번째 사례는 사람들이 의미를 만드는 방식, 즉 주변 세계를 명확하게 이해하는 방식으로서, 인간의 시간적 한계(유한성)(human temporality)가 어떤 역할을 하는지, 그리고 외상성 척수손상의 경우 이 과정에서 어떻게 방해를 받는지 소개하고자 합니다.

우리는 다른 분들[6] 이 주장한 내용, 즉 인간이 시간 속에서, 시간과 함께 살아가는 생활 방식들, 인간이 의미를 형성(즉, 이해하는 과정)해 가는 중심이 되는 생활 방식이 척수손상 이후에 붕괴된다고 주장한 바 있습니다. 존재론적인 관점에서 보면 이해는 주로 인지적이고 정신적인 것이 아니라 가능성을 실행에 옮기는 것으로, 지식이 아니라 행동입니다. 그리고 행동은 의도적이며 목표가 있는 움직

5) 마찬가지로 여기에는 사회적 학습 과정이 있지만 자세히 다루지는 않겠습니다. 그러나 서거나 걷는 것에서 앉거나 휠체어를 타고 이동할 때 사회적으로 기능하는 능력이 어떻게 변화하고 재조정되어야 하는지는 쉽게 알 수 있습니다. 재활(재습관화)의 필요성에 대한 이러한 차원도 치료 과정에서 다뤄져야 합니다.

6) 이 작품들은 하이데거(1962)의 해석학적 현상학을 바탕으로 합니다.

임(그 목표가 불분명하더라도)이므로 단순한 움직임이나 구체화된 기능 그 이상입니다. 이러한 행동의 총합이 바로 인간의 삶입니다. 인간의 삶은 우리가 이미 내가 되어가는 과정이며, '나'라는 존재를 실현하는 과정입니다. 인간으로서 의미를 만드는 능력, 즉 우리 주변의 사물과 우리가 하고 있는 활동에 의미를 부여하거나 받아들이는 능력은 우리에게 존재하는 가능성에 우리 자신을 미래지향적으로 투영하는 능력으로서 존재론적으로 생겨납니다. 이러한 가능성은 우리 문화, 사회, 역사, 그리고 개인적 경험(우리의 과거 - 우리가 의미를 만드는 과정에 가져온 경험)에서 우리 개개인에게 생겨나며, 우리의 계획, 목표, 의도, 우리가 되고 싶은(되고자 하는) 사람에 대한 느낌에 근거하여 우리 앞에 투영됩니다. 이 바위(기초)는 이제 망치(를 의미)합니다. 왜냐하면 비가 오기 전에 텐트를 치려면 망치가 필요하고, 그리고 숲에서 멋진 휴가를 보내며 아이들에게 자연의 소중함을 가르치기 위해, 내가 원하는 부모가 되기 위해서(또는 되고자 하는) 말입니다. 우리의 과거와 미래가 함께 모여 지금 우리가 하고 있는 일과 우리가 관여하고 있는 일들이 우리에게 의미 있는 일이 될 수 있습니다. (말로 표현하자면, 이것은 세상이 우리를 완전히 지적으로 이해할 뿐만 아니라, 모든 일반 사람이 살아가는 것과 같이 우리의 삶을 온전히 이해하는 사회 구조를 의미합니다.)

척수 손상과 같이 최근에 심각한 장애를 입은 사람들은 과거에는 장애인이 아니었기 때문에 장애인으로서 자신의 미래 가능성에 대한 풍부하고 구체적인 감각이 부족합니다. 자신의 미래를 현실적이고 구체적인 방식으로 투영하는 능력이 없으면(예를 들어 영화 속 장애인을 떠올리는 것이 아니라) 재활센터에서 요구되는 작업들을 대부분 피상적으로 파악하는 것 이상으로 수행하기 어렵습니다. 즉, 그들은 치료사들이 요청하는 도구의 사용과 훈련하도록 요청받은 운동 및 활동들이 재활 시설에서 퇴원 후, 이런 과정들이 자신의 삶에 어떻게 체계적으로 활용하게 될지에 대해 그 의미를 제대로 파악하고 연결시키는 데 어려움을 겪습니다. 좁은 범위로나마 제한적인 운동, 활동, 그리고 종종 어렵고 고통스럽고 당황스러운 과제들을 수행하도록 요청받는 경우에도 이것들을 완전히 이해하지 못하면 환자들은 종종 그 과제를 완수할 에너지와 동기를 찾지 못합니다. 이들의 상황을 단순하게 이해하는 재활 서비스 제공자들은 이들의 어려움(고통)을 느끼기는 하지만, 인간 존재의 실존적 차원으로 생각하지 못하기 때문에 심리학적 용어(우울증, 상실감, 동기 부족) 정도로만 설명할 수밖에 없고, 결국 잘못된 원인들을 치료하게 됩니다(관련 논의는 3장 참조).

이 두 가지 사례가 보여주는 것은 외상성 척수손상에 대한 우리의 개념적 접근 방식을 신체와 장애에 대한 좁고 기계적이며 의학적인 관점으로부터, 비장애인에서 장애인을 거쳐 새로운 능력자로의 전환 과정으로, 인간으로서 온전히 살아갈 수 있는 존재의 차원을 되찾는(re-having) 방법으로 보여주는 실존적이고 사회적 학습으로 전환하는 근거가 됩니다. 이제 막 새로운 미래에 대한 구체적인 감각을 키우기 시작한 백인 남성 운전자가 여성의 몸으로 살아가는 데 필요한 일과 흑인 여성으로서 세상을 살아가는 방법을 배우는 데 필요한 일에 대해서, 당신 자신이 장애인이 되었다고 가정하면서 다시 한번 생각해 보시기 바랍니다.

임상 현장을 다시 생각하다

물론, 외상성 척수 손상(TSCI) 환자는 치료가 필요한 급성기 의학적 문제들과 재활 기간 동안, 그리고 지역사회로 돌아간 후에도 해결해야 할 만성기 의학적 문제(예: 욕창)를 모두 가지고 입원 재활 병동에 도착하기도 합니다. 그러나 이 두 사례는 재적응(re-enabling)이라는 매우 기계적인 의학적 개념 설정은 신체적 구현(embodiment)이나 시간적 유한성(temporality)과 같은 인간의 본질적인 특성을 제대로 설명하거나 다루지 못한다는 것을 보여줍니다. 따라서 기계적인 의학 중심의 접근 방식에서 실존적, 사회적 학습 과정에 기반한 접근 방식으로 개념을 전환하려면 치료 과정에 대한 접근 방식을 바꿔야 합니다.

외상성 척수손상의 재활은 휠체어에 앉은 - 자신의 일부가 된 휠체어 – 상태로 살아가는 방법을 다시 배우고, 새로운 능력자로서 자신의 삶의 가능성을 높이기 위해 그들의 풍부하고 구체적인 감각을 환자에게 연결시켜서 자신의 존재를 이해하는 능력을 재확립하는 과정입니다. 예를 들어, 휠체어와 함께 생활화하기(enwheeling)는 휠체어에서 어떻게 생활하는지, 휠체어를 통해 신체 반응이 어떻게 습관화되어가는 가에 보다 직접적으로 초점을 맞추도록 의료진이 휠체어를 다루는 작업방향을 바꿔야 합니다. 이는 위에서 언급한 것처럼 순전히 기능적인 목표를 달성하기 위한 훈련 이상의 의미로, 휠체어를 조작하는 방법을 배우는 것은 휠체어와 신체를 연결하는 것 이상의 매우 의미 있는 작업입니다.

시간의 한계(유한성)의 역할과 척수손상 환자들이 자신의 미래에 대한 구체적인 감각을 키우는 방법에 대한 이전 연구에서, 입원 기간 중 초기(그리고 중요한 시점에) 동료 선배(멘토)를 참여시키는 것은 분명히 가치가 있습니다. 동료 선배(멘토)의 존재를 통해 환자들은 (인간관계와 같은 삶의 가능성과 운전과 같은 현실적인 가능성 모두에서) 자신의 미래 가능성을 설계할 수 있는 가능성을 직접 확인할 수 있었습니다. 물리치료사와 작업치료사가 동료 선배(멘토)를 통해 환자에게 점차 신체적 노력들을 늘리도록 요구하는 것에 대한 이해와 환자 본인의 장래에 대한 폭넓은 인식 없이 희미하게만 볼 수 있었던 장기적인 성과를 보다 구체적으로 연결할 수 있는 여러 가지 방법이 있습니다. 부상과 재활의 실존적 차원을 직접적으로 파악하고 해결하는 것, 예를 들어, 동료 (선배)멘토를 고용하여 환자에게 새로운 삶의 실제 가능성에 대한 보다 구체적인 감각을 부여하는 것은 환자에게 인간적 존재를 다시 돌려주는 되찾기(re-having)의 의미가 있습니다.

재활 서비스에 대해 다시 고려하고자 하는 것은 연구자, 임상의, 기타 찬성론자들이 이러한 종류의 되찾기 전략, 교육, 학습에 초점을 맞추고 작업, 물리치료와 재활 간호도 되찾기를 위한 실존적, 사회적 학습 과정을 촉진하기 위한 수단으로 재정립될 수 있는 부가적인 방안도 모색하기 바랍니다.

기관과 시설을 다시 생각하다

"임상현장을 다시 생각하다" 부분에서는 척수 손상을 신체적, 의학적 측면보다는 주로 실존적, 사회적 성격의 인간 경험으로 재 개념화할 수 있는 방법을 설명했습니다. 이러한 재 개념화가 어떻게 기능적이고 기계적인 치료보다 실존적이고 사회적 차원을 강조하는 기존의 전문가 및 일반적 치료(작업치료, 물리치료, 동료 멘토링)의 방향 전환으로 이어질 수 있는지를 보여주었습니다. 사고 실험(thought experiment)을 계속하기 위해 다음 질문은 이러한 재활의 조직적, 제도적 차원을 어떻게 구성할 것인가 하는 것입니다. 여기서 기관(organization)이란 입원 환자 재활 병원을 의미합니다. 시설(institution)이란 다른 사회 기관(예: 건강/돌봄, 사회 서비스, 공공 또는 민간 부문 등)과 비교하여 재활 시설의 위치는 어디에 있으며, 재원은 어떻게 조달하는가에 따라 구별됩니다,

척수 손상 입원 돌봄(inpatient care of SCI)은 주로 환자의 의학적 요구(간호, 의학), 신체 및 기능 발달(물리치료, 언어치료), 그리고 기본적인 일상 생활 수행 능력(작업치료)을 해결하기 위해 설계된 환경에서 제공됩니다. 이러한 방식으로 입원 환자 시설은 기관(병원)과 체육관이 혼합된 물리적, 구조적 형태로 구성되어 있습니다. 기능적으로 입원 치료는 환자가 독립적으로 생활하는데 필요한 근력, 운동 범위 및 다양한 개별 활동을 개발하기 위해 전문 지식을 적용하는 의료 전문가 팀에 의해 제공되는 것이 가장 일반적입니다. 운영 측면에서 이러한 팀은 필요한 노동력을 분담하고 팀의 다른 구성원들과 함께 제공하는 치료 범위를 조정하는 개별 전문가 그룹으로 구성되는 경향이 있습니다. 다른 방식으로 생각하면, 환자에게 필요한 내용을 조사하고 해당 환자 또는 환자의 필요에 따라 각자의 전문성을 발휘하는 것입니다. 여러 차례 지적된 바와 같이 이러한 구조, 기능 및

운영의 조합은 고객 중심의 방식으로 치료를 제공하고자 하는 의료계, 전문가, 환자 및 그 가족들의 집단적 바람과는 반대되는 경향이 있습니다. 그리고 우리가 예상할 수 있듯이, 새로운 능력을 갖추기 위한 실존적, 사회적 학습 과정을 주로 다루기 위한 활동을 지원하기에 적절한 조직은 거의 없어 보입니다.

이러한 사고 실험(thought experiment)의 일환으로 우리가 요구하는 것은 실존적, 사회적 학습 과정의 요구를 충족하기 위해 입원 환자 경험을 재설계하는 재활 조직 및 운영 분야의 연구 및 개발입니다. 학습을 촉진하는 방식으로 공간을 설계하고 기능을 구성하는 방법에 대한 "수익형 기업 (earning enterprises)" 분야의 문헌은 이미 많이 있습니다. 이러한 문헌은 재참여를 촉진하는 학습 환경을 개발하기 위한 출발점이 될 수 있습니다. 또한, 외상성 척수손상 재활과 관련된 실존적 및 사회적 학습 과정과 관련된 작업의 본질을 더 잘 파악하기 위해서는 추가 연구가 필요합니다. 예를 들어, 우리는 파파디미트리우Papadimitriou 연구에서 물리 치료의 '업무'를 탐구했으며, 이러한 관점에서 보이지 않는 다양한 활동(즉, 물리 치료사가 수행하지만 일반적으로 물리 치료사의 역할의 일부로 명확하게 논의되지 않는 활동)에 주목했습니다. 예를 들어, 물리치료사가 환자를 일정 수준의 능력에서 다음 단계로 끌어올리기 위해(적어도 잘하기 위해) 수행해야 하는 지도(코칭)는 물리치료사가 이미 환자와 상당한 수준의 신뢰를 구축한 상태이어야 합니다. 이러한 종류의 신뢰 구축은 재활에 대한 실존적이고 사회적인 접근 방식에 필수적입니다. 따라서 이러한 보이지 않는 활동의 범위와 이러한 활동을 가장 잘 촉진할 수 있는 물리적 공간, 조직 구조 및 운영 모델의 종류를 이해하기 위한 추가 연구가 필요합니다.

"현장을 다시 생각하다" 부분에서 설명한 것처럼 재활병원 차원에서 다시 고려하기 위한 권고사항은 건강에서 질병으로의 기존 결핍 모델에서 전환하여 비장애에서 장애로, 또 장애에서 새로운 능력을 다시 얻는 회복 모델로의 전환에 초점을 맞추는 것입니다. 이런 모델들 사이의 서로 다른 핵심 이론은 새롭게 '된다'는 것이 중요하기 때문에 재활의 과정은 당사자가 다시 자신이 누구인지, 자신의 몸을 통해 다시 습관적으로 살아갈 수 있는 능력을 갖추는 과정, 그리고 자신의 삶에 대해 (자신의) 의미를 만들 수 있는 구체적인 미래 감각을 스스로 개발하는 과정을 촉진하는 것입니다. 우리의 사고 실험은 이러한 요구를 충족하기 위해서 기관(병원)에 근무하는 연구자들 및 의료진들이 기관(병원)내에 어떤 형태 또는 유형으로 갖추거나 혹은 최적의 조직 형태를 갖춘 모임을 만들기를 권하고자 합니다.

시설로서의 재활을 다시 생각하다

많은 다른 나라와 마찬가지로 미국에서도 재활은 현재의 의료체계안에 안정적으로 자리 잡고 있으며, 민간 및 공공 보험체계안에 하나의 기관으로 편입되어 있고, 대부분 이러한 방법으로 재정이 지원되고 있습니다. 하지만 항상 이러한 제도적 위치나 재정적 지원 수단을 유지해 온 것은 아닙니다. 미국의 발달 장애인을 위한 돌봄 서비스와 마찬가지로 재활 서비스도 사회복지 서비스로 시작되었으며, 처음에는 공공 및 민간 자선 단체를 통해, 나중에는 사회복지 기금을 통해 재정을 조달했습니다. 발달장애인을 위한 서비스 제도와 재정의 역사는 사회적 혜택에서 의료적 필요로 전환되면서 수백만 명의 개인과 가족이 한때 보장되었던 자원을 확보하는 데 어려움을 겪었습니다.[7] 발달장애인의 사례는 외상성 척수 손상 재활이 의료 서비스 범주에 머무르는 것이 제도적, 재정적으로 가장 좋다는 의견에 찬성하는 사람들에게 경고의 메시지를 던져주고 있습니다. 물론 이것은 미국의 관점이며, 미국의 경험이 유일무이한 것은 아니지만, 척수 손상 재활시설의 위상을 재검토하는 여러 과정에는 다른 국가의 역사와 경험, 성공과 실패 사례들이 많은 도움이 될 것입니다.

다시 한번, 우리의 질문은 척수 손상 장애인의 실존적, 사회적 학습에 전념하는 시설과 전문적 임상현장에 가장 적합한 제도적, 재정적 조치는 무엇일까 하는 것입니다.

'사고 실험(thought experiment)에 대한 서론' 부분에서 설명했듯이, 현재 미국의 재활은 공공 및 민간 의료 보험 제도의 일부로서 재정을 지원받고 있지만, 메디케어와 메디케이드에 크게 의존하고 있습니다. 그리고 위에서 언급한 바와 같이 재활을 의료 제도 내에 두는 것은 평가와 검증을 위해 의학 중심적의 접근 방식을 가져왔고, "회복"을 위한 진행의 증거로서 개인별 신체 기능과 일상생활동작(ADL) 수행 능력을 측정하는 점수를 사용하는 것을 권장했습니다. 이러한 점수는 표면적으로는 임상의가 진행 상황을 평가하고 목표 설정을 지원하는 데 유용하지만, 고객 중심의 철학과 목표와는 별개로 치료 결정과 임상 기록을 주도하는(또는 큰 영향을 미치는) 것으로 보입니다. 요컨대, 현재 미국의 상황은 재활을

---

7) 블레독과 햄프 (2008). 발달장애인을 위한 서비스와 기금 지원: 어려 주 비교분석. 콜로라도대학교 덴버 의과대학 캠퍼스, 정신과
그러나 미국에서는 20세기에 탈시설화 움직임과 메디케이드 기금에서 주정부가 수행하는 독특한 역할로 인해 이러한 현상이 복잡해졌다는 점에 유의해야 합니다.

의료의 중심으로 생각하는 의료 재정적 접근 방식은 최적의 진료도 아니고, 환자에게 가장 적합한 입원 기간도 아니고, 또한 고객 중심 사례(즉, 환자와 그 가족에게 있어야 하는 자율성과 의사 결정 권한을 인정하는 사례)에서도 멀어진 단지 재활치료전문가들만 보이는 정책입니다.

재정 문제와 관련하여 이 사고실험이 던지는 질문은 '의료 중심의 기능적, 신체적 목표를 달성하는 데 초점을 맞추기보다는 개인의 필요에 따라 새롭게 행복하고 생산적으로 살아가기 위해 노력하는 재활 접근 방식에 가장 적합한 재정 조달 모델은 무엇일까'입니다. 다시 가상의 상황을 생각해 보면, 백인 남성이 흑인 여성이 되는 과정에 사회는 어떻게 자금을 조달할 수 있을까요? 의료 비용일까요? 사회가 그러한 변화된 삶을 생산적이고 만족스럽게 유지하는 것이 가치 있다고 본다면, 그러한 비용을 민간 보험에 맡겨서 스스로 관리할 능력이 없는 많은 사람들의 기회를 박탈해야 할까요? 아마도 아닐 것입니다. 그리고 사회가 이러한 개인에 대한 공평한 대우의 필요성을 인식한다면 재정 문제는 제도의 문제로 옮겨갈 것입니다. 이러한 변화가 의학적인 것이 아니며, 의학적인 발전과 성공의 척도에 의해 가장 적절하게 잘 추진되지 않는다면, 어떤 국립 기관이 이러한 사람들을 지원하려는 사회의 의도를 전달하는 통로 역할을 하겠습니까?

교육은 하나의 방법입니다. 분명히 우리는 새로운 능력을 갖게 되는 과정이 실존적, 사회적 학습의 과정 중 하나라고 제안했습니다. 이것이 학습 과정이라면 교육부(또는 교육청)가 할 수 있는 역할이 있을까요? 사고실험의 일환으로 교육부가 새로운 능력을 갖게 되는 과정에 대한 연구를 지원하기 위해 자금과 전문 지식을 제공하는 것을 떠올릴 수 있습니다. 또한 교육부가 재활 치료사 교육을 지원할 수도 있습니다. 실제로 미국 교육부는 이미 이 두 가지 노력에 대해 어느 정도 지원을 제공하고 있습니다. 그 외에도 교육부는 장애에서 회복한 사람들이 활동적이고 생산적이며 자립적인 삶으로 복귀하는 것을 목표로 삼고 있습니다. 또한 재활에 수반되는 적절한 철학으로 전문가 중심 치료에서 고객 중심 치료로의 전환을 적극적으로 장려해 왔습니다. 따라서 적어도 미국에서는 교육부가 재활에 대한 실존적 접근의 중심지이자 재활을 위한 주요 재원 마련의 역할을 담당하며 사람들이 새롭게 능력을 되찾아가는 과정을 증진하고 촉진한다고 생각할 수 있습니다.

결론

이 장에서는 우리는 재활에 대해 다시 생각해 볼 수 있는 출발점을 제공해왔습니다. 우리는 독자 여러분에게 백인 남성에서 흑인 여성으로 전환하는 과정과 유사하게 새로운 장애인이 되는 과정을 다시 상상해 보고, 전문가와 사회가 어떻게 하면 그러한 전환을 가장 잘 지원할 수 있을지 생각해 보도록 요청해 왔습니다. 우리는 장애를 주로 의학적, 신체적, 기능적 문제가 아닌 실존적 차원에서 한 사람이 장애에서 새로운 능력자로 전환하는 데 필요한 변화의 과정으로 재인식하는 방법에 대한 증거를 제공해 왔습니다. 우리는 이러한 과정이 주로 신체적 기능을 회복하는 문제라기보다는 실존적이며 존재론적으로 어떻게 생각될 수 있는지를 아주 초보적 수준으로 보여주었습니다. 우리는 재활의 과정을 능력을 회복하는 과정이 아니라 자신의 신체적 실존으로부터 예상되는 미래의 가능성으로 살아가는 방식에 대한 감각을 다시 갖게 되는 것으로 이해하는 것이 더 좋다고 정의했습니다. 그런 다음 재활의 주요 문제인 전문적 치료, 재정 지원, 사회 정책적 제도적 관리를 다시 고려하기 위한 가이드를 제공하였습니다.

독자 여러분이 이러한 차원 중 하나 또는 그 이상을 받아들여 앞으로 나아가는 데 도움이 되기를 바랍니다. 실존적, 사회적 학습 과정으로 재활에 대한 이해를 확고히 하기 위해서는 더 많은 연구, 집필, 개념 정리가 필요한 것이 분명합니다. 우리처럼 재활을 이러한 방식으로, 즉 재활을 장려하고 촉진하며 고객의 실존적, 사회적 학습을 촉진하는 접근법과 기술을 개발하는 과정으로 다시 생각하기를 바라는 재활 전문직과 임상현장에 관심이 있는 재활 전문가와 연구자들도 있습니다. 마찬가지로 재활 부서를 관리하는 사람들과 병원 임상현장과 수행 중인 업무의 목적에 부합하는 방법을 연구하는 사람들이 있습니다. 우리는 이러한 선국자들과 학자들이 새로운 능력을 갖게 되는 과정을 촉진하고 환자의 신체적, 의학적 요구와 실존적, 사회적 학습 요구 사이의 균형을 더 잘 맞출 수 있는 병원 형태를 탐구할 수 있기를 기대합니다.

마지막으로, 우리는 사회 정책을 개발하는 사람들과 이를 연구하는 사람들이 재활을 위한 재정 및 제도적 지원에 대한 보다 실존 지향적인 접근을 촉진할 수 있는 중지를 모아 현재 임상현장의 변화를 모색할 수 있기를 기대합니다.

결국, 이것은 순전히 학문적인 문제도 아니고, 재활을 다시 생각하는 것이 학문적 운동이 되어서도 안 됩니다. 매년 미국에서만 수만 명의 척수 손상 환자들이 자신의 원래 모습으로 돌아가는 인간 과정을 계속 이어갈 수 있도록 새로운 변화된 신체로 살아가는 법을 배우고 미래를 개척하는 과정을 겪기 위해 고군분투하며 척수손상 재활 입원 병동에 입원하고 있습니다. 전 세계 인구가 고령화됨에 따라 이러한 사람들은 더 오래 살게 될 것이며, 사회적 자원이 점점 부족해지고 있습니다. 그러나 이러한 사람들을 위한 물품은 유지해야 할 것입니다.

장애에 대한 이해의 지평이 바뀌고 있습니다. 장애인은 더 이상 '타인'이 아니며, 차별적으로 대우하는 것은 더 이상 용납되지 않습니다. 장애인은 더 이상 (장애)인이 아니라 동등하지만 다른 능력을 가진 새로운 능력자입니다. 장애인의 신체적 능력만 달라진 것처럼 장애인의 재활을 지원하는 현재의 임상현장은 시대에 뒤떨어지고 장애인이 사회에 동화될 모든 권리가 있다는 인식과도 맞지 않습니다. 이것이 재활에 대해 다시 생각해보자는 우리의 목표입니다.

감사의 글

저자들은 의견 및 지원을 제공해 주신 재활을 다시 생각하다(Rethinking Rehabilitation) 심포지엄(캐나다 토론토, 2012년 7월)의 참가자들에게 감사드립니다. 특히 초기 초고를 비판적으로 검토해 준 편집자 캐서린 맥퍼슨Kathryn McPherson과 바바라 깁슨Barbara Gibson, 그리고 개념적으로 정직하고 근거를 제시해 준 니톨스D. Nicholls와 드종G. DeJong에게 감사드립니다. 또한 밤과 주말에 이 원고를 작업하는 동안 함께 잘 놀아준 아이들에게도 고마움을 전합니다.

참고문헌

1장: 재활을 다시 생각하다

Bright, F. A., Kayes, N. M., Worrall, L., and McPherson, K. M. 2014. Engagement in healthcare: A critical review of the concept. Disability and Rehabilitation 27: 1–12. [Epub ahead of print].

Cook, W. K. 2008. Integrating research and action: A systematic review of community-based participatory research to address health disparities in environmental and occupational health in the USA. Journal of Epidemiology and Community Health 62(8): 668–76.

Crotty, M. 1998. The Foundations of Social Research: Meaning and Perspective in the Research Process. St Leonards, Australia: Allen and Unwin.

De Maio, F. 2010. Health and Social Theory. Basingstoke: Palgrave Macmillan.

Diaprose, R. 2013. Corporeal interdependence: From vulnerability to dwelling in ethical community. SubStance 42(3): 185–204.

Eldar, R., and Jelić, M. 2003. The association of rehabilitation and war. Disability and Rehabilitation 25(18): 1019–23.

Gibson, B. E. 2006. Disability, connectivity, and transgressing the autonomous body. Journal of Medical Humanities 27(3): 187–96.

Gibson, B. E., Carnevale, F. A., and King, G. A. 2012. "This is my way": Reimagining Disability and Rehabilitation 34(22): 1894–99.

Gracey, F., and Ownsworth, T. (eds.) 2008. The Self and Identity in Rehabilitation: A Special Issue of Neuropsychological Rehabilitation. Hove: Psychology Press.

Gritzer, G., and Arluke, A. 1985. The Making of Rehabilitation: A Political Economy of Medical Specialization, 1890–1980. Berkeley, CA: University of California Press.

Gzil, F., Lefeve, C., Cammelli, M., Pachoud, B., Ravaud, J. F., and Leplege, A. 2007. Why is rehabilitation not yet fully person-centred and should it be more person-centred? Disability and Rehabilitation 29(20–21): 1616–24.

Haselgrove, M., and Hogarth, L. 2012. Clinical Applications of Learning Theory. Hove: Psychology Press.

Kayes, N. M., and McPherson, K. M. 2012. Human technologies in rehabilitation: "Who" and "How" we are with our clients. Disability and Rehabilitation 34(22): 1907–11.

Kerlinger, F. N., and Lee, H. B. 2000. Foundations of Behavioral Research. Fort Worth, TX: Harcourt.

Kincheloe, J. L., McLaren, P., and Steinberg, S. R. 2011. Critical pedagogy and qualitative research: Moving to the bricolage. In The Sage Handbook of Qualitative Research, eds. N. K. Denzin and Y. S. Lincoln, 4th ed., 163–77. Los Angeles, CA: Sage.

Knabb, J. J., Welsh, R. K., and Alexander, P. 2012. Towards an integrated view of the necessity of human interdependence: Perspectives from theology, philosophy, and psychology. Journal of Spirituality inin Mental Health 14(3): 166–80.

Lewin, K. 1952. Field Theory in Social Science: Selected Theoretical Papers by Kurt Lewin. London: Tavistock.

Linker, B. 2011. War's Waste: Rehabilitation in World War I America. Chicago, IL: University of Chicago Press.

Lipsey, M. W. 1983. Theory as method: Small theories of treatment. New Directions for Program Evaluation 57: 5–38.

Mauk, K. L. 2011. Overview of Rehabilitation. In Rehabilitation Nursing: A Contemporary Approach to Practice. Burlington, MA: Jones and Bartlett Learning.

Maxwell, J. 1996. Conceptual framework: What do you think is going on? In Qualitative Research Design: An Interactive Approach, 39–72. Thousands Oaks, CA: Sage Publications.

McPherson, K. M. 2006. Rehabilitation nursing—A final frontier? International Journal of Nursing Studies 43(7): 787–9.

McPherson, K. M., and Kayes, N. M. 2012. Qualitative research: Its practical contribution to physiotherapy. Physical Therapy Reviews 17(6): 382–9.

McPherson, K. M., Kayes, N. M., and Kersten, P. 2014. MEANING as a Smarter Approach to Goals in Rehabilitation. In Rehabilitation Goal Setting: Theory, Practice and Evidence, eds. W. Levack and R. Siegert, 105–120. Boca Raton, FL: CRC Press, Taylor and Francis.

Mishra, J., and Gazzaley, A. 2014. Harnessing the neuroplastic potential of the human brain and the future of cognitive rehabilitation. Frontiers in Human Neuroscience 8: 218.

Oliver, M. 1998. Theories in health care and research: Theories of disability in health practice and research. BMJ 317(7170): 1446–9.

Patston, P. 2007. Constructive functional diversity: A new paradigm beyond disability and impairment. Disability and Rehabilitation 29(20–21): 1625–33.

Penney, P. R. 2013. Collaborative Practice: A Grounded Theory of Connecting in Community Rehabilitation. Auckland: Auckland University of Technology.

Raskin, S. A. (ed.) 2011. Neuroplasticity and Rehabilitation. New York: Guilford Press.

Schick, T. 2000. Readings in the Philosophy of Science: From Positivism to Postmodernism. Mountainview, CA: Mayfield Publishing.

Seekins, T., and White, G. W. 2013. Participatory action research designs in applied disability and rehabilitation science: Protecting against threats to social validity. Archives of Physical Medicine and Rehabilitation 94(1 Suppl): S20–9.

Shumaker, S. A., Ockene, J. K., and Riekert, K. A. 2009. The Handbook of Health Behavior Change, 3rd ed. New York: Springer.

Siebers, T. 2001. Disability in theory: From social constructionism to the new realism of the body. American Literary History 13(4): 737–54.

Siegert, R. J., McPherson, K. M., and Dean, S. G. 2005. Theory development and a science of rehabilitation. Disability and Rehabilitation 27(24): 1493–501.

Simmons, G. F. 2003. Precalculus Mathematics in a Nutshell: Geometry, Algebra, Trigonometry. Eugene, OR: Resource Publications.

Skinner, A., and Turner-Stokes, L. 2006. The use ofstandardized outcome measures in rehabilitation centers in the UK. Clinical Rehabilitation 20(7): 609–15.

Straus, S. E., Tetroe, J., and Graham, I. D. 2009. Knowledge Translation in Health Care Moving from Evidence to Practice. Chichester: Wiley-Blackwell/BMJ.

Tate, R. L., Perdices, M., Rosenkoetter, U., Wakim, D., Godbee, K., Togher, L., and McDonald, S. 2013. Revision of a method quality rating scale for single-case experimental designs and n-of-1 trials: The 15-item Risk of Bias in N-of-1 Trials (RoBiNT) Scale. Neuropsychological Rehabilitation 23(5): 619–38.

Teasell, R. 2012. Challenges in the implementation of evidence in stroke rehabilitation. Topics in Stroke Rehabilitation 19(2): 93–5.

Thomas, C. 2012. Theorising disability and chronic illness: Where next for perspectives in medical sociology? Social Theory and Health 10(3): 209–28.

United Nations. 1948. The Universal Declaration of Human Rights. Retrieved March 3, 2014, from http://www.un.org/en/documents/udhr/history.shtml.

United Nations. 2006. Convention on the Rights of Persons with Disabilities. Retrieved October 10, 2014, from http://www.un.org/disabilities/convention/conventionfull .shtml.

United Nations Relief and Rehabilitation Administration. 1943. Agreement for United Nations Relief and Rehabilitation Administration, November 9, 1943. Retrieved March

24, 2014, from http://www.ibiblio.org/pha/policy/1943/431109a.html.

Wade, D. T., Smeets, R. J., and Verbunt, J. A. 2010. Research in rehabilitation medicine: Methodological challenges. Journal of Clinical Epidemiology 63(7): 699–704.

Walker, M. F., Fisher, R. J., Korner-Bitensky, N., McCluskey, A., and Carey, L. M. 2013. From what we know to what we do: Translating stroke rehabilitation research into practice. International Journal of Stroke 8(1): 11-17.

Whalley Hammell, K. 2006. Perspectives on Disability and Rehabilitation. Contesting assumptions; challenging practice. London: Churchill Livingstone.

Whalley Hammell, K. 2012. Client-centred practice in occupational therapy: Critical reflections. Scandinavian Journal of Occupational Therapy 20(3): 174-81.

Whyte, J. 2008. A grand unified theory of rehabilitation (we wish!). The 57th John Stanley Coulter Memorial Lecture. Archives of Physical Medicine and Rehabilitation 89(2): 203-9.

Whyte, J. 2014. Contributions of treatment theory and enablement theory to rehabilitation research and practice. Archives of Physical Medicine and Rehabilitation 95(1 Suppl): S17-23 e12.

Wilson, B. A. 2009. Neuropsychological Rehabilitation: Theory, Models, Therapy, and Outcome. Cambridge: Cambridge University Press.

World Health Organization. 2001. International Classification of Functioning Disability and Health. Geneva: World Health Organization.

World Health Organization. 2014. Rehabilitation. Retrieved March 1, 2014, from http://www.who.int/topics/rehabilitation/en/.

2장: 재활을 위한 장애의 개념화

Abberley, P. (1987). The concept of oppression and the development of a social theory of disability. Disability Handicap and Society 2(1): 5-19.

Albrecht, G. (1976). The Sociology of Physical Disability and Rehabilitation. Pittsburgh, PA: University of Pittsburgh Press.

Barbotte, E., Guillemin, F, and Chau, N. (2001). Prevalence of impairments, disabilities, handicaps, and quality of life in general population: A review of recent literature. Bulletin of the World Health Organization 79(11): 1047-55.

Barnes, C. (1991). Disabled People in Britain and Discrimination: A Case for Anti-Discrimination Legislation. London: Hurst and Co.

Barral, C. (2007). Disabled Persons' Associations in France. Scandinavian Journal ofDisability Research 9(3-4): 214-36.

Barral, C., and Roussel, P. (2002). De la CIH à la CIF. Le processus de révision. Handicap-Revue de Sciences Humaines et Sociales 94-95: 1-24.

Barton, L. (1993). The struggle for citizenship: The case of disabled people. Disability, Handicap and Society 8(3): 235-48.

Becker, H. (1963). Outsiders. Glencoe, IL: The Free Press of Glencoe.

Bickenbach, J.E., Chatterji, S., Badley, E.M., and Üstün, T.B. (1999). Models of disablement, universalism and the international classification of impairments, disabilities and handicaps. Social Science and Medicine 48: 1173-87.

Boorse, C. (1977). Health as a theoretical concept. Philosophy of Sciences 44: 542-73.

Braddock, D.L., and Parish, S.L. (2001). An institutional history of disability. In G.L. Albrecht, K.D. Seelman, and M. Bury (eds.) Handbook of Disability Studies, 11-68. London: Sage Publications.

Bruyère, S.M., Van Looy, S.A., and Peterson, D.B. (2005). The International Classification of Functioning, Disability and Health (ICF): Contemporary literature review. Rehabilitation Psychology 50: 113-21.

Buntinx, W., and Schalock, R.L. (2010). Models of disability, quality of life, and individualized supports: Implications for professional practice in intellectual disability. Journal of Policy and Practice in Intellectual Disabilities 7(4): 283-94.

Castel, R. (1989). Le social aux prises ave l'histoire. Les Cahiers de la Recherche sur le Travail Social n° 16/89: 9-27.

Castel, R. (1999). Les métamorphoses de la question sociale: Une chronique du salariat. Paris: Gallimard.

Castel, R. (2003). From Manual Workers to Wage Labourers: Transformation of the Social Question. New Brunswick, NJ: Transaction Publishers.

Cieza, A., Bickenbach, J., and Chatterji, S. (2008). The ICF as a conceptual platform to specify and discuss health and health related concepts. Gesundheitswesen 70: 1-10.

Cieza, A., Ewert, T., Ustun, T.B, Chatteril S., Kostanjsek, N., and Stucki, G. (2004). Development of ICF core sets for patients with chronic conditions. Journal of Rehabilitation Medicine 44(Suppl): 9-11.

Dejong, G. (1979). Independent living: From social movement to analytic paradigm. Archives of Physical Medicine and Rehabilitation 60: 435-46.

Dowrick, C., May, C, Richardson, M., and Bundred, P. (1996). The biopsychosocial model of general practice: Rhetoric or reality? British Journal of General Practice 46(403): 105-7.

Engel, G.L. (1977). The need for a new medical model. Science 196: 129-36.

Engel, G.L. (1980). The clinical application of the biopsychosocial model. The American-Journal of Psychiatry 137(5): 535-44.

Ewald, F. (1986). L'Etat Providence. Paris: Grasset.

Fagot-Largeault, A. (1989). Les causes de la mort, Histoire naturelle et facteurs de risque. Paris: Librairie Philosophique J. Vrin.

Fossier, A. (2002). Le grand renfermement. Tracés. Revue de Sciences humaines, 1/2002. Retrieved from http://traces.revues.org/4130 (accessed April 10, 2014).

Foucault, M. (1973). Madness and Civilization. A History of Insanity in the Age of Reason (R. Howard, Trans.). New York: Vintage.

Fougeyrollas, P. (1993). Explanatory models of the consequences of disease and trauma: The handicap creation process. ICIDH, International Network 6(2).

Fougeyrollas, P. (1995). Documenting environmental factors for preventing the handicap creation process: Quebec contribution relating to I.C.I.D.H. and social participation of people with functional differences. Disability and Rehabilitation 17(3-4): 145-53.

Fougeyrollas, P. (2002). L'évolution conceptuelle internationale dans le champ du handicap: Enjeux socio-politiques et contributions québécoises. Pistes 4: 2.

Fougeyrollas, P. (2010). La funambule, le fil et la toile: Transformations réciproques du handicap. Laval: Presses de l'Université.

Fougeyrollas, P., Cloutier, R., Bergeron, H., Côté, J., Côté, M., and St-Michel, G. (1996). Révision de la proposition québécoise de classification: Processus de production du handicap. Québec: Réseau international sur le processus de production du handicap.

Fougeyrollas, P., and International Network on the Disability Creation Process (INDCP). (2010). Human Development Model-Disability Creation Process. Québec, Canada: INDCP. Retrieved from http://www.indcp.qc.ca/hdm-dep/hdm-dcp.

Frattini, M.-O. (2008). Dynamique de constitution d'une spécialité médicale fragile: La médecine de rééducation et réadaptation fonctionnelles en France entre médecine et politique. (Unpublished Masters Dissertation 'Santé, Population, Politiques sociales'). Paris: EHESS. Retrieved from http://www.sofmer.com/download/sofmer/MOF-M2-SPPS-EHESS.pdf.

Geremek, B. (1987). La potence ou la pitié. L'Europe et les pauvres du Moyen-Age à nos-jours. Paris: Gallimard.

Goffman, E. (1961). Asylums: Essays on the Social Situation of Mental Patients and Other Inmates. New York: Anchor Books.

Gzil, F, Lefève, C., Cammelli, M., Pachoud, B., Ravaud, J.F, and Leplège, A. (2007). Why is rehabilitation not yet fully person-centered and should it be more person-centered? Disability and Rehabilitation 29: 20-21.

Hahn, H. (1985). Toward a politics of disability: Definitions, disciplines, and policies. Social Science Journal 22: 87-105.

Hahn, H. (1988). The politics of physical differences: Disability and discrimination. Journal of Social Issues 44: 39-47.

Hahn, H. (1993). The political implications of disability definitions and data. Journal of Disability Policy Studies 4: 41-52.

Institute of Medicine. (1991). Disability in America. Toward a National Agenda for Prevention. Washington, DC: National Academy Press.

Institute of Medicine. (1997). Enabling America: Assessing the Role of Rehabilitation Science and Engineering. Washington, DC: National Academy Press.

Lang, R. (2009). The United Nations Convention on the right and dignities for persons with disability: A panacea for ending disability discrimination? Alter-European Journal of Disability Research 3(3): 266-86.

Leplège, A., and Hunt, S. (1997). The problem of quality of life in medicine. Journal of the American Medical Association (JAMA) 278(1): 47-50.

Levasseur, M., Desrosiers, J., and St-Cyr, T.D. (2007). Comparing the disability creation process and international classification of functioning, disability and health models. Canadian Journal of Occupational Therapy 74(3 Suppl): 233-42.

Masala, C., and Petretto, D.R. (2010). Models of disability. In J.H. Stone, and M. Blouin (eds.) International Encyclopedia of Rehabilitation. State University of New York College of Buffalo, Buffalo, New York: Center for International Rehabilitation Research Information and Exchange (CIRRIE). Retrieved from http://cirrie.buffalo .edu/encyclopedia/en/article/135/ (accessed October 24, 2014).

McLaren, N. (2002). The myth of the biopsychosocial model. Australian and New Zealand Journal of Psychiatry 36(5): 701-3.

Montes, J.-F. (2002). L'office national des anciens combattants et victimes de guerre. Création et actions durant l'entre-deux-guerres. Guerres mondiales et conflits contemporains 2002/1, n° 205: 71-83.

Nagi, S.Z. (1965). Some conceptual issues in disability and rehabilitation. In M.B. Sussman (ed.) Sociology and Rehabilitation, 100-13. Washington, DC: American Sociological Association.

Nagi, S.Z. (1976). An epidemiology of disability among adults in the United States. The Milbank Memorial Fund Quarterly 54: 439-67.

Nagi S.Z. (1991). Disability concepts revised: Implications for prevention. In A.M. Pope, and A.R. Tarlov (eds.) Disability in America: Toward a National Agenda for Prevention. Washington, DC: National Academy Press.

National Institute of Child Health and Human Development and National Center for Medical Rehabilitation Research. (1993). Research Plan for the National Center for Medical Rehabilitation Research. Washington, DC: US Government Printing Office.

Oliver, M. (1983). The politics of disability. Paper given at The Annual General Meeting of The Disability Alliance. Retrieved from http:// disability-studies.leeds.ac.uk/files/library/Oliver-dis-alliance.pdf (accessed October 24, 2014).

Oliver, M. (1986). Social policy and disability: Some theoretical issues. Disability, Handicap and Society 1(1): 5-17.

Patston, P. (2007). Constructive functional diversity: A new paradigm beyond disability, and impairment. Disability and Rehabilitation 29(20-21): 1625-33.

Peter, J. -P: (1976). Le grand réve de l'ordre médical en 1770 et aujourd'hui. Autrement n°4, Gouverner la misère, 183-92.

Pfeiffer, D. (2002). The philosophical foundations of disability studies. Disability Studies Quarterly 22(2): 3-23.

Piven, F., and Cloward, R.A. (1971). Regulating the Poor. The Functions of Public Welfare. New York: Vintage.

Ravaud, J.F. (1999). Modèle individuel, modèle médical, modele social: La question du sujet. Handicap-Revue de Sciences Humaines et Sociales 81: 64-75.

Ravenek, M.J., Skarakis-Doyle, E., Spaulding, S.J., Jenkins, M.E., and Doyle, P.C. (2013). Enhancing the conceptual clarity and utility of the international classification of functioning, disability and health: The potential of a new graphic representation. Disability and Rehabilitation 35(12): 1015-25.

Rosen, G. (1993). A History of Public Health. Baltimore: Johns Hopkins University Press.

Rossignol, C. (2000). ICIDH2. Projet Béta2: Analyse textuelle et formelle. Rapport d'expertise. Laboratoire Langage et parole. CNRS.

Roussel, P. (1999). CIH-1/CIH-2: Rénovation complète ou ravalement de façade? Handicap-Revue de Sciences Humaines et Sociales 81: 7-19.

Snyder, A.R., Parsons, J.T., Tamara, C., McLeod, V., Curtis Bay, R., Michener, L.A., and Sauers, E.L. (2008). Using disablement models and clinical outcomes assessment to enable evidence-based athletic training practice, part i: Disablement models. Journal of Athletic Training 43(4): 428-36.

Solli, H.M., and Barbosa da Silva, A. (2012). The holistic claims of the biopsychosocial conception of WHO's International Classification of Functioning, Disability, and Health (ICF): A conceptual analysis on the basis of a pluralistic-holistic ontology and multidimensional view of the human being. The Journal of Medicine and Philosophy 37(3): 277-94.

Stiker, H.J. (1997). Corps infirmes et sociétés, 2nd ed. Paris: Dunod.

Stiker, H.J. (1999). A History of Disability (W. Sayers, Trans.). Ann Arbor, MI: University of Michigan Press.

Stone, D.A. (1986). The Disabled State. Philadelphia, PA: Temple University Press.

Thomas, C. (2012). Theorising disability and chronic illness: Where next for perspectives in medical sociology? Social Theory and Health 10(3): 209-28.

Trattner, W.I. (1999). From Poor Law to Welfare State. A History of Social Welfare in America, 6th ed. New York: The Free Press.

Ueda, S., and Okawa, Y. (2003). The subjective dimension of functioning and disability: What is it and what is it for? Disability and Rehabilitation 25(11-12): 596-601.

United Nations. (2006). Convention on the Rights of Disabled Persons. New York: United Nations.

UPIAS and Disability Alliance. (1976). The Union of the Physically Impaired Against Segregation and The Disability Alliance Discuss Fundamental Principles of Disability. London: The Disability Alliance, Portland Place. Union of the Physically Impaired Against Segregation, Ealing.

Verbrugge, L.M., and Jette, A.M. (1994). The disablement process. Social Science and Medicine 438: 1 14.

Whiteneck, G. (2003). The ICF: One step forward, one step back, and a few steps to go to a complete model. Presentation to Conference on State of the Science: Outcome Research in Post-Acute Care, April 24-25, 2003, Washington, DC. Organized by Boston University. Retrieved from http://www.bu.edu/cre/webcast/testwhiteneck.doc.

Whiteneck, G. (2006). Conceptual models of disability: Past, present, and future. In M.J. Field, A.M. Jette, and L. Martin (eds.) Workshop on Disability in America: A New Look, 50-66. Washington, DC: National Academies Press.

Willems, D. (2010). Quality of life: Measure or listen. A reflection for disability studies. Medische Antropologie 22(2): 289-91.

Wolfensberger, W. (1972). The Principle of Normalization in Human Service. Toronto: National Institute on Mental Retardation.

Wolfensberger, W. (1998). A Brief Introduction to Social Role Valorization: A High-Order Concept for Addressing the Plight of Societally Devalued People, and for Structuring Human Services, 3rd ed. Syracuse, NY: Training Institute for Human Service Planning, Leadership and Change Agentry, Syracuse University.

World Health Organization. (1946). International Statistical Classification of Diseases and Related Health Problems (ICD). Geneva: World Health Organization.

World Health Organization. (1980). International Classification of Impairments, Disabilities and Handicaps: A Manual of Classification Relating to the Consequences of Disease. Geneva: World Health Organization.

World Health Organization. (2001). International Classification of Functioning, Disability and Health. Geneva: World Health Organization.

World Health Organization. (2012). Social Determinants of Health. Geneva: World Health Organization.

3장: 재활의 가정에 대해 다시 생각하다

Abberley, P. (1995) Disabling ideology in health and welfare: The case of occupational therapy. Disability and Society 10(2), 221-232.

Abberley, P. (2004) A critique of professional support and intervention. In: J. Swain, S. French, C. Barnes and C. Thomas (Eds.). Disabling Barriers -Enabling Environments (2nd edn). London, Sage, pp. 239-244.

Abma, T.A. (2005) Patient participation in health research: Research with and for people with spinal cord injuries. Qualitative Health Research 15(10), 1310-1328.

Abma, T.A. (2006) Patients as partners in a health research agenda setting. The feasibility of a participatory methodology. Evaluation and the Health Care Professions 29(4), 424-439.

American Occupational Therapy Association (AOTA). (2002) Occupational therapy practice framework: Domain and process. American Journal of Occupational Therapy 56, 609-639.

Amundson, R. (1992) Disability, handicap, and the environment. Journal of Social Philosophy 23(1), 105-118.

Anthony, W.A. (1993) Recovery from mental illness: The guiding vision of the mental health services system in the 1990s. Psychosocial Rehabilitation Journal 16(4), 11-23.

Awaad, T. (2003) Culture, cultural competency, and occupational therapy: A review of the literature. British Journal of Occupational Therapy 66, 356-362.

Barbara, A. and Curtin, M. (2008) Gatekeepers or advocates? Occupational therapists and equipment funding schemes. Australian Occupational Therapy Journal 55(1), 57-60.

Barnartt, S. and Altman, B. (2001) Exploring theories and expanding methodologies: Where we are and where we need to go. Research in Social Science and Disability 2, 1-7.

Barnes, C. and Mercer, G. (2003) Disability. Cambridge, Polity.

Barnes, C., Mercer, G. and Shakespeare, T. (1999) Exploring Disability: Sociological Introduction. Cambridge, Polity.

Barnitt, R. and Partridge, C. (1999) The legacy of being a research subject: Follow-up studies of participants in therapy research. Physiotherapy Research International 4(4), 250-261.

Basnett, I. (2001) Health care professionals and their attitudes toward and decisions affecting disabled people. In: G.L. Albrecht, K.D. Seelman and M. Bury (Eds.). Handbook of Disability Studies. London, Sage, pp. 450-467.

Baylies, C. (2002) Disability and the notion of human development: Questions of rights and capabilities. Disability and Society 17(7), 725-739.

Bland, M. (1991) An Introduction to Medical Statistics. Oxford, Oxford University Press.

Brechin, A. and Sidell, M. (2000) Ways of knowing. In: R. Gomm and C. Davies (Eds.). Using Evidence in Health and Social Care. London, Sage, pp. 3-25.

Bury, M. (1991) The sociology of chronic illness: A review of research and prospects. Sociology of Health and Illness 13(4), 451-468.

Canadian Association of Occupational Therapists (CAOT) and the Health Services Directorate. (1983) Guidelines for the Client-Centred Practice of Occupational Therapy. Ottawa, Health Services Directorate.

Cant, R. (1997) Rehabilitation following a stroke: A participant perspective. Disability and Rehabilitation 19(7), 297-304.

Carpenter, C. (1994) The experience of spinal cord injury: The individual's perspective-Implications for rehabilitation practice. Physical Therapy 74(7), 614-629.

Chartered Society of Physiotherapy (CSP). (1996) Rules of professional conduct. Physiotherapy 81, 460.

College of Occupational Therapists (COT). (2005) Code of Ethics and Professional Conduct for Occupational Therapists. London, COT.

College of Occupational Therapists (COT). (2012) A quarter of Parkinson's OTs get no CPD access. Occupational Therapy News June, 7.

Corring, D. and Cook, J. (1999) Client-centred care means that I am a valued human being. Canadian Journal of Occupational Therapy 66(2), 71-82.

Cott, C.A. (2004) Client-centred rehabilitation: Client perspectives. Disability and Rehabilitation 26(24), 1411-1422.

Dalley, J. (1999) Evaluation of clinical practice: Is a client-centred approach compatible with professional issues? Physiotherapy 85(9), 491-497.

Davis, K. (2004) The crafting of good clients. In: J. Swain, S. French, C. Barnes and C. Thomas (Eds.). Disabling Barriers- Enabling Environments (2nd ed). London, Sage, pp. 203-205.

Davis, L.J. (2002) Bodies of difference: Politics, disability, and representation. In: S.L. Snyder, B.J. Brueggemann and R. Garland- Thomson (Eds.). Disability Studies. Enabling the Humanities. New York, The Modern Language Association of America, pp. 100-106.

DeLisa, J.A. (2002) Quality of life for individuals with SCI: Let's keep up the good work. Journal of Spinal Cord Medicine 25(1), 1.

Doolittle, N.D. (1991) Clinical ethnography of lacunar stroke: Implications for acute care. Journal of Neuroscience Nursing 23, 235-239.

Eakin, J., Robertson, A., Poland, B, Coburn, D. and Edwards, R. (1996) Towards a critical social science perspective on health promotion research. Health Promotion International 11(2), 157-165.

Eisenberg, M. and Saltz, C. (1991) Quality of life among aging spinal cord injured persons:

Long term rehabilitation outcomes. Paraplegia 29, 514-520.

Elliott, T.R., Bush, B.A. and Chen, Y. (2006) Social problem-solving abilities predict pressure sore occurrence in the first 3 years of spinal cord injury. Rehabilitation Psychology 51, 69-77.

Evans, J.J. (2011) Positive psychology and brain injury rehabilitation. Brain Impairment 12(2), 117-127.

Fadyl, J.K, McPherson, K.M. and Kayes, N.M. (2011) Perspectives on quality of care for people who experience disability. BMJ Quality and Safety 20, 87-95.

Fleming, J., Sampson, J., Cornwell, P., Turner, B. and Griffin, J. (2012) Brain injury rehabilitation: The lived experience of inpatients and their family caregivers. Scandinavian Journal of Occupational Therapy 19, 184-193.

French, S. (1994) What is disability? In: S. French (Ed.). On Equal Terms. Working with Disabled People. Oxford, Butterworth-Heinemann, pp. 3-16.

French, S. (2004) Enabling relationships in therapy practice. In: J. Swain, J. Clark, K. Parry, S. French and F. Reynolds (Eds.). Enabling Relationships in Health and Social Care. Oxford, Butterworth-Heinemann, pp. 95-107.

French, S. and Swain, J. (2001) The relationship between disabled people and health and welfare professionals. In: G.L. Albrecht, K.D. Seelman and M. Bury (Eds.). Handbook of Disability Studies. London, Sage, pp. 734-753.

Gerlach, A.J. (2012) A critical reflection on the concept of cultural safety. Canadian Journal of Occupational Therapy 79, 151-158.

Gibson, B.E., Darrah, J., Cameron, D. et al. (2009) Revisiting therapy assumptions in children's rehabilitation: Clinical and research implications. Disability and Rehabilitation 31(17), 1446-1453.

Gibson, B.E. and Teachman, G. (2012) Critical approaches in physical therapy research: Investigating the symbolic value of walking. Physiotherapy Theory and Practice 28(6), 474-484.

Glasby, J. and Beresford, P. (2006) Who knows best? Evidence-based practice and the service user contribution. Critical Social Policy 26, 268-284.

Guyatt, G.H., Naylor, C.D., Juniper, E., Heyland, D.K., Jaeschke, R. and Cook, D.J. (1997) Users' guide to the medical literature XII. How to use articles about health-related quality of life. Journal of the American Medical Association 277(15), 1232-1237.

Hammell, K.W. (2004a) Deviating from the norm: A sceptical interrogation of the classificatory practices of the ICF. British Journal of Occupational Therapy 67(9), 408-411.

47.Hammell, K.W. (2004b) The rehabilitation process. In: M. Stokes (Ed.). Physical Management in Neurological Rehabilitation (2nd edn). Edinburgh, Elsevier, pp. 379-392.

48.Hammell, K.W. (2004c) Exploring quality of life following high spinal cord injury: A review and critique. Spinal Cord 42(9), 491-502.

49.Hammell, K.W. (2004d) Dimensions of meaning in the occupations of daily life. Canadian Journal of Occupational Therapy 71(5), 296-305.

Hammell, K.W. (2004e) Quality of life among people with high spinal cord injury living in the community. Spinal Cord 42(11), 607-620.

Hammell, K.W. (2006) Perspectives on Disability and Rehabilitation: Contesting Assumptions, Challenging Practice. Edinburgh, Elsevier.

Hammell, K.W. (2007a) The experience of rehabilitation following spinal cord injury: A meta-synthesis of qualitative findings. Spinal Cord 45(4), 260-274.

Hammell, K.W. (2007b) Client-centred practice: Ethical obligation or professional obfuscation? British Journal of Occupational Therapy 70(6), 264-266.

Hammell, K.W. (2007c) Quality of life after spinal cord injury: A meta-synthesis of qualitative findings. Spinal Cord 45(2), 124-139.

Hammell, K.W. (2009a) Sacred texts: A sceptical exploration of the assumptions underpinning theories of occupation. Canadian Journal of Occupational Therapy 76(1), 6-13.

Hammell, K.W. (2009b) Self-care, productivity and leisure, or dimensions of occupational experience? Rethinking occupational "categories. Canadian Journal of Occupational Therapy 76(2), 107-114.

Hammell, K.W. (2010a) Contesting assumptions in occupational therapy. In: M. Curtin, M. Molineux and J. Supyk-Mellson (Eds.). Occupational Therapy and Physical Dysfunction: Enabling Occupation (6th edn). Edinburgh, Elsevier, pp. 39-54.

Hammell, K.W. (2010b) Spinal cord injury rehabilitation research: Patient priorities, current deficiencies and potential directions. Disability and Rehabilitation 32(14), 1209-1218.

Hammell, K.W. (2011) Resisting theoretical imperialism in the disciplines of occupational science and occupational therapy. British Journal of Occupational Therapy 74(1), 27-33.

Hammell, K.W. (2012) Exposing the emperor: Meditations on credulity and occupational therapy. Occupational Therapy Now 14(6), 13-17.

Hammell, K.W. (2013a) Client-centred occupational therapy in Canada: Refocusing on core values. Canadian Journal of Occupational Therapy 80(3), 141-149.

Hammell, K.W. (2013b) Client-centred practice in occupational therapy: Critical reflections. Scandinavian Journal of Occupational Therapy 20(3), 174-181.

Hammell, K.W. (2013c) Occupation, well-being and culture: Theory and cultural humility. Canadian Journal of Occupational Therapy 80(4), 224-234.

Hammell, K.W. and Iwama, M.K. (2012) Wellbeing and occupational rights: An imperative for critical occupational therapy. Scandinavian Journal of Occupational Therapy 19(5), 385-394

Hammell, K.W., Miller, W.C., Forwell, S.J., Forman, B.E. and Jacobsen, B. A. (2012) Sharing the agenda: Pondering the politics and practices of occupational therapy research. Scandinavian Journal of Occupational Therapy 19(3), 297-304.

Hampton, N.Z. and Qin-Hilliard, D.B. (2004) Dimensions of quality of life for Chinese adults with spinal cord injury: A qualitative study. Disability and Rehabilitation 26(4), 203-212.

Holcomb, L.O. (2000) Community reintegration and chronic spinal cord injury. SCI Nursing 17(2), 52-58.

lwvama, M. (2003) Toward culturally relevant epistemologies in occupational therapy. American Journal of Occupational Therapy 57(5), 582-588.

Iwama, M. (2006) The Kawa Model. Culturally Relevant Occupational Therapy. Edinburgh, Elsevier.

Iwama, M., Thomson, N.A. and Macdonald, R.M. (2011) Situated meaning: A matter of cultural safety, inclusion, and occupational therapy. In: F. Kronenberg, N. Pollard and D. Sakellariou (Eds). Occupational Therapies without Borders. Edinburgh, Elsevier, pp. 85-92.

Jarman, M., Lamp, S., Mitchell, D., Nepveux, D., Nowell, N. and Snyder, S. (2002) Theorising disability as political subjectivity: Work by the UIC Disability Collective on political subjectivities. Disability and Society 17(5), 555-569.

Johnson, R. (1993) "Attitudes don't just hang in the air…" : Disabled people's perceptions of physiotherapists. Physiotherapy 79(9), 619-627.

Jongbloed, L. and Crichton, A. (1990) A new definition of disability: Implications for rehabilitation practice and social policy. Canadian Journal of Occupational Therapy 57, 32-38.

Jorgensen, P. (2000) Concepts of body and health in physiotherapy: The meaning of the social/cultural aspects of life. Physiotherapy Theory and Practice 16, 105-115.

Jull, J.E. and Giles, A.R. (2012) Health equity, Aboriginal peoples and occupational therapy. Canadian Journal of Occupational Therapy 79, 70-76.

Kagan, A. and Duchan, J.F. (2004) Consumers' views of what makes therapy worthwhile. In: J.F. Duchan and S. Byng (Eds.). Challenging Aphasia Therapies: Broadening the Discourse and Extending the Boundaries. Hove, Psychology Press, pp. 158-172.

Kagawa-Singer, M. (1993) Redefining health: Living with cancer. Social Science and Medicine 37, 295-304.

Kemp, B.J. (2004) Quality of life, coping and depression. In: B.J. Kemp and L.M. Mosqueda (Eds.). Aging with a Disability. Baltimore, Johns Hopkins University Press, pp. 48-67.

Kemp, L. (2002) Why are some people's needs unmet? Disability and Society 17(2), 205-218.

Kielhofner, G. (2004) Conceptual Foundations of Occupational Therapy (3rd ed). Philadelphia, PA, FA Davis.

Kleiber, D.A. and Hutchinson, S.L. (1999) Heroic masculinity in the recovery from spinal cord injury. In: A. Sparkes and M. Silvennoinen (Eds.). Talking Bodies: Men's. Narratives of the Body and Sport. Jyväskylä, Finland, SoPhi, University of Jyväskyla, pp. 135-155.

Krause, J.S. (1991) Survival following spinal cord injury: A fifteen-year prospective study. Rehabilitation Psychology 36, 89-98.

Krause, J.S., Coker, J., Charlifue, S. and Whiteneck, G. (2000) Health outcomes among American Indians with spinal cord injury. Archives of Physical Medicine and Rehabilitation 81(7), 924-931.

Krause, J.S. and Kjorsvig, J.M. (1992) Mortality after spinal cord injury: A four year prospective study. Archives of Physical Medicine and Rehabilitation 73, 558-563.

Lavine, T.Z. (1984) From Socrates to Sartre: The Philosophic Quest. New York, Bantam.

Law, M., Baptiste, S. and Mills, J. (1995) Client-centred practice: What does it mean and does it make a difference? Canadian Journal of Occupational Therapy 62, 250-257.

Lucke, K.T. (1999) Outcomes of nurse caring as perceived by individuals with spinal cord injury during rehabilitation. Rehabilitation Nursing 24, 247-253.

Magasi, S. (2008) Disability studies in practice: A work in progress. Topics in Stroke Rehabilitation 15(6), 611-617.

Mangset, M., Dahl, T.E, Forde, R. and Wyller, T.B. (2008) "We're just sick people, nothing else" :...factors contributing to elderly stroke patients' satisfaction with rehabilitation. Clinical Rehabilitation 22, 825-835.

Marks, D. (1999) Disability. Controversial Debates and Psychosocial Perspectives. London, Routledge.

McKnight, J. (1981) Professionalized service and disabling help. In: A. Brechin, P. Liddiard and J. Swain (Eds.). Handicap in a Social World. Sevenoaks, Hodder and Stoughton, pp. 24-33.

McPherson, K.M., Brander, P., Taylor, W.J. and McNaughton, H.K. (2001) Living with arthritis--What is important? Disability and Rehabilitation 23(16), 706-721.

McRuer, R. and Wilkerson, A.L. (Eds.). (2003) Desiring Disability: Queer Theory Meets Disability Studies. Durham, NC, Duke University Press.

McVeigh, K. (2011) Disabled total 1 billion, but are still seen as second-class citizens. Guardian Weekly June 17, 10.

Meade, M.A., Carr, L., Ellenbogen, P. and Barrett, K. (2011) Perceptions of provider education and attitude by individuals with spinal cord injury: Implications for health care disparities. Topics in Spinal Cord Injury Rehabilitation 17(2), 25-37.

Meade, T. and Serlin, D. (Eds.). (2006) Disability and history. Radical History Review 94, 1-267.

Middleton, J., Tran, Y. and Craig, A. (2007) Relationship between quality of life and self-efficacy in persons with spinal cord injuries. Archives of Physical Medicine and Rehabilitation 88, 1643-1648.

Mocellin, G. (1995) Occupational therapy: A critical overview, part 1. British Journal of Occupational Therapy 58, 502-506.

Nelson, A. (2007) Seeing white: A critical exploration of occupational therapy with Indigenous Australian people. Occupational Therapy International 14, 237-255.

Nelson, A. (2009) Learning from the past, looking to the future: Exploring our place with Indigenous Australians. Australian Occupational Therapy Journal 56, 97-102.

Ng. A.K., Ho, D.Y.F, Wong, S.S. and Smith, I. (2003) In search of the good life: A cultural odyssey in the East and West. Genetic, Social, and General Psychology Monographs 129(4), 317-363.

Post, M., de Witte, L., van Asbek, F., van Dijk, A. and Schrijvers, A. (1998) Predictors of health status and life satisfaction in spinal cord injury. Archives of Physical Medicine and Rehabilitation 78(4), 395-402.

Priestley, M. (2003) Disability. A Life Course Approach. Cambridge, Polity.

Priestley, M., Waddington, L. and Bessozi, C. (2010a) New priorities for disability research in Europe: Towards a user-led agenda. ALTER: European Journal of Disability Research 4, 239-255.

Priestley, M., Waddington, L. and Bessozi, C. (2010b) Towards an agenda for disability research in Europe: Learning from disabled people's organisations. Disability and Society 25, 731-746.

Ray, L.D. and Mayan, M. (2001) Who decides what counts as evidence? In: J. Morse, J. Swanson and A. Kuzel (Eds). The Nature of Qualitative Evidence. Thousand Oaks, CA, Sage, pp. 50-73.

Rebeiro, K. (2004) How qualitative research can inform and challenge occupational therapy practice. In: K.W. Hammell and C. Carpenter (Eds.). Qualitative Research in Evidence-Based Rehabilitation. Edinburgh, Churchill Livingstone, pp. 89-102.

Rebeiro Gruhl, K.L. (2005) Reflections on... The recovery paradigm: Should occupational therapists be interested? Canadian Journal of Occupational Therapy 72, 96-102.

Reindal, S.M. (1999) Independence, dependence, interdependence: Some reflections on the subject and personal autonomy. Disability and Society 14(3), 353-367.

Reynolds, F. and Prior, S. (2003) "Sticking jewels in your life": Exploring women's strategies for negotiating an acceptable quality of life with multiple sclerosis. Qualitative Health Research 13(9), 1225-1251.

Richardson, M. (1997) Addressing barriers: Disabled rights and the implications for nursing of the social construct of disability. Journal of Advanced Nursing 25, 1269-1275.

Ryff, C.D. and Singer, B. (1998) The contours of positive human health. Psychological Inquiry 9, 1-28.

Said, E.W. (1996) Representations of the Intellectual. New York, Random House.

Sand, A., Karlberg, I. and Kreuter, M. (2006) Spinal cord injured persons' conceptions of hospital care, rehabilitation, and a new life situation. Scandinavian Journal of Occupational Therapy 13, 183-192.

Sandahl, C. (2003) Queering the crip or cripping the queer? In: R. McRuer and A.L. Wilkerson (Eds.). Desiring Disability: Queer Theory Meets Disability Studies. Durham, NC, Duke University Press, pp. 25-56.

Schriner, K. (2001) A disability studies perspective on employment issues and policies for disabled people. In: G.L. Albrecht, K.D. Seelman and M. Bury (Eds.). Handbook of Disability Studies. London, Sage, pp. 642-662.

Schwartz, C.E. and Sendor, M. (1999) Helping others helps oneself: Response shift effects in peer support. Social Science and Medicine 48, 1563-1575.

Secrest, J.A. and Thomas, S.P. (1999) Continuity and discontinuity: The quality of life following stroke. Rehabilitation Nursing 24(6), 240-246.

Shakespeare, T. (1996) Rules of engagement: Doing disability research. Disability and Society 11(1), 115-119.

Shakespeare, T. (1998) The Disability Reader. Social Science Perspectives. London, Cassell.

Siegert, R.J., Ward, T., Levack, W.M.M. and McPherson, K.M. (2007) A good lives model of clinical and community rehabilitation. Disability and Rehabilitation 29(20-21), 1604-1615.

Snyder, S.L., Brueggemann, B.J, and Garland-Thomson, R. (Eds.). (2002) Disability Studies. Enabling the Humanities. New York, The Modern Language Association of America.

Stalker, K. and Jones, C. (1998) Normalization and critical disability theory. In: D. Jones, S. Blair, T. Hartery and R. Jones (Eds.). Sociology and Occupational Therapy: An Integrated Approach. Edinburgh, Churchill Livingstone, pp. 171-183.

Stewart, R. and Bhagwanjee, A. (1999) Promoting group empowerment and self-reliance through participatory research: A case study of people with physical disability. Disability and Rehabilitation 21(7), 338-345.

Stiket, H.-J. (1999) A History of Disability (Trans. W. Sayers). Ann Arbor, MI, University of Michigan Press.

Stone, E. and Priestley, M. (1996) Parasites, pawns and partners: Disability research and the role of non- disabled researchers. British Journal of Sociology 47(4), 699-716.

Swain, J. and French, S. (2010) Occupational therapy: A disability perspective. In: M. Curtin, M. Molineux and J. Supyk-Mellson (Eds.). Occupational Therapy and Physical Dysfunction. Enabling Occupation (6th edn). Edinburgh, Churchill Livingstone Elsevier, pp. 27-37.

Swain, J., French, S. and Cameron, C. (2003) Controversial Issues in a Disabling Society. Buckingham, Open University Press.

Townsend, E. (1998) Good Intentions Overruled. A Critique of Empowerment in the Routine Organization of Mental Health Services. Toronto, University of Toronto Press.

Twigg, J. (2000) Bathing- The Body and Community Care. London, Routledge.

van Leeuwen, C.M.C., Kraaijeveld, S., Lindeman, E. and Post, M.W.M. (2012) Associations between psychological factors and quality of life ratings in persons with spinal cord injury: A systematic review. Spinal Cord 50, 174-187.

Vrkljan, B. and Miller-Polgar, J. (2001) Meaning of occupational engagement in life-threatening illness: A qualitative pilot project. Canadian Journal of Occupational Therapy 68, 237-246.

Weaver, F., Guihan, M., Pape, T. et al. (2001) Creating a research agenda in SCI based on provider and consumer input. SCI Psychosocial Process 14(2), 77-88.

White, G.W. (2002) Consumer participation in disability research: The golden rule as a guide for ethical practice. Rehabilitation Psychology 47(4), 438-446.

White, G.W., Nary, D.E. and Froehlich, A.K. (2001) Consumers as collaborators in research and action. Journal of Prevention and Intervention 21, 15-34.

White, G.W., Suchowierska, M.A. and Campbell, M. (2004) Developing and systematically implementing participatory action research. Archives of Physical Medicine and Rehabilitation 85(4 Suppl. 2), S3-S12.

Whiteneck, G.G. (1994) Measuring what matters: Key rehabilitation outcomes. Archives of Physical Medicine and Rehabilitation 75(10), 1073-1976.

World Health Organization. (2001) International Classification of Functioning, Disability and Health. Geneva, World Health Organization.

Ylvisaker, M. and Feeney, T. (2000) Reflections on Dobermans, poodles, and social rehabilitation for difficult-to-serve individuals with traumatic brain injury. Aphasiology 14(4), 407-431.

4장: 소아 재활의 '정상 발달'에 대해 다시 생각하다

Aitchison, C. 2003. From leisure and disability to disability leisure: Developing data, definitions and discourses. Disabil Soc 18:955-69.

Armstrong, D. 1995. The rise of surveillance medicine. Sociol Health Illn 17 (3):393-404.

Arnett, J. J., and Taber, S. 1994. Adolescence terminable and interminable: When dose adolescence end? J Youth Adolesc 23:517-37.

Bottos, M. 2003. Ambulatory capacity in cerebral palsy: Prognostic criteria and consequences for intervention. Dev Med Child Neurol 45:786-90.

Bottos, M., Bolcati, C., Sciuto, L., Ruggeri, C., and Feliciangeli, A. 2001a. Powered wheel chairs and independence in young children with tetraplegia. Dev Med Child Neurol43:769-77.

Bottos, M., Feliciangeli, A., Sciuto, L., Gericke, C., and Vianello, A. 2001b. Functional status of adults with cerebral palsy and implications for treatment of children. Dev Med Child Neurol 43:516-28.

Bourdieu, P. 2001. Masculine Domination. Stanford, CA: Stanford University Press.

Burman, E. 2001. Beyond the baby and the bathwater: Postdualistic developmental psychologies for diverse childhoods. Eur Early Child Educ Res J 9:5-22.

Burman, E. 2008. Deconstructing Developmental Psychology. New York: Routledge.

Burman, E. 2012, Deconstructing neoliberal childhood: Towards a feminist antipsychological approach. Childhood 19:423-8.

Burman, B. 2013. Desiring development? Psychoanalytic contributions to antidevelopmental psychology. Int J Qual Stud Educ 26:56-74.

Butler C. 1986. Effects of powered mobility on self-initiated behaviours of very young children with locomotor disability. Dev Med Child Neurol 28:325-32.

Davies, M. L. 1997. Shattered assumptions: Time and the experience of long term HIV positivity. Soc Sci Med 44:561-71.

Edwards, C. and Imrie, R. 2003. Disability and bodies as bearers of value. Sociology 37:239-56.

Effgen, S. K. 2005. Meeting the Physical Therapy Needs of Children. Philadelphia, PA: F. A. Davis.

Fisher, P., and Goodley, D. 2007. The linear medical model of disability: Mothers of disabled babies resist with counter-narratives. Sociol Health Illn 29:66-81.

Gall, C., Kingsnorth, S., and Healy H. 2006. Growing up ready: A shared management approach to transition. Phys Occup Ther Ped 38:47-62.

Gibson, B. E., Carnevale, F. A., and King, G. 2012a. "This is my way": Reimagining disability, in/dependence and interconnectedness of persons and assistive technologies. Disabil Rehabil 34:1894-9.

Gibson, B. E., Mistry, B., Smith, B., Yoshida, K. K., Abbott, D., Lindsay, S., and Hamdani, Y. 2014. Becoming men: Gender, disability, and transitioning to adulthood. Health 18:93-112.

Gibson, B. E., and Teachman, G. 2012. Critical approaches in physical therapy research: Investigating the symbolic value of walking. Physiother Theory Pract 28:474-84.

Gibson, B. E., Teachman, G., Wright, V., Fehlings, D., and McKeever, P. 2012b. Children's and parents' beliefs regarding the value of walking: Rehabilitation implications for children with cerebral palsy. Child Care Health Dev 38:61-9.

Gibson, B. E., Young, N. L., Upshur, R. E. G., and McKeever, P. 2007. Men on the margin: A Bourdieu Sian examination of living into adulthood with muscular dystrophy. Soc Sci Med 65:505-17.

Gibson, B. E., Zitzelsberger, H., and McKeever, P. 2009. 'Futureless persons': Shifting life expectancies and the vicissitudes of progressive illness. Sociol Health Illn 31:554-68.

Goodley, D, and Runswick-Cole, K. 2010. Emancipating play: Dis/abled children, development and deconstruction. Disabil Soc 25:499-512.

Goodley, D, and Runswick-Cole, K. 2011. Problematizing policy: Conceptions of "child," "disabled" and "parents" in social policy in England. Int J Inclus Educ 15:71-85.

Goodley, D., and Runswick-Cole, K. 2013. The body as disability and possibility: Theorizing the "leaking, lacking and excessive" bodies of disabled children. Scand I Disabil Res 15:1-19.

Hammell, K. W. 2004. Dimensions of meaning in the occupations of daily life. Can I Occup Ther 71:296-305.

James, A., and lames, A. 2004. Constructing Childhood: Theory, Policy and Social Practice. New York: Palgrave Macmillan.

James, A., Jenks, C., and Prout, A. 1998. Theorising Childhood. Cambridge: Polity Press.

Landsman, G. 2003. Exploiting children's lives: Developmental delay vs. disability. Soc Sci Med 56:1947-60.

Matthews, S. 2007. A window on the "new" sociology of childhood. Sociol Compass 1:322-34.

Mavall, B. 1996. Children, Health and the Social Order. Buckingham: Open University Press.

McKeever, P., and Miller, K. L. 2004. Mothering children who have disabilities: A Bourdieusian interpretation of maternal practices. Soc Sci Med 59:1177-91.

Morss, J. R. 1995. Growing Critical: Alternatives to Developmental Psychology. New York: Routledge.

Motzkau, J. J. F. 2009. The semiotic of accusation: Thinking about deconstruction, development, the critique of practice, and the practice of critique. Qual Res Psychol 6:129-52.

Mulderij, K. 2000. Dualistic notions about children with motor disabilities: Hands to lean on or to reach out? Qual Health Res 10:39-50.

Piggot, J., Paterson, J., and Hocking, C. 2002. Participation in home therapy programs for children with cerebral palsy: A compelling challenge. Qual Health Res 12:1112-29.

Porr, S. M., and Rainville, E. B. 1999. The special vulnerabilities of children and families. In Pediatric Therapy: A Systems Approach, ed. S. J. Lane. Philadelphia, PA: F. A. Davis.

Priestley, M. 1998. Childhood disability and disabled childhoods: Agendas for research. Childhood 5:207-23.

Priestley, M. 2003. Disability: A Life Course Approach. Malden, MA: Polity Press.

Rose, N. 1999. Governing the Soul: The Shaping of the Private Self, 2nd ed. London: FreeAssociation Books.

Thomas, C. 2007. Sociologies of disability and illness: Contested ideas in disability studies and medical sociology. New York: Palgrave MacMillan.

Transition Developmental Checklist. Kentucky Commission for Children with Special Healthcare Needs. Available from http://www.waisman.wisc.edu/cshcn/Health _IEP/packet%201Embedding%20Health%20Outcomes%20in%20the%20IEP /Transition_checklistKY.pdf (accessed September 11, 2014).

Walkerdine, V. 1993. Beyond developmentalism. Theory Psychol 3:451-69.

Wiart, L., and Darrah, J. 2002. Changing philosophical perspectives on the management of children with physical disabilities- Their effect on the use of powered mobility. Disabil Rehabil 24:492-8.

Wyn, J., and Woodman, D. 2006. Generation, youth and social change in Australia. J Youth Stud 9:495-514.

Young, N. L., Sheridan, K., Burke, T. A., Mukherjee, S., and McCormick, A. 2013. Health outcomes among youths and adults with spina bifida. J Pediatr 162:993-8.

5장: 재활에서 마음이란 영역에 대한 탐구

Arnold, R., A. V. Ranchor, M. J. Delongste, G. H. Koeter, N. H. Ten Hacken, R. Aalbers, and R. Sanderman. 2005. The relationship between self-efficacy and self-reported physical functioning in chronic obstructive pulmonary disease and chronic heart failure. Behavioral Medicine 31 (3):107-15.

Azulay, J., T. Mott, K. D. Cicerone, and C. M. Smart. 2012. An open trial of mindfulnessbased stress reduction (MBSR) with a mixed brain injury population. Paper read at International Brain Injury Association's Ninth World Congress on Brain Injury, in Edinburgh, Scotland.

Baer, R. A., G. T. Smith, E. Lykins, D. Button, J. Krietemeyer, S. Sauer, E. Walsh, D. Duggan, and J. M. Williams. 2008. Construct validity of the five-facet mindfulness questionnaire in meditating and nonmeditating samples. Assessment 15 (3):329-42.

Banzett, R. B., H. E. Mulnier, K. Murphy, S. D. Rosen, R. J. Wise, and L. Adams. 2000. Breathlessness in humans activates insular cortex. Neuro Report 11 (10):2117-20.

Beck, A. T. 1979. Cognitive Therapy and the Emotional Disorders. New York: International University Press.

Bohlmeijer, E., R. Prenger, E. Taal, and P. Cuijpers. 2010. The effects of mindfulness-based stress reduction therapy on mental health of adults with a chronic medical disease: A meta-analysis. Journal of Psychosomatic Research 68 (6):539-44.

Chiesa, A., and A. Serretti. 2010. Mindfulness based cognitive therapy for major depression: A systematic review and meta-analysis. European Psychiatry 25 (Suppl 1): 1045.

Chiesa, A., and A. Serretti. 2011. Mindfulness based cognitive therapy for psychiatric disorders: A systematic review and meta-analysis. Psychiatry Research 187 (3):441-53.

Corfield, D. R., G. R. Fink, S. C. Ramsay, K. Murphy, H. R. Harty, J. D. Watson, L. Adams, R. S. Frackowiak, and A. Guz. 1995. Evidence for limbic system activation during CO2-stimulated breathing in man. The Journal of Physiology 488 (Pt 1):77-84.

Cramer, H., H. Haller, R. Lauche, and G. Dobos. 2012a. Mindfulness-based stress reduction for low back pain. A systematic review. BMC Complementary and Alternative Medicine 12:162.

Cramer, H., R. Lauche, A. Paul, and G. Dobos. 2012b. Mindfulness-based stress reduction for breast cancer- A systematic review and meta-analysis. Current Oncology 19 (5):343-52.

Crumley II, J. S. 2006. A Brief Introduction to the Philosophy of Mind. Lanham, MD: Rowman and Littlefield.

Evans, K. C. 2010. Cortico-limbic circuitry and the airways: Insights from functional neuroimaging of respiratory afferents and efferents. Biological Psychology 84 (1):13-25.

Evans, K. C., R. B. Banzett, L. Adams, L. McKay, R. S. Frackowiak, and D. R. Corfield. 2002. BOLD fMRI identifies limbic, paralimbic, and cerebellar activation during air hunger. Journal of Neurophysiology 88 (3): 1500-11.

Fischer, M. J., M. Scharloo, J. J. Abbink, A. J. van ‘t Hul, D. van Ranst, A. Rudolphus,J. Weinman, K. F. Rabe, and A. A. Kaptein. 2009. Drop-out and attendance in pulmonary rehabilitation: The role of clinical and psychosocial variables. Respiratory Medicine 103 (10):1564-71.

Fischer, M. J., M. Scharloo, J. Abbink, A. van ‘t Hul, D. van Ranst, A. Rudolphus, J. Weinman, K. F. Rabe, and A. A. Kaptein. 2012. Concerns about exercise are related to walk test results in pulmonary rehabilitation for patients with COPD. International Journal of Behavioral Medicine 19 (1):39-47.

Fletcher, G. J. O. 1996. Realism versus relativism in psychology. American Journal of Psychology 109 (3):409-29.

Gregory, R. L. (ed.). 1998. The Oxford Companion to the Mind. (2nd ed.). Oxford, UK: Oxford University Press.

Grossman, P., L. Kappos, H. Gensicke, M. D'Souza, D. C. Mohr, I. K. Penner, and C. Steiner. 2010. MS quality of life, depression, and fatigue improve after mindfulness training: A randomized trial. Neurology 75 (13):1141-9.

Howard, C., S. Dupont, B. Haselden, J. Lynch, and P. Wills. 2010. The effectiveness of a group cognitive-behavioural breathlessness intervention on health status, mood and hospital admissions in elderly patients with chronic obstructive pulmonary disease. Psychology, Health & Medicine 15 (4):371-85. letswaart, M., M. Johnston, H. C. Dijkerman, S. Joice, C. L. Scott, R. S. MacWalter, and S. J. Hamilton. 2011. Mental practice with motor imagery in stroke recovery: Randomized controlled trial of efficacy. Brain 134:1373-86.

Jolley, C. J., and J. Moxham. 2009. A physiological model of patient-reported breathlessness during daily activities in COPD. European Respiratory Review 18 (112):66-79.

Kahneman, D. 2011. Thinking: Fast and Slow. London: Penguin.

Kievit, R. A., J. W. Romeijn, L. J. Waldorp, J. M. Wicherts, H. S. Scholte, and D. Borsboom. 2011a. Mind the gap: A psychometric approach to the reduction problem. Psychological Inquiry 22 (2):67-87.

Kievit, R. A., J. W. Romeijn, L. J. Waldorp, J. M. Wicherts, H. S. Scholte, and D. Borsboom. 2011b. Modeling mind and matter: Reductionism and psychological measurement in cognitive neuroscience. Psychological Inquiry 22 (2):139-57.

Livermore, N., L. Sharpe, and D. McKenzie. 2010. Prevention of panic attacks and panic disorder in COPD. The European Respiratory Journal 35 (3):557-63.

Logothetis, N. K. 2008. What we can do and what we cannot do with fMRI. Nature 453 (7197):869-78.

Moran, A., A. Guillot, T. MacIntyre, and C. Collet. 2012. Re-imagining motor imagery: Building bridges between cognitive neuroscience and sport psychology. British Journal of Psychology 103:224-47.

Parshall, M. B., R. M. Schwartzstein, L. Adams, R. B. Banzett, H. L. Manning, J. Bourbeau, P. M. Calverley, A. G. Gift, A. Harver, S. C. Lareau, D. A. Mahler, P. M. Meek, and D. E. O'Donnell. 2012. An official American Thoracic Society statement: Update on the mechanisms, assessment, and management of dyspnea. American Journal of Respiratory and Critical Care Medicine 185 (4):435-52.

Pbert, L., J. M. Madison, S. Druker, N. Olendzki, R. Magner, G. Reed, J. Allison, and J. Carmody. 2012. Effect of mindfulness training on asthma quality of life and lung function: A randomised controlled trial. Thorax 67 (9):769-76.

Scharloo, M., A. A. Kaptein, J. Weinman, J. M. Hazes, L. N. Willems, W. Bergman, and H. G. Roojmans. 1998. Illness perceptions, coping and functioning in patients with rheumatoid arthritis, chronic obstructive pulmonary disease and psoriasis. Journal of Psychosomatic Research 44 (5):573-85.

Simmons, L., N. Sharma, J. C. Baron, and V. M. Pomeroy. 2008. Motor imagery to enhance recovery after subcortical stroke: Who might benefit, daily dose, and potential

effects. Neurorehabilitation and Neural Repair 22 (5):458-67.
Tye, M. 1991. The Imagery Debate. Cambridge, MA: MIT Press.
Vollestad, J., M. B. Nielsen, and G. H. Nielsen. 2012. Mindfulness- and acceptance-based interventions for anxiety disorders: A systematic review and meta-analysis. British Journal of Clinical Psychology 51:239-60.
von Leupoldt, A., T. Sommer, S. Kegat, H. J. Baumann, H. Klose, B. Dahme, and C. Buchel. 2008. The unpleasantness of perceived dyspnea is processed in the anterior insula and amygdala. American Journal of Respiratory and Critical Care Medicine 177 (9):1026-32.
von Leupoldt, A., T. Sommer, S. Kegat, H. J. Baumann, H. Klose, B. Dahme, and C. Buchel. 2009. Dyspnea and pain share emotion-related brain network. NeuroImage 48 (1):200-6.
von Leupoldt, A., K. Taube, K. Lehmann, A. Fritzsche, and H. Magnussen. 2011. The impact of anxiety and depression on outcomes of pulmonary rehabilitation in patients with COPD anxiety/depression and pulmonary rehabilitation. CHEST Journal 140 (3):730-6.
Wanden-Berghe, R. G., J. Sanz- Valero, and C. Wanden-Berghe. 2011. The application of mindfulness to eating disorders treatment: A systematic review. Eating Disorders 19 (1):34-48.
Zimmermann-Schlatter, A., C. Schuster, M. A. Puhan, E. Siekierka, and J. Steurer. 2008. Efficacy of motor imagery in post-stroke rehabilitation: A systematic review. Journal of Neuroengineering and Rehabilitation 5:8.

6장: 운동에 대해 다시 생각하다

Abbott, P., and L. Meerabeau. 1998. Professionals, Professionalization and the Caring Professions. In The Sociology of the Caring Professions, eds. P. Abbott, and L. Meerabeau,1-19. London: CL Press.
Adam, B. 1995. Timewatch. Cambridge: Polity Press.
Annadale, E. 1998. The Sociology of Health and Medicine. Cambridge: Polity Press.
Armitage, J. 1999. Paul Virilio: An Introduction. Theory Culture Society 16:1-23.
Armitage, J. 2000. The Uncertainty Principle: Paul Virilio's "The Information Bomb'. M/C: A Journal of Media and Culture 3(3). Available at http://journal.media-culture.org.au/0006/virilio.php (accessed October 23, 2014).
Armstrong, D. 1983. Political Anatomy of the Body: Medical Knowledge in Britain in the Twentieth Century. Cambridge: Cambridge University Press.

Armstrong, D. 2002. A New History of Identity. London: Palgrave Macmillan.

Bauman, Z. 2001. The Individualized Society. Cambridge: Polity Press.

Bleakley, A., R. Marshall, and R. Brömer. 2006. Toward an Aesthetic Medicine: Developing a Core Medical Humanities Undergraduate Curriculum. Journal of Medical Humanities 27:197-213.

Cheek, J. 2000. Postmodern and Post structural Approaches to Nursing Research. Thousand Oaks, CA: Sage.

Churchill, S. D., and F. J. Wertz. 2001. An Introduction to Phenomenological Research in Psychology: Historical, Conceptual and Methodological Foundations. In The Handbook of Humanistic Psychology: Leading Edges in Theory, Research, and Practice, eds. J. F. T. Bugental, K. J. Schneider, and J. F. Pierson, 247-262. London: Sage.

Corker, M., and S. French. 1999. Disability Discourse. Buckingham: Open University Press.

Davies, M. L. 1997. Shattered Assumptions: Time and the Experience of Long Term HIV Positivity. Social Science and Medicine 44:561-571.

DeLanda, M. 2006. A New Philosophy of Society: Assemblage Theory and Social Complexity. London: Continuum.

Deleuze, G., and F. Guattari. 1983. Anti-Oedipus: Capitalism and Schizophrenia. Minneapolis, MN: University of Minnesota Press.

Deleuze, G., and F. Guattari. 1987. A Thousand Plateaus - Capitalism and Schizophrenia (B. Massumi, Trans.). Minneapolis, MN: University of Minnesota Press.

Evetts, J. 2006. Short Note: The Sociology of Professional Groups: New Directions. Current Sociology 54:133-143.

Ezzy, D. 2000. Illness Narratives: Time, Hope and HIV. Social Science and Medicine 50:605-617.

Falge, C., C. Ruzza, and O. Schmidtke. 2011. Migrants and Health: Political and Institutional Responses to Cultural Diversity in Health Systems. London: Ashgate.

Fisher, P., and D. Goodley. 2007. The Linear Medical Model of Disability: Mothers of Disabled Babies Resist with Counter-Narratives. Sociology of Health and Illness 29:66-81.

Foucault, M. 1977. Discipline and Punish: The Birth of the Prison. London: Allen Lane.

Foucault, M. 1984. The Order of Discourse. In Language and Politics, ed. M. Shapiro, 108-138. Oxford: Basil Blackwell.

Fox, N. 1999. Beyond Health: Postmodernism and Embodiment. London: Free Association Books.

Freidson, E. 1970. Profession of Medicine: A Study of the Sociology of Applied Knowledge. New York: Dodd Mead.

Freidson, E. 2001. Professionalism- The Third Logic. Chicago: University of Chicago Press.

Fusco, C. 2006. Inscribing Healthification: Governance, Risk, Surveillance and the Subjects and Spaces of Fitness and Health. Health and Place 12:65-78.

Gabe. J., D. Keleher, and G. Williams, eds.1994. Challenging Medicine. London: Routledge.

Gibson, B. E. 2006. Disability, Connectivity and Transgressing the Autonomous Body. Journal of Medical Humanities 27:187-196.

Gibson, B. E. F. A. Carnevale, and G. King. 2012a. "This is My Way": Reimagining Disability, In/Dependence, and Interconnectedness of Persons and Assistive Technologies. Special Issue of Disability and Rehabilitation: Promoting Participation and Engagement in Rehabilitation 34:1894-1899.

Gibson, B. E., B. Secker, D. Rolfe, F. Wagner, B. Parke, and B. Mistry. 2012b. Disability and Dignity-Enabling Home Environments. Social Science and Medicine 74:211-219.

Gibson, B. E., H. Zitzelsberger, and P. McKeever. 2009. "Futureless" Persons: Shifting Life Expectancies and the Vicissitudes of Progressive Illness. Sociology of Health and Illness 31:554-568.

Goering, S. 2008. "You Say You're Happy, But...": Contested Quality of Life Judgements in Bioethics and Disability Studies. Bioethical Inquiry 5:125-135.

Guthrie Smith, O. F. 1952. Rehabilitation, Re-education and Remedial Exercise. London: Bailliere, Tindall, and Cox.

Hansen, N., and C. Philo. 2007. The Normality of Doing Things Differently: Bodies, Spaces and Disability Geography. Tijdschrift Voor Economische en Sociale Geografie 98:493-506.

Kendall, E., and J. Clapton. 2006. Time for a Shift in Australian Rehabilitation. Disability and Rehabilitation 28:1097-1101.

Kennedy, I. 1981. The Unmasking of Medicine. London: George Allen and Unwin.

Krusen, F. H. 1964. Concepts in Rehabilitation of the Handicapped. Philadelphia, PA: W. B. Saunders.

Larkin, G. 1983. Occupational Monopoly and Modern Medicine. London: Tavistock.

Lawler, J. 1997. The Body in Nursing. London: Churchill Livingstone.

Liamputtong, P. 1999. Living in a New Country: Understanding Migrants' Health. Sydney: Ausmed Publications.

Light, D. W. 2000. The Medical Profession and Organizational Change: From Professional Dominance to Countervailing Power. In Handbook of Medical Sociology (5th ed.), eds. C. E. Bird, P. Conrad, and A. Fremont, 201-216. Upper Saddle River, NJ: Prentice Hall.

Linker, B. 2011. War's Waste: Rehabilitation in World War I America. Chicago: University of Chicago Press.

Lupton, D. 1997. Doctors on the Medical Profession. Sociology of Health and Illness

19:480-497.

Manning, E. 2009. Relationscapes: Movement, Art, Philosophy. Cambridge, MA: MIT Press.

Markula, P., and R. Pringle. 2006. Foucault, Sport and Exercise: Power, Knowledge and Transforming the Self. London: Routledge.

Nettleton, S. 2005. The Sociology of the Body. In The Blackwell Companion to Medical Sociology, ed. W. C. Cockerham, 43-63. London: Blackwell.

Nicholls, D. A., and B. E. Gibson. 2010. The Body and Physiotherapy. Physiotherapy Theory and Practice 26:497-509.

Nichols, D. A., and D. Holmes. 2012. Discipline, Desire, and Transgression in Physio therapy Practice. Physiotherapy Theory and Practice 28:451-465.

Orwell, G. 1946. Politics and the English Language. London: Horizon. Available in Text from http://orwell.ru/library/essays/politics/english/e_polit (accessed October 24, 2014).

Osborne, T. 1997. Of Health and Statecraft. In Foucault, Health and Medicine, eds. A. Petersen, and R. Bunton, 173-188. London: Routledge.

Papadimitriou, C. 2008. Becoming En- Wheeled: The Situated Accomplishment of Re-Embodiment as a Wheelchair User after Spinal Cord Injury. Disability and Society 23:691-704.

Paterson, K., and B. Hughes. 1999. Disability Studies and Phenomenology: The Carnal Politics of Everyday Life. Disability and Society 14:597-610.

Patston, P. 2007. Constructive Functional Diversity: A New Paradigm Beyond Disability and Impairment. Disability and Rehabilitation 29:1625-1633.

Petersen, A., and Bunton, R. 1997. Foucault, Health and Medicine. London: Routledge.

Rose, N. 1994. Medicine, History and the Present. In Reassessing Foucault: Power, Medicine and the Body, eds. C. Jones, and R. Porter, 48-72. London: Routledge.

Samson, C. 1999. Biomedicine and the Body. In Health Studies: A Critical and Cross Cultural Reader, ed. C. Samson, 3-21. Oxford: Blackwell.

Seymour, W. 1998. Remaking the Body: Rehabilitation and Change. London: Routledge.

Shildrick, M., and J. Price. 2002. Bodies Together: Touch, Ethics and Disability. In Disability/ Postmodernity: Embodying Disability Theory, eds. M. Corker, and T. Shakespeare, 63-75. London: Continuum.

Shilling, C. 2003. The Body and Social Theory (2nd ed.). London: Sage.

Sullivan, M. 2005. Subjected Bodies: Paraplegia, Rehabilitation, and the Politics of Movement. In Foucault and the Government of Disability, ed. S. Tremain, 27-44. Ann Arbor, MI: University of Michigan Press.

Swain, J., S. French, and C. Cameron. 2003. Practice: Are Professionals Parasites? In Controversial Issues in a Disabling Society, eds. J. Swain, S. French, and C. Cameron, 131-

140. Buckingham: Open University Press.

Synnott, A. 1992. Tomb, Temple, Machine and Self: The Social Construction of the Body. British Journal of Sociology 43:79-110.

Tremain, S. 2001. On the Government of Disability. Social Theory and Practice 27:617-636.

Turner, B. S. 2008. The Body and Society: Explorations in Social Theory. London: Sage.

Van Manen, M. 1990. Researching Lived Experience. New York: SUNY Press.

Wells, H. G. 1904. Skepticism of the Instrument. Mind 13(51):379-393, 23.

Williams, S. J. 2006. Medical Sociology and the Biological Body: Where Are We Now and Where Do We Go From Here? Health 10:5-30.

7장: 고객 중심의 뇌손상 재활에서 '장소'에 대해 다시 생각하다

Al-Adawi, S., Dorvlo, A.S.S, Al-Naamani, A., Glenn, M.B., Karamouz, N., Chae, H., Zaidan, Z.A. and Burke, D.T. (2007). The ineffectiveness of the Hospital Anxiety and Depression Scale for diagnosis in an Omani traumatic brain injured population. Brain Inj 21, 4, 385-393.

Andrews, G. (2004). (Re)thinking the dynamics between healthcare and place: Therapeutic geographies in treatment and care practices. Area 36, 3, 307-318.

Andrews, G. and Moon, G. (2005). Space, place, and the evidence base: Part II -Rereading nursing environment through geographical research. Worldviews Evid Based Nurs 2, 3, 142-156.

Armstrong, J. (2008). The benefits and challenges of interdisciplinary client-centred, goal setting in rehabilitation. NZJOT 55, 1, 20-25.

Barco, P.P., Crosson, B., Bolesta, M.M., Werts, D. and Stout, R. (1991). Training awareness and compensation in post acute head injury rehabilitation. In Cognitive Rehabilitation for Persons with Traumatic Brain Injury: A Functional Approach (J.S. Kreutzer and P.H. Wehman, eds.) pp. 129-146. Baltimore: Paul H. Brookes.

Bieman-Copland, S. and Dywan, J. (2000). Achieving rehabilitation gains in anosognosia after TBI. Brain Cogn 44, 1-18.

Blackmer, J. (2003). The unique ethical challenges of conducting research in the rehabilitation medicine population. BMC Med Ethics 4, 2.

Blumer, H. (1969). Symbolic Interactionism: Perspective and Method. Englewood Cliffs, NJ: Prentice Hall.

Bondi, L. Davidson, J. and Smith, M. (2007). Emotional turn. In Emotional Geographies

(J. Davidson, L. Bondi and M. Smith, eds.) pp. 1-18. Burlington, VT: Ashgate.

Bottari, C., Dutil, E., Dassa, C. and Rainville, C. (2006). Choosing the most appropriate environment to evaluate independence in everyday activities: Home or clinic? Aust Occup Ther J 53, 98-106.

Bryant, R.A, Marosszeky: j.E., Crooks, J., Baguley, I.J. and Gurka, J. (2001). Posttraumatic stress disorder and psychosocial functioning after severe traumatic brain injury. J Nerv Ment Dis 189, 2, 109-113.

Codinhoto, R., Tzortzopoulos, P., Kagioglou, M., Aouad, G. and Cooper, R. (2009). The impacts of the built environment on health outcomes. Facilities 27, 3/4, 138-151.

Conradson, D. (2005). Landscape, care and the relational self: Therapeutic encounters in rural England. Health Place 11, 337-348.

Corring, D. and Cook, J. (1999). Client-centred care means that I am a valued human being. Can J Occup Ther 66, 2, 71-82.

Cott, C. (2004). Client-centred rehabilitation: Client perspectives. Disabil Rehabil 26, 24, 1411-1422.

Cristoforetti, A., Gennai, F. and Rodeschini, G. (2011). Home sweet home: The emotional construction of places. J Aging Stud 25, 3, 225-232.

Crooks, VA. and Evans, J. (2007). The writings on the wall: Decoding the interior space of the hospital waiting room. In Therapeutic Landscapes (A. Williams, ed.) pp. 165-180. Aldershot: Ashgate.

Cullen, N., Chundamala, J., Bayley, M. and Jutai, J. (2007). The efficacy of acquired brain injury rehabilitation. Brain Inj 21, 2, 113-132.

Curtis, S., Gesler, W.M., Fabian, K., Francis, S. and Priebe, S. (2007). Therapeutic landscapes in hospital design: A qualitative assessment by staff and service users of the design of a new mental health inpatient unit. Environ Plann C 25, 591-610.

Curtis, S. and Riva, M. (2010). Health geographies II: Complexity and health care systems and policy. Prog Hum Geogr 34, 4, 513-520.

Cutchin, M.P. (2007). Therapeutic landscapes for older people: Care with commodification, liminality, and ambiguity. In Therapeutic Landscapes (A. Williams, ed.) pp. 181-198. Aldershot: Ashgate.

Darragh, A.R., Sample, P.L. and Fisher, A.G. (1998). Environment effect on functional task performance in adults with acquired brain injuries: Use of the assessment of motor and process skills. Arch Phys Med Rehabil 79, 418-423.

Davidson, J. and Milligan, C. (2004). Embodying emotion sensing space: Introducing emotional geographies. Soc Cult Geogr 5, 4, 523-532.

Davidson, J. and Parr, H. (2007). Anxious subjectivities and spaces of care: Therapeutic geographies of the UK National Phobics Society. In Therapeutic Landscapes (A. Williams, ed.) pp. 95-110. Aldershot: Ashgate.

Denzin, N.K. and Lincoln, Y.S. (1998). Collecting and Interpreting Qualitative Materials. Thousand Oaks, CA: Sage.

Donovan, R. and Williams, A. (2007). Home as therapeutic landscape: Family caregivers providing palliative care at home. In Therapeutic Landscapes (A. Williams, ed.) pp. 199-218. Aldershot: Ashgate.

Dyck, I. (1998). Women with disabilities and everyday geographies: Home space and he contested body. In Putting Health into Place: Landscape, Identity and Well-being (A. Kearns and W.M. Gesler, eds.) pp. 102-119. Syracuse, NY: Syracuse University Press.

English, J., Wilson, K. and Keller-Olaman, S. (2008). Health, healing and recovery: Therapeutic landscapes and the everyday lives of breast cancer survivors. Soc Sci Med 67, 68-78.

Evans, J.D., Crooks, V.A. and Kingsbury, P.T. (2009). Theoretical injections: On the therapeutic aesthetics of medical spaces. Soc Sci Med 69, 716-721.

Gesler, W.M. (1991). The Cultural Geography of Health Care. Pittsburgh, PA: University of Pittsburgh Press.

Gesler, W.M. (1992). Therapeutic landscapes: Medical issues in light of the new cultural geography. Soc Sci Med 34, 7, 735-746.

Gesler, W.M. (1993). Therapeutic landscapes: Theory and a case study of Epidauros, Greece. Environ Plann D 11, 171-189.

Gesler, W.M. (1998). Bath's reputation as a healing place. In Putting Health into Place: Landscape, Identity and Well-being (A. Kearns and W.M. Gesler, eds.) pp. 17-35. Syracuse, NY: Syracuse University Press.

Gesler, W.M. (2003). Healing Places. Lanham, MD: Rowman and Littlefield.

Gladstone, B.M., Volpe, T. and Boydell, K.M. (2007). Issues encountered in a qualitative secondary analysis of help-seeking in the prodrome to psychosis. J Behav Health Serv Res 34, 4, 431-442.

Godkin, M.A. (1980). Identity and place: Clinical applications based on notions of rootedness and uprootedness. In The Human Experience of Space and Place (A. Buttimer and D. Seamon, eds.) pp. 73-85. London: Croom Helm.

Goldkuhl, G. and Cronholm, S. (2010). Adding theoretical grounding to grounded theory: Toward multi-grounded theory. Int J Qual Methods 9, 2, 187-205.

Gray, J., Rossiter, K., Colantonio, A., Kontos, P., Gilbert, J., Keightley, M., Gale, S., James, S., Nacos, M. and Prince, M. (2011). After the crash: A play about brain injury. Can Theatre Rev 146, 66-86.

Jorge, R.E., Robinson, R.G., Moser, D., Tateno, A., Crespo-Facorro, B. and Arndt, S. (2004). Major depression following traumatic brain injury. Arch Gen Psychiatry 61, 42-50.

Kearns, R.A. and Barnett, J.R. (2000). "Happy Meals" in the Starship Enterprise: Interpreting a moral geography of health care consumption. Health Place 6, 81-93.

Kearns, R.A. and Collins, D.C. (2000). New Zealand children's health camps: Therapeutic landscapes and the contract state. Soc Sci Med 51, 1047-1059.

Kearns, R.A. and Moon, G. (2002). From medical to health geography: Novelty, place and theory after a decade of change. Prog Hum Geogr 26, 5, 605-625.

Kennedy, H.P., Shannon, M.T., Chuahorm, U. and Kravetz, M.K. (2004). The landscape of caring for women: A narrative study of midwifery practice. J Midwifery Womens Health 49, 1, 14-23.

Kontos, P., Miller, K.L., Gilbert, J., Mitchell, G.J., Colantonio, A., Keightley, M. and Cott, C.A. (2012). Improving client-centered brain injury rehabilitation through research based theater. Qual Health Res 22, 12, 1612-1632.

Law, M., Baptiste, S. and Mills, J. (1995). Client-centred practice: What does it mean and does it make a difference? Can J Occup Ther 62, 5, 250-257.

Laws, G. (1995). Embodiment and emplacement Identities, representation and landscape in Sun City retirement communities. Int J Aging Hum Dev 40, 4, 253-280.

Le Compte, M. and Preissle, J. (1993). Ethnographic and Qualitative Design in Educational Research. San Diego, CA: San Diego Academic Press.

Maitra, K. and Erway, F. (2006). Perception of client-centered practice in occupational therapists and their clients. Am J Occup Ther 60, 3, 298-310.

Manzo, L.C., Kleit, R.G. and Couch, D. (2008). "Moving three times is like having your house on fire once": The experience of place and impending displacement among public housing residents. Urban Stud 45, 9, 1855-1878.

McClusky, J.F. (2008). Creating engaging experiences for rehabilitation. Top Stroke Rehabil 15, 2, 80-86.

McLean, A. (2007). The therapeutic landscape of dementia care: Contours of intersubjective spaces for sustaining the person. In Therapeutic Landscapes (A. Williams, ed.) PP. 315-332. Aldershot: Ashgate.

Menon, D.K., Schwab, K., Wright, D.W. and Maas, A.I. (2010). Position statement: Definition of traumatic brain injury. Arch Phys Med Rehab 91, 11, 1637-1640.

Miller, K.L., Reeves, S., Zwarenstein, M., Beales, J.D., Kenaszchuk, C. and Conn, L.G. (2008). Nursing emotion work and interprofessional collaboration in general internal medicine wards. J Adv Nurs 64, 4, 332-343.

Milligan, C. (2007). Restoration or risk? Exploring the place of the common place. In Therapeutic Landscapes (A. Williams, ed.) pp. 255-271. Aldershot: Ashgate.

Milligan, C., Gatrell, A. and Bingley, A. (2004). "Cultivating health": Therapeutic landscapes and older people in northern England. Soc Sci Med 58, 1781-1793.

Moon, G., Kearns, R.A. and Joseph, A. (2006). Selling the private asylum: Therapeutic landscapes and the (re)valorization of confinement in the era of community care. Trans

Inst Br Geogr 31, 131-149.

Mortenson, B. and Dyck, I. (2006). Power and client-centred practice: An insider exploration of occupational therapists' experiences. Can J Occup Ther 73, 5, 261-271.

Nicholls, D.A. and Cheek, J. (2006). Physiotherapy and the shadow of prostitution: The Society of Trained Masseuses and the massage scandals of 1894. Soc Sci Med 62, 2336-2348.

Nicholls, D.A. and Gibson, B.E. (2010). The body and physiotherapy. Physiother Theory Pract 26, 8, 497-509.

Oandasan, I., Gotlib, C.L., Lingard, L., Karim, A., Jakubovicz, D., Whitehead, C., Miller, K.L., Kennie, N. and Reeves, S. (2009). The impact of time and space on interprofessional teamwork in Canadian primary care settings: Implications for health care reform. Prim Health Care Res Dev 10, 2, 151-162.

Ory, M.G. and Williams, T.F. (1989). Rehabilitation: Small goals, sustained interventions. Ann Am Acad Pol Soc Sci 503, 1, 60-71.

Papadimitriou, C. (2008). "It was hard, but you did it": The co-production of "work" in a clinical setting among spinal cord injured adults and their physical therapists. Disabil Rehabil 30, 5, 365-374.

Parr, H., Philo, C. and Burns, N. (2005). "Not a display of emotions": Emotional geographies in the Scottish Highlands. In Emotional Geographies (J. Davidson, L. Bondi and M. Smith, eds.) pp. 87-116. Aldershot: Ashgate.

Pascal, J. (2010). Space, place, and psychosocial well-being: Women's experience of breast cancer at an environmental retreat. Illness Crisis Loss 18, 3, 201-216.

Patton, M.Q. (1990). Qualitative Evaluation and Research Methods. Newbury Park, CA: Sage.

Pegg, P.O., Auerbach, S., Seel, R., Buenaver, L., Plybon, L. and Kiesler, D. (2005). The impact of patient-centered information on patients' treatment satisfaction and outcomes in traumatic brain injury rehabilitation. Rehabil Psychol 50, 4, 366-374.

Podmore, J. (1998). (Re) reading the "loft living" habitus in Montréal's inner city. Int J Urban Reg Res 22, 2, 283-302.

Rebeiro, K.L. (2000). Client perspectives on occupational therapy practice: Are we truly client-centred? Can J Occup Ther 67, 1, 7-14.

Reed-Danahay, D. (2001). "This is your home now!": Conceptualizing location and dislocation in a dementia unit. Qual Res 1, 1, 47-63.

Restall, G., Ripat, J. and Stern, M. (2003). Framework for strategies for client-centred practice. Can J Occup Ther 70, 2, 103-112.

Richardson, J., Law, M., Wishart, L. and Guyatt, G. (2000). The use of a simulated environment (easy street) to retrain independent living skills in elderly persons: A randomized controlled trial. J Gerontol A-Biol 55A, 10, M578-M584.

Rodaway, P. (1994). Sensuous Geographies: Bodies, Sense and Place. London: Routledge.

Sinclair, L.B., Lingard, L.A. and Mohabeer, R.N. (2009). What's so great about rehabilitation teams? An ethnographic study of interprofessional collaboration in a rehabilitation unit. Arch Phys Med Rehab 90, 7, 1196-1201.

Stewart, M., Brown, J.B., Donner, A., McWhinney, I.R., Oates, J., Wester, W.W. and Jordan, J. (2000). The impact of patient-centred care on outcomes. J Fam Pract 49, 9, 796-804.

Strauss, A.L. (1987). Qualitative Analysis for Social Scientists. New York: Cambridge University Press.

Sumsion, T. and Smyth, G. (2000). Barriers to client-centredness and their resolution. Can J Occup Ther 67, 1, 15-21.

Thompson, T.L.C. (1990). A qualitative investigation of rehabilitation nursing care in an inpatient rehabilitation unit using Leininger's theory. PhD dissertation. Detroit, MI: Wayne State University.

Thurber, C. and Malinowski, J. (1999). Summer camp as a therapeutic landscape. In Therapeutic Landscapes: The Dynamics Between Place and Wellness (A. Williams, ed.) pp. 29-51. Lanham, MD: University Press of America.

Toglia, J. and Kirk, U. (2000). Understanding awareness deficits following brain injury. NeuroRehabilitation 15, 57-70.

Townsend, E. (1999). Good Intentions Overruled: A Critique of Empowerment in the Routine Organization of Mental Health. Toronto: University of Toronto Press.

Townsend, E., Langille, L. and Ripley, D. (2003). Professional tensions in client-centered practice: Using institutional ethnography to generate understanding and transformation. Am J Occup Ther 57, 17-28.

Turner, B., Ownsworth, T., Cornwell, P. and Fleming, J. (2009). Reengagement in meaningful occupations during the transition from hospital to home for people with acquired brain injury and their family caregivers. Am J Occup Ther 63, 5, 609-620.

van den Brock, M.D. (2005). Why does neurorehabilitation fail? J Head Trauma Rehabil 20, 5, 464-473.

Wakefeld, S. and McMullan, C. (2005). Healing in places of decline: (Re)imagining everyday landscapes in Hamilton, Ontario. Health Place 11, 299-312.

Warren, N. and Manderson, L. (2008). Constructing hope: Dis/continuity and the narrative construction of recovery in the rehabilitation unit. J Contemp Ethnogr 37, 2, 180-201.

Watson, D.B., Burtagh, M.J., Lally, J.E, Thomson, R.G. and McPhail, S. (2007). Flexible therapeutic landscapes of labor and the place of pain relief. Health Place 13, 865-876.

Wilkins, S., Pollock, N., Rochon, S. and Law, M. (2001). Implementing client-centred practice: Why is it so difficult to do? Can J Occup Ther 68, 2, 70-79.

Williams, A. (1998). Therapeutic landscapes in holistic medicine. Soc Sci Med 46, 1193-1203.

Williams, A. (1999). Place identity and therapeutic landscapes: The case of home care workers in a medically underserviced area. In Therapeutic Landscapes: The Dynamics between Place and Wellness (A. Williams, ed.) pp. 71-96. Oxford: University Press of America.

Williams, A. (2002). Changing geographies of care: Employing the concept of therapeutic landscapes as a framework in examining home space. Soc Sci Med 55, 141-154.

Williams, A. (2007). Introduction: The continuing maturation of the therapeutic landscape concept. In Therapeutic Landscapes (A. Williams, ed.) pp. 1-12. Aldershot: Ashgate.

Williams, A. (2010a). Spiritual therapeutic landscapes and healing: A case study of St. Anne de Beaupre, Quebec, Canada. Soc Sci Med 70, 10, 1633-1640.

Williams, A. (2010b). Therapeutic landscapes as health promoting places. In A Companion to Health and Medical Geography (T. Brown, S. McLafferty and G. Moon, eds.) pp. 207-223. Chichester: Wiley- Blackwell.

Wilton, R. and DeVerteuil, G. (2006). Spaces of sobriety/sites of power: Examining social model alcohol recovery programs as therapeutic landscapes. Soc Sci Med 63, 649-661.

Wiseman- Hakes, C., MacDonald, S. and Keightley, M. (2010). Perspectives on evidence based practice in ABI rehabilitation. "Relevant research": Who decides? NeuroRehabilitation 26, 1-14.

8장: 재활을 사회 관계적 관점에서 다시 생각하다

Ackerman, S. J. and M. J. Hilsenroth. 2003. A review of therapist characteristics and techniques positively impacting the therapeutic alliance. Clinical Psychology Review, 23(1), 1-33.

Anderson, S. and S. Chen. 2002. The relational self: An interpersonal social-cognitive theory. Psychological Review, 109, 619-645.

Backhouse, M. and S. Rodger. 1999. The transition from school to employment for young people with acquired brain injury: Parent and student perceptions. Australian Occupational Therapy Journal, 46, 99-109.

Baldwin, M. and S. Dandenaeau. 2005. Understanding and modifying the relational schemas underlying insecurity. In M. Baldwin (Ed.), Interpersonal Cognition. New York: Guilford Press, pp. 33-61

Baldwin, M. and K. Main. 2001. Social anxiety and the cued activation of relational knowledge. Personality and Social Psychology Bulletin, 27, 1637-1647.

Baldwin, S. A., B. E. Wampold and Z. E. Imel. 2007. Untangling the alliance-outcome cor-relation: Exploring the relative importance of therapist and patient variability in the alliance. Journal of Consulting and Clinical Psychology, 75(6), 842-852.

Baum, S. and R. Stewart. 1990. Sources of meaning through the life span. Psychological Reports, 67, 3-14.

Benzies, K. and M. Allen. 2001. Symbolic interactionism as a theoretical perspective for multiple method research. Journal of Advanced Nursing, 33, 541-547.

Berk, M. and S. Anderson. 2000. The impact of past relationships on interpersonal behavior: Behavioral confirmation in the social-cognitive process of transference. Journal of Personality and Social Psychology, 79, 546-562.

Blumer, H. 1962. Society as symbolic interaction. In A. Rose (Ed.), Human Behavior and Social Processes: An Interactionist Approach. Boston: Mifflin, pp. 179-192.

Blumer, H. 1969. Symbolic Interactionism: Perspective and Method. Berkeley, CA: University of California Press.

Bordin, E. 1979. The generalizability of the psychoanalytic concept of the working alliance. Psychotherapy: Theory, Research and Practice, 16, 252-260.

Bowen, C. 2007. Family therapy and neurorehablitation: Forging a link. International Journal of Therapy and Rehabilitation, 14, 344-349.

Bowen, C., G. Yeates and S. Palmer. 2010. A Relational Approach to Rehabilitation: Thinking about Relationships after Brain Injury. London: Karnac.

Bright, F., P. Boland, S. Rutherford, N. Kayes and K. McPherson. 2012. Implementing a client-centred approach in rehabilitation: An autoethnography. Disability and Rehabilitation, 34(12), 997-1004.

Bromley, S. 2000. Smell and taste disorders: A primary care approach. American Family Physician, 61, 427-436.

Callahan, C. and J. Hinkebein. 2002. Assessment of anosmia after traumatic brain injury: Performance characteristics of the University of Pennsylvania Smell Identification Test. Journal of Head Trauma Rehabilitation, 17, 251-256.

Cantor, J., T. Ashman, M. Schwartz et al. 2005. The role of self-discrepancy theory in understanding post-traumatic brain injury affective disorders: A pilot study. Journal of Head Trauma Rehabilitation, 20, 527-543.

Charmaz, K. 2006. Constructing Grounded Theory: A Practical Guide Through Qualitative Analysis. London: Sage.

Charmaz, K. 2009. Shifting the grounds: Constructivist grounded theory methods. In J. M. Morse, P. N. Stern, J. Corbin, B. Bowers, K. Charmaz and A. Clarke. (Eds.), Developing Grounded Theory: The Second Generation. Walnut Creek, CA: Left Coast Press, pp. 127-193.

Chen S., H. Boucher and M. Tapias, 2006. The relational self revealed: Integrative Ceptualization and implications for interpersonal life. Psychological Bulletin, 132, 151-179

Cohen, S., W. Doyle, D. Skoner, B. Rabi and J. Gwaltner Jr. 1997. Social ties and susceptibility to the common cold. Journal of the American Medical Asociation, 277, 1940-1944.

Cohen. S. and I. Janicki-Deverts. 2009, Can we improve our physical health by altering our social networks? Perspectives on Psychological Science, 4, 375-378.

Cohen, S. and T: A. Wills. 1985. Stress, social support, and the buffering hypothesis. Psychological Bulletin, 98, 310-357.

Cooley, C. 1902. Human Nature and Social Order. New York: Scribner.

Costanzo, R. and T. Miwa. 2006. Postraumatic olfactory loss. Advances in Oto-Rhino-Laryngology, 63, 99-107.

Crits-Christoph, P., M. Gibbons, J. Hamilton, S. Ring-Kurtz and R. Gallop. 2011. The dependability of alliance assessments: The alliance-outcome correlation is larger than you might think. Journal of Consulting and Clinical Psychology, 79(3), 267-278.

De Vogler, K. and P. Ebersole. 1981. Adults' meaning in life. Psychological Reports, 49, 87-90.

De Vogler, K. and P. Ebersole. 1983. Young adolescents' meaning in life. Psychological Reports, 52, 427-431.

Deems, D., R. Doty, G. Settle et al. 1991. Smell and taste disorders, a study of 750 patients from the University of Pennsylvania Smell and Taste Center. Archives of Otolaryngology Head and Neck Surgery, 117, 519-528.

Delle Fave, A., A. Brdar, M. Wissing and D. Vella-Brodrick. 2013. Sources and motives for personal meaning in adulthood. The Journal of Positive Psychology, 8(6), 517-529.

Dikman, S., J. Machamer, J. Powell and N. Temkin. 2003. Outcome 3 to 5 years after moderate to severe traumatic brain injury. Archives of Physical Medicine and Rehabilitation, 10, 1449-1457.

Douglas, J. 2010a. Placing brain injury rehabilitation in the context of the self and meaningful engagement. Seminars in Speech and Language, 31, 197-204.

Douglas, J. 2010b. "Always being left out": The Impact of Communication Impairment on Social Living after Severe TBI. Presentation at the Eighth World Congress on Brain Injury, Washington, DC. Brain Injury, 24(3), 153.

Douglas, J. 2012. Social linkage, self-concept and well-being after severe traumatic brain injury. In J. Jetten, C. Haslam and S. A. Haslam (Eds.), The Social Cure: Identity, Health and Wellbeing. Hove: Psychology Press, pp. 237-254.

Douglas, J. 2013. Conceptualizing self and maintaining social connection following severe traumatic brain injury. Brain Injury, 27, 60-74.

Douglas, J., L. Knox and C. Mitchell. 2014. Evaluating the efficacy of communication-specific coping intervention for adults with traumatic brain injury (TBI). Journal of the International Neuropsychological Society, 20(s1), 239.

Douglas, J., L. Knox, C. Mitchell and H. Bridge. 2013. Improving communication-specific coping after traumatic brain injury: Evaluation of a new treatment using single case experimental design. Brain Impairment, 14(2), 344.

Douglas, J. M. and F. J. Spellacy. 2000. Correlates of depression in adults with severe traumatic brain injury and their carers. Brain Injury, 14, 71-88.

Drummond, M., J. Douglas and J. Olver. 2007. Anosmia after traumatic brain injury: A clinical update. Brain Impairment, 8, 61-70.

Drummond, M., J. Douglas and J. Olver. 2013a. "If I haven't got any smell... I'm out of work." Consequences of olfactory impairment following traumatic brain injury. Brain Injury, 27(3), 332-345.

Drummond, M. J. Douglas and J. Olver. 2013b. The incidence of olfactory impairment following traumatic brain injury. Brain Impairment, 14(1), 153.

Durkheim, E. 1951 [1897]. Suicide. New York: Free Press.

Eames, P., G. Cotterill, T. Kneale, A. Storrar and P. Yeomans. 1995. Outcome of intensive rehabilitation after severe brain injury: A long term follow up study. Brain Injury, 10, 631-650.

Emmons, R. A. 2003. Personal goals, life meaning, and virtue: Wellsprings of a positive life. 37, 38In C. L. M. Keyes and J. Haidt (Eds.), Flourishing: Positive Psychology and the Life Well-Lived. Washington, DC: American Psychological Association, pp. 105-128.

Fellows, L. K. 2012. Current concepts in decision-making research from bench to bedside. Journal of the International Neuropsychological Society, 18, 937-941.

Fratiglioni, L., S. Pallard-Borg and B. Winblad. 2004. An active and socially integrated lifestyle in late life might protect against dementia. Lancet Neurology, 3, 343-353.

Frydenberg, E. and R. Lewis. 1997. Coping Scale for Adults. Melbourne: ACER.

Gardner, W., C. Pickett and M. Knowles. 2005. "Social snacking" and "social shielding": The use of symbolic social bonds to maintain belonging needs. In K. Williams, J. Forgas and W. von Hippel (Eds.), The Social Outcast: Ostracism, Social Exclusion, Rejection and Bullying. New York: Psychology Press, pp. 227-242.

Gracey, F. and T. Ownsworth. 2012. The experience of self in the world: The personal and social contexts of identity change after brain injury. In J. Jetten, C. Haslam and S. A. Haslam (Eds.), The Social Cure: Identity, Health and Wellbeing. Hove: Psychology Press, 273-295.

Gracey, F., S. Palmer, B. Rous et al. 2008. "Feeling part of things": Personal construction of self after brain injury. Neuropsychological Rehabilitation, 18, 627-650.

Gurman, A. and D. Kniskern. 1991. Handbook of Family Therapy. New York: Brunner/Mazel.

Hatcher, R. L. 2011. Alliance theory and measurement. In C. Muran and J. P. Barber (Eds.), The Therapeutic Alliance: An Evidence-based Guide to Practice. New York:

Guilford Press, pp. 7-28.

Haxel, B., L. Grant and A. Mackay-Sim. 2008. Olfactory dysfunction after head injury. Journal of Head Trauma Rehabilitation, 23, 407-413.

Hicks, J. and L. King. 2009. Positive mood and social relatedness as information about meaning in life. The Journal of Positive Psychology, 4(6), 471-482.

Higgins, E. and C. Brendl. 1995. Accessibility and applicability: Some "activation rules" influencing judgment. Journal of Experimental Social Psychology, 31, 218-243.

Higgins, E. and D. May. 2001. Individual self-regulatory functions: It's not "we" regulation, but it's still social. In C. Sedikides and M. Brewer (Eds.), Individual Self, Relational Self, Collective Self. Philadelphia, PA: Psychology Press, 47-67.

Hoofen, D., A. Gilboa, E. Vakil and P. J. Donovick. 2001. Traumatic brain injury (TBI) 10-20 years later: A comprehensive outcome study of psychiatric symptomatology, cognitive abilities and psychosocial functioning. Brain Injury, 15, 189-209.

Horvath, A. O. 2006. The alliance in contest: Accomplishments, challenges, and future directions. Psychotherapy, 43(3), 258-263.

Horvath, A. O., A. C. Del Re, C. Flückiger and D. Symonds. 2011. Alliance in individual psychotherapy. Psychotherapy, 48(1), 9-16.

Hougaard, E. 1994. The therapeutic alliance- A conceptual analysis. Scandinavian Journal of Psychology, 35(1), 67-85.

House: J. K. Landis and D. Umberson. 1988. Social relationships and health. Science, 241, 540-545.

Hux, K., E. Bush, S. Zickefoose, M. Holmberg, A. Henderson and G. Simanek. 2010. Exploring the study skills and accommodations used by college student survivors of traumatic brain injury. Brain Injury, 24(1), 13-26.

James, W. 1890. The Principles of Psychology (Vol. 1). Cambridge, MA: Harvard University Press.

Jonason, P., G. Webster and E. Lindsey. 2008. Solutions to the problem of diminished social interaction. Evolutionary Psychology, 6, 637-651.

Kennedy, M., M. Krause and L. Turkstra. 2008. An electronic survey about college experi- ences after traumatic brain injury. Neuro Rehabilitation, 23, 219-231.

Knox, L., J. Douglas and C. Bigby. 2013a. Whose decision is it anyway? How clinicians support decision making participation after acquired brain injury. Disability and Rehabilitation, 35(22), 1926-1932.

Knox, L., J. Douglas and C. Bigby. 2013b. "There's a lot of things I just know I can't influence": The experience of adults with severe TBI and their parents in making decisions about life after injury. Brain Impairment, 14(1), 169-170.

Kop, W., D. Berman, H. Gransar et al. 2005. Social network and coronary artery calcification in asymptomatic individuals. Psychosomatic Medicine, 67, 343-352.

La Guardia, J., R. Ryan, C. Couchman and E. Deci. 2000. Within-person variation in security of attachment: A self-determination theory perspective on attachment, need fulfillment and well-being. Journal of Personality and Social Psychology, 79, 367-384.

Lefebvre, H., G. Cloutier and J. Levert. 2008. Perspectives of survivors of traumatic brain injury and their caregivers on long-term social integration. Brain Injury, 22, 535-543.

Levack, W., N. Kayes and J. Fadyl. 2010. Experience of recovery and outcome following traumatic brain injury: A metasynthesis of qualitative research. Disability and Rehabilitation, 32(12), 986-999.

Lin, N., A. Dean and W. Ensel. 1986. Social Support, Life Events, and Depression. Orlando, FL: Academic Press.

Markus, H. and P. Nurius. 1986. Possible selves. American Psychologist, 41(9), 954-969.

McGregor, I. and D. Marigold. 2003. Defensive zeal and the uncertain self: What makes you so sure? Journal of Personality and Social Psychology, 85, 838-852.

Mead, G. H. 1934. Mind, Self and Society: From the Standpoint of a Social Behaviorist. Chicago: University of Chicago Press.

Mealings, M. and J. Douglas. 2010. "School's a big part of your life…": Adolescent perspectives of their school participation following traumatic brain injury. Brain Impairment, 11(1), 1-16.

Mealings, M., J. M. Douglas and J. Olver. 2012. Considering the student perspective in returning to school after TBI: A literature review. Brain Injury, 26(10), 1165-1176.

Mikulincer, M., V. Florian and G. Hirschberger. 2003. The existential function of close relationships: Introducing death into the science of love. Personality and Social Psychology Review, 7, 20-40.

Mikulincer, M., G. Hirschberger, O. Nachmias and O. Gilleth. 2001. The affective component of the secure base schema. Journal of Personality and Social Psychology, 81, 305-321.

Miwa, T., M. Furukawa, T. Tsukatani, R. Costanzo, L. DiNardo and E. Reiter. 2001. Impact of olfactory impairment on quality of life and disability. Archives of Otolaryngology-Head and Neck Surgery, 127, 497-503.

Muenchberger, H., E. Kendall and R. Neal. 2008. Identity transition following traumatic brain injury: A dynamic process of contraction, expansion and tentative balance. Brain Injury, 22, 979-992.

Nochi, M. 1998. "Loss of self" in the narratives of people with traumatic brain injuries: A qualitative analysis. Social Science and Medicine, 46, 869-878.

Nochi, M. 2000. Reconstructing self-narratives in coping with traumatic brain injury. Social Science and Medicine, 51, 1795-1804.

O'Connor, K. and K. Chamberlain. 1996. Dimensions of life meaning: A qualitative inves- tigation at mid-life. British Journal of Psychology, 87, 461-477.

O'Connor, K. and K. Chamberlain. 2000. Dimensions and discourses of meaning in life: Approaching meaning from qualitative perspectives. In G. T. Reker and K. Chamberlain (Eds.), Exploring Existential Meaning: Optimizing Human Development across the Life Span. Thousand Oaks, CA: Sage, pp. 75-91.

Ogilivie, D. and R. Ashmore. 1991. Self-with-other representation as a unit of analysis in self-concept research. In R. C. Curtis (Ed.), The Relational Self: Theoretical Convergencies in Psychoanalysis and Social Psychology. New York: Guilford Press, pp. 282-314.

Oliver, C. 2012. The relationship between symbolic interactionism and interpretive description. Qualitative Health Research, 22, 409-415.

Ownsworth, T. 2014. Self Identity after Brain Injury. Hove: Psychology Press.

Plummer, K. 2000. Symbolic interactionism in the twentieth century. In B. Turner (Ed.), The Blackwell Companion to Social Theory. Malden, MA: Blackwell, pp. 193-222.

Putnam, R. 2000. Bowling Alone: The Collapse and Revival of American Community. New York: Simon and Schuster.

Rutledge, T., S. Linke, M. Olsen et al. 2008. Social networks and incident stroke among women with suspected myocardial ischemia. Psychosomatic Medicine, 70, 282-287.

Sani, F. 2012. Group identification, social relationships and health. In J. Jetten, C. Haslam and S. A. Haslam (Eds.), The Social Cure: Identity, Health and Wellbeing. Hove: Psychology Press, pp. 21-38.

Santos, D, E. Reiter, L. DiNardo and R. Costanzo. 2004. Hazardous events associated with impaired olfactory function. Archives of Otolaryngology- Head and Neck Surgery,130, 317-319.

Schönberger, M, F. Humle and T. Teasdale. 2006. The development of the therapeutic working alliance, patients' awareness and their compliance during the process of brain injury rehabilitation. Brain Injury, 20(4), 445-454.

Schonberger, M., F. Humle and T. Teasdale. 2007. The relationship between clients' cognitive functioning and the therapeutic working alliance in post-acute brain injury rehabilitation. Brain Injury, 21(8), 825-836.

Seman, T. 1996. Social ties and health: The benefits of social integration. Annals of Epidemiology, 6, 442-451.

Sharp, N., R. Bye, G. Llewellyn and A. Cusick. 2006. Fitting back in: Adolescents returning to school after severe acquired brain injury. Disability and Rehabilitation, 28(12), 767-778.

Shorland, J. and J. Douglas. 2010. Understanding the role of communication in maintaining and forming friendships following traumatic brain injury. Brain Injury, 24(4), 569-580.

Stewart-Scott, A. and J. M. Douglas. 1998. Educational outcome for secondary and postsecondary students following traumatic brain injury. Brain Injury, 12(4), 317-331.

Tate, R., G. Broe, I. Cameron, A. Hodgkinson and C. Soo. 2005. Pre-injury, injury and early post-injury predictors of long-term functional and psychosocial recovery after severe traumatic brain injury. Brain Impairment, 6, 81-96.

Tate, R., J. Lulham, G. Broe, B. Strettles and A. Pfaff. 1989. Psychosocial outcome for the Survivors of severe blunt head injury: The results from a consecutive series of 100 patients. Journal of Neurology, Neurosurgery, and Psychiatry, 52, 1128-1134.

Temkin, N., J. Corrigan, S. Dikmen and J. Machamer. 2009. Social functioning after traumatic brain injury. Journal of Head Trauma Rehabilitation, 24, 460-467.

Temmel, A., C. Quint, B. Schickinger-Fischer, L. Klimek, E. Stoller and T. Hummel. 2001. Characteristics of olfactory disorders in relation to major causes of olfactory loss. Archives of Otolaryngology- Head and Neck Surgery, 128, 635-641.

Todis, B. and A. Glang. 2008. Redefining success: Results of a qualitative study of postsecondary transition outcomes for youth with traumatic brain injury. Journal of Head Trauma Rehabilitation, 23(4), 252-263.

Twenge, J. M., L. Zhang, K. R. Catanese, B. Dolan-Pascoe, L. F. Lyche and R. F. Baumeister. 2007. Replenishing connectedness: Reminders of social activity reduce aggression after social exclusion. British Journal of Social Psychology, 46, 205-224.

Umberson, D. and J. Montez. 2010. Social relationships and health: A flashpoint for health policy. Journal of Health and Social Behavior, 51, 554-566.

Umberson, D., K. Williams, D. Powers, H. Liu and B. Needham. 2006. You make me sick: Marital quality and health over the life course. Journal of Health and Social Behavior, 47(1), 1-16.

Vaidya, A. 2002. Issues related to school re-entry following traumatic brain injury. International Journal of Cognitive Technology, 7(1), 38-45.

Vetere, A. and R. Dallos. 2003. Working Systemically with Families: Formulation, Intervention and Evaluation. London: Karnac.

Wade, D., N. King, F. Wenden, S. Crawford and F. Caldwell. 1998. Routine follow-up after head injury: A second randomized controlled trial. Journal of Neurology, Neurosurgery, and Psychiatry, 65, 177-183.

Wilson, B., F. Gracey, J. Evans and A. Bateman. 2009. Neuropsychological Rehabilitation: Theory, Models, Therapy and Outcome. Cambridge: Cambridge University Press.

World Health Organization (WHO). 2001. International Classification of Functioning Disability and Health. Geneva: WHO.

Ylvisaker, M. and T. Feeney. 1998. Collaborative Brain Injury Interventions: Positive Everyday Routines. San Diego, CA: Singular Publishing.

Ylvisaker, M. and I. Feeney. 2000. Reconstruction of identity after brain injury. Brain Im-

pairment, 1, 12-28.
Ylvisaker, M., K. McPherson, N. Kayes and E. Pellett. 2008. Metaphoric identity mapping: Facilitating goal-setting and engagement in rehabilitation after traumatic brain injury. Neuropsychological Rehabilitation, 18, 713-741.

9장: 재활과 자아 정체성 회복

Abrams, L. S., and Curran, L. (2011). Maternal identity negotiations among low-income women with symptoms of postpartum depression. Qualitative Health Research, 21(3), 373-385.

Beck, A. T. (1979). An overview. In A. T. Beck, A. J. Rush, B. F. Shaw, and G. Emery (Eds.), Cognitive Therapy of Depression (pp. 1-34). New York: Guiltord Press.

Becker, H. (1963). Outsiders: Studies in Social Deviance. New York: Free Press.

Bruner, J. (2002). Making Stories: Law, Literature, Life. Cambridge, MA: Harvard University Press.

Bury, M. (1982). Chronic illness as biographical disruption. Sociology of Health and Illness,4(2), 167-183.

Bury, M. (1988). Meanings at risk: The experience of arthritis. In R. Anderson, and M.
Bury (Eds.), Living with Chronic Illness (pp. 89-116). London: Unwin Hyman.

Caddell, L. S., and Clare, L. (2010). The impact of dementia on self and identity: A systematic review. Clinical Psychology Review, 30(1), 113-126.

Caddell, L. S., and Clare, L. (2013). Studying the self in people with dementia: How might we proceed? Dementia, 12(2), 192-209.

Cardol, M., De Jong, B. A., and Ward, C. D. (2002). On autonomy and participation in rehabilitation. Disability and Rehabilitation, 24(18), 970-974.

Carless, D., and Douglas, K. (2008). Narrative, identity, and mental health: How men with serious mental illness restory their lives through sport and exercise. Psychology of Sport and Exercise, 9(5), 576-594.

Chamberlain, D. J. (2006). The experience of surviving traumatic brain injury. Journal of Advanced Nursing, 54(4), 407-417.

Charmaz, K. (1995). The body, identity, and self: Adapting to impairment. The Sociological Quarterly, 36(4), 657-680.

Christiansen, C. H. (1999). Defining lives: Occupation as identity: An essay on competence, coherence, and the creation of meaning. American Journal of Occupational Therapy, 53(6), 547-558.

Cloute, K., Mitchell, A., and Yates, P. (2008). Traumatic brain injury and the construction of identity: A discursive approach. Neuropsychological Rehabilitation, 18(5-6), 651-670.

Collicutt McGrath, J. (2008). Recovery from brain injury and positive rehabilitation practice. In S. Joseph, and P. A. Linley (Eds.), Trauma, Recovery, and Growth: Positive Psychological Perspectives on Post-traumatic Stress (pp. 259-274). Hoboken, NJ: John Wiley & Sons.

Collicutt McGrath, J. (2011). Post-traumatic growth and spirituality after brain injury. Brain Impairment: Special Issue, 12(2), 82-92.

Collicutt McGrath, J., and Linley, P. A. (2006). Post-traumatic growth in acquired brain injury: A preliminary small-scale study. Brain Injury, 20(7), 767-773.

Conway, M. A. (2005). Memory and the self. Journal of Memory and Language, 53(4), 594-628.

Cooley, C. H. (1902). Human Nature and the Social Order. New York: C. Scribner's Sons.

Cunningham, C., Wensley, R., Blacker, D., Bache, J., and Stonier, C. (2012). Occupational therapy to facilitate physical activity and enhance quality of life for individuals with complex neurodisability. British Journal of Occupational Therapy, 75(2), 106-110.

Damasio, A. R. (2003). Feelings of emotion and the self. Annals of the New York Academy of Sciences, 1001, 253-261.

Demertzi, A., Liew, C., Ledoux, D., Bruno, M.-A., Sharpe, M., Laureys, S., and Zeman, A. (2009). Dualism persists in the science of mind. Annals of the New York Academy of Sciences, 1157, 1-9.

Driver, S., O'Connor, J., Lox, C., and Rees, K. (2003). Effect of an aquatics program on psycho/social experiences of individuals with brain injuries: A pilot study. Journal of Cognitive Rehabilitation, 21(1), 22-31.

Ellis-Hill, C. Payne, S., and Ward, C. (2008). Using stroke to explore the life Thread Model: An alternative approach to understanding rehabilitation following an acquired disability. Disability and Rehabilitation, 30(2), 150-159.

Engel, G. (1977). The need for a new medical model: A challenge for biomedicine Science, 196(4286), 129-136.

Erikson, E. (1950). Childhood and Society. New York: WW Norton and Company.

Erikson, E. (1968). Identity: Youth and Crisis. New York: WW Norton and Company.

Evans, J. J. (2011). Positive psychology and brain injury rehabilitation. Brain Impairment: Special Issue, 12(2), 117-127.

Fines, L., and Nichols, D. (1994). An evaluation of a twelve-week recreational kayak program: Effects on self-concept, leisure satisfaction and leisure attitude of adults with traumatic brain injuries. Journal of Cognitive Rehabilitation, 12(5), 10-15.

Fitts, W., and Warren, W. (1996). Tennessee Self-Concept Scale: TSCS: 2. Los Angeles: Western Psychological Services.

Fleming, J. M., and Strong, J. (1999). A longitudinal study of self-awareness: Functional deficits underestimated by persons with brain injury. Occupational Therapy Journal of Research, 19(1), 3-17.

Foucault, M. (1973). The Birth of the Clinic (A. Sheridan, trans. and ed.). London: Tavistock.

Frank, A. W. (2013). The Wounded Storyteller: Body, Illness, and Ethics (Google eBook). Chicago: University of Chicago Press.

Gadow, S. (1980). Body and self: A dialectic. The Journal of Medicine and Philosophy, 5(3), 172-185.

Gallagher, S. (2000). Philosophical conceptions of the self: Implications for cognitive science. Trends in Cognitive Sciences, 4(1), 14-21.

Gazzaniga, M.S. (2005). The Ethical Brain: The Science of Our Moral Dilemmas. New York: Dana Press. (Kindle ed., downloaded from http://www.Amazon.co.uk.)

Gelech, J. M., and Desjardins, M. (2010). I am many: The reconstruction of self-following acquired brain injury. Qualitative Health Research, 21(1), 62-74.

Goffman, E. (1963). Stigma: Notes on the Management of Spoiled Identity. New York: Simon and Schuster.

Gracey, E., Evans, J. J., and Malley, D. (2009). Capturing process and outcome in complex rehabilitation interventions: A "Y-shaped" model. Neuropsychological Rehabilitation, 19(6), 867-890.

Gracey, F., and Ownsworth, T. L. (2008). Editorial. Neuropsychological Rehabilitation, 18(5-6), 522-526.

Gracey, F., Palmer, S., Rous, B., Psaila, K., Shaw, K., O'Dell, J., Cope, J., and Mohamed, S. (2008). "Feeling part of things": Personal construction of self after brain injury. Neuropsychological Rehabilitation, 18(5-6), 627-650.

Hammell, K. W. (2006). Perspectives on Disability and Rehabilitation: Contesting Assumptions, Challenging Practice. Edinburgh: Elsevier Health Sciences.

Hammell, K. W. (2007). Quality of life after spinal cord injury: A meta-synthesis of qualitative findings. Spinal Cord, 45(2), 124-139.

Harris, G. (1989). Concepts of individual, self, and person in description and analysis. American Anthropologist, 91(3), 599-612.

Heller, W., Mukherjee, D., Levin, R. L. R., and Reis, J. P. J. (2006). Characters in contexts: Identity and personality processes that influence individual and family adjustment to brain injury. Journal of Rehabilitation, 72(2), 44-49.

Hoogerdijk, B., Runge, U., and Haugboelle, J. (2011). The adaptation process after traumatic brain injury: An individual and ongoing occupational struggle to gain a new identity. Scandinavian Journal of Occupational Therapy, 18(2), 122-132.

James, W. (1890). Principles of Psychology: Briefer Course. New York: Holt.

Jetten, J., Haslam, S. A., and Haslam, C. (2012). The case for a social identity analysis of health and well-being. In J. Jetten, C. Haslam, and S. A. Haslam (Eds.), The Social Cure: Identity, Health and Well-being. Hove: Psychology Press. (Kindle ed., downloaded from http://www.Amazon.co.uk.)

Johansson, U., and Tham, K. (2006). The meaning of work after traumatic brain injury. American Journal of Occupational Therapy, 60(1), 60-69.

Jones, J. M., Haslam, S. A., Jetten, J., Williams, W. H., Morris, R., and Saroyan, S. (2011). That which doesn't kill us can make us stronger (and more satisfied with life): The contribution of personal and social changes to well-being after acquired brain injury. Psychology and Health, 26(3), 353-369.

Jumisko, E., Lexell, J., and Söderberg, S. (2005). The meaning of living with traumatic brain injury in people with moderate or severe brain injury. Journal of Neuroscience Nursing, 37(1), 42-49.

Kleinman, A. (1988). The Illness Narratives: Suffering, Healing and the Human Condition. New York: Basic Books.

Kovarsky, D., Shaw, A., and Adingono-Smith, M. (2007). The construction of identity during group therapy among adults with traumatic brain injury. Communication and Medicine, 4(1), 53-66.

LaFontaine, J. (1985). Person and individual: Some anthropological reflections. In M. Carrithers, S. Collins, and S. Lukes (Eds.), The Category of the Person: Anthropology, Philosophy, History (pp. 123-140). Cambridge: Cambridge University Press.

Leary, M. R., and Tangney, J. P. (2012). Handbook of Self and Identity (2nd ed.). New York: Guilford Press.

Leder, D. (1990). The Absent Body. Chicago, IL: University of Chicago Press.

Levack, W. M. M., Boland, P., Taylor, W. J., Siegert, R. J., Kayes, N. M., Fadyl, J. K., and McPherson, K. M. (2014a). Establishing a person-centred framework of self-identity after traumatic brain injury: A grounded theory study to inform measure development. BMJ Open, 4, e004630.

Levack, W. M. M., Kayes, N. M., and Fadyl, J. K. (2010). Experience of recovery and outcome following traumatic brain injury: A metasynthesis of qualitative research. Disability and Rehabilitation, 32(12), 986-999.

Levack, W. M. M., Siegert, R. J., and Pickering, N. (2014b). Ethics and goal setting. In R. J. Siegert, and W. M. M. Levack (Eds.), Rehabilitation Goal Setting: Theory, Practice, and Evidence. London: Taylor & Francis Group.

Linville, P. W. (1987). Self-complexity as a cognitive buffer against stress-related illness and depression. Journal of Personality and Social Psychology, 52(4), 663-676.

Locke, J. (1690). An Essay Concerning Human Understanding. Oxford: Oxford University Press.

Markus H, and Nurius, P. (1986) Possible selves. American Psychologist, 41(9) 954-969.

McAdams, D. P. (1999) Personal narratives and the life story. In L, Pervin, and O. John (Eds), Handbook of Personality: Theory and Research (2nd ed., pp. 478-500). New York: Guilford Press.

McPherson, K. M, Kayes, N, and Weatherall, M. (2009). A pilot study of self-regulation informed goal setting in people with traumatic brain injury. Clinical Rehabilitation, 23(4), 296-309.

Mead, G. (1934). Mind, Self, and Society from the Standpoint of a Social Behaviorist (C Morris, ed.). Chicago, IL: University of Chicago Press.

Melnyk, A. (2012). Materialism. Wiley Interdisciplinary Reviews: Cognitive Science, 3(3), 281-292.

Milne, A. A. (1992). The Complete Winnie-the-Pooh. London: Dean.

Morris, S. D. (2004). Rebuilding identity through narrative following traumatic brain injury. Journal of Cognitive Rehabilitation, 22(2), 15-21.

Murphy, R. F, Scheer, J., Murphy, Y., and Mack, R. (1988). Physical disability and social liminality: A study in the rituals of adversity. Social Science and Medicine, 26(2), 235-242.

Nochi, M. (1998a). "Loss of self" in the narratives of people with traumatic brain injuries: A qualitative analysis. Social Science and Medicine, 46(7), 869-878.

Nochi, M. (1998b). Struggling with the labeled self: People with traumatic brain injuries in social settings. Qualitative Health Research, 8(5), 665-681.

Nochi, M. (2000). Reconstructing self-narratives in coping with traumatic brain injury. Social Science and Medicine, 51(12), 1795-1804.

O'Callaghan, A., McAllister, L., and Wilson, L. (2012). Insight vs readiness: Factors affecting engagement in therapy from the perspectives of adults with TBI and their significant others. Brain Injury, 26(13-14), 1599-1610.

Oke, M. (2008). Remaking self after domestic violence: Mongolian and Australian women' s narratives of recovery. Australian and New Zealand Journal of Family Therapy, 29(3), 148-155.

Owens, T. J. (2003). Self and identity. In J. Delamater (Ed.), Handbook of Social Psychology (pp. 205-232). New York: Kluwer Academic/ Plenum Publishers.

Ownsworth, T. L., and Fleming, J. M. (2011). Growth through loss after brain injury. Brain Impairment: Special Issue, 12(2), 79-81.

Oyserman, D., and Lee, S. W. S. (2008). Does culture influence what and how we think? Effects of priming individualism and collectivism. Psychological Bulletin, 134(2), 311-342.

Padilla, R. (2003). Clara: A phenomenology of disability. The American Journal of Occupational Therapy, 57(4), 413-423.

Papadimitriou, C. (2008). Becoming en-wheeled: The situated accomplishment of re-embodiment as a wheelchair user after spinal cord injury. Disability and Society, 23(7), 691-704.

Parr, S. (2007). Living with severe aphasia: Tracking social exclusion. Aphasiology, 21(1), 98-123.

Patterson, F. L., and Staton, A. R. (2009). Adult-acquired traumatic brain injury: Existential implications and clinical considerations. Journal of Mental Health Counseling, 31(2), 149-163.

Perna, R. B., and Errico, A. E. (2004). Neurological substrates of personal identity: Implications for neurorehabilitation. Journal of Cognitive Rehabilitation, 22(1), 10-12.

Piolino, P., Desgranges, B., Manning, L., North, P., Jokic, C., and Eustache, F. (2006). Autobiographical memory, the sense of recollection and executive functions after severe traumatic brain injury. Cortex, 42(2), 176-195.

Price-Lackey, P., and Cashman, J. (1996). Jenny's story: Reinventing oneself through occupation and narrative configuration. American Journal of Occupational Therapy, 50(4), 306-314.

Prigatano, G. and Schacter, D. (Eds.). (1991). Awareness of Deficit after Brain Injury: Clinical and Theoretical Issues. New York: Oxford University Press.

Rathbone, C. J., Moulin, C. J., and Conway, M. A. (2009). Autobiographical memory and amnesia: Using conceptual knowledge to ground the self. Neurocase, 15(5), 405-418.

Ricoeur, P. (1995). Oneself as Another. Chicago, IL: University of Chicago Press.

Ryan, R., and Deci, E. (2012). Multiple identities within a single self. In M. Leary, and J. Tangney (Eds.), Handbook of Self and Identity (2nd ed., pp. 225-246). New York: Guilford Press.

Salter, K., Hellings, C., Foley, N., and Teasell, R. (2008). The experience of living with stroke: A qualitative meta-synthesis. Journal of Rehabilitation Medicine, 40(8), 595-602.

Schechtman, M. (1996). The Constitution of Selves. Ithaca, NY: Cornell University Press.

Schechtman, M. (2010). Philosophical reflections on narrative and deep brain stimulation. The Journal of Clinical Ethics, 21(2), 133-139.

Schwarz, N. (2007). Retrospective and concurrent self-reports: The rationale for realtime data capture. In A. Stone, S. Shiffman, A. Atienza, and L. Nebeling (Eds.), The Science of Real-time Data Capture: Self-reports in Health Research (pp. 11-27). New York: Oxford University Press.

Sherer, M., Bergloff, P., Levin, E., High, W., Oden, K., and Nick, T. G. (1998). Impaired awareness and employment outcome after traumatic brain injury. Journal of Head Trauma Rehabilitation, 13(5), 52-61.

Siegert, R. J., McPherson, K. M., and Taylor, W. J. (2004). Toward a cognitive- affective model of goal-setting in rehabilitation: Is self-regulation theory a key step? Disability and Rehabilitation, 26(20), 1175-1183.

Smith, C. (2008). Performing my recovery: A play of chaos, restitution, and quest after traumatic brain injury. Forum: Qualitative Social Research, 9(2), Art. 30.

Sonstroem, R., and Morgan, W. (1989). Exercise and self-esteem: Rationale and model. Medicine and Science in Sport and Exercise, 21(3), 329-337.

Strawson, G. (2004). Against narrativity. Ratio, 17(4), 428-452.

Tajfel, H., and Turner, J. C. (1979). An integrative theory of intergroup conflict. In W. G. Austin, and S. Worchel (Eds.), The Social Psychology of Intergroup Relations (pp. 33-47). Monterey, CA: Brooks/Cole.

Thomas, E. J., Levack, W. M. M., and Taylor, W. J. (2014). Self-reflective meaning making in troubled times: Change in self-identity after traumatic brain injury. Qualitative Health Research, 24(8), 1033-1047.

Tulving, E. (1985). How many memory systems are there? American Psychologist, 40(4), 385-398.

Turnet, J. C. (1985). Social categorization and the self-concept: A social cognitive theory of group behavior. Advances in Group Processes: Theory and Research, 2, 77-122.

Turner, J. C., Hogg, M. A. Oakes, P. J., Reicher, S. D., and Wetherell, M. S. (1987). Rediscovering the Social Group: A Self-categorization Theory. Oxford: Blackwell.

Turner, V. (1969). Liminality and communitas. In V. Turner (Ed.), The Ritual Process: Structure and Anti-structure (pp. 94-130). Ithaca, NY: Cornell University Press.

Tyerman, A., and Humphrey, M. (1984). Changes in self-concept following severe head injury. International Journal of Rehabilitation Research, 7(1), 11-23.

Wilson, B. A., Gracey, F., Evans, J. J., and Bateman, A. (2009). Neuropsychological Rehabilitation: Theory, Models, Therapy and Outcome. Cambridge: Cambridge University Press.

Witt, K., Kuhn, J., Timmermann, L., Zurowski, M., and Woopen, C. (2013). Deep brain stimulation and the search for identity. Neuroethics, 6(3), 1-13, 499-511.

World Federation of Occupational Therapists. (2012). Definition of occupation, retrieved from tionaltherapy.aspx(accessed September 29, 2014).

Wright, B. (1983). Physical Disability, a Psychosocial Approach (2nd ed.). HarperCollins Publishers, New York.

Wright, I. C., Rabe-Hesketh, S., Woodruff, P. W., David, A. S., Murray, R. M., and Bullmore, E. T. (2000). Meta-analysis of regional brain volumes in schizophrenia. The American Journal of Psychiatry, 157(1), 16-25.

Yalom, I. D. (1980). Existential Psychotherapy. New York: Basic Books.

Yeates, G. N., Gracey, F., and Collicutt McGrath, J. (2008). A biopsychosocial deconstruction of "personality change" following acquired brain injury. Neuropsychological Rehabilitation, 18(5-6), 566-589.

Ylvisaker, M., McPherson, K., Kayes, N., and Pellett, E. (2008). Metaphoric identity mapping: Facilitating goal setting and engagement in rehabilitation after traumatic brain injury. Neuropsychological Rehabilitation, 18(5-6), 713-741.

Zitzelsberger, H. (2005). (In) visibility: Accounts of embodiment of women with physical disabilities and differences. Disability and Society, 20(4), 389-403.

10장: 장애연구와 재활의 필연적 관계에 대해 다시 생각하다

Abberley, P. (2004). A critique of professional support and intervention. In J. Swain, S. French, C. Barnes and C. Thomas (Eds.), Disabling Barriers- Enabling Environments (2nd ed., pp. 239-244). Thousand Oaks, CA: Sage Publications.

Albrecht, G. L., Seelman, K. D. and Bury, M. (2001). Handbook of Disability Studies. Thousand Oaks, CA: Sage Publications.

Altman, B. M. (2001). Disability definitions, models, classification schemes, and applications. In G. L. Albrecht, K. D. Seelman and M. Bury (Eds.), Handbook of Disability Studies (pp. 97-122). Thousand Oaks, CA: Sage Publications. 4.

Barnes, C. (2004). Disability, disability studies and the academy. In J. Swain, S. French, C. Barnes and C. Thomas (Eds.), Disabling Barriers- Enabling Environments (2nd ed., pp. 28-33). Thousand Oaks, CA: Sage Publications.

Barnes, C. and Mercer, G. (2010). Competing models and approaches. In C. Barnes and G. Mercer (Eds.), Exploring Disability (2nd ed., pp. 14-42). Malden, MA: Polity Press.

Beresford, P. (2004). Treatment at the hands of professionals. In J. Swain, S. French, C. Barnes and C. Thomas (Eds.), Disabling Barriers- Enabling Environments (2nd ed., pp. 245-250). Thousand Oaks, CA: Sage Publications.

Bickenbach, J., Chatterji, S., Badley, E. and Üstün, T. (1999). Models of disablement, universalism and the international classification of impairments, disabilities and handicaps. Social Science and Medicine, 48(9), 1173-1187.

Chatterjee, N. (2005). Theory for all and rehabilitation for the few (with money): Who does our theory serve? Disability and Rehabilitation, 27(24), 1503-1508.

Desrosiers, J. (2005). Muriel Driver Memorial Lecture: Participation and occupation. Canadian Journal of Occupational Therapy, 72, 195-204.

Fougeyrollas, P. and Beauregard, L. (2001). An interactive person-environment social creation. In G. L. Albrecht, K. D. Seelman and M. Bury (Eds.), Handbook of Disability Studies (pp. 171-194). Thousand Oaks, CA: Sage Publications.

Fougeyrollas, P., Noreau, L., Bergeron, H., Cloutier, R., Dion, S. and St-Michel, G. (1998). Social consequences of long term impairments and disabilities: Conceptual approach and assessment of handicap. International Journal of Rehabilitation Research, 21(2), 127-141.

Hammell, K. (2006a). Contesting assumptions; Challenging practice. In S. Young and C. Jackson (Eds.), Perspectives on Disability and Rehabilitation: Contesting Assumptions; Challenging Practice (pp. 187-200). Edinburgh, UK: Churchill Livingstone Elsevier.

Hammell, K. (2006b). Normality and the classification of difference. In S. Young and C. Jackson (Eds.), Perspectives on Disability and Rehabilitation: Contesting Assumptions; Challenging Practice (pp. 17-32). Edinburgh, UK: Churchill Livingstone Elsevier.

Hammell, K. (2006c). Perspectives on Disability and Rehabilitation: Contesting Assumptions; Challenging Practice. S. Young and C. Jackson (Eds.), Edinburgh, UK: Churchill Livingstone Elsevier.

Hammell, K. (2013). Client-centred practice in occupational therapy: Critical reflections. Scandinavian Journal of Occupational Therapy, 20, 174-181.

Hubbard, S. (2004). Disability studies and health care curriculum: The great divide. Journal of Allied Health, 33(3), 184-188.

Hurst, R. (2003). The international disability rights movement and the ICF. Disablity and Rehabilitation, 25(11-12), 572-576.

Krupa, T: (2008). Part of the solution ... or part of the problem? Addressing the stigma of mental illness in our midst. Canadian Journal of Occupational Therapy 75(4), 198-207.

Levasseur, M., Desrosiers, J. and Tribble, D. (2007). Comparing the disability creation process and international classification of functioning, disability and health models. Canadian Journal of Occupational Therapy, 74(2), 233-242.

Linton, S. (1998). Claiming Disability: Knowledge and Identity. New York: New York University Press.

Linton, S., Mello, S. and O'Neill, J. (1995). Disability studies: Expanding the parameters of diversity. The Radical Teacher, 47, 4-10.

Longmore, P. K. (2003). Why I Burned My Book and Other Essays on Disability. Philadelphia, PA: Temple University Press.

Magasi, S. (2008a). Disability studies in practice: A work in progress. Topics in Stroke Rehabilitation, 15(6), 611-617.

Magasi, S. (2008b). Infusing disability studies into the rehabilitation sciences. Topics in Stroke Rehabilitation, 15(3), 283-287.

Maheady, D. (1999). Jumping through hoops, walking on egg shells: The experiences of nursing students with disabilities. Journal of Nursing Education, 38(4), 162-170.

Marks, B. A. (2000). Commentary: Jumping through hoops and walking on egg shells or discrimination, hazing, and abuse of students with disabilities? Journal of Nursing Education, 39(5), 205-210.

Oliver, M. (1990). The Politics of Disablement. London: The Macmillan Press.

Oliver, M. (1996). Understanding Disability: From Theory to Practice. New York: Palgrave.

Oliver, M. (2009). The social model in context. In T. Titchkosky and R. Michalko (Eds.), Rethinking Normalcy: A Disability Studies Reader (pp. 19-30). Toronto, ON: Canadian Scholars Press.

Phelan, S. K. (2011). Constructions of disability: A call for critical reflexivity in occupational therapy. Canadian Journal of Occupational Therapy, 78(3), 164-172.

Reaume, G. Titchkosky, T. and Michalko, R. (Eds.). (2009). Rethinking Normalcy: A Disability Studies Reader. Toronto, ON: Canadian Scholars Press.

Schultz, I. Z., Crook, J., Fraser, K. and Joy, P. W. (2000). Models of diagnosis and rehabilitation in musculoskeletal pain-related occupational disability. Journal of Occupational Rehabilitation, 10(4), 271-293.

Shakespeare, T. (2006a). Disability Rights and Wrongs. New York: Taylor & Francis.

Shakespeare, T. (2006b). The social model of disability. In L. J. Davis (Ed.), The Disability Studies Reader (2nd ed., pp. 197-204). New York: Routledge.

Thomas, C. (2004). Disability and impairment. In J. Swain, S. French, C. Barnes and C. Thomas (Eds.), Disabling Barriers Enabling Environments (2nd ed., pp. 21-27). Thousand Oaks, CA: Sage Publications.

UPIAS. (1976). Fundamental Principles of Disability. London: Union of the Physically Impaired Against Segregation.

Üstün, T. B., Chatterji, S., Bickenbach, J., Kostanjsek, N. and Schneider, M. (2003). The International Classification of Functioning, Disability and Health: A new tool for understanding disability and health. Disability and Rehabilitation, 25(11-12), 565-571.

WHO. (1980). International Classification of Impairments, Disabilities, and Handicaps: A Manual of Classification Relating to the Consequences of Disease. Geneva: World Health Organization.

WHO. (2001). International Classification of Functioning, Disability and Health (ICF). Retrieved July 2012 from http://apps.who.int/classifications/icfbrowser/

Williams, G. (2001). Theorizing disability. In G. L. Albrecht, K. D. Seelman and M. Bury (Eds.), Handbook of Disability Studies (pp. 123-144). Thousand Oaks, CA: Sage Publications.

Yochida, K., Willi, V., Parker, I., Self, H., Carpenter, S. and Pfeiffer, D. (1998). Disability partnerships in research and teaching in Canada and the United States. Physiotherapy Canada, 50(3), 198-205.

11장: 재활에서의 측정에 대해 다시 생각하다

ACC. 2009. Guide to Outcome Measure Reporting. Wellington: Accident Compensation Corporation.

Alder, K. 2002. The Measure of All Things. The Seven-Year-Odyssey That Transformed the World. London: Abacus.

Alviar, M. J., J. Olver, C. Brand, J. Tropea, T. Hale, M. Pirpiris, and F. Khan. 2011. Do patient-reported outcome measures in hip and knee arthroplasty rehabilitation have robust measurement attributes? A systematic review. Journal of Rehabilitation Medicine 43 (7):572-583.

Andrich, D. 1978. A rating formulation for ordered response categories. Psychometrika 43:561-573.

Andrich, D. 2004. Controversy and tie Rasch model: A characteristic of incompatible paradigms? Medical Care 42 (1 Suppl): I7-I16.

Andrich, D. 2011. Rating scales and Rasch measurement. Expert Review of Pharmacoeconomics and Outcomes Research 11 (5):571-585.

Arnould, C., L. Vanderveld, C. S. Batcho, M. Penta, and J. L. Thonnard. 2012. Can manual ability be measured with a generic ABILHAND sxale? A cross-sectional study conducted on six diagnostic groups. BMJ Open 2:e001807. Doi: 10.1136/bmjopen-2012-001807.

Australasian Rehabilitation Outcomes Centre (AROC): 2014. Available at http://ahsri.uow.edu.au/aroc/index. html. University of Wallongong.

Barcho, C. S., A. Tenant, and J. L. Thonnard. 2012, ACTIVLIM-Stroke: A crosscultural Rasch-built scale of activity limitations in patients with stroke. Stroke 43 (3):815-823.

Bond, T. G, and C. M. Fox. 2001. Applying the Rasch Model. Fundamental Measurement in the Human Sciences. London: Lawrence Erlbaum Associates.

Brook, R. H., K. N. Williams, and A. D. Avery. 1976. Quality assurance today and tomorrow: Forecast for the future. Annals of Internal Medicine 85 (6):809-817.

Cano, S., A. F. Klassen, A. Scott, A. Thoma, D. Feeny, and A. Pusic. 2010. Health outcome and economic measurement in breast cancer surgery: Challenges and opportunities. Expert Review of Pharmacoeconomics and Outcomes Research 10 (5):583-594.

CARF International. 2014. Available at http://www.cart.org/home/.

Chartered Society of Physiotherapy. 2011. Measuring for quality improvement in phys-iotherapy. Available at http://www.csp.org.uk/director/policymakers/Keyissues /measuringforquality.cfm.

Duncan, P. W., H. S. Jorgensen, and D. T. Wade. 2000. Outcome measures in acute stroke trials: A systematic review and some recommendations to improve practice. Stroke 31 (6):1429-1438.

Fayers, P. M. 2007. Applying item response theory and computer adaptive testing: The challenges for health outcomes assessment. Quality of Life Research 16 (Suppl 1):187-194.

Fisher, A. G. 1993. The assessment of IADL motor skills: An application of many-faceted Rasch analysis. American Journal of Occupational Therapy 47 (4):319-329.

Garpenby, P., and P. Carlsson. 1994. The role of national quality registers in the Swedish health service. Health Policy 29 (3):183-195.

Granger, C. V., B. B. Hamilton, J. M. Linacre, A. W. Heinemann, and B. D. Wright. 1993. Performance profiles of the functional independence measure. American Journal of Physical Medicine and Rehabilitation 72 (2):84-89.

Grimby, G., A. Tenant, and L. Tesio. 2012. The use of raw scores from ordinal scales: Time to end malpractice? Journal of Rehabilitation Medicine 44 (2):97-98.

Gutenbrunner, C., A. B. Ward, and M. A. Chamberlain. 2006. White book on physical and rehabilitation medicine in Europe. In Europa Medicophysica. Section of Physical and Rehabilitation Medicine and European Board of Physical and Rehabilitation Medicine, Union Europé enne des Mé decins Spé cialistes (UEMS) and Acadé mie Europé enne de Mé decine de Ré adaptation pp. 287-332.

Haigh, R., A. Tennant, F. Biering-Sorensen, G. Grimby, C. Marincek, S. Phillips, H. Ring, L. Tesio, and J. -L. Thonnard. 2001. The use of outcome measures in physical medicine and rehabilitation within Europe. Journal of Rehabilitation Medicine 33 (6):273-278.

Heinemann, A. W. D. Tulsky, M. Dijkers, M. Brown, S. Magasi, W: Gordon, and H. DeMark. 2010. Issues in participation measurement in research and clinical applications. Archives of Physical Medicine & Rehabilitation 91 (9):572-576.

Hobart, J, and S. Cano. 2009. Improving the evaluation of therapeutic interventions in multiple sclerosis: The role of new psychometric methods. Health Technology Assessment 13 (12):1-177.

Hou, W.-H., J.- H. Chen, Y.-H. Wang, C.-H. Wang, J. -H. Lin, I. P. Hsuch, Y. -C. Ou, and C.-L. Hsieh. 2011. Development of a set of functional hierarchical balance short forms for patients with stroke. Archives of Physical Medicine and Rehabilitation 92 (7):1119-1125.

Jette, D. U., J. Halbert, C. Iverson, E. Miceli, and P. Shah. 2009. Use of standardized outcome measures in physical therapist practice: Perceptions and applications. Physical Therapy 89 (2): 125-135.

Kayes, N. M., and K. M. McPherson. 2010. Measuring what matters: Does "objectivity" mean good science? Disability and Rehabilitation 32 (12):1011-1019.

Kersten, P., A. Ashburn, S. George, and J. Low. 2010. The subjective index for physical and social outcome (SIPSO) in stroke: Investigation of its subscale structure. BMC Neurology 10:26.

Kersten, P., P. J. White, and A. Tennant. 2010. The visual analogue WOMAC3.0 scale-Internal validity and responsiveness of the VAS version. BMC Musculoskeletal Disorders 11:80.

Kersten, P., P. J. White, and A. Tenant. 2012. The consultation and relational empathy measure: An investigation of its scaling structure. Disability and Rehabilitation 34 (6):503-509.

Korner-Bitensky, N., S. Barrett-Bernstein, G. Bibas, and V. Poulin. 2011. National survey of Canadian occupational therapists' assessment and treatment of cognitive impairment post-stroke. Australian Occupational Therapy Journal 58 (4):241-250.

Krageloh, C. U., P. Kersten, D. R. Billington, P. H.-C. Hsu, D. Shepherd, J. Landon, and X. J. Feng. 2012. Validation of the WHOQOL-BREF quality of life questionnaire for general use in New Zealand: Confirmatory factor analysis and Rasch analysis. Quality of Life Research 22 (6):1451-1457.

Küçükdeveci, A. A., A. Tennant, G. Grimby, and F. Franchignoni. 2011. Strategies for assessment and outcome measurement in physical and rehabilitation medicine: An educational review. Journal of Rehabilitation Medicine 43 (8):661-672.

LaPorta, F., M. Franceschini, S. Caselli, P. Cavallini, S. Susassi, and A. Tennant. 2011. Unified Balance Scale: An activity-based, bed to community, and aetiology-independent measure of balance calibrated with Rasch analysis. Journal of Rehabilitation Medicine 43 (5):435-444.

Laver Fawcett, A. 2007. Principles of Assessment and Outcome Measurement for Occupational Therapists and Physiotherapists: Theory, Skills and Application. Chichester: John Wiley & Sons.

Lundgren-Nilson, A., G. Grimby, H. Ring, L. Tesio, G. Lawton, A. Slade, M. Penta, M. Tripolski, F. Biering-Sorensen, J. Carter, C. Marincek, S. Phillips, A. Simone, and A. Medicine 43 (10):884-891.Tennant. 2005. Cross-cultural validity of functional independence measure items in Stroke: A study using Rasch analysis. Journal of Rehabilitation Medicine 37 (1):23-31.

Lundgren-Nilsson, A, and A. Tennant. 2011. Past and present issues in Rasch analysis: The functional independence measure (FIM™) revisited. Journal of Rehabilitation Medicine 43 (10):884-891.

McFadden, E., M. C. Horon. H L. Ford, G. Gilworth, M. McFadden and A. Tenant. 2012. Screening for the risk of job loss in multiple sclerosis (MS): Development of aan MS-specific Work Instability Scale (MS-WIS). Multiple Sclerosis 18(6): 862-870.

Merbitz, C., J. Morris, and J. C. Grip. 1989. Ordinal scales and foundations of misinference. Archives of Physical Medicine and Rehabilitation 70 (4):308-312.

Nokkink, L. B., C. B. Terwee, D. L. Knol, P. W. Stratford, J. Alonso, D. L. Patrick, L. M. Bouter, and H. C. W. de Vet. 2010. The COSMIN checklist for evaluating the methodological quality of studies on measurement properties: A clarification of its content. BMC Medical Research Methodology 10:22.

Nolte, E, and M. McKee, eds. 2008. European Observatory on Health Systems and Policy Series. Caring for People with Chronic Conditions. A Health System Perspective. Maidenhead: Open University Press.

Nunnally J. C., and I. H. Bernstein. 1994. Psychometric Theory, 3rd ed. New York: McGraw-Hill.

Penta, M., L. Tesio, C. Arnould, A. Zancan, and J. Thonnard. 2001. The ABILHAND ques- tionnaire as a measure of manual ability in chronic stroke patients: Rasch-based validation and relationship to upper limb impairment. Stroke 32 (7):1627-1634.

Rasch, G. 1960/1980. Probabilistic Models for Some Intelligence and Attainment Tests, revised and expanded ed. Chicago: University of Chicago Press.

Richardson, J., and J. McKie. 2005. Empiricism, ethics and orthodox economic theory: What is the appropriate basis for decision-making in the health sector? Soc Sci Med 60 (2):265-275.

Richardson, J., and J. McKie. 2007. Economic evaluation of services for a National Health scheme: The case for a fairness-based framework. Journal of Health Economics 26 (4):785-799.

Siemons, L., P. M. Ten Klooster, E. Taal, C. A. W. Glas, and M. A. F. J. Van de Laar. 2012. Modern psychometric applied in rheumatology-A systematic review. BMC Musculoskeletal Disorders 13:216.

Simms, L. J, L. R. Goldberg, J. E. Roberts, D. Watson, J. Welte, and J. H. Rotterman. 2011. Computerized adaptive assessment of personality disorder: Introducing the CAT-PD project. Journal of Personality Assessment 93 (4):380-389.

Sivan, M, R. J. O'Connor, S. Makower, M. Levesley, and B. Bhakta. 2011. Systematic review of outcome measures used in the evaluation of robot-assisted upper limb exercise in stroke. Journal of Rehabilitation Medicine 43 (3):181-189.

Skeat, J, and A. Perry. 2008. Exploring the implementation and use of outcome measurement in practice: A qualitative study. International Journal of Language & Communication Disorders 43 (2):110-125.

Streiner, D. L., and G.R. Norman. 2008. Health Measurement Scales: A Practical Guide to Their Development and Use. Oxford: Oxford University Press.

Stucki, G. L. Daltroy, J. N. Katz, M. Johannesson, and M. H. Liang. 1996. Interpretation of change scores in ordinal clinical scales and health status measures: The whole may not equal the sum of the parts. Journal of Clinical Epidemiology 49 (7):711-717.

Svensson, E. 2001. Guidelines to statistical evaluation of data from rating scales and questionnaires. Journal of Rehabilitation Medicine 33 (1):47-48.

Tennant, A., and P. G. Conaghan. 2007. The Rasch measurement model in rheumatology: What is it and why use it? When should it be applied, and what should one look for in a Rasch paper? Arthritis Care and Research 57 (8):1358-1362.

Tennant, A., J. M. L. Geddes, and M. A. Chamberlain. 1996. The Barthel Index: An ordinal score or interval level measure? Clinical Rehabilitation 10 (4):301-308.

Tennant, A., S. P. McKenna, and P. Hagell. 2004a. Application of Rasch analysis in the development and application of quality of life instruments. Value in Health 7 (Suppl 1): S22-S26.

Tennant, A., M. Penta, L. Tesio, G. Grimby, J. L. Thonnard, A. Slade, G. Lawton, A. Simone, J. Carter, A. Lundgren-Nilsson, M. Tripolski, H. Ring, F. Biering-Sorensen, C. Marincek, H. Burger, and S. Phillips. 2004b. Assessing and adjusting for crosscultural validity of impairment and activity limitation scales through differential item functioning within the framework of the Rasch model: The PRO-ESOR project. Medical Care 42 (1 Suppl): I37-148.

Terwee, C.B. 2011. The COSMIN Checklist. Amsterdam: EMGO Institute for Health and Care Research.

Tesio, L. 2003. Measuring behaviours and perceptions: Rasch analysis as a tool for rehabilitation research. Journal of Rehabilitation Medicine 35 (3):105-115.

Tesio, L., C. V. Granger, and R. C. Fiedler. 1997. A unidimensional pain/ disability measure for low-back pain syndromes. Pain 69 (3):269-278.

Thurstone, L. L. 1931. Measurement of social attitudes. Journal of Abnormal and Social Psychology 26:249-269.

Turner-Stokes, L. et al. 2012. Healthcare tariffs for specialist inpatient neurorchabilitation services: Rationale and development of a UK casemix and casting methodology. Clinical Rehabilitation 26 (3):264-279.

Tyson, S., J. Greenhalgh, A. F. Long, and R. Flynn. 2010. The use of measurement tools in clinical practice: An observational study of neurorehabilitation. Clinical Rehabilitation 24 (1):74-81.

Uniform Data System for Medical Rehabilitation. 2014. Available at http://www.udsmr.org/WebModules/Pro/Pro_About.aspx. University of Buffalo.

Vogels, A., G. Jacobusse, and S. Reijneveld. 2011. An accurate and efficient identification of children with psychosocial problems by means of computerized adaptive testing.

BMC Medical Research Methodology 11 (1):111.

World Health Organization. 2001. International Classification of Functioning, Disability and Health: ICF. Geneva: World Health Organization.

Wright, B. D. 1999. Common sense for measurement. Rasch Measurement Transactions 13:704-705.

Wright, B. D., and J. M. Linacre. 1989. Observations are always ordinal; measurements, however, must be interval. Archives of Physical Medicine and Rehabilitation 70 (12):857- 860.

Wright, B. D., and M. H. Stone. 1979. Best Test Design. Chicago: Mesa Press.

12장: 원주민 지식을 발전시키다

Accident Compensation Corporation. (2005). Mäori Second Quaterly Report 2004-2005. Wellington: Accident Compensation Corporation.

Adekoya, N., and Wallace, L. (2002). Traumatic brain injury among American Indians/ Alaska Natives - United States, 1992-1996. Morbidity and Mortality Weekly Report Surveillance Summaries, 51(14), 303-304.

Arffa, S (2006). Traumatic brain injury. In C. Coffey, & R. Brumback (Eds), Pediatric Neuropsychiatry. Philadelphia, PA: Lippincott Williams & Wilkins.

Arroll B., Goodyear-Smith, F., Kerse, N., Hwang, M., Grengle, S., Gunn, J. et al. (2009). The prevalence of depression among Mā ori patients in Auckland general practice. Journal of Primary Care, 1(1), 26-29.

Barker-Collo, S. L., Wilde, N. J, and Feigin, V. L. (2009). Trends in head injury incidence in New Zealand: A hospital-based study from 1997/1998 to 2003/2004. Neuroepidemiology, 32, 32-39.

Baxter, J., Kingi, T., Tapsell, R., Durie, M., and McGee, M. (2006). The prevalence of mental disorder among Mäori in Te Rau Hinengaro: The New Zealand Mental Health Survey. Australian and New Zealand Journal of Psychiatry, 39(5), 401-406.

Beaulieu, C. (2002). Rehabilitation and outcome following pediatric traumatic brain injury. Surgical Clinics of North America, 82, 393-408.

Blackmer, J., and Marshall, S. (1999). A comparison of traumatic brain injury in the Saskatchewan native North American and non-native North American popula-tions. Brain Injury, 13(8), 627-635.

Brady, M. (1995). Culture in treatment, culture as treatment. A critical appraisal of developments in addictions programs for indigenous North Americans and Australians. Social Science & Medicine, 41(11), 1487-1498.

Browne, A. J., Varcoe, C., Smye, V., Reimer-Kirkham, S. R., Lynam, M. J., and Wong, S. (2009). Cultural safety and the challenges of translating critically oriented knowl-edge into practice. Nursing Philosophy, 10, 167-179.

Chenhall, R. (2008). What's in a rehab? Ethnographic evaluation research in indigenous Australian residential alcohol and drug rehabilitation centres. Anthropology and Medicine, 15(2), 105s-116s.

Cobo, J. R. M. (1983). Study of the Problem of Discrimination against Indigenous Populations. New York: United Nations Economic and Social Council.

Coupe, N. (2005). Whakamomori. Maori Suicide Prevention. Massey University, Palmerston North.

Coyhis, D., and Simonelli, R. (2008). The Native American healing experience. Substance Use 6 Misuse, 43, 1927-1949.

Dell, C. A., Seguin, M., Hopkins, C., Tempier, R., Mehl-Madrona, L., Dell, D. et al. (2011). From benzos to berries: Treatment offered at an Aboriginal youth solvent abuse treatment centre relays the importance of culture. Canadian Journal of Psychiatry, 56(2), 75-83.

DeVerteuill, G., and Wilson, K. (2010). Reconciling indigenous need with the urban welfare state? Evidence of culturally-appropriate services and spaces for Aboriginals in Winnipeg, Canada. Geoforum, 41, 498-507.

Durie, M. (2001). Mauri Ora. The Dynamics of Maori Health. Oxford: Oxford University Press.

Elder, H. (2012a). An examination of Maori tamariki (child) and taiohi (adolescent) traumatic brain injury within a global cultural context. Australasian Psychiatry, 20(1), 20-23.

Elder, H. (2012b). He tapu te upoko: The head is sacred. Indigenous child and adolescent traumatic brain injury in NZ. A theory and framework. Paper presented at the 20th World Congress International Association Child and Adolescent Psychiatrists and Allied Professionals, Paris, France.

Elder, H. (2013a), Indigenous theory building for maori children and adolescents with traumatic brain injury and their extended family. Brain Impairment, 14 (3), 415-424.

Elder, H. (2013b). Te Waka Oranga. An indigenous intervention for working with Mäor children and adolescents with traumatic brain injury. Brain Impairment, 143),

Elder, H, Milne, M., Witehira, H., Mendez, P, Heslin, A., Cribb-Su'a, A. et al. (2009). Whakaora nga moemoea onga tupuna- living the dreams of the ancestors. Future planning in a Kaupapa Maori CAMHS team. Australasian Psychiatry, 17(Suppl), S104-S107.

Feigin, V. L., Theadom, A., Barker-Collo, S. L., Starkey, N., McPherson, K., Dowell, A. et al. (2012). Incidence of traumatic brain injury in New Zealand: A population-based study. The Lancet, 12(1), 53-64.

Gaines, P., Bower, A., Buckingham, W., Eager, K., Burgess, P., and Green, J. (2003). New Zealand Health and Classification and Outcomes Study: Final Report. Auckland: Health Research Council.

Gone, J. P. (2009). A community based treatment for Native American historical trauma: Prospects for evidence-based practice. Journal of Consulting and Clinical Psychology, 77(4), 751-762.

Gordon, W. A., Zafonte, R., Cantor, J., Brown, M., Lombard, L., Goldsmith, R. et al. (2006). Traumatic brain injury rehabilitation: State of the science. American Journal of Physical Medicine & Rehabilitation, 85, 343-382.

Hartmann, W. E., and Gone, J. P. (2012). Incorporating traditional healing into an urban American Indian health organization: A case study of community member perspectives. Journal of Counselling and Psychology, 59(4), 542-554.

Harwood, M. (2010). Rehabilitation and indigenous people: The Mãori experience. Disability and Rehabilitation, 32(12), 972-977.

Harwood, M., Weatherall, M., Talemaitoga, A., Barber, A. P., Gommans, J., Taylor, W. J. et al. (2012). Taking charge after stroke: Promoting self-directed rehabilitation to improve quality of life-A randomized controlled trial. Clinical Rehabilitation, 26(6), 493-501.

Hoeman, P. S. (2008). Rehabilitation Nursing: Prevention, Intervention and Outcomes. St. Louis, MO: Mosby Elsevier Health Sciences.

Hollands, T., Sutton, D., Wright-St. Clair, V., and Hall, R. (2014). Mäori mental health consumers' sensory experiences of kapa haka. New Zealand Journal of Occupational Therapy, submitted.

Jackson, M. (2007). Globalisation and the colonising state of mind. In M. Bargh (Ed.), Resistance: An Indigenous Response to Neoliberalism. Wellington: Huia. Jansen, P., Bacal, K., and Crengle, S. (2008). He ritenga whakaaro: Mäori Experiences of Health Services. Auckland: Mauriora Associates.

Kahn, M. W., Lejero, L., Antone, M., Francisco, D., and Manuel, J. (1988). An indigenous community mental health service on the Tohono O'odham (papago) Indian reser-va-tion: Seventeen years later. Journal of Community Psychology, 16(3), 369-379.

Keightley, M., Kendall, V., Jang, S. -H., Parker, C., Agnihotri, S., Colantonio, A. et al. (2011). From health care to home community: An Aboriginal community-based ABI transition strategy. Brain Injury, 25(2), 142-152.

Keightley, M., Ratnayake, R., Minore, B., Katt. M., Cameron, A., White, R. et al. (2009). Rehabilitation challenges for Aboriginal clients recovering from brain injury: A qualitative study engaging health care practitioners. Brain injury, 23(3), 250-261.

Kelly, P., and Farrant, B. (2008). shaken baby syndrome in New Zealand: 2000-2002.

journal of Paediatrics and Child Health, 44(3), 99-107.

Kelly, P., and Hayes, I. (2004). Infantile subdural haematoma in Auckland, New Zealand: 1988-1998. The New Zealand Medical Journal, 117(1201), U1047.

Kelly, P., MacCormick, J., and Strange, R. (2009). Non-accidental head injury in New Zealand: The outcome of referral to statutory authorities. Child Abuse and Neglect, 33, 393-401.

Langlois, J., Keglet, S., Butler, J, Gotsch, K., Johnson, R, Reichard, A. et al. (2003). Traumatic brain injury-related hospital discharges. Results from a 14-state surveillance system. Morbidity and Mortality Weekly Report Surveillance Summaries, 521 SS-4, 1-18.

Macklin, R. (1999). Against Relativism-Cultural Diversity and the Search for Ethical Universals in Medicine. New York: Oxford University Press.

Marsden, M. (2003). The woven universe. Selected writings of Rev. Maori Marsden. Otaki: Estate of Rev. Mäori Marsden.

McKinlay, A., Kyonka, E. G. E., Grace, R. C., Horwood, L. J., Fergusson, D. M., and MacFarlane, M. R. (2009). An investigation of the pre-injury risk factors associated with children who experience traumatic brain injury. Injury Prevention, 13(16), 1-5.

Minister for Disability Issues. (2001). The New Zealand Disability Strategy. Making a World of Difference. Wellington: Ministry of Health.

Ministry of Health. (2005). CBG Health Research Reducing Inequalities Contingency Funding Evaluation. Wellington: Ministry of Health.

Ministry of Health. (2006). Te Kökiri: The Mental Health and Addiction Plan 2005-2015. Wellington: Ministry of Health.

Ministry of Health. (2008). Te Puäwaiwhero: The Second Mäori Mental Health and Addiction National Strategic Framework 2008-2015. Wellington: Ministry of Health.

Moko-Mead, H. (2003). Tikanga Maori, Living by Mäori Values. Wellington: Huia.

Nelson, L., Rhodes, A., Noona, C., Manson, S., and AI-SUPERPFP Team. (2007). Traumatic brain injury and mental health among two American Indian populations. Journal of Head Trauma Rehabilitation, 22(2), 105-112.

New Zealand Guidelines Group. (2006). Traumatic Brain Injury: Diagnosis, Acute Management and Rehabilitation. Evidence Based Practice Guideline. Wellington: Accident Compensation Corporation. The New Oxford English Dictionary. (1998). Oxford: Oxford University Press.

Nikora, L., Karapu, R., Hickey, H., and Awekotuku, N. T. (2004). Disabled Maori and Disability Support Options. Hamilton: Mäori and Psychology Research Unit, University of Waikato.

Oakley-Brown, M. A., Wells, J. E., and Scott, K. M. (2006). Te Rau Hinengaro. Welington: Ministry of Health.

Patston, P. (2007). Constructive functional diversity: A new paradigm beyond disablity and impairment. Disability and Rehabilitation, 29, 1625-1633.

Plani, k., and Carson, P. (2008). The challenges of developing a trauma system for indigenous people. Injury. International Journal for the Care of the Injured, 39S5, S43-S53.

Ramsden, I. H., and spoonley, P. (1993). The cultural safety debate in nursing education in Aotearoa. New Zealand Annual Review of Education, 3, 161-174.

Ratima, M., Durie, M., Allan, G., Morrison, P., Gillies, A., and Waldon, J. (1995). A culturally effective framework for the delivery of disability support services to Māori. New Zealand Journal of Disability Studies, 1, 60-75.

Royal, T. (2002). Indigenous worldviews, a comparative study. A report on research in progress: Te Wananga-o-Raukawa.

Rutland-Brown, W., Wallace, L., Faull, M., and Langlois, J. (2005). Traumatic brain injury hospitalizations among American Indians/Alaska Natives. Journal of Trauma Rehabilitation, 20(3), 205-214.

Saltapidas, H., and Ponsford, J. (2007). The influence of cultural background on motivation for and participation in rehabilitation and outcomes following traumatic brain injury. Journal of Head Trauma and Rehabilitation, 22(2), 132-139.

Saltapidas, H., and Ponsford, J. (2008). The influence of cultural background on experiences and beliefs about traumatic brain injury and their association with outcome. Brain Impairment, 9(1), 1-13.

Sander, A. M., Clark, A., and Pappadis, M. R. (2010). What is community integration any-way? Defining meaning following traumatic brain injury. Journal of Head Trauma and Rehabilitation, 25(2), 121-127.

Schmidt, G. (2000). Barriers to recovery in a First Nations community. Canadian Journal of Community Mental Health, 19(2), 75-87.

Shaw, G., Ray, T., and McFarland, B. (2011). The Outstation model of rehabilitation as practiced in central Australia: The case for its recognition and acceptance. Substance Use & Misuse, 46, 114-118.

Smith, G. (2003). Kaupapa Maori theory. Theorizing indigenous transformation of education and schooling. Paper presented at the Kaupapa Maori Symposium. NZARE/AARE Joint Conference.

Smith, L. T. (1999). Decolonizing Methodologies (9th ed.). Dunedin: University of Otago Press.

Spicer, P. (2001). Culture and the restoration of self among former American Indian drinkers. Social Science & Medicine, 53, 227-240.

Stathis, S. L., Letters, P., Doolan, I., and Whittingham, D. (2006). Developing an integrated substance use and mental health service in the specialised setting of a youth detention centre. Drug & Alcohol Review, 25(2), 149-155.

Statistics New Zealand. (n.d). QuickStats about Mäori. Retrieved January 4, 2012, from http://www.stats.govt.nz/census/2006censushomepage/quickstats/quickstats-about-a-subject/maori.aspx.

Statistics New Zealand, and Ministry of Culture and Heritage. (2003). A Measure of Culture: Cultural Experiences and Cultural Spending in New Zealand. Wellington: Statistics New Zealand, Ministry of Culture and Heritage.

Statistics NZ. (n.d). National ethnic population projections, in projections overview. Retrieved October 11, 2011, from http://www.stats.govt.nz/browse_for_stats/popu lation/estimates_and_projections/projections-overview/nat-ethnic-pop-proj.aspx.

Stucki, G. (2005). International classification of functioning, disability and health (ICF): A promising framework and classification for rehabilitation medicine. American Journal of Physical Medicine and Rehabilitation, 84, 733-740.

Tapsell, R. (2007). The treatment and rehabilitation of M ā ori in forensic mental health services. In W. Brookbanks, & A. Simpson (Eds.), Psychiatry and the Law (pp. 397-422). Wellington: LexisNexis.

Te Puni Kokiri. (2010). 2009 rangahau i ng ā waiaro, ng ā uara me ng ā whakapono mo te Reo M ā ori. 2009 Survey of Altitudes, Values and Beliefs Towards the Maori Language. Wellington: Te Puni Kokiri.

Thompson, M., and Roberston, J. (2010). A review of the barriers preventing indigenous health workers delivering tobacco interventions to their communities. Australia and New Zealand Journal of Public Health, 35(1), 47-53.

Trickett, E. J. (2011). From "Water boiling in a Peruvian town" to "Letting them die," community intervention, and the metabolic balance between patience and zeal. American Journal of Community Psychology, 47, 58-68.

United Nations. (2008). United Nations Declaration on the Rights of Indigenous Peoples. New York: United Nations.

Uomoto, J. M. (2005). Multicultural perspectives. In W. M. High (Ed.), Rehabilitation for Traumatic Brain Injury (pp. 247-267). Oxford: Oxford University Press.

Watts, L. (2001). Applying a cultural models approach to American Indian substance dependency research. American Indian and Alaskan Native Research, 10(1), 34-50.

WHO. (2014). Available at http://www.who.int/topics/rehabilitation/en/.

Wikaira, S. (2008). Ngapuhi classification system of the mind. In H. Elder (Ed.). Hokianga. Personal Communication.

Wright, S., Nebelkopf, E., King, J., Maas, M., Patel, C., and Samuel, S. (2011). Holistic system of care, evidence of effectiveness. Substance Use & Misuse, 46(11), 1420-1430.

Ylvisaker, M. (1998). Traumatic Brain Injury, Children and Adolescents (2nd ed.). Newton, MA: Butterworth Heinemann.

13장: 의료진의 행동과 그것이 재활성과에 미치는 영향에 대해 다시 생각하다

Anderson, R. M., and Funnell, M. M. (2000). Compliance and adherence are dysfunctional concepts in diabetes care. The Diabetes Educator, 26(4), 597-604.

Atkinson, H. L., and Nixon-Cave, K. (2011). A tool for clinical reasoning and reflection using the international classification of functioning, disability and health (ICF) framework and patient management model. Physical Therapy, 91(3), 416-430.

Atwal, A., McIntyre, A., and Wiggett, C. (2012). Risks with older adults in acute care settings: UK occupational therapists' and physiotherapists' perceptions of risks associated with discharge and professional practice. Scandinavian Journal of Caring Sciences, 26(2), 381-393.

Benbassat, J., and Baumal, R. (2004). What is empathy, and how can it be promoted during clinical clerkships? Academic Medicine, 79, 832-839.

Bishop, A., Foster, N. E., Thomas, E., and Hay, E. M. (2008). How does the self-reported clinical management of patients with low back pain relate to the attitudes and beliefs of health care practitioners? A survey of UK general practitioners and physiothera-pists. Pain, 135(1-2), 187-195.

Bordin, E. (1979). The generalizability of the psychoanalytic concept of the working alliance. Psychotherapy, 16(3), 252-260.

Bright, F., Boland, P., Rutherford, S., Kayes, N., and McPherson, K. (2012). Implementing a client-centred approach in rehabilitation: An autoethnography. Disability and Rehabilitation, 34(12), 997-1004.

Bright, F. A. S., Kayes, N. M., Worrall, L., and McPherson, K. M. (2014). A conceptual review of engagement in healthcare and rehabilitation. Disability and Rehabilitation, 0(0), 1-12.

Brown, C. A., and Richardson, C. (2006). Nurses' in the multi-professional pain team: A study of attitudes, beliefs and treatment endorsements. European Journal of Pain, 10(1), 13-22.

Brunner, E., De Herdt, A., Minguet, P., Baldew, S.-S., and Probst, M. (2013). Can cognitive behavioral therapy based strategies be integrated into physiotherapy for the prevention of chronic low back pain? A systematic review. Disability and Rehabilitation, 35(1), 1-10.

Buys, T., and Casteleijn, D. (2007). Preparing for work practice: Under- and postgraduate student training at the University of Pretoria (South Africa). Work (Reading, Mass.), 29(1), 25-29.

Cameron, L. D., and Leventhal, H. P. (2003). The Self-Regulation of Health and Illness

Behavior. New York: Routledge.

Clay, D. L., and Hopps, J. A. (2003). Treatment adherence in rehabilitation: The role of treatment accommodation. Rehabilitation Psychology, 48(3), 215-219.

Cole, M. B., and McLean, V. (2003). Therapeutic relationships re-defined. Occupational Therapy in Mental Health, 19(2), 33-56.

Cooper, A. F., Jackson, G., Weinman, J., and Horne, R. (2002). Factors associated with cardiac rehabilitation attendance: A systematic review of the literature. Clinical Rehabilitation, 16(5), 541-552.

Damschroder, L. J., Aron, D. C. Keith, R. E., Kirsh, S. R. Alexander, J.A., and Lowery, J.C. (2009). Fostering implementation of health services research findings into practice: A consolidated framework for advancing implementation science. Implementation Science, 4, 50.

Darlow, B, Fullen, B. M., Dean, S., Hurley, D. A., Baxter, G. D, and Dowell, A. (2012). The association between health care professional attitudes and beliefs and the attitudes and beliefs, clinical management, and outcomes of patients with low back pain: A systematic review. European Journal of Pain, 16, 3-17.

Darkin, A. R., and Richardson, B. (2004). Physiotherapists' pain beliefs and their influence on the management of patients with chronic low back pain. Spine, 29(7), 783-795.

Demou, E., Gibson, I., and Macdonald, E. B. (2012). Identification of the factors associated with outcomes in a Condition Management Programme. BMC Public Health, 12(1), 927.

DiMatteo, M., Sherbourne, C., Hays, R., Ordway, L., Kravitz, R., McGlynn, E., Kaplan, S., and Rogers, W. (1993). Physicians' characteristics influence patients' adherence to medical treatment: Results from the Medical Outcomes Study. Health Psychology, 12(2), 93-102.

Duncan, P., Horner, R., Reker, D., Samsa, G., Hoenig, H., Hamilton, B., and Dudley, T. (2002). Adherence to post acute rehabilitation guidelines is associated with functional recovery in stroke. Stroke, 33(1), 167-177.

Evans, C. C., Sherer, M., Nakase-Richardson, R., Mani, T., and Irby, J. J. W. (2008).

Evaluation of an interdisciplinary team intervention to improve therapeutic alliance in post-acute brain injury rehabilitation. Journal of Head Trauma Rehabilitation, 23(5), 329-338.

Ezrachi, O., Ben-Yishay, Y., Kay, T., Diller, L., and Rattok, J. (1991). Predicting employment in traumatic brain injury following neuropsychological rehabilitation. Journal of Head Trauma Rehabilitation, 6(3), 71-84.

Fadyl, J, McPherson, K. M., and Kayes, N. M. (2010). Perspectives on quality of care for people who experience disability. Quality and Safety in Health Care, 20(1), 87-95.

French, D. P., Cooper, A., and Weinman, J. (2006). Illness perceptions predict attendance at cardiac rehabilitation following acute myocardial infarction: A systematic review with meta-analysis. Journal of Psychosomatic Research, 61(6), 757-767.

Gelso, C. (2009a). The real relationship in a postmodern world: Theoretical and empirical explorations. Psychotherapy Research, 19(3), 253-264.

Gelo, C. (2009b). The time has come: The real relationship in psychotherapy research. Psychotherapy Research, 19(3), 278-282.

Gelso, C., and Carter, J. (1985). The relationship in counseling and psychotherapy: Components, consequences, and theoretical antecedents. The Counseling Psychologist, 13(2), 155-243.

Gibson, B. E., Nixon, S. A., and Nicholls, D. A. (2010). Critical reflections on the physiotherapy profession in Canada. Physiotherapy Canada, 62(2), 98-100, 101-103.

Godin, G, Belanger-Gravel, A., Eccles, M., and Grimshaw, J. (2008). Healthcare protessionals' intentions and behaviors: A systematic review of studies based on social cognitive theories. Implementation Science, 3, 36.

Graham, F., Robertson, L., and Anderson, J. (2013). New Zealand occupational therapists' views on evidence-based practice: A replicated survey of attitudes, confidence and behaviors. Australian Occupational Therapy Journal, 60(2), 120-128.

Guidetti, S., Asaba., E. and Tham, K. (2009). Meanins of context in recapturing self-care after Stroke or spinal cord injury. American journal of Occupational Therapy. 63(3),323-332.

Hall, A.M., Ferreira, P.H, Maher, C. G, Latimer, J. and Ferreira, M. L. (2010). The influence of the therapist-patient relationship on treatment outcome in physical rehabili-tation: A systematic review. Physical Therapy, 90(8), 1099-1110.

Hall M, Meaden, A., Smith, J., and Jones, C. (2001). Brief report: The development and psychometric properties of an observer- rated measure of engagement with mental health services. Journal of Mental Health, 10(4), 457-465.

Hammell, K. (2006). Perspectives on Disability and Rehabilitation: Contesting Assumptions, Challenging Practice. Philadelphia, PA: Churchill Livingstone.

Hargreaves, S. (1982). The relevance of non-verbal skills in physiotherapy. Australian Journal of Physiotherapy, 28(4), 19-20.

Hendrick, P., Mani, R., Bishop, A., Milosavljevic, S., and Schneiders, A. G. (2013). Therapist knowledge, adherence and use of low back pain guidelines to inform clinical decisions -A national survey of manipulative and sports physiotherapists in New Zealand. Manual Therapy, 18(2), 136-142.

Hills, R., and Kitchen, S. (2007). Satisfaction with outpatient physiotherapy: Focus groups to explore the views of patients with acute and chronic musculoskeletal conditions. Physiotherapy Theory and Practice, 23(1), 1-20.

Hinckley, J. J. (2005). The piano lesson: An autoethnography about changing clinical paradigms in aphasia practice. Aphasiology, 19(8), 765-779.

Hoppes, S., Hamilton, T. B., and Robinson, C. (2007). A course in autoethnography: Fostering reflective practitioners in occupational therapy. Occupational Therapy in Health Care, 21(1-2), 133-143.

Houben, R. M. A., Ostelo, R. W. J. G., Vlaeyen, J. W. S., Wolters, P. M. J. C., Peters, M., and den Berg, S. G. M. S.-v. (2005). Health care providers's orientations toward common low back pain predict perceived harmfulness of physical activities and recommendations regarding return to normal activity. European Journal of Pain, 9(2), 173-183.

Hubbard, I. J, Harris, D., Kilkenny, M. F., Faux, S. G., Pollack, M. R., and Cadilhac, D. A. (2012). Adherence to clinical guidelines improves patient outcomes in Australian audit of stroke rehabilitation practice. Archives of Physical Medicine and Rehabilitation, 93(6), 965-971.

Jackson, B, Dimmock, J. A., Taylor, I. M, and Hagger, M. S. (2012). The tripartite efficacy. framework in client-therapist rehabilitation interactions: Implications for relationship quality and client engagement. Rehabilitation Psychology, 57(4), 308-319.

Jensen, G. M, Grwyer J., Shepard, K. F, and Hack, L. M. (2000). Expert practice in physical. therapy. Physical Therapy, 80(1), 28-43.

Jones T, Livingstone, E., and Hawkes., L. (2013). "Getting the balance between encouragement and taking over" - Reflections on using a new stroke self-management programme. Physiotherapy Research International, 18(2), 91-99.

Josephson, I., Hedberg, B, and Bulow, P. (2013). Problem-solving in physiotherapy- Physiotherapists' talk about encounters with patients with non-specific low back pain. Disability and Rehabilitation, 35(8), 668-677.

Kaplan, S., Greenfield, S., and Ware, J. (1989). Assessing the effects of physician-patient interactions on the outcomes of chronic disease. Medical Care, 27(3 Suppl), S110-S127.

Kayes, N., and McPherson, K. (2012). Human technologies in rehabilitation: "Who" and "How" we are with our clients. Disability and Rehabilitation, 34(22), 1907-1911.

Kenny, D. A., Veldhuijzen, W., Weijden, 'T', Leblanc, A., Lockyer, J., Légaré, F., and Campbell, C. (2010). Interpersonal perception in the context of doctor-patient relationships: A dyadic analysis of doctor-patient communication. Social Science and Medicine, 70(5), 763-768.

Kerns, R. D., Marcus, K. S., and Otis, J. (2001). Cognitive-behavioral approaches to pain management for older adults. Topics in Geriatric Rehabilitation, 16(3), 24-33.

King, G., Wright, V., and Russell, D. J. (2011). Understanding paediatric rehabilitation therapists' lack of use of outcome measures. Disability and Rehabilitation, 33(25/26), 2662-2671.

Klonoff, P., Lamb, D., and Henderson, S. (2001). Outcomes from milieu-based neurorehab-ilitation at up to 11 years post-discharge. Brain Injury, 15(5), 413-428.

Klonoff, P., Olson, K., Talley, M., Husk, K., Myles, S., Gehrels, J., and Dawson, L. (2010). The relationship of cognitive retraining to neurological patients' driving status: The role of process variables and compensation training. Brain Injury, 24(2), 63-73.

Klonoff, P., Talley, M., Dawson, L., Myles, S., Watt, L., Gehrels, J., and Henderson, S. (2007). The relationship of cognitive retraining to neurological patients work and school status. Brain Injury, 21(11), 1097-1107.

Kolehmainen, N., Francis, J. and McKee, L. (2008). To provide or not to provide treatment? That is the question. British Journal of Occupational Therapy, 71(12), 510-523.

Kontos, P. C., Miller, K.-L., Gilbert, J. E., Mitchell, G. J., Colantonio, A., Keightley, M. L., and Cott, C. (2012). Improving client-centered brain injury rehabilitation through research-based theater. Quality Health Research, 22(12), 1612-1632.

Kontos, P. C., and Poland, B. D. (2009). Mapping new theoretical and methodological terrain for knowledge translation: Contributions from critical realism and the arts. Implementation Science, 4(1), 1.

Kortte, K, Falk, L., Castillo, R., Johnson-Greene, D., and Wegener, S. (2007). The Hopkins Rehabilitation Engagement Rating Scale: Development and psychometric properties. Archives in Physical Medicine and Rehabilitation, 88(7), 877-884.

Kortteisto, T. Kaila, M., Komulainen, J, Mäntyranta, T, and Rissanen, P. (2010). Healthcare professional's intentions to use clinical guidelines: A survey using the theory of planned behavior. Implementation Science, 5(1), 51.

Lal, S, and Korner-Bitensky, N. (2013). Motivational interviewing: A novel intervention for translating rehabilitation research into practice. Disability and Rehabilitation, 35(11), 919-923.

Leach, M. J. (2005). Rapport: A key to treatment sucess. Complementary Therapies in Clinical Practice, 11, 262-265.

Lee, T.S., Sullivan, G, and Lansbury, G. (2006). Physiotherapists' perceptions of clients from culturally diverse backgrounds. Physiotherapy, 92(3), 166-170.

Lent, R. W., and Lopez, F.G. (2002). Cognitive ties that bind: A tripartite view of efficacy beliefs in growth -promoting relationships. Journal of Social and Clinical Psychology, 21(3), 256-286.

Lequerica, A. H., Rapport, L. J., Whitman, R. D, Millis, S. R, Vangel, Jr., S. J., Hanks, R. A., and Axelrod, B. N. (2006). Psychometric properties of the rehabilitation therapy engagement scale when used among individuals with acquired brain injury. Rehabilitation Psychology, 51(4), 331-337.

Lerner, B. H. (1997). From careless consumptives to recalcitrant patients: The historical construction of noncompliance. Social Science and Medicine, 45(9), 1423-1431.

Leventhal, H., Nerenz, D., and Steele, D. (1984). Illness representations and coping with health threats. In A. Baum, and J. Singer (Eds.), A Handbook of Psychology and

Health (pp. 219-252). Hillsdale, NJ: Erlbaum.

Macgowan, M. (2006). The Group Engagement Measure: A review of its conceptual and empirical properties. Journal of Groups in Addiction and Recovery, 1(2), 33-52.

Maclean, N., and Pound, P. (2000). A critical review of the concept of patient motivation in the literature on physical rehabilitation. Social Science and Medicine (1982), 50(4), 495-506.

McGlynn, M., and Cott, C. A. (2007). Weighing the evidence: Clinical decision making in neurological physical therapy. Physiotherapy Canada, 59(4), 241-252.

McPherson, K. M, and Reid, D. A. (2007). New roles in health care: What are the key questions? Medical Journal of Australia, 186(12), 614-615.

Meaden, A., Hacker, D., Villiers, A., Carbourne, J., and Paget, A. (2012). Developing a measurement of engagement: The Residential Rehabilitation Engagement Scale for psychosis. Journal of Mental Health, 21(2), 183-192.

Medley, A., and Powell, T. (2010). Motivational interviewing to promote self-awareness and engagement in rehabilitation following acquired brain injury: A conceptual review. Neuropsychological Rehabilitation, 20(4), 481-508.

Michie, S., Abraham, C., Whittington, C., McAteer, J., and Gupta, S. (2009). Effective techniques in healthy eating and physical activity interventions: A meta-regression. Health Psychology, 28(6), 690-701.

Mikhail, B. (1981). The health belief model: A review and critical evaluation of the model, research, and practice. Advances in Nursing Science, 4, 65-82.

Miller, W. R, and Rollick, S. (2002). Motivational Interviewing: Preparing People for Change. New York: London.

Mudge, S., Stretton, C., and Kayes, N. (2014). Are physiotherapists comfortable with person-centred practice? An autoethnographic insight. Disability and Rehabilitation, 36(6), 457-463.

Nicholls, D. A., and Holmes, D. (2012). Discipline, desire, and transgression in physiotherapy practice. Physiotherapy Theory and Practice, 28(6), 454-465.

Nilsagard, Y, and Lohse, G. (2010). Evidence-based physiotherapy: A survey of knowledge, behavior, attitudes and prerequisites. Advances in Physiotherapy, 12(4), 179-186.

Norris, M., and Kilbride, C. (2014). From dictatorship to a reluctant democracy: Stroke therapists talking about self-management. Disability and Rehabilitation, 36(1), 32-38.

O'Halloran, R., Grohn, B, and Worrall, L. (2012). Environmental factors that influence communication for patients with a communication disability in acute hospital stroke units: A qualitative metasynthesis. Archives of Physical Medicine and Rehabilitation, 93(1 Suppl), S77-585.

Oakley, E. T., Katz, G., Sauer, K., Dent, B, and Millar, A. L. (2010). Physical therapist's perception of spirituality and patient care: Beliefs, practices, and perceived barriers.

Journal of Physical Therapy Education, 24(2), 45-52.

Party, R. H., and Brown, K. (2009). Teaching and learning communication skills in physiotherapy: What is done and how should it be done? Physiotherapy, 95(4), 294-301.

Persch, A. C., and Page, S. J. (2013). Protocol development, treatment fidelity, adherence to treatment, and quality control. The American Journal of Occupational Therapy, 67(2), 146-153.

Pinsof, W. M. (1994). An integrative systems perspective on the therapeutic alliance: Theoretical, clinical and research implications. In A. O. Horvath, & L. S. Greenburg (Eds.), The Working Alliance: Theory, Research and Practice (pp. 173-195). New York: John Wiley & Sons.

Potter, M., Gordon, S., and Hamer, P. (2003a). The difficult patient in private practice physiotherapy: A qualitative study. Australian Journal of Physiotherapy, 49(1), 53-61.

Potter, M., Gordon, S., and Hamer, P. (2003b). The physiotherapy experience in private practice: The patients' perspective. Australian Journal of Physiotherapy, 49, 195-202.

Prigatano, G., Klonoff, P., O'Brien, K., Altman, I., Amin, K., Chiapello, D., Shepherd, J., Cunningham, M., and Mora, M. (1994). Productivity after neuropsychologically oriented milieu rehabilitation. The Journal of Head Trauma Rehabilitation, 9(1), 91-102.

Punwar, J., and Peloquin, M. (2000). Occupation Therapy: Principles and Practice. Philadelphia, PA: Lippincott, Williams & Wilkins.

Resnik, L., and Hart, D. L. (2003). Using clinical outcomes to identify expert physical therapists. Physical Therapy, 83(11), 990-1002.

Resnik, L., and Jensen, G. M. (2003). Using clinical outcomes to explore the theory of expert practice in physical therapy. Physical Therapy, 83(12), 1090-1106.

Roberts, L., and Bucksey, S. J. (2007). Communicating with patients: What happens in practice? Physical Therapy, 87(5), 586-594.

Rose, J. (2013). A preliminary investigation into the influence of therapist experience on the outcome of individual anger interventions for people with intellectual disabili-ties. Behavioral and Cognitive Psychotherapy, 41(4), 470-478.

Ruppe, M. D., Feudtner, C., Hexem, K. R., and Morrison, W. E. (2013). Family factors affect clinician attitudes in pediatric end-of-life decision making: A randomized Vignette study. Journal of Pain and Symptom Management, 45(5), 832-840.

Salbach, N. M., Guilcher, S. J., Jaglal, S. B, and Davis, D. A. (2010). Determinants of research use in clinical decision making among physical therapists providing ser-vices post-stroke: A cross-sectional study. Implementation Science, 5(1), 77.

Salbach, N. M., Jaglal, S. B. Korner-Bitensky, N., Rappolt, S., and Davis, D: (2007). Practitioner and organizational barriers to evidence-based practice of physical therapists for people with stroke. Physical Therapy, 87(10), 1284-1303.

Schönberger, M, Humle, F, and Teasdale, T. W. (2006a). The development of the therapeutic working alliance, patients' awareness and their compliance during the pro-cess of brain injury rehabilitation. Brain Injury, 20(4), 445-454.

Schönberger, M., Humle, F., and Teasdale, T. W. (2006b). Subjective outcome of brain injury rehabilitation in relation to the therapeutic working alliance, client compli-ance and awareness. Brain Injury, 20(12), 1271-1282.

Schönberger, M., Humle, F, Zeeman, P., and Teasdale, T. W. (2006c). Working alliance and patient compliance in brain injury rehabilitation and their relation to psychosocial outcome. Neuropsychological Rehabilitation, 16(3), 298-314.

Schutz, S. (2007). Reflection and reflective practice. Community Practitioner, 80(9), 26-29.

Sela-Kaufman, M., Rassovsky, Y., Agranov, E., Levi, Y., and Vakil, E. (2013). Premorbid personality characteristics and attachment style moderate the effect of injury severity on occupational outcome in traumatic brain injury: Another aspect of reserve. Journal of Clinical and Experimental Neuropsychology, 35(6), 584-595.

Shaw, J. A., and DeForge, R.T. (2012). Physiotherapy as bricolage: Theorizing expert prac-tice. Physiotherapy Theory and Practice, 28(6), 420-427.

Shields, N., Bruder, A., Taylor, N. F., and Angelo, T. (2013). Getting fit for practice: An innovative paediatric clinical placement provided physiotherapy students opportunities for skill development. Physiotherapy, 99(2), 159-164.

Shontz, F., and Fink, S. (1957). The significance of patient-staff rapport in the rehabilita-tion of individuals with chronic physical illness. Journal of Consulting Psychology, 21, 327-334.

Sran, M. M., and Murphy, S. (2009). Postgraduate physiotherapy training: Interest and perceived barriers to participation in a clinical master's degree programme. Physiother-apy Canada, 61(4), 234-243.

Stenmar, L., and Nordholm, L. A. (1994). Swedish physical therapists' beliefs on what makes therapy work. Physical Therapy, 74(11), 1034-1039.

Stevenson, T. J., Barclay-Goddard, R., and Ripat, J. (2005). Influences on treatment choices in stroke rehabilitation: Survey of Canadian physical therapists. Physiotherapy Canada, 57(2), 135.

Strauser, D. R., Lustig, D. C., Chan, F., and O'Sullivan, D. (2010). Working alliance and vocational outcomes for cancer survivors: An initial analysis. International Journal of Rehabilitation Research, 33(3), 271-274.

Thomas, P. W., Thomas, S., Hillier, C., Galvin, K, and Baker, R. (2006). Psychological interventions for multiple sclerosis. Cochrane Database of Systematic Reviews (1).

Trede, F. V. (2000). Physiotherapists' approaches to low back pain education. Physiothera-py 86(8), 427-433.

Turner, P., and Whitfield, T. W. (1997). Physiotherapists' use of evidence based practice: A cross-national study. Physiotherapy Research International, 2(1), 17-29.

van Almenkerk, S., Smalbrugge, M., Depla, M. E. I. A., Eefsting, J. A., and Hertogh, C. M. P. M. (2013). What predicts a poor outcome in older stroke survivors? A systematic review of the literature. Disability and Rehabilitation, 35(21), 1774-1782.

van der Hulst, M., Vollenbroek-Hutten, M. M. R., and Ijzerman, M. J. (2005). A systematic review of sociodemographic, physical, and psychological predictors of multidisciplinary rehabilitation-Or, back school treatment outcome in patients with chronic low back pain. Spine, 30(7), 813-825.

van der Ploeg, H. P., Streppel, K. R., van der Beek, A. J., van der Woude, L. H., Vollenbroek-Hutten, M. M., van Harten, W. H., and van Mechelen, W. (2007). Successfully improving physical activity behavior after reabilitation. American Journal of Health Promotion, 21(3), 153-159.

van Hal, L., Meershoek, A., Nijhuis, F., and Horstman, K. (2013). A sociological perspec-tive on 'the unmotivated client': Public accountability and professional work methods in vocational rehabilitation. Disability and Rehabilitation, 35(10), 809-818.

Van Vuuren, S., and Nel, M. (2010). Clinical Skills Centre: Training of South African occupational therapists. South African Journal of Occupational Therapy, 40(2), 3-5.

Vieira, E. R., Freund-Heritage, R., and da Costa, B. R. (2011). Risk factors for geriatric patient falls in reabilitation hospital settings: A systematic review. Clinical Rehabilitation, 25(9), 788-799.

Waldron, B., Casserly, L. M., and O'Sullivan, C. (2013). Cognitive behavioral therapy for depression and anxiety in adults with acquired brain injury. What works for whom? Neuropsychological Rehabilitation, 23(1), 64-101.

Wall, C. L., Ogloff, J. R. P., and Morrissey, S. A. (2006). The psychology of injured workers: Health and cost of vocational rehabilitation. Journal of Occupational Rehabilitation, 16(4), 513-528.

Walters, S. J. (2010). Therapist effects in randomised controlled trials: What to do about them. Journal of Clinical Nursing, 19(7-8), 1102-1112.

Whitman, J. M., Fritz, J. M., and Childs, J. D. (2004). The influence of experience and specialty certifications on clinical outcomes for patients with low back pain treated within a standardized physical therapy management program. The Journal of Orthopaedic and Sports Physical Therapy, 34(11), 662-672; discussion 672-675.

Wilding, P. M. (2008). Reflective practice: A learning tool for student nurses. British Journal of Nursing, 17(11), 720-724.

Wright, B. J., Galtieri, N. J., and Fell, M. (2014). Non-adherence to prescribed home rehabilitation exercises for musculoskeletal injuries: The role of the patient practitioner relationship. Journal of Rehabilitation Medicine, 46, 153-158.

14장: 실존적, 사회적 학습과정으로서의 재활

Albrecht, G. (1992). The Disability Business: Rehabilitation in America. Newbury Park, CA: Sage Publications.

Beckett, C., and Wrighton, E. (2000). "What matters to me is not what you're talking about": Maintaining the social model of disability in "public and private" negotiations. Disability and Society, 15, 991-999.

Braddock, D.L., and Hemp, R. (2008). Services and Funding for People with Developmental Disabilities in Illinois: A Multi-State Comparative Analysis. Denver, CO: Department of Psychiatry, University of Colorado, Denver School of Medicine.

Bright, F. A. S., Kayes, N. M., McCann, C. M., and McPherson, K. M. (2013). Hope in people with aphasia. Aphasiology, 27(1), 41-58.

Cain, P. (2002). "Partnership" is not enough: Professional-client relations revisited. In K. W. M. Fulford, D. L. Dickenson, and T. H. Murray (Eds.), Healthcare Ethics and Human Values (pp.278-281). Oxford: Blackwell.

Cameron, I. (2010). Models of rehabilitation-Commonalities of interventyons that work and of those that do not. Disability and Rehabilitation, 32(12), 1051-1058.

Carpenter, C. (2004). Dilemmas of practice as experienced by physical therapists in rehabilitation settings. Physiotherapy Canada,57(1), 63-74.

Charlton, J. (2010). The dimensions of disability oppression. In L. J. Davis (Ed.), The Disability Studies Reader (3re ed., pp. 147-159). New York: Routledge.

Cohen, M. E., and Schemm, R. L. (2007). Client-centered occupational therapy for individuals with spinal cord injury. Occupational Therapy in Health Care, 21, 1-15.

Cott, C. (2004). Client-centred rehabilitation: The client's perspective. Disability and Rehabilitation, 26, 1411-1422.

Cott, C.A., Teare, G., McGilton, K. S., and Lineker, S. (2006). Reliability and construct validity of the client-centred rehabilitation questionnaire. Disability and Rehabilitation, 28(22), 1387-1397.

Davis, L. (1995). Enforcing Noramlcy: Disability, Deafness, and the Body. New York: Verso.

Davis, L. J. (Ed.). (2010). The Disability Studies Reader (3rd ed.). New York: Routledge.

Dejong, G. (1979). Independent living: from social movement to analytic paradigm. Archives of Physical Medicine and Rehabilitation, 60, 435-446.

Dejong, G., Hoffman, J., Meade, M. A., Bombardier, C., Deutsch, A., Nemunaitis, G., and Forchheimer, M. (2011). Postrehabilitatvie health care for individuals with SCI: Extending health care into the community. Topics in Spinal Cord Injury Rehabilitation, 17(2), 46-58.

Dejong, G., Palsbo, S., beatty, P., Jones, G., Knoll, T., and Neri, M. (2002). The organization and financing of health services for persons with disabilities. Mibank Quarterly,80(2), 261-301.

Donnelly, C., Eng, J. J., Hall, J., Alford, L., Giachino, R., Norton, K., and Kerr, D.S. (2004). Client-centered assessment and the identification of meaningful treatment goals for individuals with a spinal cord injury. Spinal Cord, 42, 302-307.

Fredericks, S., Lapum, J., Schwind, J., Beanlands, H., Romaniuk, D., and McCay, E. (2012). Discussion of patient-centered care in health care organization. Quarterly Management and Health Care, 21(3), 127-134.

Gibson, B.E., Carnevale, F.A., and King, G. (2012). "This is my way": Reimagining disability, in/dependence and interconnectedness of person and assistive technologies. Disability and Rehabilitation, 34(22), 1894-1899.

Gibson, B.E., Young, N. L., Upshur, R. E. G., and Mckeever, P. (2007). Men in the margin: A Bourdieusian examination of living into adulthood with muscular dystrophy. Social Science & Medicine, 65(3), 505-517.

Gzil, F., Lefeve, C., Cammelli, M., Pachoud, B., and Ravaud, J. F. (2007). Why is rehabilita-tion not yet fully person-centered and should it be more person-centered? Disability and Rehabilitation, 29, 1616-1624.

Hagenow, N, R. (2003). Why not person-centered care? The challenges of implementation. Nursing Administration Quarterly, 27(3), 203-207.

Hammell, K. W. (2006). Perspecitives on Disability and Rehabilitation: Contesting Assumptions, Challenging Practice. Edinburgh: Churchill Livingstone.

Hammell, K. W. (2007a). Client-centred practice: Ethical obligation or professional obfuscation? The British Journal of Occupational Therapy, 70(6), 264-266.

Hammell, K. W. (2007b). Reflections on … a disability methodology for the client-centred practice of occupational therapy research. Canadian Journal of Occupational Therapy, 74(5), 365-369.

Heidegger, M. (1962). Being and Time (J. Macquarrie and E. Robinson, Trans.). New York: Harper and Row.

Higgs, J., and Titchen, A. (2001). Rethinking the practice-knowledge interface is an uncertain world: A model for practice development. The British Journal of Occupational Therapy, 64(11), 526-533.

Hoff, T. (2010). Managing the negatives of experience in physician teams. Health Care Management Review, 35(1), 65-76.

Kavanagh, E. (2012). Affirmation through disability: One athlete's personal journey to the London Paralympic Games. Perspectives in Public Health, 132, 68-74.

Kayes, N.M., and McPherson, K.M. (2010). Measuring what matters: Does "objectivity" mean good science? Disability Rehabilitation, 32, 1018-1026.

Kiehofner, G. (2005). Rethinking disability and what to do about it: Disability studies and its implications for occupational therapy. American Journal of Occupational Therapy, 59, 487-496.

Leplege, P. A., Gzil, F., Cammelli, M., Lefeve, C., Pachoud, B., and Ville, I. (2007). Person centeredness: Conceptual and historical perspective. Disability and Rehabilitation, 29(20-21), 1555-1565.

Levack, W. M., Dean, S. G., Siegert, R. J., and McPherson, K. M. (2011). Navigating patient-centered goal setting in inpatient stroke rehabilitation: How clinicians control the process to meet perceived professional responsibilities. Patient Education and Counseling, 85(2), 206-213.

Linton, S. (1998). Claiming Disability: Knowledge and Identity. New York: New York University Press.

Macleod, R. and McPherson, K. M. (2007). Care and compassion: Part of person-centred rehabilitation, inappropriate response or a forgotten art? Disability and Rehabilitation, 29(20-21), 1589-1595.

Magasi, S. (2008a). Disability studies in practice: A work in progress. Topics of stroke Rehabilitation, 15(6), 611-617.

Magasi, S. (2008b). infusing disability studies into the rehabilitation sciences. Topics of Stroke Rehabilitation, 15(3), 283-287.

Magasi, S. (2012). Negotiating the social service system: A vital yet frequently invisible occupation. OTJR-Occupatipon, Participation, and Health, 32(1), S25-S33.

Magasi, S., Heinemann, A., Whiteneck, G., Bogner, J., and Rodriguez, E., (2008). What does participation mean? An insider perspective from people with disabilities. Disability and Rehabilitation, 30(19), 1445-1460.

Merleau-Ponty, M. (1962). Phenomenology of perception (C. Smith, Trans.). London: Routledge and Kegan Paul.

Mitchell, D. T., and Snyder, S. L. (1997). The Body and Physical Difference: Discourses of Disability. Ann Arbor MI: University of Michigan Press.

Moultrie, J., Nilsson, M., Dissel, M., Haner, U. -E., Janssen, S., and Van der Lugt, R. (2007). Innovation spaces: Towards a framework for understanding the role of the physical environment in innovation. Creativity and Innovation Management, 16(1), 53-65.

Murer, C. G. (2008). Inpatient rehab overview. Rehab Management, 21(2), 38-39.

Nicholls, D. A., and Gibson, B. E. (2010). The body and Physiotherapy. Physiotherapy Theory and Practice, 26(8), 497-509.

O'Day, B., Palsbo, S., Dhont, K., and Scheer, J. (2002). Health plan selection criteria by people with impaired mobility. Mediacl Care, 40(9), 732-742.

Oliver, M, (1990). The Politics of Disablement: A Sociological Approach. New York: St.

Martins's Press.

Olive, M. (1993). Disability and dependency: A creation of industrial societies. In J. Swain, V. Finkelstein, S. French, and M. Oliver (Eds.), Disabling Barriers-Enabling Environments. London: Sage.

Oliver, M. (1996). Understanding Disability: From Theory to Practice. New York: St. Martin's Press.

Papadimitriou, C. (2008a). "It was hard but you did it": Work in a clinical context among physical therapists and spinal cord injured adults. Disability and Rehabilitation, 30(5), 365-774.

Papadimitriou, C. (2008b). Becoming en-wheeled: Re-embodiment as a wheelchair user after spinal cord injury. Disability and Society, 23(7), 691-704.

Papadimitriou, C. (2008c). The "i" of the beholder: Phenomenological "seeing" in the context of disability. Sports, Ethics and Philosophy, 2(2), 216-233.

Papadimitriou, C., and Carpenter, C. (2013). Client-centered practice in spinal cord injury: A field guide. Retrieved from http://www.carf.org/manucals.

Papadimitriou, C., and Cott, C. (2012). Team functioning and client-centered care in inpatient rehabilitation. 8th International Organizational Behavior in Healthcare Conference Proceedings, Trinity College, Dublin, Ireland.

Papadimitriou, C., and Stone, D. A. (2011). Addressing existential disruption in traumatic spinal cord injury: A new approach to human temporality in inpatient rehabilitation. Disability and Rehabilitation 33(21-22), 2121-2133.

Park, M. (2012). Pleasure, throwing breaches, and embodied metaphors: Tracing transformations-in-participation for a child with Autism to a sensory integration-based therapy session. OTJR-Occupation, Participation, and Health, 32(1), S34-S47.

Parry, R. H. (2004). Communication during goal-setting in physiotherapy treatment sessions. Clinical Rehabilitation, 18(6), 668-682.

Patson, P. (2007). Constructive functional diversity: A new paradigm beyond disability and impairment. Disability and Rehabilitation, 29(20-21), 1625-1633.

Pawloski, D. (2001). Work of staff with disabilities in an urban medical rehabilitation hospital. Disability Studies Quarterly, 21(3), 67-75.

Pothier, D. (2006). Legal developments in the supreme court of Canada regarding disability. In D. Pothier, & R. Devlin(Eds.), Critical Disability Theory: Essays in Philosophy, Politics, Policy, and Law (pp.305-316). Vancouver, Toronto: UBC Press.

Price, P., Stephenson, S., Krantz, L., and Ward, K. (2011). Beyond my front door: The occupational and social participation of adults with spinal cord injury. OTJR: Occupation, Participation and Health, 32(2), 81-88.

Randeree, E. (2006). Structural barriers: Redesigning schools to create learning organizations. International Journal of Educational Management, 20(5), 397-404.

Seymour, W. (1998). Remaking the Body: Rehabilitation and Change. London: Routledge.

Shakespeare, T. (2006). Disability Rights and Wrongs. New York: Routledge.

Shakespeare, T., Iezzoni, L.I., and Groce, N. E. (2009). Disability and the training of health professionals. The Lancet, 374(9704), 1815-1816.

Shattell, M. M., Bartlett, R., and Rowe, T. (2008). "I have always felt different": The experi-ence of attention-deficit/hyperactivity disorder in childhood. Journal of Pediatric Nursing, 23(1), 49-57.

Siebers, T. (2008). Disability Theory. Ann Arbor, MI: University of Michigan Press.

Siegert, R. J., Ward, T., and Playford, D. E. (2010). Human rights and rehabilitation outcomes. Disability and Rehabilitation, 32(12), 965-971.

Smith, B., and Sparkes, A. C. (2007). Sport, spinal cord injury, and body narratives: A qualitative project. Health Psychology Update, 16, 26-32.

Smith, B., and Sparkes, A. C. (2008). Changing bodies, changing narratives and the consequence of tellability: A case study of becoming disabled through sport. Sociology of Health and Illness, 30, 217-236.

Sparkes, A. C. and Smith, B. (2002). Sport, spinal cord injury, embodied masculinities, and the dilemmas of narrative identity. Men and Masculinities, 4(3), 258-285.

Stone. D. A., and Papadimitriou, C. (2010). Exploring Heidegger's ecstatic temporality in the context of embodied breakdown. Schutzian Resarch, 2, 137-154.

Taylor, A. (2009). Linking Architecture and Education: Sustainable Design for Learning Environments. Albuquerque, NM: University of New Mexico Press.

Toombs, S. K. (1992). The Meaning of Illness: A Phenomenological Account of the Different Perspectives of Physician and Patient. Boston: Kluwer Academic Publishers.

Toombs, S. K. (1995). The lived experience of disability. Human Studies, 18(1), 9-23.

Toombs, S. K. (ed.) (2001). Ha̋ndbook of Phenomenology and Medicine. Boston: Kluwer Academic Publishers.

Verkaaik, J., Sinnott, K. A., Cassidy, B., Freeman, C., and Kunowski, T. (2010). The pro-ductive partnerships framework: Harnessing health consumer knowledge and autonomy to create and predict successful rehabilitation outcomes. Disability and Rehabilitation, 32(12), 978-985.

Wendell, S. (1996). The Rejected Body: Feminist Philosophical Reflections on Disability. New York: Routledge.

Whiteneck, G., and Gassaway, J. (2010). SCI Rehab: A model for rehabilitation research using comprehensive person, process, and outcome data. Disability Rehabilitation, 32(12), 1042-1049.

Whyte, J., and Hart, T. (2003). It's more than a black box; it's a Russian doll: Defining rehabilitation treatments. American Journal of Physical Medicine and Rehabilitation, 82,

639-652.

Wilson, J. C. (2010). Disability and the human genome. In L. J. Davis (Ed.), The Disability Studies Reader (3rd ed., pp. 52-62). New York: Routledge.

색인

1장. 재활을 다시 생각하다

2장. 재활을 위한 장애의 개념화

3장. 재활의 가정에 대해 다시 생각하다

4장. 소아 재활의 "정상 발달"에 대해 다시 생각하다

5장. 재활에서 마음이란 영역에 대한 탐구

6장. 운동에 대해 다시 생각하다

7장. 고객 중심의 뇌손상 재활에서 장소에 대해 다시 생각하다

8장. 재활을 사회 관계적 관점에서 다시 생각하다

9장. 재활과 자아 정체성 회복

10장. 장애연구와 재활의 필연적 관계에 대해 다시 생각하다

11장. 재활에서의 측정에 대해 다시 생각하다

12장. 원주민 지식을 발전시키다

13장. 의료진의 행동과 그것이 재활성과에 미치는 영향에 대해 다시 생각하다

14장. 실존적, 사회적 학습과정으로서의 재활